医学临床"三基"训练

试题集

（医师分册）

新二版

主　编：吴钟琪

副主编：（按姓氏笔画为序）

　　　　张　欣　张国刚　夏晓波

主编助理：黄佩刚

编委名单：（按姓氏笔画为序）

　　　　丁四清　文冬生　文明星　齐　范　刘　恕　刘双珍

　　　　许春姣　李小如　李映兰　李海平　吴　松　吴钟琪

　　　　吴安华　张毕奎　张国刚　张春芳　张梦玺　陈　嘉

　　　　易军晖　张　欣　夏晓波　黄佩刚　黄　健　彭争荣

　　　　彭慧平

秘　书：刘思思　彭志刚　彭　媛

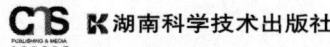

湖南科学技术出版社

医学临床"三基"训练试题集
医师分册
新二版

作者名单： （按姓氏笔画为序）

丁四清	万亚军	万伍卿	王 华	王平宝	王彦平
王晓艳	王素娥	文冬生	文明星	方小玲	尹光明
尹艳妮	石 柯	向亚平	齐 范	刘 飞	刘 敏
刘绍辉	朱双罗	朱海霞	安如俊	吴 松	吴泓俊
吴玮辰	吴 唯	吴 尉	吴钟琪	吴泓光	吴峰静
李映兰	李海平	肖 岚	肖奇明	旷寿金	邵春生
张 欣	张 翼	张毕奎	张国刚	陈 嘉	苗 杰
金龙玉	易军晖	杨明施	杨元华	周蓉蓉	胡平安
贺全勇	贺广湘	赵素萍	姚海燕	唐晓鸿	莫朝晖
钱益元	唐仁泓	聂晚频	夏晓波	黄 勋	黄 健
黄凤英	黄佩刚	黄程辉	彭 浩	彭 斌	彭争荣
彭慧平	彭 媛	彭志刚	彭 力	程春霞	谭国林

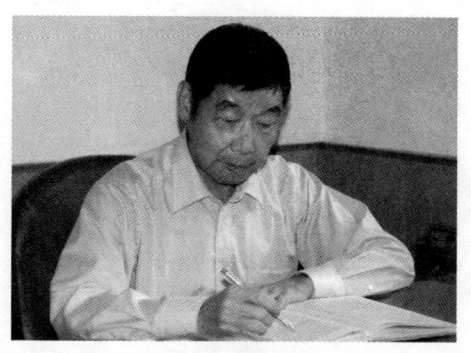

主 编 简 介

　　吴钟琪，教授，硕士生导师。1938年生，河北人，中国共产党党员。1962年毕业于湖南医学院，历任湘雅医院高压氧科主任及医务科科长等。1988年赴澳大利亚弗灵顿大学学习、考察医院管理及高压氧医学。1992～1999年任湖南医科大学副校长。吴钟琪为我国高压氧医学学术带头人之一，历任中华医学会高压氧学会副主任委员、卫生部医政司医用高压氧岗位培训中心主任、湖南省高压氧专业委员会主任委员、湖南省医院管理协会副会长、湖南省老年卫生工作者协会副主任委员、湖南省卫生事业管理学会副主任委员等，享受国务院政府特殊津贴。主编了《现代诊疗新技术》、《医学临床"三基"训练》系列丛书、《医学精粹》丛书、《中国农村医师全书》、《高压氧医学》、《高压氧临床医学》、《高压氧在儿科及产科的应用》、《中国高压氧医学论文集》、《全科医师临床药物学》、《国家执业医师资格考试应试参考》系列丛书、《临床操作与思辨能力训练》丛书、《临床医学试题精集》、《临床症状鉴别及诊疗》等著作，共4000万字以上。此外还参编和翻译了《腹部外科手术学》、《医院感染学》、《实用内科学》等多部著作。现担任《现代医学杂志》常务编委及《当代护士》、《中国航海医学与高压氧医学》等杂志的编委。先后入选《中国当代医药界名人录》、《中国科技名人录》、《中华科技精英大典》及《当代中国科学家学术思想精粹》。

序

　　"三基"、"三严"，即临床医学的基本理论、基本知识、基本技术和严格要求、严谨态度、严肃作风，是为医之道、治院之本，是具有中国文化底蕴和特色的医院管理经验的总结、提炼与升华。它起源于中国医学最高学府之一的北京协和医院，哺育着一代代良医踏着这条路径走向成功，济世为民；它又以我国自 20 世纪 80 年代末以来创立的中国医院分级管理和医院评审制度为载体走向全国医疗界，因为将"三基"、"三严"的训练、考核列入了医院分级管理的标准，并纳入了评审。中南大学（当时的湖南医科大学）的学者、专家，在吴钟琪教授的组织下编写了《医学临床"三基"训练》这部教材，为"三基"、"三严"迅速普及全国起到了助推加速的作用，使全国的医院、医务工作者受益匪浅。同时，这部教材作为中国医院分级管理和医院评审工作及其实效的目睹者也就理所当然了。

　　已故卫生部老部长陈敏章很赞成将"三基"、"三严"纳入医院分级管理和医院评审标准系列。为此，他曾精辟地指出，医院分级管理是一种机制，可以依据形势的发展和实际需要，将对医院的新要求纳入标准，就可引导医院不断地发展、提高。吴钟琪教授带领一班人实践了老部长的理念，特别是现在推出的《医学临床"三基"训练试题集》，更是以实际行动在继承和发扬老部长的治院思想和遗愿。

　　虽然现代科学技术的进步，已将人类历史推进到电子、生物学和信息化的时代，医学临床的诊断和治疗技术与既往不可同日而语，但是医务人员的临床基本功还是绝对不可忽视的。如此强调绝非像吃腻了奶油、面包、牛排而想粗茶淡饭的那种简单地回归，而应该说是被千千万万实践所证明了的铁律。《医学临床"三基"训练试题集》的问世，为医务人员带来更新、更深刻的启迪。为此，我作为有着 40 年临床和医院管理经历的一名医师和医政管理者，有超过 12 条的理由向全国的同道们推荐这部书。

我还提议：谨以此书献给已故老部长陈敏章！

中华医院管理学会副会长

于宗河

于北京

再版前言

　　作为《医学临床"三基"训练》丛书的配套资料，《医学临床"三基"训练试题集》（含医师、护士、医技3个分册）2003年出版发行以来，受到广大医务人员和医学生的欢迎和支持，在此作者谨致谢忱。

　　随着国内外医学事业的不断发展和进步，许多新理论、新知识、新技术不断涌现，我们又于2009年对《医学临床"三基"训练》丛书进行了修订和再版（第四版）。第四版的《医学临床"三基"训练》增加了许多新的内容，作为配套资料的《医学临床"三基"训练试题集》势必需要随之修订。在《医学临床"三基"训练试题集》的修订中，我们适当加强了医学基础理论知识的比重，增加了医学人文知识和医疗卫生政策法规方面的内容，同时对专业知识内容进行了较大篇幅的增删，并根据最新版全国高等医学院校规划教材对部分专业内容进行了重组，使《医学临床"三基"训练试题集》的内容更全面、更合理，以适应我国医学事业发展和卫生工作改革的需要。

　　本丛书修订的指导思想是：①紧跟医学科技新进展，更新知识内容；②坚持以实用性为主，兼顾提高基本理论知识水平；③以人为本，重视人文医学和卫生政策法规，推动医学模式的转变。

　　由于本丛书各章节的内容不同，故各试卷的题型、题量亦有所不同，至于各试卷所附的计分办法仅供读者参考。现就本丛书医师、护士、医技3个分册修订中的有关具体问题作如下说明。

一、医师分册

1. 为加强医师基础医学知识的学习和训练，本次修订增编了"基础医学分科试卷"，并增加了"生物化学和分子生物学试卷"一节。

2. 增编了"医学伦理学和医学心理学综合试卷"。

3. 为提高以法治医和依法行医的理念，结合当前我国医患关系的状况，增编了"医疗风险和医疗安全管理试卷"。

4. 根据诊断学的发展，增编了"疾病诊断步骤、临床思维方法和循证医学试卷"。

5. 加强了外科总论的内容，扩充了麻醉学的范畴。新增了"外科病人体液失调和休克试卷"、"重症监测治疗、复苏和多器官功能障碍综合征试卷"、"麻醉、疼痛治疗和围手术期处理试卷"、"外科感染试卷"、"创伤和战伤试卷"等。

6. 增编了新发现疾病如传染性非典型肺炎、人感染高致病性禽流感、手足口病等的专题试卷。

7. 为提高专科试卷的质量，将各专科试卷均改为单科试卷，如第一版中的"外科、麻醉科及皮肤科试卷"就分编为"外科学试卷"和"皮肤性病学试卷"，"外科学试卷"又分编为"外科总论试卷"和"外科学专科试卷"。

二、护士分册

《医学临床"三基"训练试题集（护士分册）》初版之时，我国医学护理教育尚处于以中等职业教育为主的阶段，当时全国还没有系统的护理学教材。目前，我国医学护理教育已进入以高等职业教育、专科教育、本科教育为主的新阶段，而且出版发行了较为系统的护理学教材。因此，在此次修订中护士分册的内容有较大范围的增删。

1. 为加强基础医学理论知识的学习，增编了"基础医学分科试卷"。

2. 根据"以人为本"的医学理念日益受到国内外医学界的广泛重视，增编了"医学伦理学和护理心理学综合试卷"、"护理管理和护理质量管理试卷"、"医疗风险和医疗安全管理试卷"等内容。

3. 根据高等护理学教材，增编了"基础护理学综合试卷"。

4. 将第一版中的"临床各科基本知识试卷"改编为"临床专科护理学试卷"，进一步强调了各临床专科的护理学知识。此外，我们还增编了"疾病诊断步骤、临床思维方法和循证医学试卷"，以提高护理人员的临床思维水平。

5. 除上述修订内容外，对其他有关章节还进行了必要的调整和补充。例如：加强了急诊医学的内容，扩充了麻醉学的知识范围，增加了人感染高致病性禽流感、手足口病等新发现疾病的专题试卷等。

6. 本书第 12 章为护士临床"三基"训练综合试卷，共 9 组，主要涵盖临床各专科及急症等临床护理知识内容，原则上不含基础医学、人文医学、政策法规和基础护理学的内容，请读者在使用该章试卷或自行组卷时加以注意。

三、医技分册

由于医技科室十分广泛而又各自性质不同，医技科室的工作人员对医学"三基"知识的需求也就存在较大差异。因此，读者在使用本书时，应对其内容有所侧重，编者也尽量考虑适应各医技科室的不同需求。

1. 由于不同的医技科室对基础医学知识的要求有很大差异，为适应这一情况，我们增编了"基础医学分科试卷"，同时适当删减了"基础医学综合试卷"部分内容。

2. 增编了人文医学和医疗安全管理内容的试卷。

3. 因为医技科室人员与医师、护士一样，也面对着疾病诊断的问题，因此增编了"疾病诊断步骤、临床思维方法和循证医学试卷"。

4. 随着医技科室的发展与进步，其工作范围不断扩大，对临床诊疗技术的要求也日益增加。例如：随着介入医学的发展，影像医学、核医学等已摆脱了单纯图像学的束缚；输血学、营养学等的业务内容也有很大扩展。为适应这一发展的需要，医技科室人员必须掌握更多临床诊疗技术如无菌术、穿刺术、给药技术等。为此我们增编了"临床诊疗技术操作试卷"，以适应临床需要。

5. 对于新发现的某些疾病如传染性非典型肺炎、人感染高致病性禽流感等的诊断，医技科室有举足轻重的作用，因此我们增编了这方面知识的专题试卷。

我们编写《医学临床"三基"训练试题集》的目的是帮助读者提高医学基本理论、基本知识和基本技能，通过做题复习和巩固已有的"三基"知识，训练和提高读者的应试能力。希望通过本丛书的修订能更好地适应读者的需要，能为读者提供一些帮助。

由于作者的水平有限，加之编写时间较为仓促，错漏之处在所难免，望广大读者不吝赐正。

吴钟琪

于长沙

前 言

应读者要求和湖南科学技术出版社的委托，我们特组织《医学临床"三基"训练》丛书的原班作者编写了《医学临床"三基"训练试题集》。为与《医学临床"三基"训练》相配套，本试题集也分为3个分册，即医师分册、护士分册和医技分册。

医学临床"三基"训练是提高医务人员整体业务素质的重要途径和方法，是提高医院医疗、护理水平的重要保证。"三基"训练在全国各级医院已广泛开展。编写本试题集的目的就是为了帮助广大医务人员在医学临床"三基"训练过程中更好地巩固已学得的知识，并对学习成果进行测试；同时也是为了帮助学习者掌握包括选择题在内的多种题型，做好应试准备。本试题集亦可作为各级医院在"三基"训练考核中命题的参考。本试题集可供各级医院医师、护士和医技人员使用，亦可作为各级医学院校和护理学校师生的参考用书。

本试题集各分册均包括了多种题型的试题和多种类型的组卷，依据医学临床"三基"内容的不同，分别组织了单科试卷、多科试卷及综合试卷等。本试题集的题型包括选择题（A型、B型、C型和X型）、填空题、判断题、名词解释和问答题。本试题集的试题中70％以上是直接或间接取自《医学临床"三基"训练》各个分册的内容，少量其他试题也不超出最新版的医学教材范围。为防治传染性非典型肺炎（SARS）的需要，各分册中均增编了有关传染性非典型肺炎知识的试卷。

本试题集在每一份试卷之后附有该试卷的参考答案。希望读者在使用本书的过程中首先自行答题，不要依赖参考答案。参考答案仅供读者自测评分使用，这样才能达到较好的学习效果。

在《医学临床"三基"训练·医技分册》中，原来未编入基础医学知识（包括人体解剖学、生理学、医学微生物学和免疫学、病理生理学、药理学、卫生学等）的内容。为适应临床医技各科"三基"训练和考核的需要，在本试题集的医技分册中我们增编了 12 套有关基础医学知识的综合试卷，以作为基础医学知识内容的补充。

为使读者更好地掌握选择题的各种题型特点，兹简要介绍如下：

（一）A 型题（单个最佳选择题）

A 型题每道试题由 1 个题干和 A、B、C、D、E 5 个备选答案组成。备选答案中只有 1 个是最佳选择，称为正确答案，其余 4 个均为干扰答案。干扰答案或是完全不正确或是部分正确，相互排斥的答案可同时提供。这类试题常常具有比较意义。在答题时，应当找出最佳的或最恰当的备选答案，排除似乎有道理而实际上是不恰当的选择。

例如：

预防风湿热复发的最有效药物是

A. 阿司匹林

B. 对氨基苯甲酸

C. ACTH

D. 青霉素

E. 可的松

答案：D

（二）B 型题（配伍选择题）

B 型题的基本结构是先列出 5 个用英文字母标明的备选答案，接着是 2 道以上用数字标明的试题，要求学生从备选答案中为每道试题配 1 个最合适的答案。B 型题和 A 型题的区别是：A 型题 1 道题配 1 组答案，B 型题则是若干道题共用 1 组备选答案。例如：

问题 1～3

A. 风疹

B. 艾滋病

C. 血友病

D. 红斑狼疮

E. 支气管哮喘

1. 属自身免疫性疾病的是

2. 属免疫缺陷性疾病的是

3. 属遗传性疾病的是

答案：1. D　　2. B　　3. C

B 型题可用于考查基础、临床各学科的知识和技能，特别是可有效地测试知识的相关性，如考查应试者对关系密切的几种药物作用的了解，鉴别几种类似疾病的症状和体征等。

（三）C 型题

C 型题的使用已日趋减少，本试题集中仅选用了少量 C 型题，以便读者了解这种题型。C 型题与 B 型题的区别是：C 型题有 4 个备选答案，要求应试者对 2 种药物、2 个症状、2 个体征或 2 个化验结果等加以比较，选择最适合的答案。例如：

问题 1～2

A. 缩窄性心包炎

B. 门脉性肝硬化

C. 两者均是

D. 两者均否

1. 大量腹水伴肝功能损害

2. 颈静脉怒张

答案：1. C　　2. A

（四）X 型题（任意选择题）

X 型题是任意选择题，有别于 A 型题，在备选答案中应选出 2～5 个正确答案。例如：

下列哪些是听神经瘤脑干听觉诱发电位的表现

A. Ⅴ波波峰幅度变小

B. Ⅰ波波峰幅度变小

C. Ⅴ波潜伏期延长或消失

D. Ⅰ波潜伏期延长或消失

E. Ⅲ波波峰幅度变小

答案：AC

由于编写时间比较仓促，本书如有组卷和选题不当之处，诚望读者指正。

编　者

于中南大学

目 录

§1 基础医学基本知识试卷

§1.1　基础医学分科试卷

§1.1.1　人体解剖学试卷

一、选择题（每题 1.5 分，共 30 分）

【A 型题】

1. 下列有关食管描述哪项错误　　　　　　　　　　　　　　　　　（　　）
   A. 食管全长 25 cm　　　B. 食管的管径并非上下一致　　　C. 位于脊柱前方、气管后方下行　　　D. 分颈、胸、腹三部　　　E. 有 3 个狭窄部，第二狭窄部位于右主支气管交叉处

2. 阑尾　　　　　　　　　　　　　　　　　　　　　　　　　　（　　）
   A. 位于右髂窝，是腹膜间位器官　　　B. 附于结肠起始部　　　C. 经阑尾孔开口于盲肠下端　　　D. 阑尾根部是 3 条结肠带集中处　　　E. 动脉来自肠系膜下动脉

3. 气管软骨环　　　　　　　　　　　　　　　　　　　　　　　（　　）
   A. 数目不少于 20 个　　　B. 气管的后壁缺少软骨　　　C. 缺少软骨的部分由气管平滑肌封闭　　　D. 气管切开术通常在第 6 气管软骨环以下进行　　　E. 各气管软骨环之间没有平滑肌

4. 左主支气管　　　　　　　　　　　　　　　　　　　　　　　（　　）
   A. 粗短，平均 3 cm 以内　　　B. 外径 1.2～1.5 cm　　　C. 与气管中线的延长线形成 35°～36°的角　　　D. 走向比右主支气管陡直　　　E. 软骨呈环形

5. 二尖瓣位于　　　　　　　　　　　　　　　　　　　　　　　（　　）
   A. 主动脉口　　　B. 肺动脉口　　　C. 左房室口　　　D. 右房室口　　　E. 冠状窦口

6. 心肌正常收缩的起搏点是　　　　　　　　　　　　　　　　　（　　）
   A. 房室束　　　B. 房室结　　　C. 窦房结　　　D. 心房肌　　　E. 心室肌

7. 产生房水的部位是　　　　　　　　　　　　　　　　　　　　（　　）
   A. 虹膜　　　B. 脉络膜　　　C. 睫状体　　　D. 晶状体　　　E. 玻璃体

8. 胸骨角两侧平对　　　　　　　　　　　　　　　　　　　　　（　　）

A. 第 5 肋　　B. 第 4 肋　　C. 第 3 肋　　D. 第 2 肋　　E. 第 1 肋

9. 关于脊柱的生理弯曲，正确的是　　　　　　　　　　　　　　　（　　）

A. 颈曲后凸，胸曲前凸　　B. 骶曲前凸，腰曲前凸　　C. 颈曲前凸，胸曲前凸　　D. 颈曲前凸，胸曲后凸　　E. 胸曲前凸，腰曲后凸

10. 关于髋关节的叙述，正确的是　　　　　　　　　　　　　　　（　　）

A. 由髋臼与股骨头构成　　B. 关节囊薄弱，韧带较少　　C. 股骨颈骨折只发生在关节囊外　　D. 关节囊无韧带　　E. 运动幅度较肩关节大

11. 输尿管的 3 个狭窄，由起始端至末端依次为　　　　　　　　　（　　）

A. 出肾门处、与髂血管交叉处、壁内段　　B. 与肾盂移行处、与髂血管交叉处、壁内段　　C. 出肾门处、越小骨盆入口处、壁内段　　D. 与肾盂移行处、越小骨盆入口处、膀胱后部　　E. 与肾盂移行处、与髂血管交叉处、膀胱后部

12. 膀胱三角位于　　　　　　　　　　　　　　　　　　　　　　（　　）

A. 膀胱体的内面　　B. 尿道内口与膀胱尖之间　　C. 两输尿管口与膀胱尖之间　　D. 两输尿管口与尿道内口之间　　E. 膀胱颈的内面

13. 男性尿道可分为　　　　　　　　　　　　　　　　　　　　　（　　）

A. 前列腺部、膜部、阴茎部　　B. 前列腺部、膜部、尿道球部　　C. 前列腺部、膜部、海绵体部　　D. 前列腺部、膜部、后尿道　　E. 前尿道、膜部、后尿道

【X 型题】

14. 腹股沟淋巴结收集的范围包括　　　　　　　　　　　　　　　（　　）

A. 下肢的浅、深淋巴　　B. 会阴部浅淋巴　　C. 会阴部深淋巴　　D. 臀部的浅淋巴　　E. 脐以下腹壁的浅淋巴

15. 淋巴器官包括　　　　　　　　　　　　　　　　　　　　　　（　　）

A. 淋巴结　　B. 脾　　C. 扁桃体　　D. 胸腺　　E. 肝

16. 声波从外耳道传至内耳，其传导途径中包括　　　　　　　　　（　　）

A. 鼓膜　　B. 半规管　　C. 听小骨链　　D. 前庭窗　　E. 耳蜗

17. 支配心脏的神经包括　　　　　　　　　　　　　　　　　　　（　　）

A. 交感神经　　B. 心脏神经　　C. 膈神经　　D. 副交感神经　　E. 胸腔神经

18. 小脑损伤的典型体征包括　　　　　　　　　　　　　　　　　（　　）

A. 眼球震颤　　B. 共济失调　　C. 随意运动丧失　　D. 语言障碍

E. 意向性震颤
19. 躯干骨包括 （　　）
A. 髋骨　　B. 锁骨　　C. 肋骨　　D. 胸骨　　E. 椎骨
20. 下呼吸道包括 （　　）
A. 咽　　B. 喉　　C. 气管　　D. 支气管　　E. 支气管肺内分支

二、填空题（每空 0.5 分，共 10 分）

1. 骨盆由_____、_____、_____以及_____构成。
2. 肩关节由_____和_____的关节面构成，能做_____、_____、_____、_____、_____运动，还可做_____运动。
3. 脑干包括_____、_____、_____ 3 部分。
4. 成人脑脊液总量约_____ mL，充满于_____、_____和_____。

三、判断题（每题 0.5 分，共 5 分；正确的在括号内标"＋"，错误的标"－"）

1. 心包裸区是心包前面无胸膜遮盖的部分。 （　　）
2. 正常成人脊髓下端达第 1 腰椎下缘水平。 （　　）
3. 骨髓分黄骨髓和红骨髓，黄骨髓没有造血潜能。 （　　）
4. 胆囊能分泌胆汁和储存胆汁。 （　　）
5. 脊柱的功能是支持躯干和保护脊髓。 （　　）
6. 从侧面观察脊柱，可见成人脊柱有颈、胸、腰、骶 4 个生理性弯曲。 （　　）
7. 半月板是垫在股骨与胫骨之间的一块纤维软骨板。 （　　）
8. 内脏包括消化、呼吸、循环、泌尿和生殖 5 个系统。 （　　）
9. 食管有 3 处生理性狭窄。第一狭窄为食管的起始处，第二狭窄为食管在左主支气管的后方与其交叉处，第三狭窄为食管通过膈的食管裂孔处。 （　　）
10. 经气管坠入的异物多进入左侧支气管。 （　　）

四、名词解释（每题 2 分，共 10 分）

1. 椎间盘
2. 三偏征
3. 牵涉痛

4. 膀胱三角

5. 硬膜外腔

五、问答题（每题 3 分，共 45 分）

1. 上肢骨包括哪些骨？下肢骨包括哪些骨？

2. 试述胸骨角的位置及临床意义。

3. 简述关节的基本结构。

4. 试述上颌窦的位置、各壁的组成及开口部位。

5. 何谓肺门和肺根？肺根内主要结构排列有什么规律？

6. 试述泌尿系统的组成及功能。

7. 肾区是指什么部位？有何意义？

8. 输尿管的狭窄部在什么部位？有何临床意义？

9. 何谓阴道穹？有何意义？

10. 简述咽鼓管的结构与功能。

11. 试述胃的位置及其分部。

12. 试述呼吸系统的组成。

13. 试述心传导系的组成。

14. 试述门静脉的组成、特点和重要属支。

15. 何谓灰质、皮质、白质、髓质、神经核和神经节？

参考答案

一、选择题

1. E	2. D	3. B	4. C	5. C	6. C
7. C	8. D	9. D	10. A	11. B	12. D
13. C	14. ABDE	15. ABCD	16. ACD	17. AD	18. ABE
19. CDE	20. CDE				

二、填空题

1. 左右髋骨　骶骨　尾骨　骨连结

2. 肩胛骨的关节盂　肱骨头　屈　伸　收　展　旋内　旋外　环转

3. 中脑　　脑桥　　延髓

4. 150　　脑室系统　　脊髓中央管　　蛛网膜下腔内

三、判断题

1. ＋　　　　2. ＋　　　　3. －　　　　4. －　　　　5. ＋　　　　6. ＋

7. －　　　　8. －　　　　9. ＋　　　　10. －

四、名词解释

1. 椎间盘：是连结相邻两个椎体的纤维软骨盘，中央部是柔软而富有弹性的髓核，周围部是由多层纤维软骨按同心圆排列组成的纤维环，富于坚韧性，限制髓核向周围膨出。椎间盘的主要功能是承受和转移压力，缓冲震荡和协调脊柱的运动。

2. 三偏征：内囊损伤后会出现典型的"三偏征"，即偏瘫、偏盲、偏感觉障碍。

3. 牵涉痛：内脏疾病引起同一神经节段支配的体表皮肤疼痛或痛觉过敏。

4. 膀胱三角：在膀胱底的内面，两侧输尿管口及尿道内口三者连线之间的区域。

5. 硬膜外腔：硬脊膜与椎管内面的骨膜之间的腔隙称为硬膜外腔，其内有脊神经根通行，临床上进行硬膜外阻滞时，就是将药物注入此腔内，以阻滞脊神经的传导作用。

五、问答题

1. 上肢骨包括锁骨、肩胛骨、肱骨、桡骨、尺骨和8块腕骨（包括手舟骨、月骨、三角骨和豌豆骨，大多角骨、小多角骨、头状骨和钩骨）、5块掌骨、14块指骨。下肢骨包括髋骨、股骨、髌骨、胫骨、腓骨、7块跗骨（包括距骨、跟骨、足舟骨、骰骨、内侧楔骨、中间楔骨和外侧楔骨）、5块跖骨和14块趾骨。

2. 胸骨角为胸骨柄与胸骨体连结处微向前突的横嵴。其两侧平对第2胸肋关节，是计数肋骨的重要标志。胸骨角平面通过第4胸椎体下缘水平，可作为纵隔分部和一些胸腔内器官分段的体表标志。

3. 关节的基本构造包括关节面、关节囊和关节腔。

(1) 关节面：为两骨互相接触的骨面，覆盖有关节软骨，多为一凸一凹相互适配的面，凸者为关节头，凹者为关节窝。关节软骨具有弹性，能承受压力和吸收震荡。关节软骨表面光滑，覆以少量滑液，有利于活动。关节软骨无血管、无神经，其营养由滑液和关节囊滑膜层的血管供应。

(2) 关节囊：呈袋状，附着于关节面周缘的骨面，并与骨膜相续连。关节囊分内、外两层。外层为纤维层，由致密的纤维结缔组织构成，富有血管、神经、淋巴管。在某些部位，纤维层的表面增厚形成韧带，可加强连结，其厚薄、松紧程度与关节的作用相适应。内层为滑膜层，由平滑光亮、薄而柔润的疏松结缔组织膜构成。其边缘附着于关节软骨的周缘，除关节软骨、关节唇和关节盘外，滑膜覆盖关节内的一切结构。滑膜富含血管网，能产生滑液，并对关节软骨提供部分营养。

（3）关节腔：是由关节软骨和关节囊滑膜层共同围成的密闭的腔，在正常状态下腔内含少量的滑液。关节腔内为负压，对维持关节的稳固性有一定的作用。

4. 上颌窦位于鼻腔两侧的上颌骨体内，呈四棱锥体形。上颌窦有 5 个壁，前壁由上颌体的前外侧面构成；后壁由上颌体的后面构成，毗邻颞下窝和翼腭窝；上壁为上颌体的眶面并与眶腔相隔；下壁即上颌骨的牙槽突；内侧壁即上颌体的鼻面并与鼻腔相隔。上颌窦在其内侧壁上部开口于中鼻道的半月裂孔。

5. 位于肺内侧面的中部，有支气管、肺动脉、肺静脉和其他血管、淋巴管、神经进出肺的部位，称为肺门。这些出入肺门的结构，由结缔组织包裹在一起，将肺连于纵隔，称为肺根。肺根内的结构排列自前向后为：上肺静脉、肺动脉、主支气管。左肺根的结构自上向下是肺动脉、左主支气管、下肺静脉；右肺根的结构自上向下为上叶支气管、肺动脉、肺静脉。

6. 泌尿系统由肾、输尿管、膀胱和尿道组成，其主要功能是排出机体新陈代谢过程中产生的废物和多余的水，保持机体内环境的平衡和稳定。肾生成尿液，输尿管将尿液输送至膀胱，膀胱为储存尿液的器官，尿道将尿液排出体外。

7. 在腰背部，竖脊肌外侧缘与第 12 肋之间的区域，称为肾区。其深面有肾脏，叩击此区有无疼痛或疼痛加剧，可协助对肾脏疾患的诊断。

8. 输尿管有 3 个狭窄部，一个在肾盂与输尿管移行处，一个位于小骨盆入口输尿管跨过髂血管处，一个在输尿管穿过膀胱壁的壁内部。输尿管结石常易嵌顿在这些狭窄部位。

9. 阴道的上端包绕子宫颈的阴道部，两者之间形成环状凹陷，称为阴道穹。阴道穹隆可分为互相连通的前部、后部和两侧部，其中以阴道后穹最深，并与直肠子宫陷凹紧密相邻，两者间只隔以阴道后壁和一层腹膜。直肠子宫陷凹是腹膜腔的最低部位，腹腔内的炎性渗出液、脓液等易积存于此，因此可经阴道后穹行穿刺或引流进行诊断和治疗。

10. 咽鼓管是连通鼻咽部和鼓室的管道，其结构分骨部和软骨部，骨部即颞骨岩部的咽鼓管半管，以其鼓室口开口于鼓室的前壁。软骨部紧连骨部，其内侧端开口于鼻咽部的侧壁，平对下鼻甲的后方，即咽鼓管咽口。咽鼓管的生理意义是维持鼓室和外界的大气压平衡，以便鼓膜振动。

11. 胃大部分位于左季肋区，小部分位于腹上区。胃可分为 4 部：贲门部、胃底、胃体和幽门部。贲门附近的部分称为贲门部。贲门平面以上，向左上方膨出的部分为胃底。自胃底向下至角切迹处的中间大部分，称为胃体。胃体下界与幽门之间的部分，称为幽门部。

12. 呼吸系统由呼吸道和肺两大部分组成。呼吸道包括鼻、咽、喉、气管和支气管。肺由实质组织和间质组成，前者包括支气管树和肺泡，后者包括结缔组织、血管、淋巴管、淋巴结和神经等。临床上通常把鼻、咽、喉称为上呼吸道，而把气管、支气管及其在肺内的各级分支称为下呼吸道。

13. 心传导系位于心壁内，主要由特殊分化的心肌细胞组成，包括窦房结、结间束、房室结、房室束、左右束支和 Purkinje 纤维网。窦房结是心的正常起搏点。房室结位于右心房 Koch 三角（由冠状窦口前内缘、三尖瓣隔侧尖附着缘和 Todaro 腱围成的三角区）的心内膜深面，其前端发出房室束。房室束又称希氏束，从房室结前端向前行，穿过右纤维三角，沿室间隔膜部后下缘前行，在室间隔肌部上缘分为左、右束支。左、右束支的分支在心内膜深面交织成心内膜下 Purkinje 纤维网，由该网发出的纤维进入心肌，在心肌内形成肌内 Purkinje 纤维网。

14. 门静脉由肠系膜上静脉和脾静脉汇合而成。门静脉有两个特点，一是介于两端的毛细血管之间，二是缺乏功能性静脉瓣。其重要属支有肠系膜上静脉、脾静脉、肠系膜下静脉、胃左静脉、附脐静脉等。

15. (1) 灰质：在中枢神经系内，神经元胞体及其树突集聚的部位称为灰质。

(2) 皮质：构成大脑半球表面和小脑表面的灰质称为皮质（分别为大脑皮质和小脑皮质）。

(3) 白质：在中枢神经系内，神经纤维集聚的部位称为白质。

(4) 髓质：大脑皮质和小脑皮质深部的白质称为髓质。

(5) 神经核：在中枢神经系内，除皮质外，形态和功能相似的神经元胞体聚集成团，称为神经核。

(6) 神经节：在周围神经系，神经元胞体集聚的地方称为神经节。

§1.1.2 生理学试卷

一、选择题 （每题 1.5 分，共 30 分）

【A 型题】

1. 人体生理学的任务是阐明人体　　　　　　　　　　　　　　　　　（　　）

　A. 细胞的生命现象　　　B. 器官的功能活动　　　C. 与环境的相互关系

　D. 体内的物理变化　　　E. 正常功能活动的规律

2. 50 kg 正常成人，血液的总量为　　　　　　　　　　　　　　　　（　　）

　A. 2000～2500 mL　　　B. 2500～3000 mL　　　C. 3000～3500 mL

　D. 3500～4000 mL　　　E. 4000～5000 mL

3. 肝素抗凝的主要机制是 （　）

　　A. 抑制凝血酶原的激活　　B. 抑制因子 X 的激活　　C. 促进纤维蛋白吸附凝血酶　　D. 增强抗凝血酶Ⅲ活性　　E. 抑制血小板聚集

4. 使重症肌无力病人的肌肉活动恢复正常可给予 （　）

　　A. 箭毒　　B. 阿托品　　C. 新斯的明　　D. α-银环蛇毒　　E. 甘氨酸

5. 机体保钠的主要激素是 （　）

　　A. 醛固酮　　B. 氢化可的松　　C. ACTH　　D. 生长素　　E. ADH

6. 心室肌的前负荷是指 （　）

　　A. 右心房压力　　B. 射血期心室内压　　C. 心室舒张末期压　　D. 大动脉血压　　E. 等容收缩期心室内压

7. 甘露醇利尿的基本原理是 （　）

　　A. 肾小球滤过率增加　　B. 肾小管分泌减少　　C. 渗透性利尿　　D. 水利尿　　E. 增加清除率

8. 氢化可的松的主要作用是 （　）

　　A. 降低血糖　　B. 减少嗜酸性粒细胞和淋巴细胞　　C. 减少体内水的排出　　D. 减少血小板和红细胞　　E. 激活儿茶酚氧位甲基转移酶

9. 最重要的消化液是 （　）

　　A. 唾液　　B. 胃液　　C. 胆汁　　D. 胰液　　E. 肠液

10. 决定血浆胶体渗透压的主要物质是 （　）

　　A. 球蛋白　　B. 脂蛋白　　C. 糖蛋白　　D. 补体　　E. 清蛋白

11. 人体安静状态下，哪种器官的动脉血和静脉血含氧量差值最大 （　）

　　A. 脑　　B. 肾脏　　C. 心脏　　D. 骨骼肌　　E. 肝脏

12. 下述钾的生理功能中，哪项是错误的 （　）

　　A. 参与细胞内糖和蛋白质的代谢　　B. 高钾使神经肌肉兴奋性降低　　C. 参与静息电位的形成　　D. 高钾抑制心肌收缩　　E. 维持细胞内的渗透压

【B型题】

问题 13～14

A. 潮气量

B. 肺活量

C. 用力呼气量

D. 肺泡通气量

E. 残气量

13. 测定肺通气效率较好的指标是　　　　　　　　　　（　　）

14. 测定肺换气效率较好的指标是　　　　　　　　　　（　　）

【X 型题】

15. 使瞳孔缩小的因素　　　　　　　　　　　　　　　（　　）

　　A. 肾上腺素　　　B. 视近物　　　C. 副交感神经兴奋　　　D. 阿托品

　　E. 有机磷农药

16. 胃次全切除的病人引起贫血与下列哪些因素有关　　　（　　）

　　A. Fe^{2+}　　　B. 维生素 B_2　　　C. 维生素 B_{12}　　　D. 维生素 E　　　E. 内因子

17. 糖皮质激素的生理作用　　　　　　　　　　　　　（　　）

　　A. 促进蛋白质分解　　　B. 使淋巴细胞减少　　　C. 升高血糖　　　D. 使胃酸和胃蛋白酶增加　　　E. 刺激Ⅱ型肺泡细胞产生二软脂酰卵磷脂

18. 内脏痛觉的特点　　　　　　　　　　　　　　　　（　　）

　　A. 定位精确　　　B. 有牵涉痛　　　C. 对烧伤敏感　　　D. 对炎症、切割敏感

　　E. 对缺血敏感

19. 肾脏的内分泌功能　　　　　　　　　　　　　　　（　　）

　　A. 分泌肾素　　　B. 分泌前列腺素　　　C. 分泌活性维生素 D_3　　　D. 分泌肾上腺素　　　E. 分泌促红细胞生成素

20. 瞳孔反射　　　　　　　　　　　　　　　　　　　（　　）

　　A. 强光时瞳孔缩小，弱光时瞳孔变化不大　　　B. 光照一侧瞳孔时，两侧瞳孔都缩小　　　C. 看近物时，瞳孔扩大　　　D. 看近物时，晶状体前凸

　　E. 看近物时，副交感神经兴奋

二、填空题（每空 0.5 分，共 10 分）

1. 晶体渗透压影响_____内外水的移动；胶体渗透压主要影响_____内外水的移动。

2. 缺铁可使_____形成减少，缺乏叶酸和维生素 B_{12} 将影响_____合成。

3. 影响血压的主要因素是_____、_____。

4. 微循环的 3 条通路是_____、_____、_____。

5. 调节肾小管 Na^+、K^+ 交换的激素是_____，调节肾小管水重吸收的激素是_____。

6. 甲状腺功能减退时，血中胆固醇水平_____；甲状腺功能亢进时，血中

胆固醇水平_____。

7. 肺活量由_____、_____和_____3部分组成。成年男性肺活量约_____mL，女性约_____mL。

8. 动脉血流经组织时，组织接受_____，放出_____，转变为静脉血的过程称为组织换气。

三、判断题（每题0.5分，共5分；正确的在括号内标"＋"，错误的标"－"）

1. 体重50 kg的正常人的血液总量为3.5～4.0 L。　　　　　　　　（　　）
2. 血液运输 CO_2 的主要物质是血红蛋白。　　　　　　　　　　（　　）
3. 呆小病是幼年时生长激素分泌不足。　　　　　　　　　　　　（　　）
4. 甲状旁腺分泌的降钙素，有使血钙降低的作用。　　　　　　　（　　）
5. 躯体运动神经属胆碱能神经。　　　　　　　　　　　　　　　（　　）
6. 人体只有心肌才有自动节律性。　　　　　　　　　　　　　　（　　）
7. 胆囊炎病人吃油腻蛋白食物可诱发胆绞痛。　　　　　　　　　（　　）
8. Ca^{2+} 降低神经肌肉的兴奋性。　　　　　　　　　　　　　　（　　）
9. 基础代谢率不是机体最低水平的代谢率。　　　　　　　　　　（　　）
10. 使血沉加快的决定性因素在红细胞本身，而不在血浆的变化。（　　）

四、名词解释（每题2分，共10分）

1. 自身调节
2. 窦性节律和异位节律
3. 血氧饱和度
4. 内脏痛觉
5. 激素

五、问答题（每题3分，共45分）

1. 何谓兴奋与抑制？
2. 正常人的血量有多少？
3. 钾有何生理功能？
4. 何谓心输出量？
5. 何谓血压？血压受哪些因素影响？
6. 为什么主要根据舒张压来诊断高血压？

7. 冠脉循环有何特点?

8. 试述血液运输氧的方式。

9. 糖皮质激素有何生理作用?

10. 试比较应激反应与应急反应的异同。

11. 试述血液运输氧的方式。

12. 血液中 CO_2 浓度增高时对呼吸有何影响? 其作用机制是什么?

13. 何谓近视、远视和散光? 如何纠正?

14. 试述激素的作用。

15. 何谓钠钾泵?

参考答案

一、选择题

1. E	2. D	3. D	4. C	5. A	6. C
7. C	8. B	9. D	10. E	11. C	12. B
13. D	14. B	15. BCE	16. CE	17. ABCDE	18. BE
19. ABCE	20. BDE				

二、填空题

1. （红）细胞　　毛细血管

2. 血红素　　DNA

3. 心输出量　　外周阻力

4. 迂回通路　　直捷通路　　动静脉短路

5. 醛固酮　　抗利尿激素（ADH）

6. 升高　　低于正常

7. 补吸气量　　潮气量　　补呼气量　　3500　　2500

8. O_2　　CO_2

三、判断题

1. +	2. −	3. −	4. −	5. +	6. −
7. −	8. +	9. +	10. −		

四、名词解释

1. 自身调节：是指组织细胞在不依赖于外来神经或体液调节的情况下，对刺激发生的适应性反应过程。例如，血压在 80～180 mmHg 范围内发生波动时，肾血流量保持相对稳定的现象，称为肾血流量的自身调节。

2. 窦性节律和异位节律：由正常起搏点（窦房结起搏细胞）控制的心脏跳动节律称为窦性节律。由窦房结起搏细胞以外的其他自律细胞控制的心跳节律，称为异位节律。

3. 血氧饱和度：每升血液中，血红蛋白（Hb）所能结合的最大氧量称为氧容量。每升血液中，Hb 实际结合的氧量称为氧含量。Hb 氧含量与氧容量的百分比称为 Hb 的氧饱和度，即血氧饱和度。

4. 内脏痛觉：内脏痛觉不同于躯体痛觉。其特点是：①缓慢持续，定位不精确；②伴随不安与恐怖感；③有牵涉痛（即放射痛）；④对牵拉、缺血、痉挛、炎症敏感，对切割、烧伤不敏感。

5. 激素：由内分泌腺、分散的内分泌细胞和某些神经细胞（如下丘脑的视上核与室旁核）所分泌的高效能生物活性物质统称为激素。

五、问答题

1. 机体组织接受刺激后，由原来的相对静止状态变为显著的活动状态，或由较弱的活动状态变为较强的活动状态称为兴奋；相反，由原来的活动状态转为相对静止状态，或由强变弱的活动状态则称为抑制。机体最基本的反应形式是兴奋。组织接受刺激后，既可兴奋，也可抑制，这取决于刺激的质和量，也取决于组织当时所处的功能状态。

2. 我国正常成年男性的血量约占体重的 8%，女性约占体重的 7.5%，即男性为 80 mL/kg，女性为 75 mL/kg。

3. 钾的生理功能如下：
   （1）参与细胞内糖和蛋白质的代谢。
   （2）维持细胞内的渗透压和调节酸碱平衡。
   （3）参与静息电位的形成，静息电位就是钾的平衡电位。
   （4）维持神经肌肉的兴奋性，高钾使神经肌肉兴奋性增高，低钾使兴奋性降低。
   （5）维持正常心肌舒缩运动的协调，高钾抑制心肌收缩，低钾导致心律失常。

4. 左心室或右心室每次搏动所排出的血量称为每搏输出量，安静时为 60～80 mL。左心室或右心室每分钟搏出的血量称为每分输出量。通常说的心输出量是指每分排出量，它等于每搏输出量乘以心率。安静时为 4.5～6.0 L/min。

5. 血管内流动的血液对单位面积血管壁的侧压力称为血压，用 mmHg 表示。通常所说的血压是指动脉血压。影响血压的因素有：

（1）心输出量：主要影响收缩压。心输出量增加，收缩压升高；反之降低。

（2）外周阻力：主要影响舒张压。外周阻力增加时，舒张压升高；反之降低。外周阻力又受小动脉口径的影响，小动脉口径变小时，外周阻力增加；反之则减小。

（3）大动脉弹性：主要影响脉压。老年人大动脉弹性降低时，脉压增大。

（4）心率：若搏量不变，心率加快则使收缩压升高，如果心率太快，超过 180 次/min，则心室舒张不完全，可使舒张压升高更明显，致使脉压降低。

（5）血量/容量比值：比值增大则充盈压升高，血压升高；比值减小则充盈压降低，血压降低。

6. 国家制定的高血压标准规定：凡舒张压持续（经多次测定）超过 90 mmHg，不论其收缩压如何，均列为高血压。根据舒张压来诊断高血压有两个原因：

（1）平均动脉压接近舒张压，等于舒张压加 1/3 脉压，低于收缩压，略高于舒张压。正常值为 70～100 mmHg。

（2）影响血压的主要因素为心输出量和外周阻力。心输出量主要影响收缩压，外周阻力只在小动脉硬化时才持续增高，外周阻力增高将导致舒张压增高。因此，舒张压升高可反映小动脉硬化情况。

7. 冠脉循环的特点如下：

（1）血压高，血流量大。

（2）心肌耗氧量大，摄氧率高，故动-静脉氧差大。

（3）心肌节律性收缩对冠状动脉血流影响大，心舒促灌，心缩促流。

（4）心肌代谢水平对冠状动脉血流量调节作用大，神经调节作用小。

8. 血液运输氧，大部分是靠红细胞中的血红蛋白与氧结合，形成氧合血红蛋白而运输，小部分氧是直接溶解于血浆中而运输的；

9. 糖皮质激素的生理作用如下：

（1）影响物质代谢：升高血糖，促进蛋白质分解并抑制合成，促进脂肪分解，血脂升高，使体脂重新分配，出现向心性肥胖和满月脸。

（2）影响水盐代谢：排钠、排水。

（3）对各器官系统的作用：①使淋巴细胞和嗜酸性粒细胞减少，临床用氢化可的松治疗淋巴细胞白血病和淋巴肉瘤；②提高血管对儿茶酚胺的敏感性；③使胃酸和胃蛋白酶增加，黏液减少，故溃疡病慎用；④脱钙，骨蛋白合成减少，久用易致病理性骨折；⑤蛋白质合成减少，分解增强，出现肌无力；⑥刺激Ⅱ型肺泡细胞产生二软脂酰卵磷脂，有利于肺的扩张，妇产科用它防治婴儿肺萎陷。

（4）参与应激，对机体有保护作用。

10.（1）应激反应：是指环境急剧变化或各种伤害性刺激引起以"下丘脑-腺垂体-肾上

腺皮质系统"活动增强为主的反应，血中 ACTH 和糖皮质激素（氢化可的松）浓度立即增高，以进一步提高机体耐受伤害性刺激的能力。这类激素称为"保命激素"。

（2）应急反应：是指环境急剧变化或各种伤害性刺激引起以"交感神经-肾上腺髓质系统"活动增强为主的反应，血中肾上腺素和去甲肾上腺素浓度增高，整体紧急总动员，提高适应能力，以应付环境急变。这类激素称为"警觉激素"。

11. 血液运输氧，大部分是靠红细胞中的血红蛋白与氧结合，形成氧合血红蛋白而运输，小部分氧是直接溶解于血浆中而运输的。

12. 血液中的 CO_2 浓度增高可使呼吸加深加快，肺通气量增加。其机制是通过两种方式实现的：①通过延髓中枢化学感受区兴奋，然后使呼吸中枢兴奋；②通过外周化学感受器反射性地引起呼吸中枢兴奋。通常，中枢作用比反射作用更敏感。

13. 眼的屈光系统不能把远处的光线恰好聚焦在视网膜上称为屈光不正。如果焦点落在视网膜前，则称为近视；焦点落在视网膜后，则称为远视；如果屈光系统（多为角膜）呈不平的镜面，使同等距离不同径线的光线不能同时聚成一个焦点，称为散光。

纠正办法：近视眼配戴凹透镜，远视眼配戴凸透镜，散光配戴圆柱镜片或球柱联合镜片。

14. 激素的作用为：①与神经系统配合，调节机体各种功能；②影响中枢神经系统与自主性神经系统的发育与活动，与学习、记忆、行为有关；③调节物质代谢与水盐代谢，维持稳态；④促进细胞的分裂、分化、发育、成熟、衰老；⑤促进生殖器官的发育、成熟，调节妊娠、泌乳等生殖过程。

15. 钠钾泵是细胞膜上的一种特殊蛋白质，具有 ATP 酶的活性，可以分解 ATP 使之释放能量，并利用此能量逆着浓度差将细胞内的 Na^+ 移出膜外，同时将细胞外的 K^+ 移入膜内（"排钠摄钾"）。

§1.1.3 微生物学和免疫学试卷

一、选择题（每题 2 分，共 40 分）

【A 型题】

1. 关于外毒素的叙述，下列哪项是错误的 （ ）
   A. 是活菌释放至菌体外的一种蛋白质　　B. 主要由革兰阳性菌产生，少数革兰阴性菌也能产生　　C. 性质稳定，耐热　　D. 毒性强，引起特殊病变　　E. 抗原性强

2. 病原菌侵入血流并在其中大量繁殖，造成机体严重损伤，引起严重的症状称为 （ ）

A. 毒血症　　B. 菌血症　　C. 败血症　　D. 脓毒血症　　E. 病毒血症

3. 免疫系统包括　　　　　　　　　　　　　　　　　　　　　　　　（　　）

A. 免疫器官、免疫分子　　B. T 细胞、B 细胞　　C. 免疫器官、免疫细胞

D. 胸腺、骨髓　　E. 免疫组织、免疫器官、免疫细胞、免疫分子

4. 关于"流脑"的叙述，下列哪项是错误的　　　　　　　　　　　　（　　）

A. 主要致病因素为内毒素　　B. 主要通过飞沫传播　　C. 人为唯一的传染源　　D. 暴发型以儿童罹患为主　　E. 95% 以上由 B 群脑膜炎奈瑟菌引起

5. 青霉素过敏性休克是属于　　　　　　　　　　　　　　　　　　　（　　）

A. Ⅰ型超敏反应　　B. Ⅱ型超敏反应　　C. Ⅲ型超敏反应　　D. Ⅳ型超敏反应　　E. 免疫耐受

6. 被狂犬咬伤的伤口最好采用　　　　　　　　　　　　　　　　　　（　　）

A. 弱酸冲洗　　B. 20% 肥皂水冲洗　　C. 过氧化氢溶液冲洗　　D. 食醋冲洗　　E. 90% 乙醇冲洗

7. 新生儿抗感染的主要抗体是　　　　　　　　　　　　　　　　　　（　　）

A. IgG　　B. IgM　　C. IgA　　D. IgD　　E. IgE

8. 担负细胞免疫功能的细胞是　　　　　　　　　　　　　　　　　　（　　）

A. T 细胞　　B. K 细胞　　C. B 细胞　　D. NK 细胞　　E. 巨噬细胞

9. 在人血清中含量最高的 Ig 是　　　　　　　　　　　　　　　　　（　　）

A. IgM　　B. IgA　　C. IgE　　D. IgG　　E. IgD

10. 担负体液免疫功能的细胞是　　　　　　　　　　　　　　　　　（　　）

A. T 细胞　　B. K 细胞　　C. B 细胞　　D. NK 细胞　　E. 巨噬细胞

11. 免疫活性细胞包括　　　　　　　　　　　　　　　　　　　　　（　　）

A. T 细胞　　B. K 细胞、NK 细胞　　C. T 和 B 淋巴细胞　　D. B 淋巴细胞　　E. T 和 B 淋巴细胞、吞噬细胞

【X 型题】

12. 食物中毒的诊断标准是　　　　　　　　　　　　　　　　　　　（　　）

A. 发病与进食有关　　B. 发病有群体性　　C. 有急性胃肠炎症状　　D. 发病人数超过进食人数的 50%　　E. 从呕吐物、粪便及剩余食物中分离出同一病原体

13. 引起传染性非典型肺炎的病原体有　　　　　　　　　　　　　　（　　）

A. 肺炎支原体　　B. SARS 冠状病毒　　C. 肺炎双球菌　　D. 肺炎衣

原体　　E. 结核分枝杆菌

14. 病毒灭活的概念是　　　　　　　　　　　　　　　　　　　（　　）

A. 失去感染性　　B. 保留抗原性　　C. 保留血凝特性　　D. 保留细胞融合特性　　E. 保留遗传特性

15. 流行性乙型肝炎传播的途径有　　　　　　　　　　　　　　（　　）

A. 消化道传播　　B. 呼吸道传播　　　C. 母婴传播　　　D. 性接触传播
E. 血行传播

16. 引起性病的病原体有　　　　　　　　　　　　　　　　　　（　　）

A. 淋病奈瑟菌　　B. 梅毒螺旋体　　C. 衣原体　　D. HIV　　E. HAV

17. 免疫三大标记技术是　　　　　　　　　　　　　　　　　　（　　）

A. 免疫荧光技术　　B. 酶免疫测定　　C. 放射免疫测定　　D. 协同凝集
E. 免疫电泳

18. 下列哪些病原体可引起食物中毒　　　　　　　　　　　　　（　　）

A. 霍乱弧菌　　B. 肉毒杆菌　　C. 蜡样芽胞杆菌　　D. 黄曲霉
E. 产气荚膜梭菌

19. 自然疫源性疾病的特点有　　　　　　　　　　　　　　　　（　　）

A. 自然界长期有病原体存在　　B. 节肢动物为传播媒介　　C. 发病有地方性　　D. 发病有季节性　　E. 局部地区突发性烈性传染病

20. 引起间质性肺炎的病原体有　　　　　　　　　　　　　　　（　　）

A. 肺炎链球菌　　B. 呼吸道合胞病毒　　C. 肺炎支原体　　D. 肺炎衣原体　　E. ECHO 病毒

二、填空题（每空 0.5 分，共 10 分）

1. 需用电子显微镜才能观察到的细菌特殊结构是菌毛，细菌繁殖的方式为_____，对热抵抗力最强的病毒为_____。

2. 外毒素的化学成分是_____，内毒素的化学成分是_____。

3. 常见的化脓性球菌包括_____、_____、_____、_____。

4. 我国卫生标准规定，每 1000 mL 饮用水中不得超过_____个大肠菌群数。

5. 病毒传播方式有_____和_____两种。

6. 培养病毒常用的方法有_____、_____、_____。

7. 免疫的基本功能是_____、_____、_____。

8. 人工自动免疫进入人体的物质是_____。

9. OT 试验阳性说明人体对_____有免疫力。

三、判断题 （每题 1 分，共 10 分；正确的在括号内标 "＋"，错误的标 "－"）

1. 毒血症是指病原菌以及它产生的毒素均进入血液。 （   ）

2. 干扰素具有广谱抗病毒的作用，它能直接抑制病毒的复制。 （   ）

3. 免疫应答分为 3 个阶段，即识别阶段，淋巴细胞活化、分化增殖阶段以及
效应阶段。 （   ）

4. ABO 血型不合而引起的溶血反应的发生机制属 Ⅱ 型变态反应。 （   ）

5. 流行性乙型脑炎、狂犬病、钩端螺旋体病均为自然疫源性疾病。 （   ）

四、名词解释 （每题 2 分，共 10 分）

1. 菌群失调症

2. 荚膜

3. 干扰素

4. 迟发感染

5. 超敏反应

五、问答题 （每题 2 分，共 30 分）

1. 何谓微生物？微生物有哪些种类？

2. 细菌的特殊结构有哪些？各有何医学意义？

3. 试述细菌合成代谢产物及意义。

4. 何谓噬菌体？在医学上有何应用？

5. 病原性球菌可致哪些疾病？

6. 大肠埃希菌在医学上有何意义？

7. 使人致病的沙门菌属有哪些？可致哪些疾病？

8. 何谓厌氧菌？试述其主要特点。

9. 何谓衣原体？可致哪些疾病？

10. 何谓水平传播和垂直传播？

11. 孕妇感染哪些微生物可引起胎儿先天性畸形？其表现如何？

12. 什么是免疫？它有哪些基本功能？

13. 何谓抗原、完全抗原及半抗原？医学上重要的抗原物质有哪些？

14. 简述青霉素过敏性休克的机制及预防。

15. 什么是免疫球蛋白？什么是抗体？

参考答案

一、选择题

1. C	2. C	3. E	4. E	5. A	6. B
7. B	8. A	9. D	10. C	11. C	12. ABCE
13. ABD	14. ABC	15. CDE	16. ABCD	17. ABC	18. BCDE
19. ABCD	20. BCD				

二、填空题

1. 二分裂　　HBV

2. 蛋白质　　脂多糖

3. 葡萄球菌　　链球菌　　肺炎链球菌　　脑膜炎奈瑟菌　　淋病奈瑟菌

4. 3

5. 水平传播　　垂直传播

6. 动物接种　　鸡胚接种　　组织细胞培养

7. 免疫防御　　免疫稳定　　免疫监视

8. 抗原

9. 结核分枝杆菌

三、判断题

1. —　　　　2. —　　　　3. ＋　　　　4. ＋　　　　5. ＋

四、名词解释

1. 菌群失调症：由于长期使用抗生素或滥用抗生素，机体某些部位的正常菌群中，各种细菌的正常比例发生变化，称为菌群失调。例如，长期使用抗生素治疗腹泻的病人，可使肠内正常的大肠埃希菌数目大量减少，而导致金黄色葡萄球菌及白假丝酵母菌大量繁殖，引起假膜性肠炎，此类疾病称为菌群失调症。为防止菌群失调症的发生，在临床工作中，必须合理使用抗生素。

2. 荚膜：是某些细菌胞壁外包绕的一层较厚的黏液性物质，可帮助鉴定细菌。荚膜具有抗原性，可作为细菌分型的依据之一。荚膜还具有保护细菌抵抗宿主吞噬细胞的吞噬和消化作用。荚膜也能保护菌体避免或减少一些物质，如溶菌酶、补体、抗体和抗菌物质对细菌的损伤，因而增强了细菌的侵袭力，故荚膜与细菌的致病性相关。荚膜多糖还可使细菌彼此相连，黏附于组织细胞表面，是引起感染的重要因素之一。

3. 干扰素：干扰素是病毒或其他干扰素诱生剂刺激人或动物细胞所产生的一种糖蛋白，它具有抗病毒、抗肿瘤和免疫调节等多种生物学活性。

干扰素具有广谱抗病毒作用，它在控制病毒感染、阻止病毒在机体内扩散以及促进病毒性疾病的痊愈等方面都起着重要作用。另外，干扰素也有调节免疫功能和抑制肿瘤细胞生长的作用，是抗病毒的主要生物试剂，在防治病毒性疾病中发挥重要的作用。

4. 迟发感染：又称慢发病毒感染。病毒感染后，潜伏期很长，可达数月、数年或数十年之久。一旦症状出现，多为亚急性、进行性，最后以死亡而告终，如麻疹病毒感染后的亚急性硬化性脑脑炎（SSPE）。

5. 超敏反应：某些抗原或半抗原物质再次进入致敏的机体，在体内引起特异性体液或细胞免疫反应，由此导致组织损伤或生理功能紊乱，称为变态反应或超敏反应，人们习惯上称为过敏反应。超敏反应根据其发生机制不同分为 4 型，即Ⅰ型、Ⅱ型、Ⅲ型和Ⅳ型超敏反应。

五、问答题

1. 微生物是存在于自然界中一群体积微小、结构简单、肉眼看不见，必须借助于光学显微镜或电子显微镜放大几百倍或几万倍才能观察到的微小生物。

微生物的种类繁多，自然界存在的微生物达数十万种以上。根据微生物有无细胞基本结构、分化程度、化学组成等特点，可分为三大类。

（1）非细胞型微生物：无细胞结构，无产生能量的酶系统，由单一核酸（RNA 或 DNA）和蛋白质衣壳组成，具有严格的活细胞内寄生性。病毒属此类微生物。

（2）原核细胞型微生物：细胞核分化程度低，只有 DNA 盘绕而成的拟核，无核仁和核膜。除核糖体外，无其他细胞器。这类微生物包括细菌、衣原体、支原体、立克次体、螺旋体和放线菌。

（3）真核细胞型微生物：细胞核的分化程度高，有核膜、核仁和染色体，胞浆内有多种细胞器（如内质网、高尔基体、线粒体等）。真菌属此类微生物。

2. 细菌除了基本结构外，某些细菌还具有一些特殊结构，包括荚膜、鞭毛、芽胞和菌毛。细菌的特殊结构虽为细菌非必有，但具有某些特殊结构时则具有一定的意义。

（1）荚膜：是某些细菌胞壁外包绕的一层较厚的黏液性物质，可帮助鉴定细菌。荚膜具有抗原性，可作为细菌分型的依据之一。荚膜还具有保护细菌抵抗宿主吞噬细胞的吞噬和消化作用。荚膜也能保护菌体避免或减少一些物质，如溶菌酶、补体、抗体和抗菌物质对细菌的损伤，因而增强了细菌的侵袭力，故荚膜与细菌的致病性相关。荚膜多糖还可使细菌彼此相连，黏附于组织细胞表面，是引起感染的重要因素之一。

（2）鞭毛：是附着于菌体表面上的细长而又弯曲的丝状物。它是细菌的运动器官，亦可黏附于细胞表面，故与细菌的致病性有关。不同细菌形成鞭毛的数目及部位不同，可以鉴定细菌。鞭毛还具有抗原性，可刺激机体产生免疫应答，对细菌的分类也具有一定的意义。

（3）芽胞：胞质浓缩脱水后在菌体内形成的圆形或椭圆形小体称为芽胞。不同细菌形成芽胞的大小、位置不同，据此可以鉴定细菌。芽胞的抵抗力强，需高压蒸气灭菌才能杀死芽胞，因此，医学上常将杀死芽胞作为灭菌的指标。

（4）菌毛：菌体表面细而短的微丝状物称为菌毛，按其功能不同分为普通菌毛和性菌毛两种。普通菌毛是细菌的黏附结构，它可黏附于多种细胞受体上进而侵入黏膜，因此它与细菌的致病性有关。性菌毛由致育因子 F 质粒编码，故有性菌毛的细菌又称 F$^+$ 菌，参与 F 质粒的接合与传递。

3. 细菌在合成代谢过程中，除合成菌体自身成分外，还能合成一些其他代谢产物，包括：

（1）热原质：许多细菌能合成一种物质，注入人体或动物体能引起发热反应，故称为热原质。热原质即菌体中的脂多糖。热原质耐高温，高压蒸汽灭菌亦不被破坏，需在 250 ℃高温下干烤才能被破坏。用吸附剂和特制石棉滤板可除去液体中的大部分热原质。

（2）毒素和侵袭性酶：细菌产生的毒素有内毒素和外毒素两种。某些细菌还能产生具有侵袭性的酶，能损伤机体组织，如链球菌的透明质酸酶等。

（3）色素：某些细菌在一定条件下能产生各种颜色的色素，不同细菌可有不同色素，在细菌鉴别上有一定意义。

（4）抗生素：某些微生物在代谢过程中能产生一些抗微生物的物质，称为抗生素。它能抑制或杀死某些微生物和癌细胞。抗生素大多由放线菌和真菌产生。

（5）细菌素：是某些细菌菌株产生的一类具有抗菌作用的蛋白质。与抗生素不同，细菌素作用范围狭窄，仅对与产生该种细菌素的细菌有近缘关系的细菌才有抗菌作用。

4. 噬菌体是感染细菌、真菌、放线菌和螺旋体等微生物的病毒，它具有病毒的生物特性。

噬菌体有两种，一种为毒性噬菌体；另一种为温和噬菌体。噬菌体感染细菌后，导致细菌裂解，释放的噬菌体再感染其他细胞，建立一个溶菌性周期，这种噬菌体称为毒性噬菌体。有的噬菌体感染细菌后不增殖，只是噬菌体的核酸整合到细菌染色体上，这种整合在细菌染色体上的噬菌体基因称为前噬菌体，该细菌称为溶原性细菌，形成溶原状态的噬菌体称为溶原性噬菌体或温和噬菌体。

毒性噬菌体裂解细菌具有特异性，因此可应用毒性噬菌体裂解细菌来鉴定菌种和菌型，这种分型方法在流行病学调查上，对追查细菌感染的传染源具有极其重要的意义。近年来利用噬菌体作载体已成为分子生物学研究的重要实验工具，已广泛用于遗传工程等研究领域，在基因工程研究中取得了重大的进展。

5. 病原性球菌主要引起化脓性炎症，故又称化脓性球菌，可致以下疾病。

(1) 葡萄球菌：所致疾病有侵袭性和毒素性两种。侵袭性疾病，主要引起局部或全身化脓性炎症。毒素性疾病，一般由外毒素引起，如食物中毒、假膜性肠炎、烫伤样皮肤综合征、中毒性休克综合征等。

(2) 链球菌：A群链球菌引起的疾病占人类链球菌感染的90%。可引起化脓性感染，如淋巴结炎、蜂窝织炎、扁桃体炎、中耳炎、产褥热等。可引起中毒性疾病，如猩红热。可引起变态反应性疾病，如风湿热、急性肾小球肾炎。

(3) 肺炎链球菌：主要引起人类大叶性肺炎。

(4) 脑膜炎奈瑟菌：是流行性脑脊髓膜炎的病原菌，引起流行性脑脊髓膜炎。

(5) 淋病奈瑟菌：是淋病的病原菌，人类是淋病奈瑟菌的唯一宿主。

6. 大肠埃希菌的医学意义如下：

(1) 大肠埃希菌在肠道为正常菌群，能抑制其他病原微生物的生长，维持肠道正常菌群的平衡，还能合成B族维生素和维生素K。

(2) 引起感染：当宿主免疫力下降或细菌侵入肠外组织或器官时，可引起感染。大肠埃希菌的某些血清型菌株致病性强，能直接导致肠道感染，称为致病性大肠埃希菌。

(3) 大肠埃希菌在卫生细菌学上常被作为饮水、食品等被粪便污染的检测指标。我国的卫生标准规定，大肠埃希菌菌群数在每1000 mL饮水中不得超过3个；每100 mL瓶装汽水、果汁等中大肠埃希菌菌群数不得超过5个。

(4) 在分子生物学和基因工程的实验研究中，大肠埃希菌是重要的实验材料和载体。

7. 使人体致病的沙门菌属最常见的有伤寒沙门菌、甲型副伤寒沙门菌、肖氏副伤寒沙门菌，此外还有鼠伤寒沙门菌、肠炎沙门菌、鸭沙门菌及猪霍乱沙门菌等。

沙门菌所致疾病有：

(1) 伤寒和副伤寒：由伤寒沙门菌、甲型副伤寒沙门菌和肖氏副伤寒沙门菌引起。

(2) 食物中毒：由摄入被大量鼠伤寒沙门菌、猪霍乱沙门菌、肠炎沙门菌等污染的食物而引起。

(3) 败血症：多见于儿童或原有慢性病病人，致病菌以猪霍乱沙门菌、丙型伤寒沙门菌、鼠伤寒沙门菌等常见。

8. 只能在缺氧环境下才能生长繁殖的细菌，称为厌氧菌。厌氧菌以革兰阴性无芽胞杆菌为最多，厌氧菌的主要特点为：

（1）分布：厌氧菌广泛分布于自然界和人体中。例如，肠道、皮肤、口腔、上呼吸道、女性生殖道等部位均存在厌氧菌。

（2）感染特征：梭状芽胞杆菌属引起的感染是外源性感染，大多有特定的临床特征，如破伤风梭杆菌引起破伤风。无芽胞厌氧菌的感染多为内源性感染，常致局部炎症、脓疡和组织坏死。

（3）治疗特点：多数无芽胞厌氧菌对青霉素、氯霉素、头孢菌素敏感。但脆弱类杆菌能产生 β-内酰胺酶，能破坏青霉素和头孢菌素，在治疗时须注意选用氯霉素或林可霉素。此外，甲硝唑对厌氧菌也有很好的疗效。

9. 衣原体是一类能通过细菌滤器，有独特发育周期，严格细胞内寄生的原核细胞型微生物。衣原体所致疾病有沙眼、包涵体结膜炎、生殖道感染、性病淋巴肉芽肿、传染性非典型肺炎等。

10. 病毒在人群个体之间的传播，称为水平传播；通过胎盘或产道，病毒直接由亲代传给子代的方式称为垂直传播。垂直传播在其他微生物中极少见，但在病毒中多见，如乙型肝炎病毒、风疹病毒、巨细胞病毒及艾滋病病毒均可垂直传播，并可致早产、流产或先天性畸形，甚至胎儿死亡。

11. 孕妇感染了病原微生物可经垂直传播感染胎儿而造成先天性畸形，常见的病原微生物有：

（1）苍白密螺旋体苍白亚种（俗称梅毒螺旋体）：可通过胎盘进入胎儿血流，并扩散至肝、脾、肾等内脏并大量繁殖，引起胎儿全身性感染，出生后这种先天性梅毒的婴幼儿呈现锯齿形牙、间质性角膜炎、先天性耳聋等症状。

（2）风疹病毒：孕妇在妊娠期 4 个月内感染风疹病毒可经胎盘引起垂直传播，导致胎儿先天性畸形或先天性风疹综合征，表现为先天性心脏病、耳聋、失明及智力低下等。

（3）单纯疱疹病毒：妊娠妇女因单纯疱疹病毒原发感染或潜伏感染的病毒被激活，病毒可经胎盘感染胎儿，影响胚胎细胞的有丝分裂，引起胎儿畸形及智力低下。

（4）巨细胞病毒：病毒通过胎盘感染胎儿，引起造血系统、中枢神经系统损伤，出现小脑畸形、视神经萎缩等。

（5）人类免疫缺陷病毒（HIV）和人乳头瘤病毒（HPV）：均可通过胎盘或产道导致胎儿及新生儿先天性感染。HPV 可引起尖锐湿疣或癌症；HIV 可导致获得性免疫缺陷综合征（简称 AIDS）而引起人类免疫缺陷，最后伴发各种疾病或癌症而死亡。

12. 免疫是指机体接触"抗原性异物"或"异己成分"的一种特异性生理反应，其作用是识别和（或）排除抗原性异物，以此维持机体的生理平衡。正常情况下对机体有利，但在某些条件下也可以有害。免疫的基本功能有：

（1）免疫防御：正常情况下，机体可以阻止病原微生物入侵或抑制它们在体内繁殖与扩散，或解除病原微生物及其代谢产物对机体的有害作用。但在异常情况下，若反应过高，则引起超敏反应。反应过低或缺乏，则出现免疫缺陷病。

（2）免疫稳定：正常情况下，机体的免疫系统可以经常地清除体内损伤或衰老的自身细胞，并进行免疫调节，以维持机体生理平衡。当自身稳定功能紊乱时，则易导致自身免疫病。

（3）自身监视：正常情况下，机体的免疫系统能够识别、杀伤和清除体内的突变细胞，防止肿瘤的发生。如果功能失调，则可导致肿瘤或持续感染的发生。

13. （1）抗原：是一类能与相应克隆的淋巴细胞上独特的抗原受体特异性结合，诱导淋巴细胞产生免疫应答，产生抗体或致敏淋巴细胞，并能与相应抗体或致敏淋巴细胞在体内或体外发生特异性结合的物质。抗原具有两种性能：①免疫原性，即能刺激机体产生免疫应答；②抗原性，即与相应抗体或致敏淋巴细胞发生特异性结合的能力。

（2）完全抗原：具有以上两种性能的物质称为免疫原，又称完全抗原。

（3）半抗原：只具有抗原性而无免疫原性的物质称为不完全抗原，又称半抗原。
医学上重要的抗原物质包括：①微生物及其代谢产物；②动物血清；③异嗜性抗原；④同种异型抗原；⑤自身抗原；⑥肿瘤抗原。

14. 青霉素过敏性休克的机制和预防如下：青霉素系半抗原，无变应原作用，因此大多数人用青霉素无不良反应。极少数人用青霉素后可发生过敏性休克，甚至死亡，其机制是属Ⅰ型超敏反应的全身表现。为防止该现象的发生，首先应仔细询问是否有对青霉素过敏的病史；在使用青霉素前必须做皮试，皮试阳性者禁用。注射青霉素时还必须准备抗过敏性休克的药物肾上腺素及抢救设施，以防万一。个别人在皮试时亦可发生过敏性休克，因此要做好各种抢救准备工作，以便及时抢救病人。

15. （1）免疫球蛋白：具有抗体活性或化学结构上与抗体相似的球蛋白统称为免疫球蛋白（Ig），所以免疫球蛋白是一个结构化学的概念。

（2）抗体：抗体（Ab）是功能与生物学概念，它是在抗原刺激下由浆细胞产生的具有与相应抗原特异性结合的免疫球蛋白。虽然抗体都是免疫球蛋白，但并非所有的免疫球蛋白都是抗体。

§1.1.4 病理生理学试卷

一、选择题（每题1分，共20分）

【A型题】

1. 哪一类水、电解质代谢紊乱最容易发生低血容量性休克 （ ）
   A. 低渗性脱水　　B. 高渗性脱水　　C. 等渗性脱水　　D. 水中毒
   E. 低钾血症

2. 某溃疡病并发幽门梗阻病人，因反复呕吐入院，血气分析结果为：pH7.49，$PaCO_2$ 48 mmHg，HCO_3^- 36 mmol/L. 该病人应诊断为 （ ）
   A. 呼吸性碱中毒　　B. 呼吸性酸中毒　　C. 代谢性酸中毒　　D. 代谢性
   碱中毒　　E. 混合性酸碱中毒

3. 氧疗对哪型缺氧效果最好 （ ）
   A. 血液性缺氧　　B. 低张性缺氧　　C. 循环性缺氧　　D. 组织性缺氧
   E. 混合性缺氧

4. DIC 最主要的病理特征是 （ ）
   A. 大量微血栓形成　　B. 凝血功能失常　　C. 纤溶过程亢进　　D. 凝血
   物质大量消耗　　E. 溶血性贫血

5. 下列哪项最符合心力衰竭的概念 （ ）
   A. 心脏每搏输出量降低　　B. 静脉回流量超过心输出量　　C. 心功能障
   碍引起大小循环充血　　D. 心脏负荷过度引起心功能障碍　　E. 心输出
   量不能满足机体的需要

6. 下述哪项最符合急性肾衰竭的概念 （ ）
   A. 肾脏内分泌功能急剧障碍　　B. 肾脏泌尿功能急剧障碍　　C. 肾脏排
   泄废物能力急剧降低　　D. 肾脏排酸保碱能力急剧降低　　E. 肾脏浓缩
   稀释功能降低

7. 休克早期组织微循环灌流的特点是 （ ）
   A. 少灌少流，灌少于流　　B. 少灌多流，灌少于流　　C. 少灌少流，灌
   多于流　　D. 多灌少流，灌多于流　　E. 多灌多流，灌少于流

8. 阻塞性黄疸（早期）临床生化测定的特点是 （ ）
   A. 血清中酯型胆红素含量升高　　B. 尿中无尿胆红素　　C. 粪中粪胆素
   原升高　　D. 尿中尿胆素原升高　　E. 尿中尿胆素升高

9. 血液缓冲系统中最重要的是 （ ）
   A. 血浆蛋白缓冲系统　　B. 磷酸盐缓冲系统　　C. 碳酸氢盐缓冲系统
   D. 血红蛋白缓冲系统　　E. 氧合血红蛋白缓冲系统

10. 某肾疾患病人，血气分析结果：pH7.32，$PaCO_2$ 30 mmHg，HCO_3^- 15 mmol/L。
    该病人应诊断为 （ ）
    A. 呼吸性碱中毒　　B. 呼吸性酸中毒　　C. 代谢性碱中毒　　D. 代谢
    性酸中毒　　E. 混合性酸碱紊乱

11. 急性肾衰竭少尿期病人最危险的变化是 （ ）
    A. 水中毒　　B. 高钾血症　　C. 少尿　　D. 代谢性酸中毒　　E. 氮质
    血症

【X型题】

12. 高渗性脱水易出现 （ ）
    A. 口渴　　B. 休克　　C. 尿少　　D. 脱水热　　E. 皮肤弹性降低

13. 对血清钾浓度过高者可采取的措施有 （ ）
    A. 葡萄糖和胰岛素同时静脉注射　　B. 腹膜透析　　C. 阳离子交换树脂
    灌肠或口服　　D. 补充钙剂使细胞外液 Ca^{2+} 增多　　E. 补充钠盐使细胞
    外液 Na^+ 增多

14. 肾病综合征产生全身性水肿的主要机制有 （ ）
    A. 血浆胶体渗透压下降　　B. 醛固酮分泌增多　　C. 肝脏合成清蛋白
    减少　　D. 抗利尿激素分泌增多　　E. 肾小球滤过率增加

15. 下述哪些物质属内生致热原 （ ）
    A. 白细胞介素-1　　B. 前列腺素 E　　C. 干扰素　　D. 肿瘤坏死因子
    E. 巨噬细胞炎症蛋白-1

16. 导致有效胶体渗透压下降的因素有 （ ）
    A. 血浆清蛋白浓度下降　　B. 微血管通透性降低　　C. 毛细血管血压
    增高　　D. 淋巴回流受阻　　E. 组织间液胶渗压降低

17. 低钾时心电图的变化是 （ ）
    A. T 波低平　　B. 出现 U 波　　C. QRS 波群增宽　　D. PR 间期缩短
    E. QT 间期缩短

18. 引起血液性缺氧的常见原因有 （ ）
    A. 贫血　　B. 心力衰竭　　C. 一氧化碳中毒　　D. 高铁血红蛋白血症
    E. 休克

19. 对机体酸碱平衡进行调节的机制包括 （ ）
    A. 血液中的缓冲系统　　B. 肺的呼吸　　C. 肝的解毒　　D. 肾脏排酸
    保碱　　E. 组织细胞的缓冲作用
20. 急性炎症的主要症状是 （ ）
    A. 红　B. 肿　C. 热　D. 痛　E. 功能障碍

二、填空题（每空 0.5 分，共 10 分）

1. 血清钾浓度低于 _____ mmol/L 称为低钾血症。其产生原因为：_____、_____、_____。
2. 代谢性酸中毒的基本特征是血浆_____浓度原发性减少，血浆 SB、AB、BB 均_____，BE _____，$PaCO_2$ _____。
3. 尽管引起休克的原因很多，但休克发生的始动环节是_____、_____、_____ 3 个方面。
4. 急性肾衰竭少尿期的主要功能代谢变化有_____、_____、_____、_____、_____。该期病人死亡率高，最常见的死因是_____。
5. 引起慢性肾衰竭的疾病中以_____最常见。除此以外，还有许多其他疾病也可引起慢性肾衰竭，它们共同的发病环节是_____。
6. 反映呼吸性酸碱平衡失调的重要血气分析指标是_____。

三、判断题（每题 1 分，共 10 分；正确的在括号内标"＋"，错误的标"－"）

1. 根据近代死亡概念，整体死亡的标志是脑死亡，即全脑功能的永久性消失。 （ ）
2. 等渗性脱水病人既有低渗性脱水的部分症状，又有高渗性脱水的部分症状。 （ ）
3. 长期输入 0.9% 氯化钠注射液可引起低钾血症。 （ ）
4. 肺性脑病时，引起脑细胞脱水而导致脑功能障碍。 （ ）
5. 肺水肿时，气体弥散距离增大，导致气体弥散障碍。 （ ）
6. 测定血清转氨酶水平可反映细胞受损状况。 （ ）
7. 血氨的清除主要是在肝脏经鸟氨酸循环合成尿素，再经肾排出体外。 （ ）
8. 肝性脑病病人若有便秘，最好用肥皂水灌肠。 （ ）
9. 新生儿时由于肝细胞对胆红素的分泌排泄功能不成熟而发生新生儿生理性

黄疸。　　　　　　　　　　　　　　　　　　　　（　　）

10. 代谢性酸中毒时 SB 降低。　　　　　　　　　（　　）

四、名词解释（每题2分，共10分）

1. 亚健康
2. 脱水热
3. 缓冲系统
4. 缺氧
5. 心理社会呆小状态

五、问答题（每题2.5分，共50分）

1. 什么是疾病？
2. 亚健康有哪些表现？
3. 近代死亡概念的主要内容是什么？
4. 低渗性脱水与高渗性脱水各有哪些基本特征？
5. 何谓高钾血症？试述常见病因。
6. 试述急性肾小球肾炎产生全身性水肿的机制。
7. 何谓脑水肿？试述其分类与发病机制。
8. 机体通过哪4个方面对酸碱平衡进行调节？各有何特点？
9. 简述临床处理水、电解质代谢及酸碱平衡失调的基本原则。
10. 何谓弥散性血管内凝血（DIC）？
11. 何谓休克？
12. MODS病人最常累及的器官是哪一个？为什么？
13. 引起缺血-再灌注损伤的常见原因有哪些？
14. 试述心力衰竭的常见诱因。
15. 何谓急性呼吸窘迫综合征？
16. 何谓新生儿生理性黄疸？试述其发病机制。
17. 何谓急性肾衰竭？
18. 何谓少尿、多尿和夜尿？
19. 何谓慢性肾功能不全？
20. 何谓意识障碍？

参考答案

一、选择题

1. A	2. D	3. B	4. B	5. E	6. B
7. A	8. A	9. C	10. D	11. B	12. ACD
13. ABCDE	14. ABD	15. ACDE	16. AD	17. ABC	18. ACD
19. ABDE	20. ABCD				

二、填空题

1. 3.5　　钾摄入减少　　钾排出增多　　细胞外钾向细胞内转移

2. HCO_3^-　　降低　　负值增大　　代偿性降低

3. 血容量减少　　心输出量急剧减少　　外周血管容量扩大

4. 少尿或无尿　　水中毒　　高钾血症与高镁血症　　代谢性酸中毒　　氮质血症　　高钾血症

5. 慢性肾小球肾炎　　大量肾单位被破坏

6. $PaCO_2$

三、判断题

1. +	2. +	3. +	4. −	5. +	6. +
7. +	8. −	9. −	10. +		

四、名词解释

1. 亚健康：机体除了健康状态和疾病状态之外，还存在着一种非健康非疾病的中间状态，即亚健康状态，又称慢性疲劳综合征，是近年来医学研究的热点之一。

2. 脱水热：高渗性脱水病人因细胞内液明显减少，使汗腺分泌减少、皮肤蒸发的水分也减少，散热功能受到影响，可出现体温升高，称为脱水热。

3. 缓冲系统：是指一种弱酸和它共轭的碱所组成的具有缓冲酸碱能力的混合溶液。人体血液中有许多对缓冲系统，其中以血浆中碳酸氢盐缓冲系统（$NaHCO_3^-/H_2CO_3$）最重要。

4. 缺氧：当组织得不到充足的氧，或不能充分利用氧时，组织的代谢、功能、甚至形态结构都可发生异常变化，这一病理过程称为缺氧。根据缺氧的原因和血氧的变化，一般将缺氧分为低张性缺氧、血液性缺氧、循环性缺氧和组织性缺氧 4 种类型。

5. 心理社会呆小状态：慢性应激可在儿童引起生长发育的延迟，特别是失去父母或生活在父母粗暴、亲子关系紧张家庭中的儿童，可出现生长缓慢、青春期延迟，并伴有行为异常如抑郁等，称为心理社会呆小状态或心因性侏儒。

五、问答题

1. 疾病是机体在一定的条件下受病因损害作用后，因机体自稳调节紊乱而发生的异常生命活动过程。在多数疾病中，机体对致病因素所引起的损害发生一系列防御性的抗损害反应，从而表现出功能、代谢、形态上的改变，临床上出现各种症状、体征和社会行为的异常。

2. 亚健康的表现错综复杂，可有下述几种表现形式。①躯性亚健康状态：主要表现为疲乏无力，精神不振。②心理性亚健康状态：主要表现为焦虑、烦躁、易怒、睡眠不佳等，严重时可伴有胃痛、心悸等表现。这些表现持续存在可诱发心血管疾病及肿瘤等的发生。③人际交往亚健康状态：主要表现为与社会成员的关系不稳定状态，心理距离变大，产生被社会抛弃和遗忘的孤独感。

3. 近代认为死亡应当是指机体作为一个整体的功能的永久性丧失。整体死亡的标志是脑死亡，即全脑功能的永久性消失。判断脑死亡的主要指征是：深度的不可逆昏迷和大脑全无反应性、所有脑干神经反射消失、自主呼吸停止、瞳孔散大或固定，脑电波消失和脑血液循环停止等。脑血液循环停止是判断脑死亡的重要指征，脑血管造影或同位素检查一旦证明脑血液循环完全停止，即可立即判定死亡。

4. (1) 低渗性脱水：基本特征是失钠多于失水，细胞外液低渗，血清钠浓度小于 135 mmol/L，血浆渗透压小于 290 mOsm/L。又称低容量性低钠血症。

   (2) 高渗性脱水：基本特征是失水多于失钠，细胞外液高渗，血清钠大于 150 mmol/L、血浆渗透压大于 310 mOsm/L。又称低容量性高钠血症。

5. 血清钾浓度高于 5.5 mmol/L 称为高钾血症。常见的病因如下：

   (1) 肾脏排钾减少：如急性肾衰竭。

   (2) 钾摄入过多：如静脉内补钾过多、过快。

   (3) 细胞内钾释放进入细胞外液过多：如酸中毒、缺氧、严重创伤和挤压伤等。

6. 急性肾小球肾炎时，由于肾小球毛细血管内皮细胞和系膜细胞发生肿胀和增生、炎性细胞渗出和纤维蛋白的堆积和充塞囊腔，使管腔变窄，造成肾小球水钠滤过量显著下降，导致水钠潴留而出现全身性水肿。

7. 脑组织的液体含量增多引起脑容积增大，称为脑水肿。脑水肿可分为以下 3 种类型：

   (1) 血管源性脑水肿：是最常见的一类。见于脑的外伤、肿瘤、出血、梗死、脓肿及化脓性脑膜炎等。其发病机制是毛细血管通透性增高，血浆外渗，大量液体聚积在白质的细胞间隙。

（2）细胞中毒性脑水肿：主要见于严重脑缺血缺氧及各种中毒性脑病。其主要发病机制是细胞代谢障碍，ATP 生成减少，钠泵功能障碍，细胞内水钠潴留，导致细胞内水肿。灰质、白质可同时受累。

（3）间质性脑水肿：主要发生于阻塞性脑室积水时。当肿瘤、炎症或胶质增生堵塞了导水管或脑室孔道时，便可引起脑积水和相应脑室周围白质的间质性水肿。

8. 机体由血液中缓冲系统、肺的呼吸、肾脏排酸保碱以及组织细胞 4 个方面共同调节和维持体内酸碱平衡。由于它们在作用时间和强度上有差别，因此各有其特点：血液缓冲系统反应迅速，作用不能持久。肺的调节作用效能最大，缓冲作用于 30 分钟时达最高峰，但仅对 CO_2 有调节作用。细胞的缓冲能力虽强，于 3～4 小时发挥作用，但常可导致血清钾的异常。肾脏的调节作用较缓慢，常在数小时后起作用，3～5 天才达高峰，但维持时间长，特别对保留 $NaHCO_3$ 和排出非挥发性酸具有重要的作用。

9. 无论是哪一种水、电解质代谢及酸碱平衡失调，都会造成机体代谢的紊乱，进一步恶化则可导致器官功能衰竭，甚至死亡。因此，如何维持病人水、电解质代谢及酸碱平衡，如何及时纠正已产生的平衡失调，成为临床工作的首要任务。处理水、电解质代谢及酸碱平衡失调的基本原则是：

（1）充分掌握病史和临床表现，详细检查病人体征。大多数水、电解质代谢及酸碱平衡失调都能从病史、症状及体征中获得有价值的信息，得出初步诊断。

（2）及时进行实验室检查。

（3）综合病史及实验室资料，确定水、电解质代谢及酸碱平衡失调的类型及程度。

（4）在积极治疗原发病的同时，制订纠正水、电解质代谢及酸碱平衡失调的治疗方案。如果存在多种失调，应分轻重缓急，依次予以调整纠正：①积极补充病人的血容量，保证循环状态良好；②积极纠正缺氧状态；③及时纠正严重的酸中毒或碱中毒；④及时治疗重度高钾血症。

纠正任何一种失调不可能一步到位，应密切观察病情变化，边治疗边调整方案。最理想的治疗结果往往是在彻底治疗原发病基础上获得。

10. 弥散性血管内凝血是指在某些致病因子作用下，凝血因子或血小板被激活，大量促凝物质入血，凝血酶增加，广泛的微血栓形成，从而引起一个以凝血功能失常为主要特征的病理过程。主要临床表现为出血、休克、器官功能障碍和溶血性贫血。

11. 休克是各种强烈致病因子作用于机体引起的急性循环衰竭，其特点是微循环障碍、重要脏器的灌流不足和细胞功能代谢障碍，由此引起全身性危重的病理过程。其主要临床表现是血压下降、面色苍白、皮肤冰冷、出冷汗、脉搏频弱、尿量减少和神志淡漠等。

12. 肺是 MODS 中最常累及的器官，其发生率高达 83%～100%。临床表现为进行性呼吸困难、进行性低氧血症、发绀及肺水肿。

    肺功能受损伤的原因包括：①肺是全身静脉血液的滤器，从全身各器官组织来源的许多代谢产物、活性物质、血中的异物和活化的炎症细胞都要经过肺，容易引起肺损伤；②肺富含巨噬细胞，这些细胞活化后释放许多细胞因子，并引起级联放大，导致肺损伤。

13. 引起缺血-再灌注损伤的原因如下：

    （1）全身循环障碍后恢复血液供应：如休克微血管痉挛解除后、心搏骤停后心脑肺复苏等。

    （2）组织器官缺血后血流恢复后：如器官移植及断肢再植术后。

    （3）某血管再通后：如动脉搭桥术、经皮腔内冠状动脉成形术、溶栓治疗等，以及冠状动脉痉挛缓解后。

14. 心力衰竭的常见诱因有感染、心律失常、妊娠和分娩、过多过快的输液、洋地黄中毒和水、电解质代谢及酸碱平衡失调，以及情绪激动、过度体力活动、气候的急剧变化等。

15. 急性呼吸窘迫综合征（ARDS）是由急性肺损伤引起的一种急性呼吸衰竭。

16. 新生儿（特别是早产儿）出生后多在最初几天内发生轻度的非酯型高胆红素血症和一时性黄疸，1～2 周后逐渐消退，这种黄疸称为新生儿生理性黄疸。其发生机制为：①新生儿肝细胞合成胆红素葡萄糖醛酸基转移酶的功能不成熟，以致肝脏不能充分酯化胆红素；②在新生儿期，肝细胞合成 Y 蛋白相对不足，使肝细胞对胆红素的摄取－运载过程减慢；③新生儿期都有一时性红细胞急速破坏，使肝细胞的胆红素负荷增加。

17. 急性肾衰竭（ARF）是指各种原因在短期内引起肾脏泌尿功能急剧障碍，以致机体内环境出现严重紊乱的病理过程。其主要代谢变化为氮质血症、高钾血症和代谢性酸中毒。

18. 成人 24 小时尿量少于 400 mL 或每小时尿量少于 17 mL 称为少尿，每 24 小时尿量超过 2000 mL 称为多尿。正常人排尿量具有一定的昼夜节律，通常白天尿量较夜间多 2～3 倍，但在慢性肾衰竭早期病人夜间排尿量与白天尿量相近，甚至超过白天，这种情况称为夜尿。

19. 各种慢性肾脏疾病进行性地破坏肾单位，以致残存的有功能的肾单位终于不足以充分排出代谢废物和维持内环境的恒定，导致泌尿功能障碍、内分泌功能失调和内环境的紊乱。慢性肾功能不全主要表现为代谢废物和毒性物质在体内潴留，以及水、电解质代谢及酸碱平衡失调。这种情况称为慢性肾功能不全（CRI）。

20. 意识障碍是指不能正确认识自身状态和（或）客观环境，不能对环境做出反应的一种病理过程，其病理基础是大脑皮质、丘脑和脑干网状系统的功能异常。意识障碍常是急性脑功能不全的主要表现形式。

§1.1.5 生物化学与分子生物学试卷

一、选择题（每题1分，共20分）

【A型题】

1. DNA携带生物遗传信息这一事实意味着什么 （　）
   A. 不论哪一物种的碱基组成均应相同　　B. 病毒的侵袭是靠蛋白质转移到宿主细胞而实现　　C. DNA的碱基组成随机体年龄和营养状况而改变　D. 同一生物不同组织的DNA，其碱基组成相同　　E. DNA以小环状结构物存在

2. 乳酸循环不经过下列哪条途径 （　）
   A. 肌糖原酵解　　B. 肝糖原更新　　C. 磷酸戊糖途径　　D. 肝糖原异生　E. 肝糖原分解成血糖

3. 下列不符合基因的论述是 （　）
   A. 基因是遗传信息的功能单位　　B. 正常情况下，所有细胞内的基因均处于活性状态　　C. 含外显子与内含子　　D. 基因是具有特定核苷酸顺序的DNA片段　　E. 遗传学上，基因是决定或编码某种蛋白质的DNA片段

4. 经典的分子遗传学中心法则是 （　）
   A. $DNA \xrightarrow{翻译} RNA \xrightarrow{转录} 蛋白质$　　B. $DNA \xrightarrow{反转录} RNA \xrightarrow{翻译} 蛋白质$
   C. $DNA \xrightarrow{转录} RNA \xrightarrow{翻译} 蛋白质$　　D. $DNA \xrightarrow{复制} RNA \xrightarrow{转录} 蛋白质$
   E. $DNA \xrightarrow{反转录} RNA \xrightarrow{转录} 蛋白质$

5. 下列关于蛋白质基本组成单位氨基酸的叙述哪项是错误的 （　）
   A. 组成蛋白质的氨基酸是20种有相应遗传密码的氨基酸　　B. 组成蛋白质的氨基酸是 R-α-氨基酸　　C. 组成蛋白质的氨基酸按其侧链性质可分为4类　　D. 氨基酸残基通过肽键连接成肽链　　E. 氨基酸是两性电解质

6. 组成DNA的基本单元是 （　）
   A. 核苷酸　　B. 核苷　　C. 脱氧核苷酸　　D. 脱氧核苷　　E. 磷酸

核糖

7. 同工酶是指 （　）

A. 催化功能和分子结构均相同的酶　　B. 催化功能相同但分子结构不同的酶　　C. 体内分布相同的酶　　D. 理化性质相同的酶　　E. 由 2 种以上亚基聚合而成的同一种酶

8. 脂肪是 （　）

A. 胆固醇酯　　B. 甘油三酯　　C. 脂肪酸　　D. 磷脂　　E. 糖脂

9. 体内唯一降低血糖的激素是 （　）

A. 甲状腺素　　B. 胰岛素　　C. 肾上腺素　　D. 促生长激素　　E. 糖皮质激素

10. 机体能进行糖异生的器官是 （　）

A. 脑和肺　　B. 脑和肝　　C. 肝和肾　　D. 肝和脾　　E. 肠和肝

11. 体内储存糖原最多的组织器官是 （　）

A. 肝脏　　B. 脑　　C. 肾　　D. 肌肉　　E. 心脏

12. 肝糖原的生理性调节主要靠 （　）

A. 甲状腺素和胰高血糖素　　B. 胰高血糖素和胰岛素　　C. 胰岛素和肾上腺素　　D. 促生长激素和胰岛素　　E. 肾上腺素和促生长激素

13. 糖酵解中最重要的调节酶是 （　）

A. 己糖激酶　　B. 葡萄糖激酶　　C. 6-磷酸果糖激酶-1　　D. 磷酸甘油酸激酶　　E. 丙酮酸激酶

【X 型题】

14. 下列哪些物质几乎仅由肝脏合成 （　）

A. 尿素　　B. 脂肪酸　　C. 胆固醇　　D. 酮体　　E. 糖原

15. 下列哪些属脂溶性维生素 （　）

A. 维生素 A　　B. 维生素 PP　　C. 维生素 K　　D. 维生素 D　　E. 维生素 E

16. 机体能进行糖异生的器官有 （　）

A. 肝　　B. 脑　　C. 肾　　D. 肺　　E. 脾

17. 脂类可分类为 （　）

A. 磷脂　　B. 脂肪　　C. 糖脂　　D. 类脂　　E. 脂肪酸

18. 类脂包括 （　）

A. 甘油三酯　　B. 脂固醇　　C. 胆固醇酯　　D. 磷脂　　E. 糖脂

19. 下列哪些组是必需氨基酸 （　　）

A. 甘氨酸、丙氨酸、脯氨酸　　　B. 缬氨酸、亮氨酸、苏氨酸　　　C. 赖氨酸、苯丙氨酸、异亮氨酸　　　D. 蛋氨酸、色氨酸、缬氨酸　　　E. 苯丙氨酸、亮氨酸、苏氨酸

20. 核苷酸的生物功用包括 （　　）

A. 合成核酸的原料　　　B. 组成辅酶　　　C. 活化中间代谢物　　　D. 参与代谢调节　　　E. 分解供能

二、填空题（每空 1 分，共 25 分）

1. 甘油三酯是在_____合成。

2. 糖在体内的分解途径主要有_____、_____和_____。

3. 重要的线粒体氧化呼吸链有_____和_____，它们的会合点是_____。

4. 同工酶指催化的化学反应_____，但酶蛋白的分子结构理化性质乃至免疫学性质_____的一组酶。

5. 高脂血症可分为_____和_____两大类。继发性者多继发于_____、_____和_____等。

6. 生物氧化主要是_____、_____、_____等在分解时逐步释放_____，最终生成_____和_____的过程。

7. 人体蛋白质含_____种氨基酸，其中_____种不能自身合成，必须由食物供应。

8. 脱氧核糖核酸（DNA）的生物合成称为_____，核糖核酸（RNA）的生物合成称_____，蛋白质的生物合成称为_____。

三、判断题（每题 1 分，共 5 分；正确的在括号内标"＋"，错误的标"－"）

1. 存在于自然界的氨基酸有 300 余种，但组成蛋白质的只有 20 种。 （　　）

2. 非共价键包括肽键、双硫键、氢键和离子键。 （　　）

3. 血红蛋白与肌红蛋白的氧解离曲线完全相同。 （　　）

4. 组成 DNA 的基本碱基是 A、C、G、T；而组成 RNA 的基本碱基是 A、C、G、U。 （　　）

5. 人体内只有肝脏是合成胆固醇的场所，其合成原料是丙二酸单酰 CoA。

（　　）

四、名词解释（每题2分，共20分）

1. 同工酶
2. 生物氧化
3. 基因
4. 蛋白质
5. 核酶
6. 基因治疗
7. 基因组
8. 维生素
9. 癌基因
10. 抑癌基因

五、问答题（每题3分，共30分）

1. 什么是生物化学和分子生物学？
2. 什么是酶？酶与一般催化剂有何区别？
3. 何谓遗传信息的中心法则？
4. 什么是基因突变？
5. 何谓基因重组？简述基因工程的基本原理。
6. 试述基因诊断与基因治疗的应用前景。
7. 何谓氮平衡？氮平衡测定有何生理意义？
8. 何谓蛋白质的互补作用？
9. 试述体内氨的来源和去路。
10. 试述脂类在机体内是怎样分布的。

参考答案

一、选择题

1. D	2. C	3. B	4. C	5. B	6. C
7. B	8. B	9. B	10. C	11. D	12. B
13. C	14. AD	15. ACDE	16. AC	17. BD	18. BCDE

19. BCDE   20. ABCD

二、填空题

1. 肝脏

2. 糖酵解   糖的有氧氧化   磷酸戊糖途径

3. NADH 氧化呼吸链   琥珀酸氧化呼吸链   辅酶 Q（CoQ）

4. 相同   不同

5. 原发性   继发性   糖尿病   肾病   甲状腺功能减退症

6. 糖   脂肪   蛋白质   能量   二氧化碳   水

7. 20   8

8. 复制   转录   翻译

三、判断题

1. ＋   2. －   3. －   4. ＋   5. －

四、名词解释

1. 同工酶：是指催化相同的生化反应，而酶蛋白的分子结构、理化性质甚至免疫学性质不同的一组酶。同工酶的变化有助于某些疾病的临床诊断，如血清中磷酸肌酸激酶（CPK）和乳酸脱氢酶（LDH）的同工酶检测，可用于心肌梗死的早期诊断。

2. 生物氧化：营养物在生物体内的氧化称为生物氧化。通过生物氧化可促成代谢物在分解代谢中逐步释放能量，并生成 ATP。

3. 基因：基因（gene）是指 DNA 大分子上的各个功能片段，它以碱基排列顺序的方式，储存着生物体内所有遗传信息。

4. 蛋白质：是生物界普遍存在的一类重要大分子化合物，是细胞的主要成分之一。它的主要组成元素为碳、氢、氧、氮，还含有磷、硫、铁、锌和铜等。各种蛋白质的含氮量较恒定，平均为 16％（14％～18％），每 100 g 样品中蛋白质的克数等于每克样品含氮克数×6.25×100，蛋白质的基本组成单位是氨基酸。

5. 核酶：是一种具有催化活性的小分子 RNA，能降解 RNA，并在 RNA 合成后的修饰中发挥重要作用。

6. 基因治疗：就是向有功能缺陷的细胞导入具有相应功能的外源基因，以纠正或补偿其基因缺陷，从而达到治疗的目的。

7. 基因组：是指来自一个遗传体系的一整套遗传信息。不同生物的基因组含有不同数量的基因。细菌的基因组约含 4000 个基因；多细胞生物基因组含基因达数万个。人类基因组含 3 万～4 万个基因。

8. 维生素：是机体维持正常功能所必需，但在体内不能合成，或合成量很少，必须由食物供给的一组低分子质量有机物质。维生素的每天需要量甚少，它们既不是构成机体组织的成分，也不是体内供能物质，然而在调节物质代谢和维持生理功能等方面却发挥着重要作用。长期缺乏某种维生素，会导致维生素缺乏症。按溶解性不同，维生素可分为脂溶性和水溶性两大类。

9. 癌基因：是指能在体外引起细胞转化，在体内诱发肿瘤的基因。它是细胞内总体遗传物质的组成部分，人们将这类存在于生物正常细胞基因组中的癌基因称为原癌基因或细胞癌基因。在正常情况下，这些基因处于静止或低表达的状态，不仅对细胞无害，而且对维持细胞正常功能具有重要作用；当其受到致癌因素作用被活化并发生异常时，则可导致细胞癌变。

10. 抑癌基因：是一类抑制细胞过度生长、增殖从而遏制肿瘤形成的基因。抑癌基因的丢失或失活可能导致肿瘤发生。

五、问答题

1. (1) 生物化学（简称"生化"）：是医学的重要基础学科之一。它是用化学的原理和方法探讨生命现象的科学领域，可概括称为"生命的化学"。其研究涉及生物体的化学组成；生物膜、酶、维生素、代谢、激素；遗传生化；组织与血液生化；分子病；营养与衰老的分子基础等。

    (2) 分子生物学：是 20 世纪从生物化学扩展建立的一门生命科学的新学科，它从分子水平上研究生命现象的物质基础，探讨细胞的大分子、亚细胞结构和染色体，蛋白质与核酸，并重点揭示基因的结构、复制、转录与翻译，遗传信息的维持、传递和表达，以及细胞信号的转导等。

2. 酶是生物体内的高效催化剂，它与一般催化剂的区别表现在：

    (1) 来源和化学本质不同：酶是活细胞产生的蛋白质，凡高温、强酸、强碱、重金属盐或紫外线均易使其变性而丧失催化活性。酶催化的反应皆在较温和的条件下进行；而在上述条件下，一般催化剂则较为稳定，酶在生物体内还经常不断更新。

    (2) 酶的催化效率非常高：较一般催化剂高 $10^7 \sim 10^{12}$ 倍。

    (3) 酶具有高度特异性：一般可分为绝对特异性（只能催化一种或两种结构极相似化合物的某种反应）、相对特异性（对底物要求不甚严格）和立体异构特异性（如精氨酸酶只催化 L-精氨酸水解，而对 D-精氨酸无作用）。一般催化剂如 H^+ 能催化淀粉、脂肪与蛋白质的水解；而生物体内消化淀粉、脂肪和蛋白质将由淀粉酶、脂肪酶和蛋白酶各司其职，分别完成水解。亦即一种酶只能作用于一种或一类化合物（称为酶的底物），或作用于一定的化学键，促进一定的化学反应，生成一定的产物。

3. 1955 年，Crick 提出的遗传信息的中心法则是揭示遗传信息传递规律的分子生物学基本法则。它指明了遗传信息的流向，即以 DNA 为模板合成 DNA（复制），以 DNA 模板合成 RNA（转录），以 RNA 为模板指导蛋白质的合成（翻译）。20 世纪 70 年代反转录酶的发现，表明还存在以 RNA 为模板合成 DNA（反转录）与 RNA 自我复制等过程，这是对中心法则的补充和丰富（参阅下图）。

4. 从分子水平上看，基因突变就是 DNA 分子上发生碱基改变，突变的原因可能来自遗传过程中复制的自发性改变，称为自发突变。也可能通过一些物理或化学手段的处理使 DNA 发生突变，这种人工手段引起的 DNA 突变，称为诱变。

5. 基因重组是指整段 DNA 在细胞内或细胞间，甚至在不同物种之间进行交换，并能在新的位置上复制、转录和翻译。在进化、繁殖、病毒感染、基因表达以及癌基因激活等过程中，基因重组都起着重要作用。基因重组也可归类为自然突变现象。
基因工程是用分离纯化或人工合成的 DNA 在体外与载体 DNA 结合，成为重组 DNA，用以转化宿主（细菌或其他细胞），筛选出能表达重组 DNA 的活细胞，继而使其纯化、传代、扩增，成为克隆。因此，基因工程也称基因克隆或重组 DNA 技术。

6. 基因诊断的基础是探针技术。探针可借助基因工程技术而扩增、保存和改建。基因诊断已广泛应用于一些危害人类健康的重大疾病发病机制的阐明，如肿瘤、心血管病、艾滋病等，不局限于遗传病的研究。
基因治疗的指导思想是从基因分子水平上调控细胞中缺陷基因的表达，或以正常基因来纠正或替换缺陷基因。应用范围也不局限于遗传病，还涉及免疫缺陷、癌基因或抗癌基因的异常表达所致恶性生长，以及其他由于基因表达失控、失常所致疾病。已报告治疗成功的病例还是极少数，如有几例腺苷脱氨酶缺乏症与血友病。

7. 食物中的含氮物质绝大部分来自蛋白质，因此从食物的含氮量可估算出其蛋白质含量，氮平衡是指摄入食物的含氮量（摄入氮）与排泄物尿和粪中含氮量（排出氮）之间的差数，它能反映人体蛋白质的代谢概况。
(1) 氮总平衡：摄入氮＝排出氮，见于正常人。
(2) 氮正平衡：摄入氮＞排出氮，部分摄入氮已用来合成体内蛋白质，见于儿童、孕妇及恢复期病人。
(3) 氮负平衡：摄入氮＜排出氮，见于饥饿或消耗性疾病。

8. 人体内有 8 种氨基酸不能自身合成，必须从食物供应，称为营养必需氨基酸，即缬氨酸（Val），亮氨酸（Leu），异亮氨酸（Ile），苏氨酸（Thr），甲硫氨酸（又称蛋氨酸，Met），赖氨酸（Lys），苯丙氨酸（Phe）和色氨酸（Trp）8 种氨基酸，其余 12

种氨基酸可以在体内合成，不一定需由食物供给，称为营养非必需氨基酸，蛋白质的营养价值（biological value，BV）决定于其所含必需氨基酸的种类是否齐全，以及必需氨基酸的含量是否符合人体需要。因此，没有哪种食物蛋白质是完全符合人体需要的理想食物。例如，有的蛋白质含蛋氨酸多些但色氨酸却太少；反之，另一种含色氨酸较多而蛋氨酸又太少，如果混合食用该两种蛋白质则将取长补短而提高其营养效益，这称为蛋白质的互补作用。现举一例：小麦、小米、牛肉和大豆 4 种食物蛋白质单食时各自的 BV 分别为 67、57、69 和 64，若将四者混食，其 BV 明显提高到 89。

9. (1) 体内氨的来源：①内源性氨，来自氨基酸及其他含氮物在组织内发生的脱氨作用；②外源性氨，由大肠下段的细菌代谢产生，包括腐败作用产生的氨及血液尿素渗入肠道受大肠埃希菌作用而水解产生的氨；③肾小管上皮细胞分泌的氨主要源自谷氨酰胺。

    (2) 体内氨的去路：①在肝内合成尿素为主要去路；②合成非必需氨基酸及其他含氮物；③合成谷氨酰胺；④肾小管泌氨，在酸性条件下生成铵盐（NH_4^+）随尿排出。

10. 脂类一般可分成脂肪和类脂两大类。脂肪是 1 分子甘油与 3 分子脂肪酸组成的酯，故称甘油三酯（TG）。TG 主要储存于脂肪组织，其含量随营养和病理生理状况有较大的变动，所以叫做"可变脂"，占体重的 $10\% \sim 20\%$。类脂主要包括胆固醇、胆固醇酯、磷脂和糖脂等。它们广泛分布在各组织细胞的生物膜内，尤以神经组织的含量特别高，其总量约占体重的 5%，膳食、运动等因素对其影响较小，含量变动不大，因而又称"固定脂"。

§1.1.6 药理学试卷

一、选择题（每题 1 分，共 20 分）

【A 型题】

1. 药物的灭活和消除速度决定了　　　　　　　　　　　　　　　（　　）
   A. 起效的快慢　　B. 作用持续时间　　C. 最大效应　　D. 后遗效应的大小　　E. 不良反应的大小

2. 阿托品禁用于　　　　　　　　　　　　　　　　　　　　　　（　　）
   A. 青光眼　　B. 感染性休克　　C. 有机磷中毒　　D. 肠痉挛　　E. 虹膜睫状体炎

3. 抗肿瘤药最常见的严重不良反应是　　　　　　　　　　　　　（　　）
   A. 肝脏损害　　B. 神经毒性　　C. 胃肠道反应　　D. 抑制骨髓

E. 脱发

4. 下列药物中成瘾性极小的是　　　　　　　　　　　　　　（　　）

　　A. 吗啡　　B. 喷他佐辛　　C. 哌替啶　　D. 可待因　　E. 阿法罗定

5. 糖皮质激素与抗生素合用治疗严重感染的目的是　　　　　（　　）

　　A. 增强抗生素的抗菌作用　　B. 增强机体防御能力　　C. 拮抗抗生素的某些不良反应　　D. 通过激素的作用缓解症状，度过危险期　　E. 增强机体应激性

6. 治疗流行性脑脊髓膜炎首选药物是　　　　　　　　　　　（　　）

　　A. SMZ　　B. SA　　C. SIZ　　D. SMD　　E. SD

7. 氨基苷类抗生素不具有的不良反应是　　　　　　　　　　（　　）

　　A. 耳毒性　　B. 肾毒性　　C. 过敏反应　　D. 胃肠道反应　　E. 神经肌肉阻断作用

8. 可诱发心绞痛的降压药是　　　　　　　　　　　　　　　（　　）

　　A. 肼屈嗪　　B. 拉贝洛尔　　C. 可乐定　　D. 哌唑嗪　　E. 普萘洛尔

9. 肾上腺素禁用于　　　　　　　　　　　　　　　　　　　（　　）

　　A. 支气管哮喘急性发作　　B. 过敏性休克　　C. 心脏停搏　　D. 甲状腺功能亢进症　　E. 局部止血

10. 普萘洛尔禁用于　　　　　　　　　　　　　　　　　　　（　　）

　　A. 心肌梗死　　B. 高血压　　C. 室上性心动过速　　D. 变异型心绞痛　　E. 甲状腺危象

11. 青霉素引起的过敏性休克首选　　　　　　　　　　　　　（　　）

　　A. 去甲肾上腺素　　B. 肾上腺素　　C. 地塞米松　　D. 多巴胺　　E. 氯化钙

12. 全身麻醉前给予阿托品的目的是　　　　　　　　　　　　（　　）

　　A. 镇静　　B. 预防心血管并发症　　C. 加强麻醉效果　　D. 减少呼吸道腺体分泌　　E. 预防胃肠痉挛

【B型题】

问题 13～14

　　A. 甲基多巴

　　B. 可乐定

　　C. 普萘洛尔

　　D. 胍乙啶

E. 硝普钠

13. 高血压伴有溃疡病者宜选用 （ ）

14. 高血压伴有心力衰竭者宜选用 （ ）

【X 型题】

15. 新斯的明临床用于 （ ）

A. 重症肌无力 B. 麻醉前给药 C. 术后腹胀气与尿潴留
D. 阵发性室上性心动过速 E. 筒箭毒碱中毒

16. 过敏性休克首选肾上腺素，主要与其下述作用有关 （ ）

A. 兴奋心脏 β_1 受体，使心输出量增加 B. 兴奋支气管 β_2 受体，使支气管平滑肌松弛 C. 兴奋眼辐射肌 α 受体，使瞳孔开大 D. 兴奋血管 α 受体，使外周血管收缩，血压升高；使支气管黏膜血管收缩，降低毛细血管的通透性，利于消除支气管黏膜水肿，减少支气管分泌 E. 抑制肥大细胞释放过敏性物质

17. 对晕动病所致呕吐有效的药物是 （ ）

A. 苯海拉明 B. 异丙嗪 C. 氯丙嗪 D. 东莨菪碱 E. 美克洛嗪

18. 可致听力损害的药物有 （ ）

A. 头孢氨苄 B. 卡那霉素 C. 依他尼酸 D. 链霉素 E. 呋塞米

19. 下列药物为保钾利尿药的是 （ ）

A. 螺内酯 B. 阿米洛利 C. 呋塞米 D. 氨苯蝶啶 E. 氢氯噻嗪

20. 诱发强心苷中毒的因素有 （ ）

A. 低钾血症 B. 低氯血症 C. 高钙血症 D. 低钠血症 E. 高钾血症

二、填空题（每空1分，共20分）

1. 毛果芸香碱有 _____ 瞳作用，机制是 _____ ；去氧肾上腺素有 _____ 瞳作用，机制是 _____ 。

2. 吗啡的主要临床用途是 _____ 、 _____ 和 _____ 。

3. 治疗癫痫大发作首选 _____ ，治疗失神小发作首选 _____ ，治疗癫痫持续状态首选 _____ 。

4. 能增强磺胺类药疗效的药物是_____，其作用原理是_____。

5. 心房颤动首选_____，窦性心动过速宜选用_____。

6. 长春碱类抗肿瘤药作用于细胞周期的_____期，氟尿嘧啶作用于_____期。

7. 普萘洛尔抗高血压的主要作用机制是_____、_____、_____和_____。

三、判断题（每题1分，共10分；正确的在括号内标"＋"，错误的标"－"）

1. 药物通过生物膜转运的主要方式是主动转运。　　　　　　　（　　）

2. 新斯的明与毒扁豆碱均能抑制胆碱酯酶，故均用于治疗重症肌无力。（　　）

3. 阿托品与去氧肾上腺素均可用于扩瞳，但前者可升高眼压，后者对眼压无明显影响。（　　）

4. 硝酸甘油抗心绞痛的主要原理是选择性扩张冠状动脉，增加心肌供血、供氧。（　　）

5. 硫喷妥钠维持时间短，主要是因为其在肝脏代谢极快。（　　）

6. 吗啡中毒时用纳洛酮解救。　　　　　　　　　　　　　　（　　）

7. LD_{50}/ED_{50} 愈大，药物毒性越大。　　　　　　　　　　（　　）

8. 糖皮质激素可用于治疗角膜溃疡。　　　　　　　　　　　（　　）

9. 氨苄西林对青霉素G的耐药金黄色葡萄球菌有效。　　　　（　　）

10. 阿司匹林和普萘洛尔禁用于支气管哮喘病人。　　　　　　（　　）

四、名词解释（每题2分，共20分）

1. 基因治疗

2. 受体

3. 个体化治疗

4. 免疫增强药

5. 抗生素

6. 药物半衰期

7. 首关消除

8. 安慰剂

9. 双盲法

10. 化疗

五、问答题（每题 3 分，共 30 分）

1. 药物的不良反应有哪些表现形式？
2. 何谓习惯性和成瘾性？哪些药物有成瘾性？
3. 试述药物的剂量、阈剂量、治疗量、极量、中毒量、致死量及治疗指数的含义。
4. 试述阿托品的基本药理作用和临床用途。
5. 常用的 β 受体阻滞药有哪些？
6. 试述糖皮质激素的适应证。
7. 胰岛素制剂有几种，如何选用？
8. H$_1$ 受体阻滞药有哪些？试述其主要临床应用。
9. 氨基苷类药的主要不良反应有哪些？
10. 抗菌药物联合用药的目的是什么？

参考答案

一、选择题

1. B	2. A	3. D	4. B	5. D	6. E
7. D	8. A	9. D	10. D	11. B	12. D
13. B	14. E	15. ACDE	16. ABDE	17. ABDE	18. BCDE
19. ABD	20. AC				

二、填空题

1. 缩　激动虹膜括约肌 M 受体　　扩　激动虹膜开大肌的 α 受体
2. 镇痛　心源性哮喘　止泻
3. 苯妥英钠　乙琥胺　地西泮静脉注射
4. 甲氧苄啶　抑制二氢叶酸还原酶
5. 强心苷　普萘洛尔
6. M　S
7. 减少心输出量　抑制肾素分泌　降低外周交感神经活性　中枢降压作用

三、判断题

1. —	2. —	3. +	4. —	5. —	6. +
7. —	8. —	9. —	10. +		

四、名词解释

1. 基因治疗（gene therapy）：是指改变人活细胞遗传物质的一种医学治疗方法，在基因水平上将正常有功能的基因或其他基因通过基因转移方式导入到病人体内，并使之成为表达功能正常的基因或表达病人原来不存在或表达很低的外源基因，从而获得防治疾病的效果。

2. 受体：是一类介导细胞信号转导的功能蛋白质，能识别周围环境中某种微量化学物质，首先与之结合，并通过中介的信息放大系统，触发后续的生理反应或药理效应。体内能与受体特异性结合的物质称为配体，又称第一信使。

3. 个体化治疗：主要是根据病人的年龄、性别、种属、病情程度、并发症、合并其他疾病等情况制定治疗方案。所选用的药物、剂量在各个病人之间都可能不同。

4. 免疫增强药：是一类能增强机体特异性免疫功能的药物，主要用于免疫缺陷病、慢性感染性疾病，也常作为肿瘤的辅助治疗药物如干扰素、白介素-2 等。

5. 抗生素：是微生物（细菌、真菌和放线菌属）的代谢产物，相对分子质量较低（<5000），低浓度时能杀灭或抑制其他病原微生物。抗生素包括天然抗生素和人工半合成抗生素两类，后者是对天然抗生素进行结构改造而获得的产品。

6. 药物半衰期：指血浆药物浓度下降一半所需要的时间，用 $t_{1/2}$ 表示。不少药物根据血浆半衰期确定给药次数，如磺胺类药 SMZ 和 SIZ 的血浆半衰期分别为 10～12 小时和 5～7 小时，故前者每天给药 2 次，后者每天给药 4 次。

7. 首关消除：某些药物从胃肠道吸收入门脉系统在通过肠黏膜及肝脏时先经受灭活代谢，使其进入体循环的药量减少，该过程称为首关消除（即首关效应，又称第一关卡效应）。普萘洛尔口服剂量比注射剂量大约高 10 倍，其主要原因是由于该制剂首关消除较强。口腔黏膜给药及直肠给药能避开首关消除。

8. 安慰剂：是一种在外形、颜色、味道等方面都与被测试药物一样，而实际并无药理活性的物质（如淀粉）。在科学地评价一个新的临床药物疗效时，有必要设立一组只给安慰剂的对照组。只有当所试药物的疗效明显超过安慰剂的疗效时方可认为有价值。有时安慰剂亦可表现出临床疗效或产生不良反应，因而要正确评价药物疗效，必须排除病人心理、精神和环境等因素的干扰作用。

9. 双盲法：是在使用安慰剂的基础上设计的一种试验方法，是指被试者（病人）和试验者（医师）双方都不知道使用的是什么药，试验结果的资料由第三者进行处理、评定，故称为双盲。因为任何一种治疗方法的效果不仅取决于药物本身，还与病人对药物的信任、医师与病人的关系、医师对治疗方法的暗示或宣传，以及病人对治疗的反应性有关。这些因素都会影响对疗效的评价。采用双盲法可避免或减少上述因素的影响和试验者在判断结果时的主观推测，取得真实准确的结论。

10. 化疗：对各种微生物、寄生虫及恶性肿瘤所致疾病的药物治疗统称为化学药物治疗，简称"化疗"。

五、问答题

1. 药物不良反应的表现形式如下：

（1）副反应：是指药物固有的、在治疗剂量下出现与治疗无关的作用，多为可以恢复的功能性变化，常因药物作用的选择性较低之故，如阿托品解除胃肠平滑肌痉挛时，其抑制腺体分泌作用可表现口干的副反应。副反应常可设法纠正或消除。例如用氢氯噻嗪利尿时，由于具有排钾作用，长期用药可致低钾血症的副反应，同时服用氯化钾即可纠正之。

（2）毒性反应：是指用药剂量过大或药物在体内蓄积过多时发生的危害性反应。毒性反应可立即发生，也可长期蓄积后逐渐产生。前者称为急性毒性，后者称为慢性毒性。此外，还有些药物具有致畸胎、致癌、致突变等特殊形式的药物毒性。

（3）后遗效应：是指停药后，血浆药物浓度降至阈浓度以下时所残存的药理效应。后遗效应可能非常短暂，如服用巴比妥类催眠药后次晨仍可出现嗜睡、乏力等宿醉现象。后遗效应也可能比较持久，如链霉素停药后造成的神经性耳聋便是永久性的后遗效应。

（4）停药反应：是指突然停药后原有疾病加剧的反应。

（5）变态反应：又称过敏反应，症状有皮疹、发热、造血系统抑制、肝肾功能损害、休克等。

（6）特异质反应：为先天遗传异常所致的反应，有的病人对某些药物反应特别敏感，如缺乏 G-6-PD 的病人极容易发生溶血、发绀。

2.（1）药物的习惯性：指反复应用某药或某些嗜好一旦停止后会感到不适，如停止吸烟、饮酒，并不会出现严重的病理状态。

（2）药物的成瘾性：由于长期、反复使用某些药物后，病人对应用这类药物产生一种舒适感（欣快症），机体对这类药物产生了生理性的或精神性的依赖和需求，因而有继续要求使用的欲望。一旦停药，可出现一系列的病理状态（戒断症状），如疲倦、乏力、恶心、呕吐、流涎、出汗、失眠、震颤、激动等，病人可由于难以忍受这些戒断症状而不能自控，甚至不择手段地以图谋获取相应药物，乃至发生意志消沉、人格丧失及异常行为等。

（3）成瘾的药物：主要有麻醉性镇痛药类如吗啡、哌替啶、美沙酮、可待因等；催眠药类如巴比妥类及水合氯醛等，此外还有苯丙胺、可卡因及印度大麻等。

成瘾性最强、对人体危害性最大的药物是麻醉性镇痛药，如鸦片、吗啡和海洛因等。

3.（1）剂量：一般成人应用药物能产生治疗作用的一次平均用量。

（2）阈剂量：应用药物能引起药理效应的最小剂量。

（3）治疗量：指药物的常用量，是临床常用的有效剂量范围。一般为介于最小有效量和极量之间的量。

（4）极量：指治疗量的最大限度，即安全用药的极限，超过极量就有可能发生中毒。

（5）中毒量：超过极量，产生中毒症状的剂量。

（6）致死量：超过中毒量，导致死亡的剂量。

（7）治疗指数：为半数致死量和半数有效量的比值，即 LD_{50}/ED_{50}，用以表示药物的安全性。治疗指数大的药物相对较治疗指数小的药物安全。

4. 阿托品为 M 胆碱受体阻滞药，具有广泛的药理作用和用途：

（1）解除平滑肌痉挛，缓解内脏绞痛。

（2）眼科应用：阿托品能阻断虹膜括约肌和睫状肌上的 M 受体，导致扩瞳和调节麻痹，可用于扩瞳和治疗虹膜睫状体炎及验光配镜。

（3）抑制腺体分泌：常用于全身麻醉前给药，以减少呼吸道分泌，防止分泌物阻塞呼吸道和吸入性肺炎的发生，亦可用于严重盗汗和流涎症。

（4）增快心率，加速房室传导：阿托品能阻断迷走神经对心脏的抑制，故临床常用阿托品治疗缓慢型心律失常如窦性心动过缓、房室阻滞等。

（5）解除小血管痉挛，改善微循环：阿托品的这种作用与抗 M 胆碱受体作用无关。大剂量阿托品用于治疗感染中毒性休克。

（6）解救有机磷酸酯类中毒的首选药。

5. β受体阻滞药很多，临床有几十种，较常用的有如下几类。

（1）非选择性β受体阻滞药：即 β_1、β_2 受体阻滞药。代表性药物有普萘洛尔、噻吗洛尔、吲哚洛尔及纳多洛尔等。

（2）选择性 β_1 受体阻滞药：代表性药物有阿替洛尔、美托洛尔、艾司洛尔及醋丁洛尔等。

（3）α、β受体阻滞药：拉贝洛尔（柳胺苄心定）。

6. 应用糖皮质激素的适应证如下：

（1）替代疗法：用于急、慢性肾上腺皮质功能减退症（包括肾上腺危象）；用于腺垂体功能减退及肾上腺次全切除术后作替代疗法。

（2）严重急性感染：如中毒性细菌性痢疾、暴发型流行性脑脊髓膜炎、中毒性肺炎、急性粟粒性肺结核、猩红热及败血症等。在使用有效的、足量的抗生素的同时，可辅以糖皮质激素治疗。原则是先用抗生素，后用激素；先停激素，后停抗生素。病毒性感染一般不宜用激素，因激素可减低机体的防御功能，反使感染扩散加剧。

（3）**防止某些炎症后遗症**：如用于结核性脑膜炎、脑炎、心包炎、风湿性心瓣膜炎、关节炎、睾丸炎及烧伤后瘢痕挛缩等。对虹膜炎、角膜炎、视网膜炎和视神经炎等非特异性眼炎，激素能消炎止痛，防止角膜混浊，预防瘢痕粘连的发生。

（4）**自身免疫性疾病和过敏性疾病**：自身免疫性疾病，如风湿热、风湿性心肌炎、风湿性及类风湿关节炎、全身性红斑狼疮、皮肌炎、自身免疫性贫血及肾病综合征等，用激素后多可缓解症状。对过敏性疾病，如荨麻疹、花粉症、血清病、血管神经性水肿、过敏性鼻炎、支气管哮喘和过敏性休克等，激素有良好的辅助治疗作用。

（5）**抗休克治疗**：对感染中毒性休克、过敏性休克、心源性休克、低血容量性休克有辅助治疗作用。

（6）**血液病**：用于急性淋巴细胞白血病、再生障碍性贫血、粒细胞减少症、血小板减少症和过敏性紫癜等。

（7）**异体脏器或皮肤移植术后**：糖皮质激素可抑制排异反应。

（8）**局部应用**：糖皮质激素对接触性皮炎、湿疹、肛门瘙痒、牛皮癣等有一定疗效，宜用氟轻松、氢化可的松及泼尼松龙。

7. **胰岛素制剂**包括：

（1）**短效胰岛素**：又称普通胰岛素或正规胰岛素。皮下注射后，作用维持 6～8 小时，亦可肌内及静脉注射。由于作用快，维持时间短，适用于严重或伴有并发症的病人，也适用于早期病人，以确定适合的个体用量。

（2）**中效胰岛素**：有低精蛋白锌胰岛素和珠蛋白锌胰岛素，它们吸收较慢，作用时间可维持 18～24 小时，适于一般中、轻度糖尿病。

（3）**长效胰岛素**：制剂为精蛋白锌胰岛素，作用维持 24～36 小时，适用于需长期用药的糖尿病病人，也可用于口服降血糖药不能控制的慢性糖尿病病人。中、长效制剂均为混悬剂，不能静脉给药。

8. 人体内的组胺受体有 H_1 和 H_2 两种亚型，抗组胺药亦可分为 H_1 受体阻滞药和 H_2 受体阻滞药。H_1 受体阻滞药有第一、第二代药可供临床使用。常用的第一代药物主要有苯海拉明、异丙嗪、曲吡那敏、氯苯那敏、布可立嗪、美克洛嗪、特非那定等，临床主要用于：

（1）**变态反应性疾病**：H_1 受体阻滞药能对抗组胺激动 H_1 受体的效应，但不能对抗变态反应时释放的 5-羟色胺、慢反应物质和缓激肽等过敏活性物质引起的症状。H_1 受体阻滞药用于治疗皮肤、黏膜的过敏反应，疗效较好，如荨麻疹、血管神经性水肿、花粉症、过敏性鼻炎、药疹等。对血清病、湿疹、接触性皮炎等的疗效次之。对于缓解皮肤瘙痒症、虫咬皮炎、稻田皮炎、神经性皮炎和感冒时的黏膜卡他性症状也有帮助。对支气管哮喘几无疗效，对过敏性休克无效。

(2) 晕动病和呕吐：苯海拉明、异丙嗪、布可立嗪、美克洛嗪对晕动病、妊娠呕吐以及放射病呕吐都有镇吐效果。亦可利用其中枢抑制作用治疗失眠。异丙嗪可对抗氨茶碱中枢兴奋、失眠的不良反应。

9. 氨基苷类主要不良反应如下：

(1) 过敏反应：可致嗜酸性粒细胞增多、皮疹、发热、口周发麻及过敏性休克等。

(2) 耳毒性：耳毒性可分为两类。①前庭功能损害：表现为眩晕、恶心、呕吐、眼球震颤和平衡障碍；②耳蜗神经损害：表现为耳鸣、耳饱满感、听力减退，严重者致耳聋。

(3) 肾毒性：氨基苷主要经肾脏排泄并在肾脏蓄积，可导致肾小球上皮细胞浊肿、空泡变性等。肾毒性常表现为蛋白尿、管型尿、尿中红细胞和肾小球滤过减少，严重者可致氮质血症及无尿肾衰竭。

(4) 神经肌肉麻痹：各种氨基苷类均可引起神经肌肉麻痹，若大剂量腹膜内、胸膜内应用或静脉注射，或静脉给药速度过快，可致呼吸抑制或衰竭。

10. 抗生素联合用药的目的包括：

(1) 发挥药物的协同抗菌作用以提高疗效。

(2) 延缓或减少耐药菌的出现。

(3) 对混合感染或不能作细菌学诊断的病例，联合用药可扩大抗菌范围。

(4) 可减少个别药物剂量，从而减少毒副作用。

§1.1.7 卫生学试卷

一、选择题（每题 2 分，共 20 分）

【A 型题】

1. 可引起温室效应的主要物质是 （ ）
   A. SO_2 B. CO   C. CO_2 D. NO_2 E. NO

2. 致癌因素中，最多见的是 （ ）
   A. 化学因素   B. 心理因素   C. 物理因素   D. 生物因素   E. 社会因素

3. 引起沙门菌食物中毒的主要食物是 （ ）
   A. 蔬菜、水果   B. 豆类及其制品   C. 谷类   D. 肉类、奶类及其制品
   E. 海产品

4. 氰化物中毒的特效解毒剂是 （ ）

A. $Na_2S_2O_3$ B. $NaNO_2$ C. 细胞色素 C D. 小剂量的亚甲蓝

E. 亚硝酸钠-硫代硫酸钠

5. 下列哪些统计图适用于计数资料   (　　)

 A. 直条图、直方图 B. 线图、半对数线图 C. 直条图、百分直条图

 D. 百分直条图、直方图 E. 散点图、线图

【X 型题】

6. 环境污染引起的疾病有   (　　)

 A. 传染病 B. 肺尘埃沉着病、中毒性疾病 C. 公害病 D. 职业病

 E. 食原性疾病

7. 低盐或无盐膳食适用于   (　　)

 A. 缺血性心力衰竭病人 B. 高血压病人 C. 肝硬化腹水病人

 D. 肾脏疾病病人 E. 浮肿病人

8. 低蛋白膳食适用于   (　　)

 A. 急性肾炎病人 B. 尿毒症病人 C. 心脏病病人 D. 肝衰竭者病人 E. 中毒烧伤病人

9. 职业性损害包括   (　　)

 A. 工作有关疾病 B. 职业性外伤 C. 职业病 D. 食物中毒

 E. 公害病

10. 以下哪些属于计量资料   (　　)

 A. 身高 B. 脉搏数 C. 血压 D. 体重 E. 白细胞数

二、填空题（每空 1 分，共 20 分）

1. 饮用水的卫生学要求是_____、_____、_____。

2. 环境污染对健康影响的特点有_____、_____、_____、_____。

3. 慢性汞中毒的主要临床表现为_____、_____、_____。

4. 环境污染的来源有_____、_____和_____。

5. 医学统计工作的基本步骤是_____、_____、_____、_____。

6. 现代医学由_____、_____和_____ 3 部分组成。

三、判断题（每题 1 分，共 10 分；正确的在括号内标"＋"，错误的标"－"）

1. 初级卫生保健是实现 2000 年人人健康目标的关键。   (　　)

2. 统计数据经过显著性检验后，P 值大于 0.05，表示两样本的差别无统计学

意。 （　）

3. 食物中蛋白质的生物学价值的高低主要取决于必需氨基酸的含量与比值。 （　）

4. 脂肪的营养价值主要取决于脂肪中饱和脂肪酸的含量。 （　）

5. 膳食中膳食纤维含量愈高，结肠炎、结肠癌发病率愈高。 （　）

6. 高频听力损伤是噪声作业工人的早期听力改变。 （　）

7. 加强环境保护及食品卫生立法，消除或减少环境中的致癌因素，是恶性肿瘤的一级预防措施之一。 （　）

8. 大多数职业病无特殊治疗方法。 （　）

9. 黄曲霉最容易在鱼类、肉类上生长。 （　）

10. 控制粮食含水量在 5% 以下才能防霉。 （　）

四、名词解释（每题 2 分，共 10 分）

1. 介水传染病

2. 一级预防

3. 率

4. 健康教育

5. 医源性疾病

五、问答题（每题 4 分，共 40 分）

1. 试述现代医学的组成部分及其相互关系。

2. 何谓三级预防？

3. 试述我国的卫生工作方针及现代医学模式。

4. 试述环境污染的概念及环境污染的来源。

5. 试述环境污染物对人群健康影响的特点。

6. 环境污染物对健康的危害主要表现在哪些方面？举例说明可引起哪些疾病？

7. 试述健康的定义及影响健康的主要因素。

8. 何谓初级卫生保健？

9. 简述食物与健康的关系。

10. 试述食物中毒的临床特点？

11. 试述食品添加剂的概念及常用的食品添加剂。

12. 试述恶性肿瘤的一级预防措施。

13. 试述膳食纤维的生理功能。

14. 简述食物中毒事件的处理原则。

15. 试述易受黄曲霉毒素食品污染的食物及其危害与预防。

16. 试述我国规定的职业病的诊断原则和依据。

17. 粉尘对人体的致病作用有哪些?

18. 试述职业病的特点。

19. 在统计学中,何谓总体、样本、同质与变异?

20. 何谓概率?

参考答案

一、选择题

1. C   2. A   3. D   4. E   5. C   6. ACDE

7. ABCDE   8. ABD   9. ABC   10. ABCDE

二、填空题

1. 流行病学上安全　　感观性状良好　　不含任何有害量的化学物质和放射物质

2. 长期性　　多样性　　复杂性　　广泛性

3. 脑衰弱综合征　　震颤　　口腔-牙龈炎

4. 生产性污染　　生活性污染　　交通噪声污染

5. 设计　　收集资料　　整理资料　　分析资料

6. 基础医学　　临床医学　　预防医学

三、判断题

1. +   2. +   3. +   4. −   5. −   6. +

7. +   8. +   9. −   10. −

四、名词解释

1. 介水传染病:是指由于饮用或接触受病原体污染的水而引起的一类传染病。

2. 一级预防:又称病因预防,即采取各种措施以控制或消除健康危险因素,并对人群进行卫生宣传教育,采取各种增进健康的措施。

3. 率:又称频率指标,是指在一定观察时间内,某现象实际发生数与可能发生该现象的总数之比,用以说明某现象发生的频率或强度。常以百分率(%)、千分率(‰)、万分率(1/万)、十万分率(1/10 万)等表示。

4. 健康教育:在社区健康人群中进行有计划、有组织、有系统的教育活动,促使人们提高卫生知识水平,消除或降低对健康有害的危险因素,提高自我保健的水平和能力,使居民参与维护有益于健康的社会环境。

5. 医源性疾病:医源性疾病是由于医疗卫生工作者的诊断、治疗或预防措施不当而引起的影响人体身心健康的一类特殊疾病。这类疾病既影响到接受卫生服务的人(病人或健康人),也反过来影响到医疗卫生工作者本身。如医院获得性感染、药源性疾病、医疗因素所致营养不良、医务人员的职业病患等。

五、问答题

1. 现代医学由基础医学、临床医学和预防医学 3 部分组成。在临床实践中,既要依靠基础医学和临床医学的知识和技能进行临床科学研究和临床诊治,还要用预防医学的基本观念,结合病人所处的社会和自然环境,考虑疾病的防治措施。

2. 三级预防是指:

(1)一级预防:又称病因预防,即采取各种措施以控制或消除健康危险因素,并对人群进行卫生宣传教育,采取各种增进健康的措施。

(2)二级预防:又称临床前预防,即在疾病的临床前期做好早期发现、早期诊断、早期治疗,使疾病有可能及早治愈或不致加重。

(3)三级预防:又称临床预防,即对病人采取积极的治疗,以防止疾病恶化,预防并发症,防止病残,促进康复,延长寿命。

3. 20 世纪 50 年代初我国提出了"面向工农兵,预防为主,团结中西医,卫生工作与群众运动相结合"的卫生工作方针。1991 年在第七届全国人民代表大会第四次会议上制定了"以农村为重点,预防为主,中西医并重,依靠科技与教育,动员全社会参与,为人民健康服务,为社会主义现代化服务"的方针。

由于病因和致病条件的认识发生了改变,因此,医学模式已从过去的"生物医学"模式转变为"生物-心理-社会医学模式"。

4. 由于人为的或自然的因素,使环境的组成或状态发生变化,扰乱和破坏了生态系统和平衡,对人类健康造成直接、间接或潜在的有害影响。这种现象称为环境污染。污染物的来源主要有:①生产性污染,主要为工业"三废",即废气、废水、废渣。②生活性污染,主要为生活污水、垃圾、粪便。③其他污染物,如城市交通产生的噪声和汽车尾气;电视塔和电磁波通讯设备产生的微波和电磁辐射波;原子能和放射性核素机构排放出的废弃物等。

5. 环境污染物对人类健康的影响有以下特点:

(1) 广泛性：即影响地区广、人口多、作用面大。

(2) 长期性：即剂量往往较低，需长期作用才能造成危害。因此，对人群健康影响时间长，需要长期观察。

(3) 复杂性：既有多种因素的影响，又可能有多种污染物联合作用的影响。

(4) 多样性：环境污染物对人体的危害可有局部作用，又有全身作用，既可有近期作用，又可有远期作用。

6. 环境污染物对健康的危害主要表现在以下几方面：

(1) 特异性损害：主要表现为有以下 6 种。①急性和亚急性中毒；②慢性中毒：主要为环境污染物进入环境后，经过若干年长期作用引起慢性损害；③致癌作用：其中与化学因素有关的占 90%，与物理因素有关的占 5%，与生物因素（真菌、病毒、寄生虫）有关的占 5%；④致畸作用；⑤致突变作用；⑥致敏作用。

(2) 非特异性损害：主要表现为一般多发病的发病率增高，机体的抵抗力下降，劳动能力下降等。

(3) 环境污染引起的疾病举例如下。①传染病：如伤寒、霍乱、痢疾等；②公害病：如"水俣病"、"痛痛病"；③职业病：如硅沉着病、铅中毒等；④食物源性疾病：如细菌性、化学性食物中毒，河豚和毒蕈中毒，食品污染各种致病因子引起的感染性和中毒性疾病。

7. 世界卫生组织（WHO）提出的"健康"的定义为："健康是身体、精神上和社会适应上的完好状态，而不仅仅是没有疾病和虚弱。"影响健康的主要因素如下：

(1) 环境因素：包括生物、物理、化学、社会、经济、文化等因素。

(2) 生活方式：包括营养、风俗习惯、嗜好（烟、酒）、车祸、不洁性行为、吸毒、缺乏体育锻炼、精神情绪不好等。

(3) 卫生服务：医疗卫生的设施和制度及其利用、服务质量。

(4) 生物遗传因素。

8. 初级卫生保健（primary heath care，PHC）又称基层卫生保健，它是实现 HFA 的关键策略。WHO 对 PHC 的解释是：从需要来说是必不可少的，从受益面来说是每个人都能享有的，从方法来说是科学的、可靠的又是能普遍接受的，从费用来说是能负担的，从工作来说是个人、家庭、全社会每个人都能积极参加的。也就是说，PHC 是指最基本的、体现社会平等权利的人人都享有的保健措施，它面向社会、作为社会发展规划的组成部分。

9. 食物是人类生存和维持健康必不可少的物质。食物与健康的关系主要有以下几方面：

(1) 食物被污染：可引起食物中毒，如化学性、细菌性、动植物及其毒素等食物中毒。长期摄入被污染的食物后可引起慢性危害及致癌、致畸、致突变等，如黄曲霉毒素污染的食物可引起肝癌。

（2）营养素不足：可导致营养缺乏病如蛋白质热能营养不良、缺铁性贫血、佝偻病等。

（3）营养素过多：过量摄入营养素可导致营养过剩或中毒，如肥胖症、维生素 A 中毒等。

10. 食物中毒的临床特点如下：

（1）突然暴发，潜伏期短，来势急剧，短时间内有许多病例同时出现，发病后很快形成高峰。

（2）发病者都有类似的临床症状和体征。

（3）易集体发病，一般无传染性。

（4）有食同一食物的历史，发病范围局限在摄食某种食物的范围内，停止食用，发病即停止。

11. 食品添加剂是指为改善食品色、香、味，以及为防腐和加工工艺的需要而加入食品中的化学合成或天然物质。常用的食品添加剂有如下几类：

（1）防腐剂：如苯甲酸及其钠盐，山梨酸及其钾盐。

（2）抗氧化剂：如丁基羟基茴香醚、二丁基羟基甲苯、没食子酸丙酯、异抗坏血酸钠等。

（3）护色剂：如硝酸钠（0.5 g/kg）和亚硝酸钠（0.15 g/kg）。

（4）甜味剂：如天然甜味剂蔗糖、果糖、葡萄糖等。人工合成甜味剂糖精、甜蜜素和甜味素等。

（5）增味剂：如谷氨酸钠（味精）。

（6）着色剂：如红曲色素、姜黄、胡萝卜素等天然着色剂和苋菜红、胭脂红等人工合成着色剂。

12. 恶性肿瘤的一级预防措施如下：

（1）加强环境保护及食品卫生立法，消除或减少环境中的致癌因素。

（2）消除职业致癌因素，尤其对已经明确的致癌物质的消除和控制是十分重要的措施。

（3）合理使用药物，切忌滥用药物及放射线，尤其是妇女的诊断性照射，以防止白血病、骨肉瘤、皮肤癌等。

（4）注意饮食卫生，避免高脂肪、低维生素及低纤维膳食，防止食用霉变粮食及烟熏的食物等。

（5）讲究卫生，改变不良生活方式，戒除或节制烟酒。

（6）加强防癌健康教育，提高高危人群的自我保健能力。

13. 膳食纤维的生理功能如下：

（1）通便防癌。

(2) 降低血清胆固醇，可预防心脑血管疾病。

(3) 降低餐后血糖，辅助防治糖尿病。

(4) 吸附某些食品添加剂、农药、洗涤剂等化学物质。

14. 食物中毒事件的处理原则如下：

(1) 迅速赶赴事件现场抢救病人。

(2) 立即封存可疑食物，禁止可疑食物继续食用或出售（可疑食物是指全部中毒者均吃过而健康者未吃过的食物）。

(3) 采集可疑食物、病人排泄物、呕吐物、洗胃液等样品，立即化验。

(4) 对中毒事件进行卫生调查。

(5) 确定食物中毒后，应根据《食品中毒调查报告办法》及时向当地食品卫生监督部门报告，同时追究当事人的法律责任。

15. 黄曲霉最易在花生上生长，其次在玉米、小麦、稻米、豆类，肉类制品中也能繁殖。黄曲霉毒素毒性极大，急性中毒症状主要为发热、呕吐、食欲减退，继而出现黄疸，重者可出现腹水，部分病人有肝大及压痛。长期摄入低浓度或较短时期摄入高浓度黄曲霉毒素均可诱发肝癌、胃癌、结肠癌等。

16. 职业病的诊断是一项政策性和科学性很强的工作，它涉及劳保待遇、劳动能力鉴定，关系到国家及病人的切身利益，诊断时需注意以下几个方面：

(1) 根据国家颁布的职业病诊断标准及有关规定，力求防止误诊，漏诊。

(2) 综合分析，集体诊断，由诊断小组确诊。

(3) 诊断主要根据三方面的资料：即详细的职业史，生产环境的卫生调查资料，临床表现及实验室或特殊检查结果。

17. 粉尘对人体的致病作用如下：

(1) 局部刺激作用：吸入粉尘首先作用于呼吸道黏膜，引起鼻炎、咽炎、喉炎和气管、支气管炎。刺激性强的铬酸盐尚可引起鼻黏膜糜烂、溃疡，甚至发生鼻中隔穿孔。

(2) 中毒作用：吸入铅、锰、砷等有毒粉尘，可致全身中毒。

(3) 变态反应：棉、大麻、对苯二胺等粉尘可致支气管哮喘及湿疹等。

(4) 光感作用：沉着于皮肤的沥青粉尘，在日光照射下产生光化学作用，可引起光照性皮炎。

(5) 致癌作用：如放射性物质、镍、铬酸盐可引起肺癌，石棉尘可引起胸膜间皮瘤。

(6) 致纤维化作用：长期吸入矽尘、石棉尘可引起肺尘埃沉着病。

18. 职业病的特点如下：

(1) 病因明确。

（2）病因和发病率、病损程度有明显的剂量-反应关系。

（3）常出现相同职业人群中有相同职业病的流行，且临床表现类似。

（4）早发现，早治疗，早处理则愈后好。大多数职业病无特殊治疗方法，多以对症治疗为主，所以一级和二级预防是预防职业病的最有效的措施。

19.（1）总体：按照统计研究目的而确定的同类事物或现象的全体称为总体。

（2）样本：由总体中按预先规定的概率随机抽取出的一部分称为样本。如观察某药对高血压的疗效，那么所有高血压病人就是该研究的总体。在实验中观察了50名病人，这50名病人就是样本。

（3）同质：对观察指标影响的因素相同称为同质。

（4）变异：变异是指在同质的基础上个体间的差异。如用同一药物治疗肺结核，疗效有好有差。同一条件下每次实验测得的数据有大有小等。

20. 医学研究的现象绝大多数是随机现象，如用相同的治疗方法，病人的疗效可能有死亡、无效、好转、治愈，对一个刚入院的病人，治疗结果是哪一种是不确定的，每一种可能的结果称为随机事件，即可能发生也可能不发生的事件。概率（probability）是描述随机事件发生可能性大小的数值，常用 P 表示。随机事件发生的概率 P 值的范围在 0 和 1 之间。$P \leqslant 0.05$ 或 $P \leqslant 0.01$ 的随机事件，称为小概率事件，即发生的可能性很小。

§1.2 基础医学综合试卷

§1.2.1 基础医学综合试卷（一）

一、选择题（每题 1 分，共 40 分）

【A 型题】

1. 胸骨角两侧平对 （　　）
   A. 第 5 肋　　B. 第 4 肋　　C. 第 3 肋　　D. 第 2 肋　　E. 第 1 肋

2. 膀胱三角的标志为 （　　）
   A. 尿道内口与膀胱底之间　　B. 输尿管间壁与膀胱尖之间　　C. 尿道内口与膀胱尖之间　　D. 两输尿管口与膀胱尖之间　　E. 尿道内口与两输尿管口之间

3. 血细胞比容是指血细胞 （　　）
   A. 占全血容积的百分比　　B. 占全血质量的百分比　　C. 与血清容积之比　　D. 与血管容积之比　　E. 与血浆容积之比

4. Rh 阳性是指红细胞膜上有 （　　）
   A. D 抗原　　B. A 抗原　　C. E 抗原　　D. C 抗原　　E. B 抗原

5. 降压反射的生理意义主要是 （　　）
   A. 降低动脉血压　　B. 升高动脉血压　　C. 增强心血管活动　　D. 减弱心血管活动　　E. 维持动脉血压相对恒定

6. 肾小球滤过率是指每分钟 （　　）
   A. 两肾生成的终尿量　　B. 两肾生成的原尿量　　C. 1 个肾脏生成的终尿量　　D. 1 个肾单位生成的原尿量　　E. 1 个肾脏生成的原尿量

7. 属于真核细胞型微生物的是 （　　）
   A. 衣原体　　B. 立克次体　　C. 支原体　　D. 真菌　　E. 细菌

8. 杀灭物体上所有微生物的方法称为 （　　）
   A. 无菌操作　　B. 无菌　　C. 防腐　　D. 灭菌　　E. 消毒

9. 下列对单克隆抗体的描述哪项是错误的 （　　）
   A. 某种抗原进入机体也可产生单克隆抗体　　B. 具有高度的均一性

C. 具有高度的专一性　　D. 只针对某一特定抗原决定簇的抗体　　E. 是由一株 B 淋巴细胞增殖产生的抗体

10. 免疫具有　　　　　　　　　　　　　　　　　　　　　（　　）

A. 对病原微生物的防御功能　　B. 抗病原微生物感染的功能　　C. 识别和排除抗原性异物的功能　　D. 清除损伤或衰老细胞的功能　　E. 清除突变细胞的功能

11. 下列哪一类水、电解质代谢失调早期就易发生循环衰竭　　（　　）

A. 高渗性脱水　　B. 等渗性脱水　　C. 低渗性脱水　　D. 水中毒
E. 低钾血症

12. 小儿失钾的最重要原因是　　　　　　　　　　　　　　（　　）

A. 利尿药用量过大　　B. 严重腹泻、呕吐　　C. 肾上腺皮质激素过多
D. 某些肾脏疾病　　E. 经皮肤出汗失钾

13. 促使液体回流至毛细血管内的有效胶体渗透压是　　　　（　　）

A. 毛细血管血压减去组织间液胶体渗透压　　B. 血浆胶体渗透压减去组织间液胶体渗透压　　C. 毛细血管血压减去组织间液流体静压　　D. 血浆胶体渗透压减去组织间液流体静压　　E. 毛细血管血压减去血浆胶体渗透压

14. 某肾盂肾炎病人血气分析结果为：pH7.32，$PaCO_2$ 30 mmHg，HCO_3^- 15 mmol/L。该病人应诊断为　　　　　　　　　　　　（　　）

A. 代谢性酸中毒　　B. 代谢性碱中毒　　C. 呼吸性酸中毒　　D. 呼吸性碱中毒　　E. 混合性酸中毒

15. 最能反映组织性缺氧的血氧指标是　　　　　　　　　　（　　）

A. 血氧容量降低　　B. 静脉血氧含量增加　　C. 动脉血氧分压降低
D. 动脉血氧含量降低　　E. 动-静脉血氧含量差增大

16. 肉瘤是由　　　　　　　　　　　　　　　　　　　　　（　　）

A. 神经组织来源的恶性肿瘤　　B. 间叶组织来源的良性肿瘤　　C. 间叶组织来源的恶性肿瘤　　D. 上皮组织来源的良性肿瘤　　E. 上皮组织来源的恶性肿瘤

17. 休克缺血、缺氧期发生的急性肾衰竭是属于　　　　　　（　　）

A. 功能性肾衰竭　　B. 阻塞性肾衰竭　　C. 器质性肾衰竭　　D. 肾性肾衰竭　　E. 肾前性和肾性肾衰竭

18. 全身麻醉前给予病人阿托品，其目的是　　　　　　　　（　　）

A. 减少呼吸道腺体分泌　　B. 预防胃肠痉挛　　C 增强麻醉效果

D. 预防心血管并发症　　E. 镇静

19. 药物产生副作用的剂量是 （　　）

A. 中毒量　　B. LD$_{50}$　　C. 无效剂量　　D. 极量　　E. 治疗剂量

20. 下列哪项不符合"2000 年人人享有卫生保健"的目标 （　　）

A. 人们懂得自己有力量摆脱疾病的桎梏　　B. 不同国家地区或人群能均匀地分配卫生资源　　C. 人们所患的疾病都能治愈　　D. 从婴幼儿直到老年都能健康地渡过一生　　E. 人们从小到老都能方便地享受到各种卫生保健服务

【B型题】

问题 21～23

A. 余气量

B. 补吸气量

C. 潮气量

D. 补呼气量

E. 肺活量

21. 平静呼吸时，每次吸入或呼出的气量 （　　）

22. 平静吸气末，再尽力吸入的气量 （　　）

23. 平静呼气末，再尽力呼出的气量 （　　）

问题 24～27

A. Ⅰ型超敏反应

B. Ⅱ型超敏反应

C. Ⅲ型超敏反应

D. Ⅳ型超敏反应

E. 人工被动免疫反应

24. 输血反应是 （　　）

25. 青霉素过敏性休克是 （　　）

26. 链球菌感染后的肾小球肾炎是 （　　）

27. 移植排斥反应是 （　　）

问题 28～30

A. 副反应

B. 毒性反应

C. 后遗效应

D. 停药反应

E. 特异质反应

28. 用药剂量过大或药物在体内蓄积过多发生的危害性反应是 （　　）

29. 停药后血浆药物浓度降低至阈浓度以下时所残存的药理效应是 （　　）

30. 先天性遗传异常引起对药物的反应是 （　　）

【C 型题】

问题 31～32

A. 气管

B. 食管

C. 两者均是

D. 两者均否

31. 通过胸廓上口 （　　）

32. 相当于第 10 胸椎水平通过膈 （　　）

问题 33～35

A. 支原体

B. 衣原体

C. 两者均是

D. 两者均否

33. 引起沙眼的病原微生物是 （　　）

34. 引起传染性非典型肺炎的病原微生物是 （　　）

35. 非细胞型微生物是 （　　）

【X 型题】

36. 降低血清钾浓度的措施有 （　　）

A. 静脉滴注葡萄糖液　　B. 应用胰岛素　　C. 胰岛素、葡萄糖液同时应用　　D. 口服阳离子交换树脂　　E. 腹膜透析

37. 下列有关心脏的描述哪些是正确的 （　　）

A. 心尖由左心室构成　　B. 心底大部分由右心房构成　　C. 胸肋面大部分由右心房和右心室构成　　D. 膈面大部分由右心室构成　　E. 左缘大部分由左心室构成

38. 促胃液素的生理作用有 （　　）

A. 刺激胃黏膜细胞增殖　　B. 刺激壁细胞分泌盐酸　　C. 抑制主细胞分

泌胃蛋白酶原　　D. 刺激胰液、胆汁和肠液分泌　　E. 刺激幽门与回盲括约肌收缩

39. 阿托品的基本药理作用有　　　　　　　　　　　　　　　　（　　）

A. 解除平滑肌痉挛，缓解内脏绞痛　　B. 阻断虹膜括约肌和睫状肌的 M 受体，导致扩瞳　　C. 刺激腺体分泌　　D. 减慢房室传导，减慢心率　　E. 解除小血管痉挛，改善微循环

40. 肥胖症的主要并发症有　　　　　　　　　　　　　　　　　（　　）

A. 糖尿病　　B. 冠心病　　C. 高甘油三酯血症　　D. 动脉粥样硬化　　E. 低血压

二、填空题（每空1分，共15分）

1. 在直肠肛门部的上段，由_____的边缘和_____的下端共同形成锯齿状的环形线，称为齿状线。

2. 调节红细胞生成的主要体液因素是_____和_____。

3. 酸中毒时，H^+使脑组织中_____活性增强，引起对中枢神经系统有抑制作用的_____生成增多。

4. 窦性心动过速宜选用的药物是_____，心房颤动首选药物是_____。

5. 细胞凋亡是由体内外因素触发细胞内预存的_____而导致的细胞死亡过程，是与_____不同的另一种细胞死亡形式。

6. 细菌素是某些细菌株产生的一类具有_____作用的_____。

7. 世界卫生组织（WHO）提出的"健康"的定义为："健康不仅是没有_____，而且要有健全的_____及_____能力。"

三、判断题（每题1分，共10分；正确的在括号内标"＋"，错误的标"－"）

1. 骨膜由纤维结缔组织构成，骨外膜包裹除关节以外的整个骨的外表面，骨内膜衬覆骨髓腔的内表面。（　　）

2. 平静呼吸时，每分钟进入肺泡参与气体交换的气体量称为每分肺通气量。（　　）

3. 非细胞型微生物体积微小，仅有原始核质，无核膜、核仁，细胞器很不完善，能通过除菌滤器。（　　）

4. 卡介苗是人工培养的牛分枝杆菌的变异菌株，用于预防结核病。（　　）

5. 低钾血症时心电图最特征的改变是 T 波低平并出现 U 波，其次 QRS 波群变

窄，PR 间期缩短。 （　　）

6. 阴离子间隙（AG）是指血浆中未测定的阳离子（UA）与未测定的阴离子（UC）量的差值。 （　　）

7. 氨茶碱有直接兴奋心肌，增加心肌收缩力和心输出量的作用，还有扩张冠状动脉、松弛支气管和利尿作用。 （　　）

8. 用小剂量乙酰水杨酸治疗缺血性心脏病的机制是抑制血小板 PG 合成酶，减少 TXA_2 生成。 （　　）

9. 一级预防又称临床前预防，即在疾病的临床前期做好早期发现、早期诊断、早期治疗。 （　　）

10. 维生素 B_2 缺乏可引起口角炎、唇炎、舌炎、脂溢性皮炎、角膜炎、阴囊炎。 （　　）

四、名词解释（每题 2 分，共 10 分）

1. 牵涉痛
2. 超敏反应
3. 脑死亡
4. 基因
5. 首关效应

五、问答题（每题 5 分，共 25 分）

1. 简述钾的生理功能。
2. 试述肝硬化产生腹水的机制。
3. 试述抗菌药物联合用药的优点。
4. 试述营养素包括哪几类物质，其来源如何。
5. 试述Ⅲ型超敏反应特点及常见疾病。

参考答案

一、选择题

1. D	2. E	3. A	4. A	5. E	6. B
7. D	8. D	9. A	10. C	11. C	12. B

13. B   14. A   15. B   16. C   17. A   18. A
19. E   20. C   21. C   22. B   23. D   24. B
25. A   26. C   27. D   28. B   29. C   30. E
31. C   32. B   33. B   34. C   35. D   36. ABCDE
37. ACE   38. ABD   39. ABE   40. ABCD

二、填空题

1. 肛瓣   肛柱
2. 促红细胞生成素   雄激素
3. 谷氨酸脱羧酶   γ-氨基丁酸
4. 普萘洛尔   强心苷
5. 死亡程序   坏死
6. 抗菌   蛋白质
7. 疾病   身心状态   社会适应

三、判断题

1. +   2. −   3. −   4. +   5. −   6. −
7. +   8. +   9. −   10. +

四、名词解释

1. 牵涉痛：内脏疾病引起同一神经节段支配的体表皮肤疼痛或痛觉过敏。

2. 超敏反应：某些抗原或半抗原物质再次进入致敏的机体，在体内引起特异性体液或细胞免疫反应，由此导致组织损伤或生理功能紊乱。过去曾称为变态反应或过敏反应。

3. 脑死亡：是整体死亡的标志，即全脑功能的永久性消失。也是医学上对死亡的一个新概念。

4. 基因：基因（gene）是指 DNA 大分子上的各个功能片段，它以碱基排列顺序的方式，储存着生物体内所有遗传信息。

5. 首关效应：又称首关消除或第一关卡效应。某些药物在通过肠黏膜及肝脏时经受灭活代谢，使其进入体循环的药量减少的过程。

五、问答题

1. 钾的生理功能有：①参与细胞内糖和蛋白质的代谢；②维持细胞内的渗透压和调节酸碱平衡；③参与静息电位的形成；④维持神经肌肉的兴奋性；⑤维持正常心肌舒

缩运动的协调。

2. 肝硬化产生腹水的机制为：①肝静脉回流受阻，以致肝淋巴生成增多，从肝表面和肝门溢至腹腔；②门静脉高压造成肠壁及肠系膜毛细血管血压升高，大量液体漏入腹腔；③大量腹水形成后，循环血量减少导致继发性水钠潴留，加重腹水形成；④肝功能障碍导致白蛋白合成减少，导致低蛋白血症和血浆胶体渗透压下降，促进腹水形成。

3. 抗菌药物联合用药的优点有：①发挥药物的协同抗菌作用以提高疗效；②延缓或减少耐药菌的出现；③对混合感染或不能作细菌学诊断的病例，联合用药可扩大抗菌范围；④可减少个别药物剂量，从而减少毒副作用。

4. 人体需要的营养素主要分为七大类，即蛋白质、脂类、糖类、维生素、无机盐、膳食纤维和水。其来源如下。①蛋白质：来源于动物性食物和植物性食物。前者的主要食物来源于鱼、肉、禽、蛋、奶等，后者主要来源于米、面、玉米、豆及豆制品、薯类等。②脂类：来源于动物性脂肪和植物性脂肪。前者主要来源于各种动物的油脂、肥肉及奶油等，后者主要来源于豆油、花生油、芝麻油、茶油、棉籽油和椰子油等。③糖类：来源于粮谷类、薯类、豆类等食物。④维生素：分脂溶性维生素和水溶性维生素两种。前者来源于动物性食物和食用油，后者主要来源于蔬菜、水果和粮谷类食物。⑤无机盐：分常量元素和微量元素，来源于各类食物。⑥膳食纤维：主要来源于蔬菜、水果及粗粮。

5. Ⅲ型超敏反应的特点为：①抗原抗体复合物游离于血循环中；②在特定的条件下复合物沉积于某一部位；③一定有补体参与；④造成严重的组织损伤。其常见疾病有：①链球菌感染后的肾小球肾炎；②红斑狼疮；③类风湿关节炎；④实验性的局部反应；⑤变应性肺泡炎等。

§1.2.2 基础医学综合试卷（二）

一、选择题（每题1分，共40分）

【A型题】

1. 有关脊柱生理弯曲的描述，正确的是　　　　　　　　　　　　　　（　　）
   A. 胸曲前凸，腰曲后凸　　　B. 颈曲前凸，胸曲后凸　　　C. 颈曲前凸，胸曲前凸　　　D. 骶曲前凸，腰曲前凸　　　E. 颈曲后凸，胸曲前凸

2. 有关脑脊液循环的描述，正确的是　　　　　　　　　　　　　　（　　）
   A. 经第四脑室侧孔入静脉　　　B. 经中脑水管入大脑大静脉　　　C. 经侧脑室脉络丛入静脉　　　D. 经蛛网膜粒入静脉　　　E. 经室间孔入第四脑室

3. 细胞或组织具有对刺激产生动作电位的能力，称为　　　　　　（　　）

A. 应激　　　B. 兴奋　　　C. 反应性　　　D. 适应性　　　E. 兴奋性

4. 凝血酶的作用主要是　　　　　　　　　　　　　　　　　　（　　）

A. 使纤维蛋白原转变为纤维蛋白　　　B. 加速凝血酶原复合物的形成 C. 加速因子Ⅶ复合物的形成　　　D. 激活因子ⅩⅢ　　　E. 促进血小板聚集与释放

5. 影响中心静脉压高低的因素是　　　　　　　　　　　　　　（　　）

A. 外周静脉压和静脉血液阻力　　　B. 心脏射血能力和外周阻力　　　C. 动脉血压和静脉血压　　　D. 心脏射血能力和静脉回心血量　　　E. 血管容量和循环血量

6. 心交感神经末梢释放　　　　　　　　　　　　　　　　　　（　　）

A. 去甲肾上腺素　　　B. 血管紧张素　　　C. 肾上腺素　　　D. 乙酰胆碱 E. 组胺

7. 杀灭物体上病原微生物繁殖体的方法称为　　　　　　　　　（　　）

A. 无菌操作　　　B. 防腐　　　C. 无菌　　　D. 灭菌　　　E. 消毒

8. 有关质粒的描述，错误的是　　　　　　　　　　　　　　　（　　）

A. 可以从一个菌转移至另一个菌　　　B. 是染色体以外的遗传物质，可以自主复制　　　C. 可自行丢失或人工处理消除　　　D. 质粒丢失后细菌即死亡　　　E. 带有遗传信息，决定某些生物学性状

9. 现代免疫的概念为　　　　　　　　　　　　　　　　　　　（　　）

A. 机体清除损伤细胞的过程　　　B. 机体抗感染的过程　　　C. 机体识别和排除抗原性异物的过程　　　D. 机体抵抗疾病的过程　　　E. 机体抗肿瘤的过程

10. 低渗性脱水病人体液丢失的特点是　　　　　　　　　　　　（　　）

A. 细胞内液无丢失，仅丢失细胞外液　　　B. 细胞内液无丢失，仅丢失血浆　　　C. 细胞内液无丢失，但丢失组织间液　　　D. 细胞外液无丢失，仅丢失细胞内液　　　E. 细胞内液和外液均明显丢失

11. 急性肾小球肾炎引起全身性水肿的主要环节是　　　　　　　（　　）

A. 肾小管重吸收增多　　　B. 全身毛细血管壁通透性增加　　　C. 醛固酮增多 D. 滤过膜通透性增加　　　E. 肾小球滤过率降低

12. 某糖尿病病人血气分析结果：pH 7.30，$PaCO_2$ 34 mmHg，HCO_3^- 16 mmol/L，血 Na^+ 140 mmol/L，Cl^- 104 mmol/L，K^+ 4.5 mmol/L。

该病人可诊断为 （　　）

A. 代谢性碱中毒　　B. AG 增高型代谢性酸中毒　　C. AG 正常型代谢性酸中毒　　D. 呼吸性酸中毒　　E. 呼吸性碱中毒

13. 下列情况属于发热的是 （　　）

A. 甲状腺功能亢进引起的体温升高　　B. 先天性汗腺缺乏引起的体温升高　　C. 环境高温引起的体温升高　　D. 妊娠期出现的体温升高　　E. 抗原抗体复合物引起的体温升高

14. 休克时正确的补液原则应是 （　　）

A. 补液"宁多勿少"　　B. "需多少，补多少"　　C. 补充丧失的部分液体和当天继续丧失的液体　　D. "失多少，补多少"　　E. 如血压正常不必补液

15. 心力衰竭概念的主要内容是 （　　）

A. 心输出量绝对下降　　B. 心输出量相对下降　　C. 心输出量不能满足机体需要　　D. 心肌收缩功能障碍　　E. 心肌舒张功能障碍

16. 引起慢性肾功能不全最常见的原因是 （　　）

A. 慢性肾小球肾炎　　B. 系统性红斑狼疮　　C. 多囊肾　　D. 肾结核　　E. 慢性肾盂肾炎

17. 吗啡的呼吸抑制作用是因为 （　　）

A. 激动丘脑内侧的阿片受体　　B. 降低呼吸中枢对血液二氧化碳张力的敏感性　　C. 激动中枢盖前核的阿片受体　　D. 激动脑干的阿片受体　　E. 激动蓝斑核的阿片受体

18. 阿托品的禁忌证是 （　　）

A. 感染性休克　　B. 胃肠绞痛　　C. 前列腺肥大　　D. 胆绞痛　　E. 心动过缓

19. 粉尘导致肺尘埃沉着病的发病机制是 （　　）

A. 超敏反应　　B. 致癌作用　　C. 中毒作用　　D. 致纤维化作用　　E. 局部刺激作用

20. 严重肝病时氨清除不足的原因主要是 （　　）

A. 尿素合成障碍　　B. 谷氨酰胺合成障碍　　C. 谷氨酸合成障碍　　D. 5-羟色胺合成障碍　　E. γ-氨基丁酸合成障碍

【B 型题】

问题 21～24

   A. 维生素 A

   B. 维生素 D

   C. 维生素 B_1

   D. 维生素 PP

   E. 维生素 C

21. 坏血病的原因常常是缺乏   (   )

22. 脚气病的原因常常是缺乏   (   )

23. 儿童佝偻病的原因常常是缺乏   (   )

24. 癞皮病的原因常常是缺乏   (   )

问题 25～27

   A. IgA

   B. IgD

   C. IgG

   D. IgM

   E. IgE

25. 唯一能通过胎盘的免疫球蛋白是   (   )

26. 分子质量最大的免疫球蛋白是   (   )

27. 与抗原结合后导致 I 型超敏反应的是   (   )

问题 28～30

   A. 外毒素

   B. 内毒素

   C. 淋巴因子

   D. 抗原抗体复合物

   E. 本胆烷醇酮

28. 革兰阴性菌引起发热主要由于   (   )

29. 葡萄球菌能引起发热主要由于   (   )

30. 输液反应引起发热的原因是   (   )

【C 型题】

问题 31～33

   A. 胆总管

   B. 胰管

C. 两者均是

D. 两者均否

31. 开口于十二指肠降部 （　　）

32. 胆囊管与肝总管汇合形成 （　　）

33. 排出胆汁 （　　）

　　问题 34～35

　　A. 血浆蛋白结合型药物

　　B. 游离型药物

　　C. 两者均是

　　D. 两者均否

34. 有活性的药物是 （　　）

35. 暂无活性的药物是 （　　）

【X型题】

36. 有关口腔的描述，正确的是 （　　）
　　A. 向后经咽峡与咽相通　　B. 底为舌　　C. 顶为腭　　D. 两侧为颊
　　E. 前为上、下牙弓

37. 能使动脉血压升高的因素有 （　　）
　　A. 心率加快　　B. 呼吸变浅　　C. 外周阻力增加　　D. 每博量减少
　　E. 血管容量增加

38. 代谢性酸中毒常见的临床表现有 （　　）
　　A. 呼吸浅慢　　B. 心肌收缩力减弱　　C. 中枢神经系统处于抑制
　　D. 心律失常　　E. 血管对儿茶酚胺反应性增强

39. 主要在肾内灭活的激素有 （　　）
　　A. 肾素　　B. 前列腺素　　C. 胃泌素　　D. 甲状旁腺激素　　E. 促红
　　细胞生成素

40. 对小儿高热惊厥有效的药物是 （　　）
　　A. 卡马西平　　B. 苯妥英钠　　C. 地西泮　　D. 水合氯醛　　E. 苯巴
　　比妥

二、填空题（每空1分，共15分）

1. 右主支气管_____而走向_____，与气管中轴延长线之间的夹角小
　　于30°。

2. 血液运输氧，大部分是靠红细胞中的_____与氧结合，形成_____而运输。

3. 药物的治疗指数为_____和_____的比值，用以表示药物的安全性。

4. 由 B 淋巴细胞介导的免疫应答称为_____，发挥免疫效应的物质主要是_____。

5. 支原体是一类介于_____与_____之间的原核微生物，是目前所知能在无生命培养基中生长繁殖的_____微生物。

6. 蛋白质生物学价值高低主要取决于_____的含量与比值，动物性蛋白质的生物学价值比植物蛋白质_____。

7. 碘参与甲状腺素的合成，缺乏碘可致_____和_____。

三、判断题 （每题 1 分，共 10 分；正确的在括号内标"十"，错误的标"一"）

1. 消化腺包括唾液腺（腮腺、下颌下腺、舌下腺）、肝、胆囊、胰以及散在于消化管管壁内的小腺体。 （　　）

2. 在外环境不断变化的情况下，机体内环境各种理化因素的成分、数量和性质所达到的动态平衡状态称为稳态。 （　　）

3. 酸中毒时常伴有血清钾浓度降低而导致心律失常，甚至发生心脏传导阻滞或心室颤动。 （　　）

4. 防止微生物进入机体或物体的方法称为无菌技术或无菌操作。 （　　）

5. 补体是人或动物体液中正常存在的一组与免疫有关的并有酶活性的糖蛋白。 （　　）

6. 肿瘤的转移是指癌细胞播散到原发灶以外的部位继续生长，形成与原发癌不同类型肿瘤的过程。 （　　）

7. 新生儿出生后多在最初几天内发生轻度的非酯型高胆红素血症和一时性黄疸，1～2 周后逐渐消退，这种黄疸称为新生儿生理性黄疸。 （　　）

8. 细胞凋亡是由体内外因素触发细胞内预存的死亡程序而导致的细胞死亡过程。 （　　）

9. 某些磺胺类药及其乙酰化物在碱性尿中溶解度降低，易析出结晶损害肾脏。 （　　）

10. 维生素 B_2 是黄素酶的辅酶，当机体缺乏维生素 B_2 时可引起癞皮病。 （　　）

四、名词解释（每题 2 分，共 10 分）

1. 膀胱三角
2. 内环境
3. 基因突变
4. 人工被动免疫
5. 药物的生物利用度

五、问答题（每题 5 分，共 25 分）

1. 何谓蛋白质的互补作用？
2. 何谓干扰素？简述其抗病毒的特点。
3. 何谓脑水肿？试述其分类与发病机制。
4. 简述肥胖症的发病原因及其主要并发症。
5. 试述呋塞米为什么是高效利尿药，其主要临床适应证有哪些。

参考答案

一、选择题

1. B	2. D	3. E	4. A	5. D	6. A
7. E	8. D	9. C	10. A	11. E	12. B
13. E	14. B	15. C	16. A	17. B	18. C
19. D	20. A	21. E	22. C	23. B	24. D
25. C	26. D	27. E	28. B	29. A	30. B
31. C	32. A	33. A	34. B	35. A	36. ACD
37. AC	38. BCD	39. CD	40. CDE		

二、填空题

1. 短粗　　陡直
2. 血红蛋白　　氧合血红蛋白
3. 半数致死量　　半数有效量
4. 体液免疫　　抗体
5. 细菌　　病毒　　最小

6. 必需氨基酸　高
7. 甲状腺肿　克汀病

三、判断题

1. —　　　2. +　　　3. —　　　4. +　　　5. —　　　6. —
7. +　　　8. +　　　9. —　　　10. —

四、名词解释

1. 膀胱三角：在膀胱底的内面，两侧输尿管口及尿道内口三者连线之间的区域。

2. 内环境：即细胞生活的细胞外液。

3. 基因突变：从分子水平上看，基因突变就是 DNA 分子上发生碱基改变，突变的原因可能来自遗传过程中复制的自发性改变，称为自发突变。也可能通过一些物理或化学手段的处理使 DNA 发生突变，这种人工手段引起的 DNA 突变，称为诱变。

4. 人工被动免疫：是用人工方法将含有特异性抗体的免疫血清或淋巴因子等免疫物质接种于人体内，使之获得免疫力的方法。

5. 药物的生物利用度：是指药物经过肝脏首关消除过程后进入体循环的相对量和速度。

五、问答题

1. 人体内有 8 种氨基酸不能自身合成，必须从食物供应，称为营养必需氨基酸。其余 12 种氨基酸可以在体内合成，不一定需由食物供给，称为营养非必需氨基酸，蛋白质的营养价值决定于其所含必需氨基酸的种类是否齐全，以及必需氨基酸的含量是否符合人体需要。因此，没有哪种食物蛋白质是完全符合人体需要的理想食物。例如，有的蛋白质含蛋氨酸多些但色氨酸却太少；反之，另一种含色氨酸较多而蛋氨酸又太少，如果混合用该两种蛋白质则将取长补短而提高其营养效益，这称为蛋白质的互补作用。现举一例：小麦、小米、牛肉和大豆 4 种食物蛋白质单食时各自的 BV 分别为 67、57、69 和 64，若将四者混食，其 BV 明显提高到 89。

2. 巨噬细胞、淋巴细胞以及体细胞等多种细胞，在病毒或干扰素诱生剂的作用下产生的一种高效应糖蛋白，具有抗病毒、抗肿瘤及参与免疫调节等作用，此糖蛋白称为干扰素。其抗病毒特点为：①广谱抗病毒，无特异性；②抗病毒作用的发挥受细胞种属限制；③作用于细胞内的病毒，可阻止病毒的扩散。

3. 脑组织的液体含量增多引起脑容积增大，称为脑水肿。其可分为 3 类。①血管源性脑水肿：其发病机制是因毛细血管壁通透性增高，血浆外渗导致大量液体聚积在白质；②细胞性脑水肿：其主要发病机制是细胞代谢障碍，ATP 生成减少，钠泵功能障碍，细胞内水钠潴留而导致细胞内水肿；③间质性脑水肿：主要是由于脑脊液循环障碍引起脑积水和相应脑室周围白质的间质性水肿。

4. 肥胖症的发病原因为：①多食、贪食、食欲亢进；②体质和遗传因素；③内分泌因素，如甲状腺功能减退使基础代谢降低，能量消耗减少；④运动量少。常见并发症有糖尿病、高甘油三酯血症及动脉粥样硬化等。

5. 呋塞米利尿作用快而强，它作用于肾脏，抑制 Na^+、Cl^- 的重吸收，导致排钠利尿，故利尿作用强大。其主要临床适应证为：①顽固性水肿，如心、肝、肾性水肿，尤其适合对其他药物无效者；②局部重要器官水肿，如对急性肺水肿和脑水肿有良好效果；③急性肾衰竭的预防和早期治疗，因它能增加肾血流量，改善肾缺血缺氧，且因强大利尿作用有助于冲洗阻塞的肾小管，防止其萎缩、坏死；④某些药物或毒物的急性中毒，因高效利尿作用，再配合输液，可加速毒物排泄。

§1.2.3　基础医学综合试卷（三）

一、选择题（每题 1 分，共 40 分）

【A 型题】

1. 心尖在胸前壁的体表投影位于　　　　　　　　　　　　　　　（　）
   A. 位于左侧第 4 肋间隙，距前正中线 7～9 cm 处　　B. 位于左侧第 5 肋间隙，距前正中线 7～9 cm 处　　C. 位于左侧第 6 肋间隙，距前正中线 7～9 cm 处　　D. 位于左侧第 5 肋间隙，距前正中线 5～7 cm 处　　E. 位于左侧第 6 肋间隙，距前正中线 5～7 cm 处

2. 门静脉由　　　　　　　　　　　　　　　　　　　　　　　（　）
   A. 肠系膜上静脉和脾静脉汇合而成　　B. 脾静脉和胃左静脉汇合而成
   C. 肠系膜下静脉和脾静脉汇合而成　　D. 脾静脉和胃右静脉汇合而成
   E. 肠系膜上静脉和胃左静脉汇合而成

3. 我国正常成年男性的血量约占体重　　　　　　　　　　　　（　）
   A. 10%　　B. 9%　　C. 8%　　D. 7%　　E. 6%

4. 动脉血压升高可导致　　　　　　　　　　　　　　　　　　（　）
   A. 心房收缩期延长　　B. 心室舒张期延长　　C. 心室射血相延长
   D. 等容收缩相延长　　E. 心室收缩期延长

5. 导致心肌细胞自律性降低的因素是　　　　　　　　　　　　（　）
   A. 部分 Na^+ 通道处于失活状态　　B. 最大复极电位绝对值增大　　C. 阈电位绝对值增大　　D. 4 期自动除极速度增大　　E. 心肌细胞直径增粗

6. 分泌降钙素的细胞是　　　　　　　　　　　　　　　　　　（　）

A. 小肠上部 K 细胞　　B. 甲状旁腺细胞　　C. 甲状腺 C 细胞　　D. 胰岛 B 细胞　　E. 胰岛 A 细胞

7. 属非细胞型微生物的是　　　　　　　　　　　　　　　　　（　　）

A. 立克次体　　B. 衣原体　　C. 真菌　　D. 支原体　　E. 病毒

8. 引起传染性单核细胞增多症的病毒是　　　　　　　　　　　（　　）

A. EB 病毒　　B. 巨细胞病毒　　C. 水痘-带状疱疹病毒　　D. 单纯疱疹病毒 1 型　　E. 单纯疱疹病毒 2 型

9. 与 IgE 抗体高亲和的细胞是　　　　　　　　　　　　　　　（　　）

A. 树突状细胞和巨噬细胞　　B. 单核细胞和淋巴细胞　　C. 中性粒细胞和嗜碱性粒细胞　　D. 肥大细胞和嗜碱性粒细胞　　E. 红细胞和嗜酸性粒细胞

10. 某肺源性心脏病病人因受凉、肺部感染而住院。血气分析结果：pH7.33，$PaCO_2$ 70 mmHg，HCO_3^- 36 mmol/L。该病人可诊断为　　　　（　　）

A. 混合性酸中毒　　B. 慢性呼吸性酸中毒　　C. 急性呼吸性酸中毒　　D. 代谢性碱中毒　　E. 代谢性酸中毒

11. 严重低钾血症病人主要死于　　　　　　　　　　　　　　　（　　）

A. 心肌收缩性降低　　B. 心肌传导性降低　　C. 心肌自律性降低　　D. 肾功能严重障碍　　E. 呼吸衰竭

12. 体温上升期的热代谢特点是　　　　　　　　　　　　　　　（　　）

A. 产热等于散热　　B. 散热大于产热　　C. 产热大于散热　　D. 产热增加　　E. 散热障碍

13. 休克病人缺血性缺氧期微循环灌流的特点是　　　　　　　　（　　）

A. 少灌少流，灌多于流　　B. 少灌少流，灌少于流　　C. 多灌多流，灌多于流　　D. 少灌多流，灌少于流　　E. 多灌少流，灌多于流

14. DIC 产生的贫血是属　　　　　　　　　　　　　　　　　　（　　）

A. 溶血性贫血　　B. 缺铁性贫血　　C. 中毒性贫血　　D. 失血性贫血　　E. 再生障碍性贫血

15. 溶血性黄疸病人胆色素代谢特点是　　　　　　　　　　　　（　　）

A. 血清中非酯型胆红素浓度明显增高　　B. 血清中酯型胆红素明显增高　　C. 进入肠内酯型胆红素减少　　D. 尿中尿胆原显著减少　　E. 尿中尿胆红素明显增多

16. 体内肺表面活性物质减少可导致　　　　　　　　　　　　　（　　）

A. 肺泡回缩力减小　　B. 肺泡稳定性增加　　C. 肺泡表面张力减小
D. 肺泡顺应性降低　　E. 肺泡毛细血管血浆外渗减少

17. 有首关消除作用的给药途径是　　　　　　　　　　　　（　　）

A. 舌下给药　　B. 直肠给药　　C. 喷雾给药　　D. 静脉给药　　E. 口服给药

18. 阿托品在眼科方面用于　　　　　　　　　　　　　　　（　　）

A. 缩瞳，调节麻痹　　　B. 扩瞳，调节麻痹　　　C. 扩瞳，降低眼压
D. 扩瞳，调节痉挛　　　E. 扩瞳，视近物清楚

19. 既能阻断 α 受体，又能阻断 β 受体的药物是　　　　　　（　　）

A. 噻吗洛尔　　B. 吲哚洛尔　　C. 纳多洛尔　　D. 美托洛尔　　E. 拉贝洛尔

20. 蛋白质消化率最高的食品是　　　　　　　　　　　　　（　　）

A. 馒头　　B. 米饭　　C. 乳类　　D. 大豆　　E. 肉类

【B 型题】

问题 21～24

A. 锁骨下动脉

B. 颈总动脉

C. 面动脉

D. 颞浅动脉

E. 上颌动脉

21. 在锁骨中点后上方动脉搏动点是　　　　　　　　　　　（　　）

22. 下颌骨下缘与咬肌前缘相应处的动脉搏动点是　　　　　（　　）

23. 耳屏前方的动脉搏动点是　　　　　　　　　　　　　　（　　）

24. 胸锁乳突肌前缘中点深面的动脉搏动点是　　　　　　　（　　）

问题 25～27

A. 心电图的 P 波

B. 心电图的 QRS 波群

C. 心电图的 ST 段

D. 心电图的 Ta 波

E. 心电图的 T 波

25. 代表两心房去极化过程的是　　　　　　　　　　　　　（　　）

26. 两心室复极化过程形成　　　　　　　　　　　　　　　（　　）

27. 两心房在复极化过程形成　　　　　　　　　　　　（　　）

问题 28～30

A. 肺动脉瓣狭窄

B. 主动脉瓣狭窄

C. 肺动脉瓣关闭不全

D. 主动脉瓣关闭不全

E. 心肌梗死

28. 可导致左心室压力负荷过重的因素是　　　　　　　（　　）

29. 可导致右心室压力负荷过重的因素是　　　　　　　（　　）

30. 可导致左心室容量负荷过重的因素是　　　　　　　（　　）

【C 型题】

问题 31～33

A. 氨苄西林

B. 羧苄西林

C. 两者均是

D. 两者均否

31. 主要用于铜绿假单胞菌感染的是　　　　　　　　　（　　）

32. 对伤寒、副伤寒有效的是　　　　　　　　　　　　（　　）

33. 主要用于耐药金黄色葡萄球菌感染的是　　　　　　（　　）

问题 34～35

A. 血清钾浓度升高

B. 血清钾浓度降低

C. 两者均有

D. 两者均无

34. 急性肾功能不全少尿期　　　　　　　　　　　　　（　　）

35. 急性肾功能不全多尿期　　　　　　　　　　　　　（　　）

【X 型题】

36. 躯干骨包括　　　　　　　　　　　　　　　　　　（　　）

A. 髋骨　　B. 锁骨　　C. 肋骨　　D. 胸骨　　E. 椎骨

37. 正常人血液在血管内不凝固的原因是　　　　　　　（　　）

A. 凝血酶原无活性　　B. 血液中有抗凝物质存在　　C. 纤维蛋白溶解系统起作用　　D. 血管内膜光滑完整　　E. 血流速度快

38. 细菌在代谢过程中能合成的代谢产物有 （　　）

    A. 色素   B. 干扰素   C. 抗生素   D. 毒素   E. 热原质

39. 由Ⅳ型超敏反应引起的常见疾病有 （　　）

    A. 青霉素过敏性休克   B. 链球菌感染后的肾小球肾炎   C. 传染性超敏反应   D. 接触性皮炎   E. 移植排斥反应

40. 引起组织液生成过多的因素有 （　　）

    A. 组织间液胶体渗透压降低   B. 毛细血管流体静压增高   C. 血浆胶体渗透压增高   D. 微血管壁通透性增高   E. 淋巴回流受阻

二、填空题（每空 1 分，共 15 分）

1. 在中枢神经系统内，神经元胞体及其树突集聚的部位称为_____；神经纤维集聚的部位称为_____。

2. ADH 由下丘脑分泌并储存在神经垂体，影响 ADH 释放的主要刺激是_____和_____。

3. 动脉血流经组织时，接受_____，放出_____，转变为静脉血的过程称为_____。

4. 免疫系统由_____、_____和_____组成。

5. 疾病是机体在内外环境中一定的致病因素作用下，因机体_____紊乱而发生的_____活动过程。

6. 代谢性酸中毒的基本特征是血浆_____浓度原发性减少，血浆 SB、AB、BB 均_____，BE 负值_____。

三、判断题（每题 1 分，共 10 分；正确的在括号内标"＋"，错误的标"－"）

1. 角膜约占眼球壁外膜的前 1/5，角膜无色、透明、无血管，感觉神经末梢非常丰富。 （　　）

2. 平均动脉压接近舒张压，等于舒张压加 1/4 脉压，低于收缩压。 （　　）

3. 卵巢能分泌雌激素、孕激素和少量雄激素。 （　　）

4. 引起呼吸性酸中毒的原因不外乎是二氧化碳排出障碍或二氧化碳吸入过多。 （　　）

5. Ⅱ型超敏反应又称细胞溶解型或细胞毒型超敏反应，常见于血清过敏症休克、外源性支气管哮喘等。 （　　）

6. 衣原体是一类能通过细菌滤器，有独特发育周期的非细胞型微生物。　　　　　　　　　　　　　　（　　）

7. 细胞凋亡不足可导致肿瘤、自身免疫性疾病发生，而凋亡过度与老年性痴呆、心肌缺血、再灌注损伤等发病有关。　　　　　（　　）

8. 细胞周期特异性药物是指仅对增殖周期中某一期有较强的作用的药，如作用于 S 期的有氟尿嘧啶、长春新碱等药物。　　　　（　　）

9. 急性肾衰竭少尿期病人最常见的死因是高钾血症。　　　　（　　）

10. 前瞻性调查是预先设计暴露组与未暴露组，观察其反应，最后对两组结果作分析，是"从因到果"的方法。　　　　　　　（　　）

四、名词解释（每题 2 分，共 10 分）

1. 突触
2. 生理盲点
3. 人工自动免疫
4. 肝性脑病
5. 药物半衰期

五、问答题（每题 5 分，共 25 分）

1. 何谓阴离子间隙？简述其有何临床意义。
2. 何谓补体？试述其主要生物学作用。
3. 简述血液的生理功能。
4. 简述强心苷的主要临床用途。
5. 何谓遗传信息的中心法则？

参考答案

一、选择题

1. B	2. A	3. C	4. D	5. B	6. C
7. E	8. A	9. D	10. B	11. E	12. C
13. B	14. A	15. A	16. D	17. E	18. B
19. E	20. C	21. A	22. C	23. D	24. B

25. A	26. E	27. D	28. B	29. A	30. D
31. B	32. A	33. D	34. A	35. C	36. CDE
37. ABCDE	38. ACDE	39. CDE	40. BDE

二、填空题

1. 灰质　　白质
2. 血浆晶体渗透压　　血容量
3. CO_2　　O_2　　组织换气
4. 免疫器官　　免疫细胞　　免疫分子
5. 自稳调节　　异常生命
6. HCO_3^-　　降低　　增大

三、判断题

| 1. － | 2. － | 3. ＋ | 4. ＋ | 5. － | 6. － |
| 7. ＋ | 8. － | 9. ＋ | 10. ＋ |

四、名词解释

1. 突触：是神经元间相互接触并发生功能联系、传递信息的特殊结构。
2. 生理盲点：视网膜的视盘（靠鼻侧）无感光细胞，不能感觉光的刺激，故有颞侧局限性视野缺陷。
3. 人工自动免疫：是将菌苗、疫苗或类毒素等物质接种于人体内，刺激机体产生特异性免疫反应，从而获得免疫力的方法。
4. 肝性脑病：是继发于严重肝病的神经精神综合征。
5. 药物半衰期：是指血浆药物浓度下降一半所需的时间，用 $t_{1/2}$ 表示。

五、问答题

1. 阴离子间隙（AG）是指血浆中未测定的阴离子与未测定的阳离子量的差值。临床意义为：①可区分代谢性酸中毒的类型；②AG＞16 提示可能有代谢性酸中毒，AG＞30则肯定有代谢性酸中毒；③AG 对诊断某些混合性酸碱平衡紊乱有重要价值。
2. 补体是人或动物体液中正常存在的一组与免疫有关的并具有酶活性的球蛋白。补体的生物学作用有：①溶菌和细胞毒作用；②调理作用；③免疫黏附作用；④中和及溶解病毒作用；⑤炎症介质作用。
3. 血液的生理功能包括：①运输物质，营养物质、氧、代谢产物、激素等都要通过血液运送；②缓冲作用，血液中有 5 对缓冲系统，可对进入血液的酸性或碱性物质进行缓冲，使血液 pH 值不发生较大波动；③防御功能，血液中的白细胞和各种免疫物质对机体有保护作用；④生理止血功能，血液中有血小板、凝血因子等，当毛细血管损伤后，血液流出自行凝固而起止血作用；⑤调节功能，通过运输激素，实现体液性调节；⑥血浆构成机体内环境的一部分，借此进行物质交换。

4. 强心苷主要用于治疗心功能不全和某些心律失常。①慢性心功能不全：强心苷能有效地改善动脉系统缺血、静脉系统淤血症状，减轻慢性心功能不全出现的各种症状。②某些心律失常，如心房颤动以强心苷为首选药物；对心房扑动强心苷是最常用的药物；对阵发性室上性心动过速强心苷可通过减慢房室传导作用而达到疗效。

5. 1955 年，Crick 提出的遗传信息中心法则是揭示遗传信息传递规律的分子生物学基本法则。它指明了遗传信息的流向，即以 DNA 为模板合成 DNA（复制），以 DNA 模板合成 RNA（转录），以 RNA 为模板指导蛋白质的合成（翻译）。20 世纪 70 年代反转录酶的发现，表明还存在以 RNA 为模板合成 DNA（反转录）与 RNA 自我复制等过程，这是对中心法则的补充和丰富（参阅下图）。

$$\text{复制} \curvearrowleft DNA \underset{\text{反转录}}{\overset{\text{转录}}{\rightleftarrows}} RNA \overset{\text{翻译}}{\longrightarrow} \text{蛋白质（基因表达）}$$

（RNA复制）

§1.2.4 基础医学综合试卷（四）

一、选择题（每题 1 分，共 40 分）

【A 型题】

1. 翼点是哪些骨的会合处　　　　　　　　　　　　　　　　　　　　（　　）
   A. 上颌骨、蝶骨、腭骨、颞骨　　B. 顶骨、枕骨、颞骨、蝶骨　　C. 额骨、颧骨、蝶骨、颞骨　　D. 额骨、蝶骨、顶骨、颞骨　　E. 额骨、蝶骨、枕骨、顶骨

2. 有关阑尾的描述，正确的是　　　　　　　　　　　　　　　　　　（　　）
   A. 动脉来自肠系膜下动脉　　B. 阑尾根部是 3 条结肠带集中处　　C. 阑尾附于结肠起始部　　D. 经阑尾孔开口于盲肠下端　　E. 位于右髂窝，是腹膜间位器官

3. 肝素有抗凝的作用，其主要机制是　　　　　　　　　　　　　　　（　　）
   A. 抑制血小板聚集　　B. 增强抗凝血酶Ⅲ活性　　C. 促进纤维蛋白吸附凝血酶　　D. 抑制因子Ⅹ的激活　　E. 抑制凝血酶原的激活

4. Rh 阴性母亲，若其胎儿是 Rh 阳性，可引起胎儿出现　　　　　　（　　）

A. 血友病　　B. 白血病　　C. 新生儿溶血病　　D. 红细胞增多症　　E. 巨幼细胞贫血

5. 有关基础代谢的描述，错误的是　　　　　　　　　　　　　　（　　）

A. 与正常平均值相差±（10%～15%）属于正常　　B. 临床用相对值表示　　C. 反映人体最低的能量代谢水平　　D. 儿童高于成人　　E. 在基础状态下测定

6. 抗利尿激素的作用主要是　　　　　　　　　　　　　　　　　（　　）

A. 保钠、排钾、保水　　B. 促进近曲小管对水的重吸收　　C. 提高内髓部集合管对尿素的通透性　　D. 增强髓襻升支粗段对 NaCl 的主动重吸收　　E. 促进远曲小管、集合管对水的重吸收

7. 细菌生长繁殖的方式是　　　　　　　　　　　　　　　　　　（　　）

A. 复制　　B. 孢子出芽　　C. 二分裂　　D. 有丝分裂　　E. 有性繁殖

8. 病毒生长增殖的方式是　　　　　　　　　　　　　　　　　　（　　）

A. 有性繁殖　　B. 有丝分裂　　C. 出芽生长　　D. 自我复制　　E. 二分裂

9. HIV 主要攻击的细胞是　　　　　　　　　　　　　　　　　　（　　）

A. 巨噬细胞　　B. B 细胞　　C. $CD8^+$ 细胞　　D. $CD4^+$ 细胞　　E. T 细胞

10. 不属于人工自动免疫的制剂是　　　　　　　　　　　　　　　（　　）

A. BCG　　B. 抗毒素　　C. 类毒素　　D. 死疫苗　　E. 活疫苗

11. 病理性分泌过多导致体内水钠潴留的激素是　　　　　　　　　（　　）

A. 甲状旁腺激素　　B. 甲状腺素　　C. 醛固酮　　D. 抗利尿激素　　E. 肾上腺素

12. 水肿的概念是指　　　　　　　　　　　　　　　　　　　　　（　　）

A. 组织间液或体腔中液体过多　　B. 细胞内液含量过多　　C. 细胞外液含量过多　　D. 血管内液体过多　　E. 体内液体含量过多

13. 高钾血症的心电图特点是　　　　　　　　　　　　　　　　　（　　）

A. T 波高尖，QRS 波群增宽　　B. T 波低平，QT 间期缩短　　C. T 波低平，QT 间期延长　　D. T 波正常，QT 间期延长　　E. T 波低平，出现 U 波

14. 最能反映组织性缺氧的血氧指标是　　　　　　　　　　　　　（　　）

A. 动脉血氧分压降低　　B. 动脉血氧含量降低　　C. 静脉血氧含量增高

D. 血氧容量降低　　　E. 动-静脉血氧含量差增大

15. 某溃疡病并发幽门梗阻病人，因反复呕吐入院。血气分析结果：pH7.49，$PaCO_2$ 48 mmHg，HCO_3^- 36 mmol/L。该病人应诊断为　　　　　（　　）

A. 代谢性碱中毒　　B. 代谢性酸中毒　　C. 呼吸性酸中毒　　D. 呼吸性碱中毒　　E. 混合性碱中毒

16. 下述病人对氧疗效果最好的是　　　　　　　　　　　　　（　　）

A. 氰化物中毒　　B. 心力衰竭　　C. 一氧化碳中毒　　D. 外呼吸功能障碍　　E. 室间隔缺损伴有肺动脉狭窄

17. 属发热中枢负调节介质的是　　　　　　　　　　　　　　（　　）

A. 前列腺素 E　　B. Na^+/Ca^{2+}　　C. 环磷酸腺苷　　D. 促肾上腺皮质激素　　E. 精氨酸加压素

18. 细胞凋亡的主要执行者为　　　　　　　　　　　　　　　（　　）

A. 核酸内切酶和凋亡蛋白酶　　B. 核转录因子和凋亡蛋白酶　　C. 凋亡蛋白酶和谷氨脱胺转移酶　　D. 核酸内切酶和需钙蛋白酶　　E. 核转录因子和核酸的内切酶

19. 毛果芸香碱临床上常用于治疗　　　　　　　　　　　　　（　　）

A. 心动过缓　　B. 青光眼　　C. 重症肌无力　　D. 尿潴留　　E. 腹气胀

20. H_1 受体阻滞药最适用于　　　　　　　　　　　　　　　（　　）

A. 皮肤黏膜的超敏反应　　B. 晕动病　　C. 神经性皮炎　　D. 支气管哮喘　　E. 过敏性休克

【B型题】

问题 21～24

A. 呆小症

B. 侏儒症

C. 巨人症

D. 黏液性水肿

E. 肢端肥大症

21. 幼年期生长激素不足可出现　　　　　　　　　　　　　　（　　）

22. 成年人生长激素过多可出现　　　　　　　　　　　　　　（　　）

23. 幼年期生长激素过多可出现　　　　　　　　　　　　　　（　　）

24. 幼年期甲状腺功能减退可出现　　　　　　　　　　　　　（　　）

问题 25~27

A. 夜盲症

B. 脚气病

C. 佝偻病

D. 口角炎

E. 癞皮病

25. 维生素 B_2 严重缺乏可出现 （　　）

26. 维生素 PP 严重缺乏可出现 （　　）

27. 维生素 A 严重缺乏可出现 （　　）

问题 28~30

A. 肾素

B. 血管紧张素

C. 醛固酮

D. 抗利尿激素

E. 心房钠尿肽

28. 促进肾小管重吸收水的是 （　　）

29. 促进肾小管重吸收钠的是 （　　）

30. 抑制肾小管重吸收水、钠的是 （　　）

【C 型题】

问题 31~32

A. 解热镇痛

B. 抗炎抗风湿

C. 两者均是

D. 两者均否

31. 阿司匹林的药理作用 （　　）

32. 对乙酰氨基酚的药理作用 （　　）

问题 33~35

A. 神经肌肉兴奋性降低

B. 心肌兴奋性降低

C. 两者均有

D. 两者均无

33. 急性低钾血症时 （　　）

34. 血清钾迅速轻度升高时 （　　）
35. 血清钾迅速显著升高时 （　　）

【X型题】

36. 下呼吸道包括 （　　）
    A. 咽　　B. 喉　　C. 气管　　D. 支气管　　E. 支气管肺内分支

37. 门静脉的重要属支有 （　　）
    A. 附脐静脉　　B. 肝静脉　　C. 右卵巢静脉　　D. 脾静脉　　E. 肠系膜上静脉

38. 腺垂体分泌的激素有 （　　）
    A. 生长激素释放激素　　B. 促甲状腺激素　　C. 促黑素细胞激素
    D. 促卵泡激素　　E. 11-脱氧皮质酮

39. 低钾血症和缺钾时的补钾原则是 （　　）
    A. 尽量口服补钾　　B. 病人尿量＞500 mL/d才能静脉补钾　　C. 静脉补钾浓度要低　　D. 静脉补钾速度要慢　　E. 严重缺钾时需要短时间内快速补钾

40. 细胞周期特异性药物有 （　　）
    A. 氟尿嘧啶　　B. 丝裂霉素　　C. 环磷酰胺　　D. 阿糖胞苷　　E. 长春碱类

二、填空题（每空1分，共15分）

1. 脑脊液主要由脑室内的_____产生，最后经_____主要归入上矢状窦。

2. 眼的屈光系统不能把远处的光线恰好聚焦在视网膜上称为_____。如果焦点落在视网膜前，则为_____；焦点落在视网膜后，则为_____。

3. 葡萄球菌所致疾病有_____和_____两种。

4. 抗原的抗原性是指与相应_____和_____发生特异性结合的能力。

5. 支气管哮喘病人禁用吗啡，是由于吗啡可抑制_____与_____，并释放组胺，使支气管收缩而加重哮喘与呼吸衰竭。

6. 代谢性碱中毒的基本特征是血浆_____浓度原发性升高，血浆中 SB、AB、BB 均增高，BE_____。

7. 有效胶体渗透压等于_____减去_____的差值。

三、判断题（每题 1 分，共 10 分；正确的在括号内标"＋"，错误的标"－"）

1. 肝硬化时肝静脉回流受阻，以致肝淋巴生成增多，过多的淋巴液经肝表面和肝门溢至腹腔，形成腹水。　　　　　　　　　　　　　　　　（　　）

2. 内因子由胃黏膜产生，它与食物中的维生素 B_{12} 结合在胃内吸收，缺乏内因子可导致巨幼细胞贫血。　　　　　　　　　　　　　　　　　（　　）

3. 上颌窦位于鼻腔两侧的上颌骨体内，在其内侧壁上部开口于上鼻道的半月裂孔。　　　　　　　　　　　　　　　　　　　　　　　　（　　）

4. IgG 是血清中主要的免疫球蛋白，它是唯一能通过胎盘的抗体。　（　　）

5. 门脉性肝硬化时，由于体内雌激素水平升高，引起小静脉扩张，故病人可出现蜘蛛状血管痣。　　　　　　　　　　　　　　　　　　　（　　）

6. 急性肾小管坏死是引起肾性急性肾衰竭的最常见、最重要的原因。（　　）

7. 内毒素抗原性强，可刺激机体产生抗毒素，经甲醛液处理可脱毒后制成类毒素。　　　　　　　　　　　　　　　　　　　　　　　　（　　）

8. 阿托品能阻断迷走神经对心脏的抑制，故临床常用阿托品治疗缓慢性心律失常。　　　　　　　　　　　　　　　　　　　　　　　　（　　）

9. 去氧肾上腺素能激动眼辐射肌的 M 受体，使辐射肌收缩而扩瞳。（　　）

10. 食物中毒可分为细菌性食物中毒、自然毒食物中毒和化学性食物中毒。（　　）

四、名词解释（每题 2 分，共 10 分）

1. 基因重组
2. 肺活量
3. 肾源性尿崩症
4. 反常性酸性尿
5. 癌前病变

五、问答题（每题 5 分，共 25 分）

1. 试述急性 DIC 病人为什么常伴有休克。
2. 试述钙拮抗药在心血管疾病中的临床应用。
3. 试述基因诊断与基因治疗的应用前景。
4. 何谓抗原？简述医学上重要的抗原物质有哪些。
5. 何谓激素？简述激素的作用。

参考答案

一、选择题

1. D	2. B	3. B	4. C	5. C	6. E
7. C	8. D	9. D	10. B	11. C	12. A
13. A	14. C	15. A	16. D	17. E	18. A
19. B	20. A	21. B	22. E	23. C	24. A
25. D	26. E	27. A	28. D	29. C	30. E
31. C	32. A	33. A	34. D	35. B	36. CDE
37. ADE	38. BCD	39. ABCD	40. ADE		

二、填空题

1. 脉络丛　　蛛网膜粒
2. 屈光不正　　近视　　远视
3. 侵袭性　　毒素性
4. 抗体　　致敏淋巴细胞
5. 呼吸中枢　　咳嗽反射
6. HCO_3^-　　正值增大
7. 血浆胶体渗透压　　组织间液胶体渗透压

三、判断题

1. +	2. −	3. −	4. +	5. −	6. +
7. −	8. +	9. −	10. +		

四、名词解释

1. 基因重组：是指整段 DNA 在细胞内或细胞间，甚至在不同物种之间进行交换，并能在新的位置上复制、转录和翻译。在进化、繁殖、病毒感染、基因表达以及癌基因激活等过程中，基因重组都起着重要作用。基因重组也可归类为自然突变现象。
2. 肺活量：是指人在最大深吸气后，再做一次最大的深呼气时所能呼出的最大气量。
3. 肾源性尿崩症：是指中枢释放抗利尿激素正常，而肾小管对抗利尿激素缺乏反应所导致的多尿。

4. 反常性酸性尿：代谢性碱中毒时，通常因肾脏的代偿作用，使 $NaHCO_3$ 重吸收减少，病人的尿液呈碱性。但在低钾性碱中毒时，病人尿液反而呈酸性，这种尿称为反常性酸性尿。

5. 癌前病变：指某些具有癌变潜在可能性的良性病变，如长期不治愈即有可能转变为癌。

五、问答题

1. 急性 DIC 病人常伴有休克的原因是：①广泛的微血管内形成微血栓，循环血量急剧减少；②冠状动脉内微血栓形成，心肌受损导致泵血功能减退，心输出量减少；③DIC常伴有广泛出血，直接使循环血量减少；④直接或间接激活激肽系统和补体系统，以致激肽和补体生成增多，使微动脉和毛细血管前括约肌舒张，毛细血管壁通透性增高，外周阻力下降，血压下降。

2. 钙拮抗药在心血管疾病中的临床应用如下：①心律失常，对于阵发性室上性心动过速、心房颤动、心房扑动均有效；②心绞痛，对变异型心绞痛、典型心绞痛及不稳定型心绞痛病人均可应用；③高血压，能有效地降低血压；④心肌梗死，能增加侧支循环，减少耗氧；⑤保护心肌，可降低细胞内 Ca^{2+} 浓度而减轻心肌缺血性坏死的发生，临床上用于心脏直视手术的停搏液中；⑥其他心血管疾病，如对心功能不全、肥厚型心肌病、肺动脉高压、脑血管痉挛、偏头痛及雷诺病等均可应用。

3. 基因诊断的基础是探针技术。探针可借助基因工程技术而扩增、保存和改建。基因诊断已广泛应用于一些危害人类健康的重大疾病发病机制的阐明，如肿瘤、心血管病、艾滋病等，不局限于遗传病的研究。

   基因治疗的指导思想是从基因分子水平上调控细胞中缺陷基因的表达，或以正常基因来纠正或替换缺陷基因。应用范围也不局限于遗传病，还涉及免疫缺陷、癌基因或抗癌基因的异常表达所致恶性生长，以及其他由于基因表达失控、失常所致疾病。已报告治疗成功的病例还是极少数，如有几例腺苷脱氨酶缺乏症与血友病。

4. 抗原是一类能与相应克隆的淋巴细胞上独特的抗原受体特异性结合，诱导淋巴细胞产生免疫应答，产生抗体或致敏淋巴细胞，并能与相应抗体或致敏淋巴细胞在体内或体外发生特异性结合的物质。医学上重要的抗原物质有：①微生物及其代谢产物；②动物血清；③异嗜性抗原；④同种异型抗原；⑤自身抗原；⑥肿瘤抗原。

5. 激素是指由内分泌腺、分散的内分泌细胞和某些神经细胞所分泌的高效能生物活性物质。激素的作用为：①与神经系统配合，调节机体各种功能；②影响中枢神经系统与自主神经系统的发育与活动，与学习、记忆行为有关；③调节物质代谢与水盐代谢，维持稳态；④促进细胞的分裂、分化、发育、成熟、衰老；⑤促进生殖器官的发育、成熟，调节妊娠、泌乳等生殖过程。

§2 医学伦理学和医学心理学综合试卷

§2.1　医学伦理学和医学心理学综合试卷（一）

一、选择题（每题2分，共30分）

【A型题】

1. 有关生命医学伦理学基本原则的描述，错误的是　　　　　　　　（　　）
   A. 不伤害　　B. 保护　　C. 尊重　　D. 公正　　E. 有利

2. 生命伦理学的研究领域不包括　　　　　　　　　　　　　　　　（　　）
   A. 临床生命伦理学　　　B. 理论生命伦理学　　　C. 心理生命伦理学
   D. 科技生命伦理学　　　E. 文化生命伦理学

3. 诊治伤害现象的划分应不包括　　　　　　　　　　　　　　　　（　　）
   A. 有意伤害　　B. 可知伤害　　C. 免责伤害　　D. 责任伤害　　E. 可控伤害

4. 有关医德监督的方式，下列哪项是错误的　　　　　　　　　　　（　　）
   A. 法律监督　　B. 舆论监督　　C. 群众监督　　D. 领导监督　　E. 自我监督

【X型题】

5. 道德起源的理论有　　　　　　　　　　　　　　　　　　　　　（　　）
   A. 实践道德论　　B. 天赋道德论　　C. 人的自然本性论　　D. 心理道德论　　E. "神启论"

6. 道德的特点包括　　　　　　　　　　　　　　　　　　　　　　（　　）
   A. 稳定性　　B. 规范性　　C. 天赋性　　D. 社会性　　E. 层次性

7. 医学伦理学研究的对象包括　　　　　　　　　　　　　　　　　（　　）
   A. 医务人员与病人及其家属的关系　　　B. 医护人员相互之间的关系
   C. 病人与病人之间的关系　　　D. 医务人员与社会的关系　　　E. 病人与社会之间的关系

8. 生命伦理学的研究领域包括　　　　　　　　　　　　　　　　　（　　）
   A. 理论生命伦理学　　　B. 临床生命伦理学　　　C. 道德生命伦理学
   D. 文化生命伦理学　　　E. 未来生命伦理学

9. 医学人道观、人权观的核心内容包括　　　　　　　　　　　　　（　　）

A. 尊重病人的生命　　B. 尊重病人的人格　　C. 尊重病人的家属

D. 尊重病人平等的医疗权利　　E. 尊重病人的习惯

10. 下述哪项属于器质分型中的典型心理特征　　　　　　　　　　（　　）

A. 胆汁质　　B. 多血质　　C. 偏执质　　D. 黏液质　　E. 抑郁质

11. 按照记忆的分类，下述哪些属于记忆的内容　　　　　　　　　（　　）

A. 形象记忆　　B. 强迫记忆　　C. 运动记忆　　D. 逻辑记忆　　E. 情绪记忆

12. 人类的社会性需求包括　　　　　　　　　　　　　　　　　　（　　）

A. 社会交往　　B. 劳动生产　　C. 体育运动　　D. 文化学习　　E. 道德规范

13. 下述各项中，哪些是健康的人格特点　　　　　　　　　　　　（　　）

A. 自我扩展的能力　　B. 与他人交往的能力　　C. 情绪上有安全感和自我认可　　D. 定向统一的人生观　　E. 感情丰富多彩

14. 以下哪些属于老年病人常见的心理反应　　　　　　　　　　　（　　）

A. 自尊心理　　B. 否认心理　　C. 恐惧心理　　D. 幼稚心理　　E. 抑郁心理

15. 下列何者是抑郁病人的常见表现　　　　　　　　　　　　　　（　　）

A. 兴趣减退甚至丧失　　B. 无助感　　C. 精神疲劳委靡　　D. 易怒倾向　　E. 自责自罪

二、填空题（每空 0.5 分，共 15 分）

1. 道德除有明显的阶级性外，同时具有其自身的以下特点：＿＿＿＿、＿＿＿＿、＿＿＿＿和＿＿＿＿。

2. 人类行为三要素是＿＿＿＿、＿＿＿＿和＿＿＿＿。

3. 人们使用过的医学科研人体实验，包括＿＿＿＿实验、＿＿＿＿实验、＿＿＿＿实验、＿＿＿＿实验和＿＿＿＿实验等类型。

4. 现代生殖技术在目前阶段可有以下 3 类，即＿＿＿＿、＿＿＿＿和＿＿＿＿。

5. 干细胞按其来源分类，可以有＿＿＿＿和＿＿＿＿。

6. 感觉分析器包括 3 个组成部分，即＿＿＿＿、＿＿＿＿和＿＿＿＿。

7. 在情绪障碍中，情感反应性异常通常表现为易怒倾向、＿＿＿＿、＿＿＿＿和＿＿＿＿。

8. 人类的基本需要包括心理的需要、_____、_____、_____和自我实现的需要。

9. 心理上有主观的不适感觉，称之为_____。

10. 临床心理评估的主要方法有_____、_____和_____3种。

三、判断题（每题2分，共20分；正确的在括号内标"＋"，错误的标"－"）

1. 医学伦理与医学道德是相同的概念，两词可以通用。　　　　　（　）

2. 医学道德是永恒不变的。　　　　　　　　　　　　　　　　　（　）

3. 我国《医师法》规定，医师进行试验性临床医疗，应经医院批准，但无须征得病人本人或家属的同意。　　　　　　　　　　　　　　　　（　）

4. 在特殊情况下，为了查清死者的病因，判断诊断治疗的谬误，有利于医学科学的发展，虽未征得死者生前同意或家属的首肯，经有关特定部门的批准，也可以进行尸体解剖。　　　　　　　　　　　　　　　　　　（　）

5. 对确实患有严重遗传性疾病的人，可以强制实施绝育。　　　　（　）

6. 在双方自愿的条件下，为实施器官移植挽救病人生命，可以进行器官的买卖。　　　　　　　　　　　　　　　　　　　　　　　　　　　（　）

7. 医师是医疗工作的主体。　　　　　　　　　　　　　　　　　（　）

8. 病人有接受或拒绝或选择治疗方案的权利。　　　　　　　　　（　）

9. 原发性高血压、荨麻疹、斑秃、偏头痛都是与心身障碍有关的疾病。（　）

10. 虽有病痛的症状和感觉，但未发现躯体病理改变的人，不应称为病人。

　　　　　　　　　　　　　　　　　　　　　　　　　　　　　　（　）

四、名词解释（每题2分，共10分）

1. 职业道德
2. 医疗过失纠纷
3. 心理治疗
4. 疾病
5. 病人

五、问答题（每题5分，共25分）

1. 简述医学伦理学的研究对象。
2. 何谓非医疗过失纠纷？

3. 试述健康的定义。

4. 何谓患儿的分离性焦虑?

5. 试述心理护理的特点。

参考答案

一、选择题

1. B	2. C	3. C	4. D	5. ABD	6. ABDE
7. ABDE	8. ABD	9. ABD	10. ABDE	11. ACDE	12. ABDE
13. ABCD	14. ABCDE	15. ABCE			

二、填空题

1. 稳定性　规范性　社会性　层次性

2. 行为者　行动　行动后果

3. 自愿　自体　欺骗　强迫　自然

4. 人工授精　体外受精　克隆技术

5. 胚胎干细胞　组织干细胞

6. 外周感受器部分　神经传导部分　大脑

7. 情感暴发　情感脆弱　病理性激情

8. 安全的需要　社交的需要　自尊的需要

9. 病感

10. 观察　访谈　心理测验

三、判断题

1. +	2. −	3. −	4. +	5. −	6. −
7. +	8. +	9. +	10. −		

四、名词解释

1. **职业道德**：是指从事一定职业的人们在特定的工作环境中或劳动中的行为规范总和。职业道德也可称为行业道德，有医学道德、商业道德、体育道德、教师道德、演员道德、司法道德等。

2. **医疗过失纠纷**：在医疗活动中，由于医务人员的过失行为而导致的医疗纠纷，称为医疗过失纠纷。例如，由于医务人员缺乏责任心，不认真分析病情，导致临床误诊、误治、误伤；该抢救的不抢救，随意推诿病人；不认真执行规章制度，不按操作规程办事，导致差错或事故等；这些医疗过失是人为因素造成的，属于渎职行为，引起纠纷属医疗过失纠纷。

3. **心理治疗**：是由经过训练的专业人员运用心理学专业知识和技巧，影响改变病人的认识、情绪和行为等心理活动，从而改善病人的心理状态和行为以及与此相关的痛苦与症状。

4. **疾病**：躯体器官功能性和器质性病变的客观症状和体征称为疾病。

5. **病人**：是指各种疾病病人，包括那些只有"情感"的病人，即虽有病痛的症状和感觉，但未发现躯体病理改变的人。

五、问答题

1. 医学伦理学与医学道德学同义。医学伦理学以医学领域中医务人员的医德意识和医德活动为研究对象。医务人员在医药卫生活动中，无时无刻不发生着个人与病人、与同行、与社会之间的多种复杂关系，这种关系大致可概括为 3 类：①医务人员与病人及其家属的关系；②医务人员相互之间的关系；③医务人员和社会的关系。

2. 在医疗活动中，并非由于医务人员的过失行为而导致的医疗纠纷，称为非医疗过失纠纷。这一类医患纠纷大多由于医疗服务质量、服务态度等问题所致，一般虽不构成医疗事故，但是反映了医院的服务质量和医务人员的道德素养。这些医务人员对医疗技术的掌握和应用上并不存在问题，对病人的诊治也能认真尽责，但却有意无意地忽视了病人的感受和意见，有时，医务人员忽视了病人在医疗中的自主权、知情同意权等，使病人身心受到伤害，形成了医患纠纷。此外，少数病人提出一些不合理的需求，不能得到满足时，就对医院和医务人员产生不满情绪。以上情况发生的医患纠纷均属于非医疗过失纠纷。

3. 健康定义为：健康不仅是身体没有疾病或异常，而且要生理、心理以及社会适应各方面都保持好状态或最佳状态。要生理、心理、社会功能和道德方面都保持完好状态或最佳状态才称为健康。

4. 儿童从 6 个月起，开始建立起一种"母子联结"的关系，在这种以母爱为中心的关系上保持着对周围环境的安全感和信任感。一旦孩子离开妈妈，大都恐惧不安，经常哭闹、拒食及不服药，而母亲与孩子一起时，这些反应很快消失，此即称为分离性焦虑。

5. 心理护理一般具有以下特点：①强调个体化护理；②充分认识和掌握影响心理护理效果的复杂因素；③心理护理应具有前瞻性，也就是说护士要根据病人的病情、预后和心理状态等，预估病人将会出现的各种心理问题，以便及早地采取心理护理措施，这将会取得更好的心理护理效果。

§2.2 医学伦理学和医学心理学综合试卷（二）

一、选择题（每题2分，共30分）

【A 型题】

1. 影响和制约医疗水平的因素不包括 （　　）
   A. 科技发展水平　　B. 医务人员的道德水平　　C. 病人的合作程度
   D. 卫生政策和制度的合理性　　E. 医务人员的技术水平

2. 下列各项中不属于医师权利的是 （　　）
   A. 诊治病人的疾病权　　B. 宣告病人的死亡权　　C. 对病人的隔离权
   D. 对病人"安乐死"的实施权　　E. 医师的干涉权

3. 下列哪项不属于人类的生理需要 （　　）
   A. 饥　　B. 渴　　C. 美　　D. 性　　E. 排泄

【X 型题】

4. 医学道德情感包括 （　　）
   A. 同情感　　B. 责任感　　C. 事业感　　D. 成就感　　E. 愧疚感

5. 病人的权利包括 （　　）
   A. 基本医疗权　　B. 保护隐私权　　C. 要求赔偿权　　D. 要求"安乐死"权　　E. 知情同意权

6. 医患纠纷发生的原因包括 （　　）
   A. 社会舆论的缺陷　　B. 医疗部门自身的缺陷　　C. 病人家属行为的缺陷　　D. 病人就医行为的缺陷　　E. 医疗纠纷调解行为的缺陷

7. 人类生态环境保护的道德原则包括 （　　）
   A. 尊重自然的道德原则　　B. 合理利用资源的道德原则　　C. 系统综合的道德原则　　D. 同步效应的道德原则　　E. 面向未来的道德原则

8. 根据移植用器官的供者和受者关系，器官移植可分为 （　　）
   A. 自体移植　　B. 同质移植　　C. 同种异植　　D. 人造器官移植　　E. 异种移植

9. 衡量记忆力的指标有如下哪些方面 （　　）
   A. 记忆的敏捷性　　B. 记忆的持久性　　C. 记忆的完整性　　D. 记忆的

准确性　　E. 记忆的备用性

10. 情感按其内容一般分为哪些方面　　　　　　　　　　　（　　）

　　A. 道德感　　B. 理智感　　C. 美感　　D. 同情感　　E. 正义感

11. 作为病人，他们的心理需求包括　　　　　　　　　　　（　　）

　　A. 需要尊重　　B. 需要接纳和关心　　C. 需要信心　　D. 需要安全
　　E. 需要和谐环境、适度活动与刺激

12. 下列哪些疾病属心身障碍性疾病　　　　　　　　　　　（　　）

　　A. 斑秃　　B. 艾滋病　　C. 消化性溃疡　　D. 偏头痛　　E. 原发性高
　　血压

13. 在护患关系中护士扮演的角色包括

　　A. 关怀和照顾的提供者角色　　B. 教师角色　　C. 咨询者角色
　　D. 病人辩护人角色　　E. 变化促进者角色

14. 临床诊治工作的基本道德原则包括

　　A. 及时原则　　B. 有效原则　　C. 择优原则　　D. 准确原则　　E. 自
　　主原则

15. 道德的含义包括　　　　　　　　　　　　　　　　　　（　　）

　　A. 道德水平　　B. 道德意识　　C. 道德范围　　D. 道德伦理　　E. 道
　　德实践

二、填空题（每空 0.5 分，共 15 分）

1. 生命伦理学的四大基本原则是_____、_____、_____和_____。

2. 医学伦理学的具体原则包括_____原则、_____原则、_____原则
　　和_____原则。

3. 临床病人的心理过程，大致经历 5 个阶段，即_____、_____、
　　_____、_____和_____。

4. 对克隆人问题中国政府态度是_____、_____、_____。

5. 记忆可分为_____、_____和_____ 3 个系统。

6. 错觉和幻觉在健康人和病人中均可发生，但错觉多发生于_____，幻觉
　　则多发生于_____。

7. 临床常见的人格障碍有偏执型人格障碍、_____、_____、
　　_____和强迫型人格障碍。

8. 患病后常难以履行自己应负的许多社会责任，如不能正常学习、工作、生

活需别人照顾等，称为_____。

9. 情感按其内容包括_____、_____和_____ 3个方面。

三、判断题（每题2分，共20分；正确的在括号内标"＋"，错误的标"－"）

1. 医学是没有阶段性的。　　　　　　　　　　　　　　　　（　　）

2. 性病病人有权要求医务人员为其保密。　　　　　　　　　（　　）

3. 在医学人体实验中，对照实验使用安慰剂和进行双盲法试验，不必征得病人的同意。　　　　　　　　　　　　　　　　　　　　　　（　　）

4. 医师向孕妇透露胎儿的性别不属违法行为。　　　　　　　（　　）

5. 生育控制的方法主要包括避孕、人工流产和绝育。　　　　（　　）

6. 确定病人死亡的医师不得同时是实施该死亡病人器官移植的手术者。　　　　　　　　　　　　　　　　　　　　　　　　　　　　（　　）

7. 根据我国相关法规的规定，对于自身不能怀孕的妇女，医师可协助实行代孕。　　　　　　　　　　　　　　　　　　　　　　　　　　（　　）

8. 干细胞研究目标，在于治疗严重的、难治的疾病，这种人类胚胎干细胞研究，应予支持。　　　　　　　　　　　　　　　　　　　　　　（　　）

9. 对于患有晚期绝症的病人，只要病人和家属提出要求，医师可以协助实行安乐死。　　　　　　　　　　　　　　　　　　　　　　　　（　　）

10. 术前焦虑水平较低的病人，术后一般恢复较快、效果较好。　（　　）

四、名词解释（每题2分，共10分）

1. 医学道德规范

2. 病人知情同意权

3. 临终

4. 医德监督

5. 智力下降

五、问答题（每题5分，共25分）

1. 试述生命伦理学的主要研究内容。

2. 简述医师对病人的义务。

3. 简述临终护理的目的和特点。

4. 试述病人抑郁心理的常见原因。

5. 试述老年人常见的心理问题。

参考答案

一、选择题

1. C   2. D   3. C   4. ABC   5. ABCE   6. BD

7. ABCDE   8. ABCE   9. ABC   10. ABDE   11. ABCDE   12. ACDE

13. ABCDE   14. ABCDE   15. BCE

二、填空题

1. 不伤害   有利   尊重   公开

2. 尊重   自主   不伤害   公正

3. 否认阶段   愤怒阶段   协议阶段   抑郁阶段   接受阶段

4. 不赞成   不支持   不允许   不接受

5. 感觉记忆   短时记忆   长时记忆

6. 健康人   病人

7. 分裂型人格障碍   反社会型人格障碍   冲动型人格障碍   表演型人格障碍

8. 病患

9. 道德感   理智感   美感

三、判断题

1. +   2. +   3. +   4. —   5. +   6. +

7. —   8. +   9. —   10. —

四、名词解释

1. 医学道德规范：是指依据一定的医学道德理论和原则而制定的，用以调整医疗工作中各种人际关系、评价医学行为善恶的准则。医学道德规范不仅包括医疗、护理、药剂、检验等临床方面的规范，而且包括科研、预防等领域的规范。

2. 病人知情同意权：病人有权要求治疗，也有权拒绝一些治疗手段和各种类型的医学试验，不管是否有益于病人。

3. 临终：凡是由于疾病或意外事故而造成人体主要器官的生理功能趋于衰竭，生命活动趋向终结的状态，濒临死亡但尚未死亡者，称为临终。

4. 医德监督：是指通过各种有效途径和方法，去检查、评估医务人员的医疗卫生行为是否符合医德原则和行为规范，从而帮助其树立良好医德风尚的活动。

5. 智力下降：主要表现为反应速度减慢，快速做出决定和解决问题的能力下降，容易健忘。

五、问答题

1. 生命伦理学的研究内容主要是医学伦理学难题，它不仅存在于科研、临床及医药领域，而且存在于医疗卫生决策领域，可归纳为：生命控制、死亡控制、行为控制、人体实验及稀有医疗卫生资源的分配等。

(1) 生命控制：包括避孕、流产、人工授精、体外受精、无性繁殖等；遗传和优生方面包括产前诊断、性别选择、遗传咨询、基因疗法、DNA重组、优生、器官移植等。

(2) 死亡控制：包括脑死亡及心肺死亡标准；安乐死（主动和被动）和有缺陷新生儿的处理等。

(3) 行为控制：是指对精神病病人的行为控制，包括药物控制（抗抑郁药、抗焦虑药和镇静药）、器械控制（用机械或物理学方法控制）和手术控制（精神外科）。

(4) 稀有医疗卫生资源的分配：如器官移植供体的分配等。

2. 医师对病人的义务如下：

(1) 承担诊治的义务：医师必须用其所掌握的全部医学知识和治疗手段，尽最大努力为病人服务。

(2) 解除痛苦的义务：病人的痛苦包括躯体性和精神性的。医师要用药物、手术、心理疏导等医疗手段努力控制躯体上的痛苦，解脱病人心理上的痛苦。

(3) 解释、说明的义务：医师有义务向病人说明病情、诊断、治疗、预后等有关医疗情况。

(4) 医疗保密的义务：医疗保密工作一般包括两个方面。一是为病人保守秘密；二是对病人保密，在特殊情况下，对某些病人的病情及预后需要保密。B超检查时，不能向孕妇透露胎儿的性别，这也是医务人员应履行的义务。

3. 临终护理是指对处在临终阶段的病人实施良好的护理。

(1) 临终护理的目的：协助缓解濒死病人躯体上的痛苦，减轻心理上的各种苦楚，提高尚存生命的生活质量，维护病人人格及生命尊严。
临终阶段由以治愈为主的治疗，转变为以对症治疗为主的维持和延长生命的照料。

(2) 临终护理的特点：主要是做好心理护理和生活护理。为了使病人在人生的最后阶段处在安宁、舒适的状态，促使病人在心理上能顺利进入死亡的"接受期"。

4. 病人抑郁心理的常见原因如下：

（1）抑郁多见于重危病人或有严重丧失的病人（如器官摘除、截肢或预后不良的病人）。

（2）病情加重时常会产生忧郁。

（3）易感素质者更易产生忧郁。这些人常性格内向，易悲观，缺乏自主，表现孤独。

（4）病理生理因素。如分娩或绝经期的激素变化，某些疾病后感受性的增强（如流行性感冒、慢性疼痛等），均可能发生忧郁。

（5）有些疾病目前没有好的治疗方法，疗效不佳，病人长期受疾病折磨，渐渐对治疗丧失信心，回避或拒绝治疗，任病情继续发展。

5. 老年人常见的心理问题如下：

（1）智力下降：主要表现为反应速度减慢，快速做出决定和解决问题的能力下降，容易健忘。

（2）情绪改变：有的老年人情感变得幼稚，不稳定，甚至像小孩一样，容易激动，有时因小事而兴高采烈，有时不顺心则不安、生气、哭泣。

（3）人格变化：较多的老年人表现为比较顽固，守旧，不易接受新事物和他人意见，猜疑心较强。有的则过多的感慨、伤感，沉湎于回忆往事之中。

（4）生活方式变化：孤独寂寞，社会活动减少使老年人选择更多的不良生活方式，如吸烟、嗜酒、缺乏运动等，不良的生活方式与心脑血管疾病、糖尿病等慢性疾病的发生和发展有着密切关系。此外，老年人睡眠时间短，易醒，白天爱打瞌睡，这种睡眠习惯的改变应与失眠进行区别。

§3 医疗风险和医疗安全管理试卷

一、选择题（每题 2 分，共 20 分）

【A 型题】

1. 医疗质量要素中的首要因素为 （   ）
   A. 规章制度　　B. 先进设备　　C. 医院规模　　D. 人员结构　　E. 医院文化

2. 治疗质量指标不包括下列哪项 （   ）
   A. 治愈好转率　　B. 抢救成功率　　C. 死亡率　　D. 无菌手术切口甲级愈合率　　E. 无菌手术切口感染率

3. 无菌手术感染率标准值为 （   ）
   A. ＜2%　　B. ＜3%　　C. ＜4%　　D. ＜5%　　E. ＜6%

4. 病种病例分型质量评价的指标不包括下列哪项 （   ）
   A. 病种　　B. 病例分型　　C. 医疗转归　　D. 医疗质量评价指标　　E. 尸检率

5. 当病人病情危重救治无望时，若有关方面提出"安乐死"要求时 （   ）
   A. 病人直接要求或立有遗嘱，予以同意　　B. 配偶提出要求，可予同意　　C. 不予同意　　D. 经医院领导批准后，可同意执行　　E. 有两名医师签字证明救治无望时，可实行安乐死

   【X 型题】

6. 医院的主要工作任务包括 （   ）
   A. 医疗　　B. 教育培训医务人员及其他人员　　C. 开展科学研究　　D. 预防和社会医疗服务　　E. 康复医疗

7. 卫生法规的基本原则包括 （   ）
   A. 卫生保护原则　　B. 预防为主原则　　C. 具有中国特色的原则　　D. 公平原则　　E. 病人自主原则

8. 以下哪些属于我国刑法中规定的违反卫生法的罪名 （   ）
   A. 非法行医罪　　B. 非法采集、供应血液罪　　C. 医疗事故罪　　D. 传播性病罪　　E. 违反规定引起甲类传染病传播或者有传播严重危险罪

9. 诊断质量包括 （   ）
   A. 入、出院诊断符合率　　B. 手术前后诊断符合率　　C. 临床诊断与病理诊断符合率　　D. 医院发生感染率　　E. 无菌手术切口感染率

10. 下列哪些情形不属于医疗事故 （   ）

  A. 在紧急情况下为抢救垂危病人生命而采取紧急医学措施造成不良后果

  B. 在医疗活动中由于病人病情异常或者病人体质特殊而发生医疗意外

  C. 无过错输血感染造成不良后果 D. 因患方原因延误诊疗导致不良后果 E. 因不可抗力造成不良后果

二、填空题（每空1分，共20分）

1. 影响医疗安全的因素，有_____因素和_____因素两种。

2. 在医疗活动中严禁涂改、_____、_____、_____或者_____病历资料。

3. 在医疗活动中，医疗机构及其医务人员应当将病人的_____、_____、_____等如实告知病人。

4. 当事人自知道或者应当知道其身体健康受到损害之日起_____年内，可以向_____部门提出医疗事故争议处理申请。

5. 在医务人员的法定义务中最重要的是_____义务。

6. 医疗事故赔偿费用，实行_____结算，由承担医疗事故责任的_____支付。

7. 据卫生部统计，我国高血压、脑卒中、冠心病、肿瘤、糖尿病等非传染性疾病所造成的死亡，目前已占全部死亡的_____%以上。

8. 疾病的预防和控制工作包括_____及_____两部分。

9. 依据《医疗事故处理条例》规定，医疗事故技术鉴定实行二级鉴定终结制，即_____鉴定和_____鉴定。

10. 由医患双方自行协商解决的医疗事故争议，医疗机构应在协议解决之日起_____日之内向所在地卫生行政部门做出书面报告。

三、判断题（每题1分，共10分；正确的在括号内标"＋"，错误的标"－"）

1. 医疗事故纠纷必须在进行医疗事故技术鉴定后方可向人民法院提起诉讼。

                         （ ）

2. 非法行医造成的人身伤害属医疗事故。   （ ）

3. 对于靠人工辅助器械（如呼吸机）维持生命的病人，其亲属要求继续留院治疗，但又要求停止使用人工辅助器械，医务人员应当拒绝病人亲属的要求。   （ ）

4. 在任何情况下使用血液及血液制品，必须对病人或者家属进行输血风险教

育，并在其知情同意并签署"医疗用血志愿书"后方可施行。　　　（　　）

5. 只要病人的心跳和呼吸停止，即可判断病人死亡。　　　　　（　　）

6. 病人家属有权要求医师在病人心跳、呼吸、脑电波暂停情况下，继续对病人进行抢救。　　　　　　　　　　　　　　　　　　　　　　　（　　）

7. 在医疗事故赔偿的范围内不包括误工费。　　　　　　　　　（　　）

8. 对于医疗事故纠纷，当事人可以直接向人民法院提起诉讼，但法院也可以不受理未经鉴定的医疗纠纷。　　　　　　　　　　　　　　　（　　）

9. 在医疗事故鉴定中，患方没有选择鉴定专家的权力。　　　　（　　）

10. 对于新出现的疾病，由于没有认识到其诊断、治疗的方法，如病人不幸死亡，医院不承担赔偿责任。　　　　　　　　　　　　　　　（　　）

四、名词解释（每题 5 分，共 25 分）

1. 医疗事故
2. 医疗风险
3. 医疗安全
4. 医疗缺陷
5. 病人的部分免责权

五、问答题（每题 5 分，共 25 分）

1. 试述医疗风险的不可避免性。
2. 何谓医疗纠纷？
3. 试述医生的主要告知义务。
4. 在司法诉讼程序中，何谓"举证责任倒置"，对医院工作有何影响？
5. 出现医疗纠纷后，应当怎样处理？

参考答案

一、选择题

1. D　　　2. E　　　3. A　　　4. D　　　5. C　　　6. ABCDE
7. ABDE　　8. ABCDE　　9. ABC　　10. ABCDE

二、填空题

1. 医源性　　非医源性
2. 伪造　　隐匿　　销毁　　抢夺
3. 病情　　医疗措施　　医疗风险
4. 1　　卫生行政
5. 告知
6. 一次性　　医疗机构
7. 70
8. 防治的策略和措施　　疾病监测
9. 首次　　再次
10. 7

三、判断题

1. －　　　　2. －　　　　3. ＋　　　　4. －　　　　5. －　　　　6. ＋
7. －　　　　8. ＋　　　　9. －　　　　10. ＋

四、名词解释

1. 医疗事故：是指医疗机构及其医务人员在医疗活动中，违反医疗卫生管理法律、行政法规、部门规章和诊疗护理规范、常规，过失造成病人人身损害的事故。
2. 医疗风险：是指因医疗行为本身的特殊性而对病人的身体完整性、健康甚至生命的潜在危险性。
3. 医疗安全：是指在医疗活动中不发生或者尽量避免、减少因过失损害病人健康和生命的医疗事件。
4. 医疗缺陷：是指医疗机构及其医务人员在医疗活动中，违反医疗卫生法律、法规和诊疗护理技术规范、常规，或存在技术过失、医疗设备问题以及医院管理不善等，给病人造成病情、身体、心理的不利影响或损害。根据损害后果程度分为医疗事故、医疗差错、医院感染。
5. 病人的部分免责权：是指病人在获得医疗机构证明后，可以免除一定社会责任，同时有权得到相应福利保障。如精神病病人在疾病发作期对自身行为是不负责任的。

五、问答题

1. 医疗风险之所以不能避免主要是基于以下原因：
   （1）人类对疾病发生发展的认识水平的限制：人类的疾病因何发生，其发展的规律如何，药物如何对疾病产生作用等没有非常肯定、明确的认识，因此对疾病的诊断和治疗是一种探索性的。

（2）人类个体素质的差异：相同的症状、体征可能是不同的疾病，相同的疾病用相同的药物可能有不同的效果，更有的人是特异体质，极易发生不可避免的损害。

（3）医学检验技术发展的限制：各种仪器、试剂存在一定的技术和工艺上的误差，检测的结果不能够达到100％的准确，存在假阴性和假阳性，因此使得误诊不可避免。

（4）医师认识水平的局限性：医师的学历水平、临床经验以及医院的设备条件和医疗资源分配的地区差异等都会造成医生认识水平的局限。这种局限使得一些在高级医院可以治疗的疾病在下级医院不能得到有效治疗，甚至造成严重后果。

2. 医疗纠纷是指医患双方对疾病诊疗后果及其原因的认定存在分歧，病人及其亲属对诊疗工作不满，认为病人诊疗时间延长、增加额外痛苦，甚至出现死亡、伤残等情况是由于医务人员诊疗失误造成，病人或其亲属要求追究当事责任或赔偿损失，需经过直接商议、行政调解、技术鉴定或法律裁决方可结案的医疗事件。

3. 医师对病人主要有以下告知义务：

（1）如实向病人或其家属告知病情和诊疗计划、方案，以及拟采用的诊疗方法的理由，存在的风险（包括诊疗措施的并发症，药物的毒、副作用等），疾病的预后等，但应该避免对病人产生不利后果。

（2）向病人告知医院管理制度中与其权益相关的制度。

（3）详细向病人告知诊疗过程中应当履行的配合方式、方法。

（4）详细向病人告知手术过程可能出现的并发症和后遗症，以及拟采取的预防、避免和补救措施。

（5）实施新的实验性临床治疗方法时，应如实告知该种方法的理论依据、成熟程度、风险概率，以及批准实验的机关和有关法律手续。

（6）详细向病人告知药物的服用方法和保存方法。

（7）如实告知病人不能提供约定的医疗服务的原因。

（8）在病人的病情出现重大变化，或者需要调整诊断、治疗方案时，或病人出现轻生等心理变化时，应当如实告知病人及家属。

（9）详细向病人告知出院后的注意事项及院外治疗方法，以及复诊的时间、需携带的资料。

4. 在民事诉讼中我国一直沿用的举证原则是"谁主张、谁举证"。也就是说，在医疗诉讼中，应由提出诉讼的一方举出证据，说明医疗行为与损害结果之间存在因果关系，否则医方就不承担责任。但是，由于医护人员在医疗纠纷处理中处于主动地位，并且掌握着许多"举证"需要的原始资料，为了充分保障病人在医疗纠纷中的合法权益，2001 年最高人民法院在《关于民事诉讼证据若干规定》的司法解释中规定："因医疗行为引起的侵权诉讼，由医疗机构就医疗行为与损害结果之间不存在因果关系及不存在医疗过程过错承担举证责任。"。也就是说，只要病人提出诉讼，医方就应当列举事实及证据材料，证明自己医疗行为没有过错，否则医方就要承担责任。对于这一新的司法解释，人们将它称之为"举证责任倒置"。为适应这一法律规定，医方必须在增强法律意识的同时不断提高医疗行为的质量，减少和杜绝医疗过错，规范医疗管理，完善医疗记录。只有这样医方才能做到既充分尊重病人的权益，又保护好医护人员的合法权益。但是，由于临床医疗工作本身的特点或规律，出现的不少问题医方不可能说得清楚或举证说明自身无过错，故"举证责任倒置"也将会对临床医学的发展带来较深层次的负面影响。

5. 医疗纠纷发生后应做如下处理，以保证医疗纠纷的公正解决。

（1）立即保全病历、药品、注射和（或）输液残留物等证据。如病人死亡，应当告知其家属进行尸体解剖，家属拒绝的，应当签字。拒绝签字的，应当由见证人签字，必要时录音、录像。

（2）立即报告科室负责人和医务管理部门。

（3）病人或者家属要求复印、封存病历的，应当按照相关规定办理，不能拖延、拒绝。实物证据只能共同封存，不能交给患方。

（4）认真准备证据材料，组织专家会诊和病例讨论，对事件进行分析，为协商、鉴定和诉讼做好准备。

（5）积极应诉。收到法院送达的诉状副本后，应当在法院规定的期限内向法院提交证据，并积极准备答辩状，提交法院。

§4 医疗质量和病案管理试卷

一、选择题（每题2分，共30分）

【A型题】

1. 疾病分级可以分为　　　　　　　　　　　　　　　　　　　　（　　）
   A. 二级　　　B. 三级　　　C. 四级　　　D. 五级　　　E. 六级

2. 医疗管理的基本原则不包括下列哪项　　　　　　　　　　　　（　　）
   A. 病人第一　　　B. 安全有效　　　C. 医疗收入增加　　　D. 重点加强
   E. 首诊负责制

3. 病床使用率标准值为　　　　　　　　　　　　　　　　　　　（　　）
   A. 70%～80%　　　B. 80%～85%　　　C. 85%～90%　　　D. 90%～95%
   E. 100%

4. 综合医院平均住院日参考标准为　　　　　　　　　　　　　　（　　）
   A. 10～15 天　　　B. 10～20 天　　　C. 15～20 天　　　D. 20～25 天
   E. 15～25 天

5. 综合性医院死亡率参考标准为　　　　　　　　　　　　　　　（　　）
   A. <2%　　　B. <3%　　　C. <4%　　　D. <5%　　　E. <6%

6. 医疗质量管理重点环节不包括下列哪项　　　　　　　　　　　（　　）
   A. 重点项目　　　B. 重点科室　　　C. 重点对象　　　D. 重点时间　　　E. 重点因素

7. 病案质量控制的必要性表现在　　　　　　　　　　　　　　　（　　）
   A. 提高医疗质量的要求　　　B. 法律、法规的要求　　　C. 医疗保险、商业保险的要求　　　D. 教学科研的要求　　　E. 病案管理的要求

8. 入院记录在多长时间内必须完成　　　　　　　　　　　　　　（　　）
   A. 6 小时　　　B. 12 小时　　　C. 24 小时　　　D. 48 小时　　　E. 住院期间完成

9. 首次病程记录必须在病人入院后多长时间内完成　　　　　　　（　　）
   A. 2 小时　　　B. 4 小时　　　C. 6 小时　　　D. 8 小时　　　E. 12 小时

10. 手术记录应于术后多长时间内完成　　　　　　　　　　　　（　　）
    A. 6 小时　　　B. 12 小时　　　C. 24 小时　　　D. 48 小时　　　E. 72 小时

【X型题】

11. 必须在24小时内完成的记录有　　　　　　　　　　　　　　（　　）
    A. 转入记录　　　B. 接班记录　　　C. 出院记录　　　D. 死亡记录　　　E. 大

会诊记录

12. 检诊的内容包括 （ ）

A. 查房　B. 采集病史　C. 体格检查　D. 常规检查　E. 特殊检查

13. 病历书写的基本要求包括 （ ）

A. 真实　B. 完整　C. 科学性强　D. 字迹清楚　E. 重点突出

14. 病人的基本权利包括 （ ）

A. 医疗权　B. 自主权　C. 知情同意权　D. 保密权　E. 隐私权

15. 填写病案首页时，疾病诊断的填写顺序应遵循的基本原则是 （ ）

A. 主要治疗的疾病在前，未治的疾病及陈旧性情况在后　B. 严重疾病在前，轻微疾病在后　C. 本科疾病在前，他科疾病在后　D. 花费最多的疾病在前，花费最少的疾病在后　E. 对一个复杂的疾病诊断填写时，病因在前，症状在后

二、填空题（每空1分，共20分）

1. 重点管理病人包括_____、_____、_____。

2. 医疗转归有治愈、_____、_____、_____、_____和其他六类。

3. 现代急救医疗服务体系包括_____、_____和_____。

4. 常用的医疗终末质量统计指标有_____、_____、_____、_____、_____等。

5. 国际疾病分类有_____、_____。

6. 医疗评价的方法有_____和_____。

三、判断题（每题1分，共10分；正确的在括号内标"＋"，错误的标"－"）

1. 急诊检查一般项目出报告时间应≤10小时。 （ ）

2. 院内急会诊到位时间应≤15分钟。 （ ）

3. 急诊抢救病人到院后开始处置时间应≤5分钟。 （ ）

4. 在任何情况下医务人员都要向病人告知其病情、诊断治疗及可能产生的不良后果。 （ ）

5. ISO9000标准适于任何行业的质量管理。 （ ）

6. 不论是住院病案还是门诊病案，有些重要医疗信息如药物过敏、体内特殊装置等，应使用特殊标记，以迅速引起使用者注意。 （ ）

7. 病案首页填写说明中对"主要诊断"的定义是：对身体健康危害最大，花费医疗精力最多，住院时间最长的疾病诊断。　　　　　　　　（　　）

8. 填写病案首页时，若出院主要诊断与入院主要诊断的前两个不相符，就称出、入院诊断不符合。　　　　　　　　　　　　　　　　　（　　）

9. 病案记录中有关病人个人信息和身体健康状况的内容属法律隐私权保护范畴。　　　　　　　　　　　　　　　　　　　　　　　　（　　）

10. 病案记录不签名是医师不负责任的表现，法律上属无效记录，而代签名或有意、无意模仿他人签名是越权、违法行为。　　　　　　　（　　）

四、名词解释（每题 2 分，共 10 分）

1. 临床路径管理
2. 病案
3. ISO9000 族标准
4. 医疗质量三级结构
5. 单病种质量管理

五、问答题（每题 3 分，共 30 分）

1. 试述医疗质量控制的层次。
2. 试述门诊工作的特点。
3. 试述门急诊质量管理的基本要求。
4. 试述门急诊质量管理的主要内容。
5. 试述病种医疗质量管理的目的。
6. 试述病种医疗质量管理的意义。
7. 试述疾病分级。
8. 试述医院实施 ISO9000 族标准的意义。
9. 试述临床路径管理实施意义。
10. 试述环节质量管理的主要方法。

参考答案

一、选择题

1. C   2. C   3. C   4. C   5. C   6. A

7. E   8. C   9. D   10. C   11. ABCD   12. BCDE

13. ABCDE   14. ABCDE   15. ABCE

二、填空题

1. 急诊病人   重症病人   疑难病人

2. 好转   无效   未愈   死亡

3. 院前急救   急诊科急救   ICU 急救

4. 床位使用率   病房周转率   平均住院日   死亡率   治愈率   尸检率

5. ICD—9   ICP—10

6. 病例评价法   统计指标评价法

三、判断题

1. −   2. −   3. +   4. −   5. +   6. +

7. +   8. −   9. +   10. +

四、名词解释

1. 临床路径管理：是指针对一个病种，制定出医院内医务人员必须遵循的诊疗模式，使病人从入院到出院依照该模式接受检查、手术、治疗、护理等医疗服务。从 2010 年起，中国 50 家医院将推行仿照工业流水线设计的"临床路径管理"，112 个病种有了"标准流程图"，可望实现"同病同治"。

2. 病案：是有关病人健康情况的文件资料，包括病人本人或他人对其病情的主观描述，医务人员对病人的客观检查结果及对病情的分析、诊疗过程和转归情况的记录，以及与之相关的具有法律意义的文件。

3. ISO9000 族标准：是由国际标准化组织（International Organization for Standardization, ISO）于 1987 年制定，现已有 90 多个国家和地区将此标准等同转化为国家标准。

ISO9000 族标准是针对组织的管理结构、人员、技术能力、各项规章制度、技术文件和内部监督机制等一系列体现组织保证产品及服务质量的管理措施的标准。ISO9000 族标准主要针对质量管理,同时涵盖了部分行政管理和财务管理的范畴。

4. 医疗质量三级结构:医疗质量的形成既是一个过程,又有一定规律。医疗质量的形成过程由 3 个层次构成,称之为"三级质量结构",即结构质量、环节质量和终末质量。

5. 单病种质量管理:这是一种以单病种为基础的医疗质量控制和医疗成本管理的方法,因其覆盖面较窄,难以对医院的医疗质量进行全面评价。但因其较为简单易行,所以在医疗质量管理中仍有一定的应用价值。

五、问答题

1. 完整的医疗质量控制应从以下 3 个层次展开。

(1) 个体质量控制:是医疗质量管理最基本的形式,是各级医务人员自我控制、相互监督。

(2) 科室质量控制:由科主任进行环节质量控制和终末质量检查评价。

(3) 院级及职能部门的医疗质量控制:通过组织协调、日常业务活动、定期检查、实施整改等途径对医疗质量进行控制。

2. 门诊工作有以下特点:①病人集中并且流量大;②门诊医师可用于诊断和治疗的时间短暂;③门诊工作是保证医疗质量的第一个关键环节;④门诊是方便而经济的医疗服务方式。

3. 对门急诊质量管理的基本要求是:

(1) 加强门急诊医师技术力量的配备。

(2) 顺应病人就诊时间的规律,科学安排诊疗工作。

(3) 加强门急诊技术管理,建立准入制度。

(4) 严格落实规章制度和卫生法律法规。

(5) 加强组织协调,做好整体保障。

4. 门急诊质量管理的主要内容如下:①书写医疗文件;②按医疗质量指标对门急诊质量进行评价考核;③考评门急诊服务质量;④保护门急诊环境质量;⑤对门急诊病人满意度进行评价;⑥缺陷管理;⑦督促、检查门急诊规章制度执行情况。

5. 病种医疗质量管理的目的是建立起一套病种医疗质量的评价体系,同时控制医疗成本和不合理开支。病种医疗质量管理的目的是:①建立病种医疗质量指标体系和医疗质量评价指标体系,提高医院质量评价的合理性和实用性;②建立一套具有理论科学、技术先进、实用可行的病种质量管理模式,促进我国医疗质量管理水平的提高;③建立一种科学的病种分类方法,制定病种质量的参考标准,有效地规范和约束医疗行为。

6. 病种医疗质量管理的意义在于：①提高医生的质量意识和医疗过程的规范管理；②解决传统医疗质量指标评价缺乏可比性和质量评价片面性问题，合理评价医疗工作绩效和病种费用；③评价相关医师的工作质量；④加强对各类医院医疗质量和病种医疗费用的指导、管理与控制；⑤提供大量而有价值的医疗质量管理资料信息，帮助决策部门对医院卫生资源进行科学的宏观管理和评估。

7. 疾病可分为 4 级。一级：无合并症或重症度为最小的状态；二级：罹患部位只限于一个器官或者一个系统，并且发生并发症的危险性有继续增大的趋势；三级：一个部位以上异常或预后不良的状态；四级：死亡。

8. 医院实施 ISO9000 族标准的意义如下：

(1) 适应国家卫生改革发展的新形势使我国的卫生改革工作必须与国际惯例接轨。

(2) 改进并提高医院的医疗服务质量：医院实施 ISO9000 族标准，就是为了实现医院全方位全面质量管理，建立多层次微观质量与宏观管理相结合的现代化管理制度，增强医院在医疗服务市场中的竞争力。

(3) 通过实施 ISO9000 族标准，有利于激发广大医务人员的责任感和工作积极性，有利于培养良好的质量行为习惯，有利于促进规章制度、技术规范和标准的落实，从而提高医院的管理水平和工作人员素质。

(4) ISO9000 族标准完善的质量管理体系，是在考虑了利益、成本和风险基础上使质量最佳化并对质量加以控制的非常有价值的管理资源，必将提高医院的社会效益和经济效益。

9. 实施临床路径管理将保证病人所接受的治疗项目精细化、标准化、程序化，减少治疗过程的随意化，提高医院资源的管理和利用，加强临床治疗的风险控制，缩短住院周期，降低医疗费用。

10. 环节质量管理的主要方法有：①分解过程，明确环节质量内容；②把握好重点环节；③进行环节质量检查，通过现场检查、全面检查、抽样检查和定期检查等方法全面控制环节质量；④制定环节质量控制指标。

§5 基本技能训练试卷

§5.1 病历书写规范和体格检查要点试卷

一、选择题（每题1分，共40分）

【A型题】

1. 病程记录的书写下列哪项不正确 （　　）
   A. 症状及体征的变化　　B. 检查结果及分析　　C. 各级医师查房及会诊意见　　D. 每天均应记录1次　　E. 临床操作及治疗措施

2. 病历书写不正确的是 （　　）
   A. 入院记录需在24小时内完成　　B. 出院记录应转抄在门诊病历中　　C. 接收（转入）记录由接受科室医师书写　　D. 转科（转出）记录由转出科的住院科室医师书写　　E. 手术记录由参加手术者均可书写

3. 下列问诊内容正确的是 （　　）
   A. 你心前区痛反射到左肩吗　　B. 你右上腹痛反射到右肩痛吗　　C. 解大便有里急后重吗　　D. 你觉得最主要的是哪里不适　　E. 腰痛时反射到大腿内侧痛吗

4. 中心性发绀常具有下列哪项特点 （　　）
   A. 常出现在肢体末梢　　B. 伴有皮肤温度降低　　C. 见于右心衰时　　D. 见于发绀型先天性心脏病时　　E. 见于严重休克时

5. 胸部语颤减退或消失，不出现于下列哪项情况 （　　）
   A. 肺气肿　　B. 大叶性肺炎　　C. 阻塞性肺不张　　D. 大量胸腔积液　　E. 胸膜增厚

6. 吸气性呼吸困难时，下列哪项叙述不正确 （　　）
   A. 吸气费力　　B. 呼气时伴有哮鸣音　　C. 常伴有干咳　　D. 高调吸气性喉鸣　　E. 重者出现吸气时"三凹征"

7. 男，60岁，发热、咳嗽月余，伴乏力消瘦，体格检查叩得右下肺浊音。下列情况可除外 （　　）
   A. 肺空洞　　B. 肺癌　　C. 肺炎　　D. 胸腔积液　　E. 胸膜增厚

8. 均称体型正常人肝叩诊相对浊音界，哪项是错误的 （　　）
   A. 右锁骨中线第5肋间　　B. 右锁骨中线上下径为9～11 cm　　C. 右腋

中线第 8 肋间　　D. 右肩胛线第 10 肋骨水平　　E. 肝绝对浊音界比相对浊音界低 1～2 肋间

9. 肺部比较叩诊不正确的是　　　　　　　　　　　　　　　　　（　　）

A. 叩诊顺序，由上至下，由前至后，左右对称比较叩诊　　B. 叩诊时应注意音响变化　　C. 叩前胸与侧壁时板指与肋间平行　　D. 叩肩胛间区板指与脊柱平行　　E. 叩肩胛下区时板指可任意放置

10. 区别腹部肿块来自腹腔或腹壁最简易的检查方法是　　　　　　（　　）

A. 超声检查　　B. 胃肠钡餐检查　　C. 腹部体格检查　　D. 腹部 X 线平片　　E. 放射性核素显像

11. 鉴别右心衰与肝硬化的主要特点是　　　　　　　　　　　　　（　　）

A. 有无腹水　　B. 有无下肢水肿　　C. 肝脏是否肿大　　D. 颈静脉是否充盈　　E. 有无脾脏肿大

12. 腹部检查下列哪项错误　　　　　　　　　　　　　　　　　　（　　）

A. 振水音见于幽门梗阻　　B. 肋下扪及肝脏提示肝大　　C. 脾脏正常时不能扪及　　D. 肠鸣音消失可见于肠麻痹　　E. 腹主动脉搏动正常人可触到

13. 检查发现病人胸廓的前后径等于横径，肋间隙增宽，应考虑为　（　　）

A. 扁平胸　　B. 鸡胸　　C. 正常胸廓　　D. 漏斗胸　　E. 桶状胸

14. 一侧瞳孔直接对光反应消失，间接光反应存在，病变在　　　　（　　）

A. 同侧动眼神经　　B. 对侧动眼神经　　C. 同侧视神经　　D. 对侧视神经　　E. 视交叉

15. 病理反射的出现是由于　　　　　　　　　　　　　　　　　　（　　）

A. 脊髓反射弧的损害　　B. 神经系统兴奋性增高　　C. 脑干网状结构损害　　D. 锥体束受损　　E. 基底节受损

16. 扪查乳房的方法哪项不正确　　　　　　　　　　　　　　　　（　　）

A. 扪查乳房内半侧时，嘱病人举臂　　B. 扪查乳房外半侧时，嘱病人垂臂　　C. 应用手指掌面循序轻轻触按乳房　　D. 乳房下部肿块，采平卧位举臂触诊　　E. 抓捏乳房以利鉴别良、恶性肿块

17. 皮肤检查描述哪项不正确　　　　　　　　　　　　　　　　　（　　）

A. 皮肤黏膜出血，形成红色或暗红色斑，压之不退色　　B. 皮肤黏膜出血，不高出皮肤，<2 mm 者，为出血点　　C. 荨麻疹呈苍白或片状发红改变，不突出皮肤表面　　D. 皮肤黏膜出血，高出皮肤，有波动，>5 mm

为血肿   E. 皮肤有小红点，高出皮肤表面，压之退色者为丘疹

18. 测血压时，袖带过窄将使测得的血压   （   ）

   A. 增高   B. 降低   C. 舒张压降低，脉压增大   D. 脉压变小

   E. 不受影响

19. 左心衰时呼吸困难的特点，不包括   （   ）

   A. 活动时加重   B. 休息时减轻   C. 仰卧时加重   D. 常伴淤血性

   肝大   E. 常采取端坐呼吸体位

20. 肝细胞性黄疸应除外以下哪种临床表现   （   ）

   A. 血中结合胆红素增加   B. 严重者可有出血倾向   C. 尿中结合胆红

   素阳性   D. 尿中尿胆原增高   E. 严重时大便呈陶土色

【B 型题】

问题 21～23

腹痛的性质呈

   A. 上腹刀割样痛伴肌紧张

   B. 上腹烧灼痛伴反酸

   C. 上腹钻顶样痛

   D. 右上腹绞痛

   E. 中上腹持续性剧痛，阵发性加剧

21. 十二指肠球部溃疡常表现为   （   ）

22. 胆道蛔虫病常表现为   （   ）

23. 内脏穿孔常表现为   （   ）

问题 24～26

   A. McBurney 点压痛

   B. Murphy 征阳性

   C. 中上腹压痛

   D. 脐周压痛

   E. 下腹正中压痛

24. 急性胆囊炎常表现为   （   ）

25. 急性阑尾炎常表现为   （   ）

26. 急性胰腺炎常表现为   （   ）

问题 27～28

   A. A 型病例

  B. B 型病例

  C. C 型病例

  D. D 型病例

  E. E 型病例

  按病例分型下列病例属于上述哪种

27. 病情危重，随时有生命危险，有循环、呼吸、肝、肾、中枢神经等功能衰竭病变之一者 （   ）

28. 需紧急处理，但病种单纯的病例 （   ）

  问题 29～30

  A. 过清音

  B. 鼓音

  C. 实音

  D. 水泡音

  E. 哮鸣音

29. 急性肺水肿听诊肺部时可出现 （   ）

30. 大叶性肺炎听诊肺部时可出现 （   ）

【C 型题】

  问题 31～32

  A. 主动脉瓣关闭不全

  B. 高血压、甲状腺功能亢进症

  C. 两者均有

  D. 两者均无

31. 颈动脉搏动出现于 （   ）

32. 颈静脉搏动出现于 （   ）

  问题 33～34

  A. 心脏收缩期

  B. 心脏舒张期

  C. 两者均有

  D. 两者均无

  下列体征出现在

33. 心包摩擦感 （   ）

34. 室间隔缺损产生震颤 （   ）

【X 型题】

35. 儿科特殊病史应包括 （ ）

A. 生产史　　B. 喂养史　　C. 生长发育史　　D. 预防接种史　　E. 生活史

36. 过去病史包括下列哪几项内容 （ ）

A. 传染病史及接触史　　B. 手术外伤史　　C. 家族遗传病史　　D. 局灶病史　　E. 预防接种史及药物过敏史

37. 下列哪些项目属于脑膜刺激征 （ ）

A. Kernig 征　　B. Lasègue 征　　C. Brudzinski 征　　D. Babinski 征　　E. Gordon 征

38. 呼吸三凹征是指吸气时下列部位内陷 （ ）

A. 胸骨上窝　　B. 锁骨上窝　　C. 肋间肌　　D. 腹上角　　E. 肋间隙

39. 引起腹部压痛的原因有 （ ）

A. 腹部炎症　　B. 肿瘤浸润　　C. 脏器淤血　　D. 肠寄生虫病　　E. 检查手法欠妥

40. 奇脉常见于下列疾病 （ ）

A. 冠心病　　B. 心肌炎　　C. 心肌病　　D. 心包腔积液　　E. 缩窄性心包炎

二、填空题（每空 1 分，共 15 分）

1. 病历记录中规定应另立专页的有＿＿＿＿、＿＿＿＿、＿＿＿＿、＿＿＿＿、＿＿＿＿。

2. 死亡记录应在＿＿＿＿完成。

3. 正常人心尖搏动位于＿＿＿＿。

4. 成人正常血压范围为＿＿＿＿ mmHg。

5. 心包穿刺每次抽血不宜超过＿＿＿＿ mL。

6. 心脏触诊的内容有＿＿＿＿、＿＿＿＿、＿＿＿＿。

7. 腋窝淋巴结引流＿＿＿＿、＿＿＿＿及＿＿＿＿的淋巴液。

三、判断题（每题 1 分，共 10 分；正确的在括号内标"＋"，错误的标"－"）

1. 转科（转出）记录应由接收科室的经管医师书写，不另页。 （ ）

2. 手术记录应由手术医师或由手术医师指派的第一助手记录，手术医师审阅修改后签字，需另页。   （   ）

3. 新病人的入院记录应在入院后 24 小时完成。   （   ）

4. 心脏望诊正常人心尖搏动均可见于左第 5 肋间锁骨中线内。 （   ）

5. 病人为减轻痛苦所采取的体位称为强迫体位。   （   ）

6. 左锁骨上窝淋巴结发现转移性癌症时，原发病灶一定来自胃肠道。 （   ）

7. 正常人常见的胸廓横径与前后径之比是 1.5：1。   （   ）

8. 发现病人呼吸由浅、慢变深、快，然后由深、快变浅、慢，乃至暂停，5～30
   秒后周而复始，称为库斯毛尔（Kussmaul）呼吸。   （   ）

9. 哮喘发作端坐呼吸属于被动体位。   （   ）

10. 心界叩诊宜采用轻叩法。   （   ）

四、名词解释（每题 2 分，共 10 分）

1. 主诉
2. 蜘蛛痣
3. 调节反射和辐辏反射
4. 腹膜刺激征
5. 奇脉

五、问答题（每题 5 分，共 25 分）

1. 试述病历书写的重要性。
2. 试述书写"死亡记录"的要求。
3. 试述病例分型在医疗质量控制中的意义。
4. 列表比较肺泡呼吸音、支气管呼吸音、支气管肺泡呼吸音的特点和正常
   分布。
5. 试述门诊医嘱的主要内容。

参考答案

一、选择题

| 1. D | 2. E | 3. D | 4. D | 5. B | 6. B |
| 7. A | 8. C | 9. E | 10. C | 11. D | 12. B |

13. E	14. C	15. D	16. E	17. C	18. A
19. D	20. E	21. B	22. C	23. A	24. B
25. A	26. C	27. D	28. B	29. D	30. C
31. C	32. D	33. C	34. A	35. ABCDE	36. ABDE
37. AC	38. ABE	39. ABCDE	40. DE		

二、填空题

1. 入院记录　　出院记录　　转入（接收）记录　　死亡记录　　教授查房及大会诊记录

2. 当天立即

3. 左第 5 肋间隙锁骨中线内侧 0.5~1 cm

4. 90~139/60~89

5. 500

6. 心尖搏动　　震颤　　心包摩擦感

7. 躯干上部　　乳腺　　胸壁

三、判断题

1. −	2. +	3. +	4. −	5. +	6. −
7. +	8. −	9. −	10. +		

四、名词解释

1. 主诉：是指病人就诊的最主要症状（或体征）及其持续的时间。

2. 蜘蛛痣：为皮肤小动脉末端呈分支样扩张，形似蜘蛛。检查时用大头针头或火柴杆压迫蜘蛛痣的中心，其辐射性小血管即退色，松压后又复现，常见于面颈部、胸部及上肢。

3. 调节反射和辐辏反射：嘱病人注视 1 m 以外的目标，然后迅速将手指移近距眼球约 20 cm 处，此时正常人瞳孔逐渐缩小，称为调节反射；如同时双侧眼球向内聚合，称为辐辏反射。动眼神经功能损害时，调节及辐辏反射均消失。

4. 腹膜刺激征：包括腹肌紧张度增加、腹部压痛及反跳痛。

5. 奇脉：吸气时脉搏明显减弱或消失，称为奇脉，深吸气时明显。

五、问答题

1. 病历书写的重要性如下：①它是正确诊断疾病和决定治疗方案所不可缺的重要依据，也是临床医师必须掌握的基本功；②它是医院医疗管理信息和医护工作质量的客观凭证，为衡量医疗水平的重要资料；③它是进行临床科研和临床医学教育的重要资料；④它是病人的健康档案，也是预防保健事业的原始资料；⑤它是处理医疗纠纷、鉴定伤残等的重要法律依据。

2. "死亡记录"的书写要求如下：另立专页，内容除一般同出院记录外，尚应包括抢救经过，死亡时间，死亡的主要原因及最后诊断。死亡病人的门诊病历应一并存入住院病历中。

3. 将病人分为若干类型，便于临床医疗质量控制。其意义为：①作为制订诊疗计划和护理计划的依据；②作为判断病例医疗质量的"内生变量"；③作为衡量病例组合的依据。

4. 呼吸音的特点与正常分布见下表：

呼吸音的特点与分布

呼吸音	特　　点	正常分布
肺泡呼吸音	①类似用口向内吸气时发出的"夫"音 ②吸气期长于呼气期 ③吸气期调高且强	除支气管呼吸音及混合性呼吸音分布区，均为肺泡呼吸音
支气管呼吸音	①类似舌头抬高用口呼气时发出的"哈" ②吸气期较呼气期短 ③吸气期调低且弱	喉部、胸骨上端、背部第6～第7颈椎及第1～第2胸椎附近
支气管肺泡呼吸音	具有上述两种呼吸音的特点	胸骨角、肩胛间区的第3～第4胸椎水平，右锁骨上、下窝

5. 门诊医嘱的主要内容如下。①一般项目：姓名、性别、年龄、处方日期（年龄应写出具体岁龄或月龄，不能以"成年"代替）。②药物处方：药物名称、剂型、剂量、给药总量、用法（单次剂量、每天给药次数和方法）。急性病或危重病人，一般只给3～4天的药量。毒性药品或病情变化快的病人，可以只开1天药量，嘱咐病人随诊。慢性病如慢性肝炎、结核病等可给1个月以上的药量。③检查项目。④劳动力鉴定。⑤医师签名。

§5.2 临床技能操作试卷

§5.2.1 临床技能操作试卷（一）

一、选择题（每题2分，共40分）

【A型题】

1. 胸腔穿刺抽液引起急性肺水肿是由于　　　　　　　　　　　　（　　）
   A. 穿刺损伤肺组织　　B. 抽液过多、过快，胸膜腔内压突然下降
   C. 胸膜超敏反应　　D. 穿刺损伤肺血管　　E. 空气栓塞

2. 有关胸腔穿刺的方法，下列哪项不正确　　　　　　　　　　　（　　）
   A. 穿刺抽液时，穿刺点取浊音明显部位，一般取肩胛线7～9肋间隙或腋中线6～7肋间　　B. 穿刺抽气时，穿刺点取患侧锁骨中线第2肋间
   C. 穿刺时应沿肋骨下缘进针　　D. 抽液量每次不超过1000 mL　　E. 抽气量每次可大于1000 mL

3. 雾化吸入疗法选用药物时，下列哪种药物特性不适宜　　　　　（　　）
   A. 无强烈刺激征　　B. 水溶性差，相对较稳定的药物　　C. 无难闻气味
   D. 耐热稳定　　E. 机体对该药不过敏

4. 下列哪项禁作骨髓穿刺　　　　　　　　　　　　　　　　　　（　　）
   A. 显著血小板减少　　B. 粒细胞缺乏症　　C. 重度贫血　　D. 血友病
   E. 恶性组织细胞病

5. 某休克病人，心率快，测中心静脉压为5 cmH_2O，应采取　　（　　）
   A. 迅速补充液体　　B. 控制小量输液　　C. 心功能不全，立即给强心利尿药
   D. 控制输液量，加用强心药　　E. 休克与血容量无关

6. 气管切开术后出现广泛皮下气肿，最简单的处理方法是　　　　（　　）
   A. 抽吸气体　　B. 松解伤口缝线　　C. 更换气管套管　　D. 让其自行吸收
   E. 局部冷敷

7. 清创术下列操作哪项是错误的　　　　　　　　　　　　　　　（　　）
   A. 伤口周围油污应用松节油擦去　　B. 伤口周围皮肤用碘酊、乙醇消毒
   C. 切除失去活力的组织和明显挫伤的创缘组织　　D. 深部伤口不宜再扩大

E. 用无菌生理盐水或过氧化氧冲洗伤口

8. 气胸作胸膜腔闭式引流放置引流管的部位是　　　　　　　　（　　）

A. 锁骨中线第 2 肋间　　B. 锁骨中线第 3 肋间　　C. 腋前线第 4 肋间

D. 腋前线第 5 肋间　　E. 胸骨旁线第 4 肋间

9. 成人胸外心脏按压，下列哪项正确　　　　　　　　　　　　（　　）

A. 按压部位在胸骨下段，剑突上 2.5～5 cm 处　　B. 按压时以使胸廓下陷

2 cm 为度　　C. 应用冲击式猛压，下压时间与放松时间比为 2∶1

D. 放松时手掌根离开胸骨　　E. 按压频率以 30 次/min 为宜

10. 有关骨折急救处理，下列哪项错误　　　　　　　　　　　　（　　）

A. 首先应止血及包扎伤口　　B. 无夹板时，可用树枝、木棍（板）、步枪

等作临时固定支架　　C. 可将伤员上肢缚于胸壁侧面，下肢两腿绑在一

起固定　　D. 脊椎骨折病人最好俯卧位抬送　　E. 搬动脊椎骨折病人时，

应采取一人抱肩，一人抬腿的方法

【B 型题】

问题 11～13

A. 3～5 天 1 次

B. 每天 1 次

C. 隔 1～2 天 1 次

D. 每天 1～2 次

E. 2～3 天 1 次

11. 感染伤口换药应　　　　　　　　　　　　　　　　　　　　（　　）

12. 新鲜肉芽创面换药应　　　　　　　　　　　　　　　　　　（　　）

13. 术后无菌的伤口换药应　　　　　　　　　　　　　　　　　（　　）

问题 14～16

A. 甲状腺大部切除术后伤口愈合良好

B. 胃次全切除术后伤口愈合良好

C. 胆囊切除术后伤口有硬结，但未化脓

D. 阑尾穿孔切除术后伤口化脓

E. 横结肠癌根治术后切口裂开

与下述切口分类和愈合分级相符的是

14. Ⅱ-甲　　　　　　　　　　　　　　　　　　　　　　　　（　　）

15. Ⅲ-丙　　　　　　　　　　　　　　　　　　　　　　　　（　　）

16. Ⅰ-甲 （　　）

【C 型题】

问题 17～18

　　A. 低浓度给氧

　　B. 高浓度给氧

　　C. 两者均可

　　D. 两者均否

17. 慢性支气管炎、阻塞性肺气肿、肺源性心脏病、严重呼吸衰竭宜采用

（　　）

18. 急性呼吸窘迫综合征宜采用 （　　）

【X 型题】

19. 导尿操作，下列哪些正确 （　　）

　　A. 男性消毒从尿道口开始　　B. 女性消毒从大腿内侧开始，由外向内顺序进行　　C. 导尿管插入深度为 2.5 cm　　D. 膀胱过度充盈，应立即插入导尿管，快速放尿　　E. 导尿管管径大小适当，成年男性以 F24～F26 为宜

20. 下列哪些情况不能洗胃 （　　）

　　A. 幽门梗阻　　B. 腐蚀性胃炎　　C. 胃扩张　　D. 严重食管胃底静脉曲张　　E. 贲门梗阻

二、填空题（每空 0.5 分，共 20 分）

1. 临床上常需做皮内试验的药物有_____、_____、_____、_____、_____等。

2. 静脉注射经常选用的是_____、_____、_____等，新生儿和婴幼儿常选用_____。

3. 静脉注射强刺激性药物时，如果漏出血管外，应立即用_____进行局部封闭。如碱性药物外漏，可适量加入_____同时封闭。

4. 股静脉穿刺点位于靠近_____内侧_____ cm 处。

5. 静脉切开一般输液导管可保留_____天，硅胶管可保留_____天左右。

6. 成人骨髓穿刺一般选_____为穿刺点，2 岁以下婴幼儿通常选_____为穿刺点。

7. 青霉素皮内试验的注药剂量为_____或_____。

8. 心内注射应用 9 号穿刺针在第_____肋间胸骨左缘_____ cm 处垂直刺入_____ cm，抽得回血后即可注入药物。

9. 测上肢动、静脉压时，需将测定的部位置于右心房水平，病人仰卧位上肢应置于_____水平，半卧位应置于_____水平。

10. 正常脑脊液压力是_____；超过_____为颅内压增高。

11. 压颈试验（奎氏试验）的目的是_____。

12. 心包穿刺抽液，一般每次不宜超过_____，是由于一次抽液过多可引起_____增加，导致_____。

13. 耻骨上膀胱穿刺引流术，穿刺部位应选择在_____。

14. 成人胃管插入深度一般为_____ cm。

15. 鼻导管法吸入氧浓度（％）的计算公式是_____。

16. 脓肿切开排脓的主要目的是_____。

17. 临床判断心搏骤停的依据如下：①_____；②_____；③_____。

18. 骨折急救的目的是：_____、_____、_____。

三、判断题（每题 1 分，共 15 分；正确的在括号内标"＋"，错误的标"－"）

1. 2 岁以下婴幼儿肌内注射最好选用臀大肌注射。　　　　　　（　　）

2. 上肢扎止血带的位置应在上臂中、下 1/3 区段。　　　　　　（　　）

3. 骨折固定后即可止痛，有利于防止休克。　　　　　　　　　（　　）

4. 戴无菌手套的原则是：未戴手套的手只允许接触手套外面，已戴手套的手则不可触及未戴手套的手或另一手套的内面。　　　　（　　）

5. 洗手用的氨水浓度为 0.05％。　　　　　　　　　　　　　　（　　）

6. 胃次全切除术的手术切口属于清洁切口。　　　　　　　　　（　　）

7. 放松止血带后可能引起组织再灌注损伤。　　　　　　　　　（　　）

8. 胸外心脏按压的主要目的是造成胸膜腔内压的变化，促使血液循环。

　　　　　　　　　　　　　　　　　　　　　　　　　　　　（　　）

9. 疑心搏骤停的病人，检查如发现桡动脉搏动消失，应立即心内注射肾上腺素及胸外心脏按压。　　　　　　　　　　　　　　　　（　　）

10. 皮下注射是将药液注射于表皮和真皮之间。　　　　　　　　（　　）

11. 锁骨下静脉输液时，为防止空气进入血管，不能使输液瓶滴空或使一段输液管低于病人心脏水平。　　　　　　　　　　　　　（　　）

12. 腹腔穿刺抽出迅速凝固的血样液体，说明腹腔内出血。　　　（　　）

13. 鼻饲流质，每次不宜超过 200 mL，间隔时间为 2 小时。 （　）
14. 气管导管前端的套囊，一般注气 5 mL 左右，每 6 小时应放气 1 次，5～10 分钟后再注气。 （　）
15. 清创术适用于新鲜创伤的伤口。 （　）

四、问答题（每题 5 分，共 25 分）

1. 试述青霉素皮内试验的注意事项。
2. 简述臀大肌注射点的定位方法。
3. 试述导尿时应注意的事项。
4. 试述腹腔穿刺的适应证和禁忌证。
5. 试述胸腔穿刺的主要并发症及处理要点。

参考答案

一、选择题

1. B	2. C	3. B	4. D	5. A	6. B
7. D	8. A	9. A	10. E	11. B	12. C
13. A	14. B	15. D	16. A	17. A	18. B
19. AC	20. BDE				

二、填空题

1. 青霉素　　破伤风抗毒素　　细胞色素 C　　普鲁卡因　　碘制剂
2. 贵要静脉　　肘正中静脉　　手背及足背静脉　　头皮静脉
3. 0.25％普鲁卡因　　维生素 C
4. 股动脉　　0.5
5. 3～5　　10
6. 髂前上棘　　胫骨粗隆前下方
7. 20 U　　50 U
8. 4　　1～2　　4～5
9. 腋中线　　第 4 肋软骨
10. 70～180 mmH$_2$O（0.69～1.76 kPa）　　200 mmH$_2$O（1.96 kPa）
11. 了解椎管内有无阻塞

12. 500 mL　　回心血量　　急性肺水肿

13. 耻骨联合上 2 横指中线处

14. 45～55

15. 吸入氧浓度（%）=21+4×氧流量（L/min）

16. 防止炎症扩散和促进炎症消退

17. 心音消失　　颈动脉和股动脉搏动消失　　意识障碍

18. 防治休克　　防止再损伤及污染　　创造运送条件

三、判断题

1. －	2. －	3. ＋	4. ＋	5. ＋	6. ＋
7. ＋	8. ＋	9. －	10. －	11. ＋	12. －
13. ＋	14. ＋	15. ＋			

四、问答题

1. 青霉素过敏试验的注意事项如下：①停药超过 1 天以上或药物批号有更换时必须重做过敏试验；②试剂要新鲜，不得超过 4～6 小时；③试验前备好急救药盒，内有注射器及 0.1% 肾上腺素；④防止迟发反应，继续观察 10～15 分钟，并在注射药物前再观察 1 次；⑤皮试结果阳性者需作生理盐水对照，确认为阳性者做好记录，并告知病人。

2. 臀大肌注射点定位方法有两种。①十字法：从臀裂顶点向左或右侧画一水平线，然后从髂嵴最高点上作一垂直平分线，在外上方 1/4 处为注射部位；②连线法：取髂前上棘和尾骨连线的外上 1/3 处为注射部位。注射时应避免刺伤坐骨神经。

3. 导尿时应注意的事项如下：①严格遵守无菌操作，防止感染。②操作须轻巧，避免损伤尿道或增加病人痛苦。③导尿管前端插入部分应涂抹足够润滑剂。④导尿管管径大小适当，不宜过粗。男性成人以 F14～F18 号为宜。⑤膀胱过度充盈的病人，导尿时尿液放出速度不能过快，否则可能产生休克或膀胱出血。此时应缓慢而分次地放出尿液，每次 150～200 mL，反复多次，逐渐将膀胱放空。

4. 腹腔穿刺的适应证和禁忌证如下：

　　(1) 适应证：①抽液做化验和病理学检查，以协助诊断；②大量腹水引起严重胸闷、气促者，适量放液以缓解症状；③行人工气腹作为诊断和治疗手段；④腹腔内注射药物；⑤进行诊断性穿刺，以明确腹腔内有无积脓、积血。

　　(2) 禁忌证：①严重肠胀气；②妊娠；③因既往手术或炎症腹腔内有广泛粘连者；④躁动、不能合作或有肝性脑病先兆者。

5. 胸膜腔穿刺的主要并发症及处理要点如下：

(1) 主要并发症：除胸膜反应外，尚有血胸、气胸、穿刺口出血、胸壁蜂窝织炎、脓胸、空气栓塞等。

(2) 处理要点：①血胸：多由于刺破肋间动脉、静脉所致。发现抽出血液，应停止抽液，观察血压、脉搏、呼吸的变化。②气胸：可由于胶管未夹紧，漏入空气所致，不必处理。明显气胸多由于刺破脏层胸膜所致，可按气胸处理。③穿刺口出血，可用消毒棉球按压止血。④胸壁蜂窝织炎及脓胸：均为穿刺时消毒不严格引起细菌感染，需用抗生素治疗。大量脓胸应行闭式引流。⑤空气栓塞：少见，多见于人工气胸治疗时，病情危重，可引起死亡。诊断后应及时给予高压氧治疗。

§5.2.2 临床技能操作试卷（二）

一、选择题（每题 2 分，共 40 分）

【A 型题】

1. 控制性给氧的浓度为 （ ）
   A. <20% B. 24%~35% C. 35%~40% D. 40%
   E. <50%

2. 留置导尿管更换的间隔时间为 （ ）
   A. 2 天 B. 3 天 C. 2~4 天 D. 5~7 天 E. 1~2 周

3. 下列穿刺部位，哪项不正确 （ ）
   A. 股静脉穿刺点在腹股沟韧带下方紧靠股动脉外侧 0.5 cm 处 B. 颈内静脉穿刺在颈部中段，颈总动脉外侧刺入 C. 颈内静脉穿刺，在胸锁乳突肌锁骨头、胸骨头与锁骨形成的三角区顶部刺入 D. 锁骨下静脉穿刺，在右锁骨下缘中点或内中 1/3 或外、中 1/3 交界处刺入 E. 动脉穿刺常选用股动脉、肱动脉或桡动脉

4. 下列哪项禁做骨髓穿刺 （ ）
   A. 显著血小板减少 B. 粒细胞缺乏症 C. 重度贫血 D. 血友病
   E. 恶性组织细胞病

5. 关于胃插管术，下列哪项是错误的 （ ）
   A. 在胃扩张、幽门梗阻及食物中毒者可插管进行必要的治疗 B. 肠梗阻者可插管进行胃肠减压 C. 对昏迷者，可插管行营养治疗 D. 对食管静脉破裂出血者，可插管观察有无活动性出血 E. 插管抽吸胃液进行分析

6. 气管切开术后出现广泛皮下气肿，最简单的处理方法是 （　　）

　　A. 抽吸气体　　B. 松解伤口缝线　　C. 更换气管套管　　D. 让其自行吸收　　E. 理疗

7. 环甲膜穿刺术穿刺针保留时间一般不超过 （　　）

　　A. 6 小时　　B. 12 小时　　C. 24 小时　　D. 48 小时　　E. 72 小时

8. 深部脓肿切开排脓的指征是 （　　）

　　A. 局部有红肿、剧痛　　B. 全身发热，血白细胞数增高　　C. 患部运动功能障碍　　D. 局部有压痛及水肿　　E. 局部穿刺有脓液

9. 有关气管切开术，下列哪项不正确 （　　）

　　A. 病人取仰卧位，肩垫高、头后仰、颈伸直　　B. 皮肤切口从环状软骨下缘至胸骨上切迹稍上方　　C. 根据气管环为白色、触之有弹性、穿刺抽出气体来辨认气管　　D. 自 2～3 环正中切开气管壁　　E. 下呼吸道分泌物阻塞，不适宜做气管切开

10. 口对口人工呼吸时，将病人头部后仰，托起下颌，最主要的目的是（　　）

　　A. 保持脑血液供应　　B. 便于口对口接触　　C. 避免口、鼻分泌物流出　　D. 解除舌后坠造成的咽阻塞　　E. 有利于保护颈椎

【C 型题】

问题 11～12

　　A. 完全胃肠外营养

　　B. 失血性休克

　　C. 两者均可

　　D. 两者均否

11. 静脉切开术可用于 （　　）

12. 动脉切开术可用于 （　　）

【X 型题】

13. 超声雾化疗法常用的药物有 （　　）

　　A. 抗生素　　B. 激素　　C. 平喘镇咳祛痰药　　D. 抗过敏药　　E. 中药

14. 长期高浓度持续给氧可能导致 （　　）

　　A. 氧抽搐　　B. 抑制呼吸　　C. 视力下降　　D. 肺氧中毒　　E. 二氧化碳潴留

15. 气管内插管的主要应用范围包括 （　　）

A. 喉梗阻　　B. 全身麻醉　　C. 喉水肿　　D. 呼吸衰竭　　E. 心搏骤停

16. 胃肠减压术常用于　　　　　　　　　　　　　　　　　　　　（　　）

A. 腹部大手术后　　B. 急性胃扩张　　C. 肠梗阻　　D. 食物中毒
E. 胃、十二指肠穿孔

17. 下列通气方法的适应证哪些说法是正确的　　　　　　　　　　（　　）

A. 间歇通气适用于无自主呼吸者　　B. 压力支持通气适用于有自主呼吸但通气不足者　　C. 呼气末期正压呼吸适用于急性呼吸窘迫综合征
D. 高频通气适用于无自主呼吸者　　E. 间歇指令通气和间歇同步指令通气适用于停机过渡的准备

18. 下列疾病常用的洗胃液哪些是正确的　　　　　　　　　　　　（　　）

A. 原因不明急性中毒用温水洗胃　　B. 有机磷农药敌百虫中毒用碳酸氢钠溶液洗胃　　C. 重金属中毒用茶水洗胃　　D. 有机磷农药对硫磷（1605）中毒用高锰酸钾洗胃　　E. 敌百虫中毒用碳酸氢钠洗胃

19. 以下哪些是静脉切开术的适应证　　　　　　　　　　　　　　（　　）

A. 静脉穿刺失败　　B. 需长期输液　　C. 婴幼儿输液　　D. 静脉高营养治疗　　E. 心导管检查

20. 有关隔离衣的使用，下列哪些说法正确　　　　　　　　　　　（　　）

A. 使用过的隔离衣，衣领是污染区　　B. 隔离衣只能在隔离区使用
C. 护理不同病种病人不能共用隔离衣　　D. 隔离衣应每天更换　　E. 隔离衣弄湿后应立即更换

二、填空题（每空1分，共20分）

1. 初期完全缝合的切口分为_____、_____和_____三类。

2. 伤口愈合分为_____、_____和_____三种情况。

3. 静脉切开常选的静脉是_____、_____、_____等。

4. 洗手用氨水的浓度是_____%。

5. 颅内压监护的适应证包括_____、_____、_____、_____和_____。

6. 高浓度给氧是指吸入的氧浓度为_____。

7. 中心静脉压的正常值是_____ kPa，相当于_____ cmH$_2$O。

8. 三腔双囊管压迫止血主要用于_____大出血者。

9. 成人胃管插入的深度为_____cm。

三、判断题（每题1分，共10分；正确的在括号内标"＋"，错误的标"－"）

1. 颅内占位性病变者禁行腰椎穿刺。 （　　）
2. 腹腔内出血时，腹腔穿刺抽出的血液会迅速凝固。 （　　）
3. 胸腔穿刺应沿肋骨下缘进针。 （　　）
4. 股静脉穿刺点位于紧靠股动脉内侧 0.5 cm 处。 （　　）
5. 2 岁以下小儿肌内注射以选用臀中肌、臀小肌处注射为准。 （　　）
6. 青霉素皮试液注入的剂量是 100～150 U。 （　　）
7. 颈中线甲状软骨下缘与环状软骨弓上缘之间为环甲膜穿刺的穿刺点。
（　　）
8. 氧疗是没有并发症和禁忌证的。 （　　）
9. 疑有溃疡急性穿孔的病人应快行胃镜检查明确诊断。 （　　）
10. 上臂中下 1/3 处为扎止血带的最佳部位。 （　　）

四、问答题（每题6分，共30分）

1. 使用止血带易发生哪些错误？
2. 试述应用呼吸机时通气方式的选择。
3. 试述心内注射术的适应证。
4. 试述脓肿切开引流术的基本原则。
5. 测定中心静脉压在临床上有何意义？

参考答案

一、选择题

1. B	2. D	3. A	4. D	5. D	6. B
7. C	8. E	9. E	10. D	11. C	12. B
13. ACDE	14. BDE	15. BDE	16. ABCE	17. ABCE	18. ABC
19. ABDE	20. BCDE				

二、填空题

1. 清洁切口　　可能污染切口　　污染切口

2. 甲级愈合   乙级愈合   丙级愈合

3. 大隐静脉   贵要静脉   肘正中静脉

4. 0.05

5. 各种原因引起的颅内压增高者   闭合性颅脑损伤   颅内肿瘤   脑积水   蛛网膜下腔出血

6. 50%～60%

7. 0.59～1.18   6～12

8. 食管胃底静脉曲张破裂

9. 45～55

三、判断题

1. +   2. −   3. −   4. +   5. +   6. −

7. +   8. −   9. −   10. −

四、问答题

1. 使用止血带易发生的错误如下：

   (1) 对可用其他方法止血的病人滥用止血带。

   (2) 使用绳索、布条等不合格的止血带代用品，不仅起不到止血作用，反而造成局部伤害。

   (3) 止血压力不足，未能阻断动脉血流，却造成静脉回流障碍，反而助长出血。

   (4) 止血带压迫过紧，引起周围神经损伤。

   (5) 缠扎部位和方法不当，不仅止血不佳，甚至促使局部皮肤损害或肢体坏死。

2. 常用通气方式有间歇正压通气、高频通气、呼吸终末正压通气、压力支持通气、间歇指令通气和同步间歇指令通气。

   间歇正压通气适用于无自主呼吸病人。有自主呼吸，但通气量不足时可选用压力支持通气。严重低氧血症可选用高频通气和呼气终末正压通气。急性呼吸窘迫综合征则宜用呼气终末正压通气。间歇指令通气和同步间歇指令通气则用于停机的过渡准备。

3. 心内注射的适应证如下：

   (1) 任何原因所致心搏骤停，进行心脏按压，同时需要向心内注射一定药物促进心脏复跳者。

   (2) 胸外及胸内电击除颤，应同时心内注射药物。

   (3) 没有除颤设备时，可用药物心内注射除颤。

4. 脓肿切开引流术的基本原则是：

（1）首先应确诊为化脓性感染，且已形成脓腔（可疑时，应先用穿刺抽液法来决定）。结核性冷脓肿无混合性感染时，一般不作切开引流。

（2）保证脓腔引流通畅，因此切口须做在脓腔的最低部位，且切口必须够大。也可做1～2个对口引流。

（3）切开时不能损坏重要血管、神经。颜面部的切开引流应注意尽可能不损坏面容。

（4）切口部位的选择，应注意愈合的瘢痕不影响该处的功能，尤其是手指的触觉，手的握力，足的负重及关节的运动功能。

（5）引流物的选择必须恰当，一般浅表的脓肿可用凡士林纱布或橡皮膜条引流，而深部脓肿或脓腔较大、脓液甚多者，可用橡皮管引流。

5. 中心静脉压在一定程度上反映测压当时病人的有效血容量、心功能和血管张力等综合状况。因此，连续测定中心静脉压的改变，可动态地了解血容量的变化及判断心脏对补液的耐受能力，是调节输液治疗的一个重要参考指标。

（1）低血压，CVP<5 cmH$_2$O（0.49 kPa），提示有效血容量不足，可快速补液或补血浆。

（2）低血压，CVP>10 cmH$_2$O（0.98 kPa），应考虑有心功能不全的可能。需采用增加心肌收缩力的药如毛花苷C或多巴酚丁胺，并严格控制水入量。

（3）CVP>15～20 cmH$_2$O（1.47～1.96 kPa），提示有明显的右心衰，且有发生肺水肿可能，需采用快速利尿药与洋地黄制剂。

（4）CVP低亦可见于败血症、高热所致的血管扩张。

§5.3　临床诊疗器械检查试卷

一、选择题（每题 1.5 分，共 30 分）

【A 型题】

1. 关于胃镜检查的适应证，下列哪项不正确　　　　　　　　　　（　　）

   A. 上腹痛原因未明　　B. 呕血原因未明　　C. 胃溃疡性质未明　　D. 咯血查因　　E. 锁骨上淋巴结肿大查因

2. 关于胆道镜检查，下列哪项应慎重　　　　　　　　　　　　　（　　）

   A. 可疑胆道残余结石的诊断　　B. 胆道出血的定位或止血　　C. 进行选择性肝内胆管造影　　D. 胆总管十二指肠瘘病人　　E. 高龄或高危胆道结石

3. 下列哪项不宜做纤维支气管镜检查　　　　　　　　　　　　　（　　）

   A. 原因不明的咯血　　B. 原因不明的咳嗽　　C. 原因不明的喉返神经麻痹　　D. 痰检结核分枝杆菌阳性，X 线胸片肺无病灶　　E. 肺源性心脏病并肺门肿大，原因未明，PaO_2 40 mmHg

4. 有关纤维支气管镜检查，下列哪项不正确　　　　　　　　　　（　　）

   A. 术前应禁食 4～6 小时　　B. 术前应做 X 线胸片检查　　C. 术前均应做肺通气功能检查及血气分析　　D. 术前半小时注射阿托品及苯巴比妥　　E. 术后应禁食 2 小时

5. 有关纤维支气管镜检查，下列哪项不正确　　　　　　　　　　（　　）

   A. 可直接窥视 1～4 级支气管内肿块　　B. 可发现叶、段支气管腔阻塞　　C. 可进行选择性支气管造影　　D. 可直接窥视肺野浸润性病灶　　E. 可进行肺浸润性病灶或肺外周肿块的活检

6. 关于肺功能检查应用范围，下列哪项是错误的　　　　　　　　（　　）

   A. 确定肺功能障碍的程度　　B. 判定肺功能障碍的类型　　C. 可以发现肺部较小的病变　　D. 可用以判断某些药物的疗效　　E. 可以区别心源性和肺源性呼吸困难

7. 诊断心房颤动最重要的证据是　　　　　　　　　　　　　　　（　　）

   A. 出现异常的 P 波　　B. P 波消失　　C. QR 间期不规则　　D. QRS 波

群形态不一致 E. 心室率快

8. 诊断急性心肌梗死最重要的心电图表现是 （ ）

A. 病理性 Q 波或 QS 波 B. ST 段弓背向上型上移 C. T 波倒置

D. 对应导联 ST 段下移 E. 多发室性期前收缩

9. 在鉴别阵发性室上性心动过速与阵发性室性心动过速时，以下哪项对阵发

性室性心动过速的诊断有肯定的意义 （ ）

A. 心室夺获及室性融合波 B. QRS 波群宽大畸形 C. 频率 200 次/min

D. T 波与 QRS 波群方向相反 E. 以上都不是

【B 型题】

问题 10～11

A. 排泄性尿路造影

B. 经肾盂造瘘管造影

C. 膀胱造影

D. 尿道造影

E. 尿路逆行造影

10. 以上哪种造影应使用有机碘造影剂 （ ）

11. 以上哪种造影必须做碘过敏试验 （ ）

【C 型题】

问题 12～13

A. 输尿管结石

B. 肾盂输尿管交界处狭窄

C. 两者均可

D. 两者均否

12. 以上哪种疾病可通过膀胱镜及逆行插管造影明确诊断 （ ）

13. 以上哪种疾病可通过膀胱镜及输尿管插管进行治疗 （ ）

【X 型题】

14. 利用消化道内镜进行治疗的有 （ ）

A. 电凝电切息肉 B. 胆道取石 C. 肝癌切除 D. 食管曲张静脉

套扎 E. 食管曲张静脉碘化剂治疗

15. 阴道镜检查，下述各项中正确的是 （ ）

A. 以复方碘溶液涂布宫颈可发现碘不着色区 B. 遇典型图像可摄像

C. 不会发生并发症 D. 对异常区可做活检 E. 观察血管可加绿色滤

光器

16. 纤维支气管镜检查的并发症有 （ ）

　　A. 出血　　　B. 并发感染　　C. 心搏骤停　　D. 喉返神经麻痹

　　E. 气胸

17. 心室率缓慢的心电图可见于 （ ）

　　A. 房性期前收缩二联律下传受阻　　　B. 窦性心动过缓　　　C. 心房颤动伴

　　三度 AVB 交界区自转性心律　　　D. 室性自转性心律　　　E. 非阵发性心动

　　过速室性自转性心律

18. 做脑电图前应要求受检者做好下列哪些准备 （ ）

　　A. 检查前 1 天用肥皂水洗头　　　B. 检查前应禁食　　　C. 检查前 1 天应停

　　服镇静、安眠药　　　D. 检查前停用抗癫痫药 1～3 天　　　E. 穿衣质量不受

　　限制

19. 以下哪些疾病可通过膀胱镜检查及尿路逆行造影明确诊断 （ ）

　　A. 输尿管肿瘤　　B. 输尿管透 X 线结石　　C. 输尿管狭窄　　D. 先天

　　性巨输尿管症　　E. 肾囊肿

20. 以下哪些情况属于膀胱镜检查禁忌证 （ ）

　　A. 前列腺肥大症　　　B. 尿道狭窄　　　C. 急性膀胱炎及急性尿道炎

　　D. 膀胱肿瘤　　E. 结核性挛缩膀胱

二、填空题（每空 1 分，共 20 分）

1. 早期胃癌是指癌细胞浸润至胃壁的 _____，中晚期胃癌浸润至 _____、_____。

2. 纤维胃镜检查的并发症有 _____、_____、_____、_____、_____等。

3. 膀胱镜检查的禁忌证有 _____、_____、_____、_____等。

4. 选择性支气管造影是通过向某一肺叶或肺段注入 _____。

5. 测定肺功能之前受检者必须 _____。

6. 心电图 ST 段上移可见于 _____、_____、_____、_____。

7. 诊断二度房室阻滞心电图最重要的依据是 _____。

8. 确定异常神经支配的检查方法是 _____。

三、判断题 （每题 1 分，共 10 分；正确的在括号内标"＋"，错误的标"－"）

1. 纤维支气管镜检查能直视气管及各级支气管。　　　　（　　　）

2. 萎缩性胃炎活检发现中度不典型增生时，应于 3～6 个月后追踪观察以发现早期胃癌。　　　　（　　　）

3. 阴道镜检是宫颈癌辅助诊断的重要方法。　　　　（　　　）

4. 通过膀胱镜可测定分侧肾功能及向肾盂内灌注药物。　　　　（　　　）

5. 电凝、电切结肠息肉前，可采用 20％甘露醇口服清洁肠道。　　　　（　　　）

6. 纤维结肠镜是目前发现大肠癌的最可靠的诊断方法。　　　　（　　　）

7. 用肺活量计可以测定小气道的通气功能。　　　　（　　　）

8. 脑电图不仅可帮助癫痫的诊断，也可帮助脑瘤的病因诊断。　　　　（　　　）

9. 12 岁儿童枕部脑电频率不应低于 6 次/s。　　　　（　　　）

10. 肌电位纤颤电位和正峰波，只有在失神经支配的肌肉才能发现。　　　　（　　　）

四、名词解释 （每题 3 分，共 15 分）

1. 动态心电图

2. 肺功能检查

3. 生物电检查

4. 诱发电位测定

5. 肌电图检查

五、问答题 （每题 5 分，共 25 分）

1. 试述心电图的临床应用。

2. 试述心电图运动试验的适应证和禁忌证。

3. 试述心电图检查的临床应用。

4. 试述胃镜检查的适应证与禁忌证。

5. 试述脑电图检查的适应证。

参考答案

一、选择题

1. D   2. D   3. E   4. C   5. D   6. C
7. B   8. A   9. A   10. A   11. A   12. C
13. A   14. ABDE   15. ABDE   16. ABCE   17. ABCD   18. ACD
19. ABCD   20. BCE

二、填空题

1. 黏膜下层   肌层   浆膜层
2. 食管损伤   胃穿孔   吸入性肺炎   心绞痛   喉头痉挛
3. 泌尿系有急性感染   月经期   尿道狭窄   骨关节畸形不能置截石位者
4. 对比剂
5. 休息 15 分钟或 20 分钟
6. 急性心肌梗死   变异型心绞痛   急性心包炎   过早复极综合征
7. 有 QRS 波群的脱漏
8. 运动神经传导检查

三、判断题

1. −   2. +   3. +   4. +   5. −   6. +
7. −   8. −   9. +   10. −

四、名词解释

1. 动态心电图（AECG）：是指连续记录 24 小时或更长时间的心电图。该项检查首先由美国学者 Holter 于 20 世纪 60 年代初期应用于临床，故又称 Holter 监测。动态心电图可提供受检查 24 小时动态心电活动信息，已成为临床上广泛使用的无创性心血管病诊断手段之一。

2. 肺功能检查：其内容包括肺容积、通气、换气、血流和呼吸动力等项目。通过肺功能检查可对受检查者呼吸生理功能的基本状况作出质和量的评价，明确肺功能障碍的程度和类型。肺功能检查对研究疾病的发病机制、病理生理、明确诊断、指导治疗、判断疗效和疾病的康复、劳动力的鉴定以及评估胸腹部大手术的耐受性等都有重要意义。

3. 生物电检查：利用疾病发生时各种生物电变化而协助诊断的检查技术已广泛应用于临床，与活体组织检查及内镜检查不同的是，这些检查基本上是无创性的，并在一定程度上可以反映病变组织器官的功能性变化，因此对临床诊疗有着重要意义。目前在临床上应用较广泛的有脑电图检查、肌电图检查及诱发电位检查。

4. 诱发电位测定：诱发电位（EP）是中枢神经系统在感受体内外各种特异性刺激时所产生的生物电活动，可以了解各种感觉从外周感觉器官至中枢神经的传导系统的功能。目前常用的有视觉诱发电位、脑干听觉诱发电位、体感诱发电位检查 3 种。此外还有运动诱发电位检查，通过刺激脑的运动中枢引起相应的肌肉动作电位反映运动传导系统功能；还有事件相关电位检查，通过长潜伏时电位反应脑的认知功能。

5. 肌电图检查：肌电图（EMG）是记录神经和肌肉的生物电活动，用以判定神经、肌肉功能的一种检查方法。肌电图检查可用于肌萎缩、感觉障碍伴无力、运动功能障碍、脊髓前角病变、周围神经受累及肌肉病变等。

五、问答题

1. 心电图主要反映心脏激动的电学活动，因此对各种心律失常和传导障碍的诊断分析具有肯定价值。特征性的心电图改变和演变是诊断心肌梗死可靠而实用的方法。房室肥大、心肌受损和心肌缺血、药物和电解质紊乱都可引起一定的心电图变化，有助诊断。对于瓣膜活动、心音变化、心肌功能状态等，心电图不能提供直接判断，但作为心动周期的时相标记，又是其他检查的重要辅助手段。

   除了循环系统疾病之外，心电图已广泛应用于各种危重病人的抢救、手术麻醉、用药观察、航天、登山运动的心电监测等。

2. 心电图运动试验的适应证和禁忌证如下：

   （1）适应证：①对不典型胸痛或可疑冠心病病人进行鉴别诊断；②评估冠心病病人的心脏负荷能力；③评价冠心病的药物或介入手术治疗效果；④进行冠心病易患人群流行病学调查筛选试验。

   （2）禁忌证：①急性心肌梗死或心肌梗死合并心室壁瘤；②不稳定型心绞痛；③心力衰竭；④中、重度瓣膜病或先天性心脏病；⑤急性或严重慢性疾病；⑥严重高血压病人；⑦急性心包炎或心肌炎；⑧肺栓塞；⑨严重主动脉瓣狭窄；⑩严重残疾不能运动者。

3. 心电图检查的临床应用如下：

   （1）对心律失常和传导障碍的诊断具有肯定的价值。

   （2）对心肌梗死的诊断有很高的准确性，它不仅能确定有无心肌梗死，而且还可确定梗死的病期、部位、范围以及演变过程。

（3）对房室肥大、心肌炎、心肌病、冠状动脉供血不足和心包炎的诊断有较大的帮助。

（4）能够帮助了解某些药物（如洋地黄、奎尼丁等）和电解质紊乱对心肌的作用。

（5）心电图作为一种电信息的时间标志，常和心音图、超声心动图、阻抗血流图等心功能测定以及其他心脏电生理研究同步描记，以利于确定时间。

（6）心电监护已广泛应用于手术麻醉、用药观察、航天、体育等的心电监测以及危重病人的抢救。

4. 胃镜检查的适应证和禁忌证如下：

（1）适应证：①凡有上消化道症状，经钡餐、B超等检查不能确诊者；②良性、恶性溃疡的鉴别；③疑为早期胃癌需确诊者；④上消化道出血病因未明者；⑤观察临床治疗疗效者；⑥治疗，包括夹取异物、电凝止血、切除息肉及导入激光治疗贲门和食管恶性肿瘤、硬化剂注射治疗食管静脉曲张破裂出血及食管曲张静脉的套扎术等；⑦已确诊的上消化道病变需随访复查或进行治疗者，上消化道手术后仍有症状需确诊者。

（2）禁忌证：①严重心脏疾病或极度衰竭不能耐受检查者；②严重脊柱成角畸形或纵隔疾患如胸主动脉瘤等；③疑有溃疡急性穿孔或吞腐蚀剂的急性期；④精神病或严重智力障碍不能合作者；⑤严重高血压病人。

5. 脑电图检查的适应证如下：

（1）鉴别脑器质性疾病和功能性疾病：如抽搐、心理障碍、聋、盲等器质性或功能性疾病。

（2）各种脑部疾病辅助诊断、鉴别诊断及定位：常用于癫痫、脑瘤、脑外伤、颅内血肿、脑炎、脑寄生虫病、脑脓肿、脑血管病及其他各种脑病和昏迷病人。

（3）了解全身疾病疑有脑损害者是否脑受累：如癌是否有颅内转移，感染、中毒、肝或肾性疾病等是否造成脑功能损害。

（4）随访了解脑部疾病的变化，疗效，脑发育状况，帮助了解脑衰老及脑死亡。

§5.4 疾病诊断步骤、临床思维方法和循证医学试卷

一、选择题（每题2分，共20分）

【A型题】

1. 某病人长期发热，皮肤、关节、心、肝、肾各方面都有病态表现时，下列哪种诊断可能性最大 （ ）
   A. 风湿 B. 结核 C. 肝炎 D. 系统性红斑狼疮 E. 肾脏疾病

2. 下述哪项不属诊断思维的注意问题 （ ）
   A. 现象与本质 B. 主要与次要 C. 临床表现与主诉 D. 局部与整体
   E. 典型与不典型

3. 一咯血病人，胸片示右上肺阴影，首先应考虑的诊断是 （ ）
   A. 肺癌 B. 肺炎 C. 肺不张 D. 肺结核 E. 肺脓肿

4. 下述哪项不属常见诊断失误的原因 （ ）
   A. 病史资料不完整、不准确 B. 体查不细致、不全面 C. 医学知识
   不足 D. 主观臆断 E. 病人欠合作

【X型题】

5. 常见的误诊、漏诊的原因包括下面哪几种 （ ）
   A. 病史资料不完整、不确切 B. 观察不细致或检验结果误差 C. 先
   入为主、主观臆断 D. 医学知识不足、缺乏临床经验 E. 疾病的临
   床表现不同

6. 临床思维的基本原则有 （ ）
   A. 实事求是的原则，"一元论"原则 B. 用发病率和疾病谱观点选择诊
   断的原则 C. 首先考虑器质性疾病的诊断，然后考虑功能性疾病的原则
   D. 首先考虑可治的疾病的原则，简化思维程序的原则 E. 见病见人的
   原则

7. 综合的临床诊断应包括 （ ）
   A. 病因诊断 B. 病理解剖诊断 C. 病理生理诊断 D. 疾病的分型
   与分期 E. 并发症及伴发疾病诊断

8. 以下哪些项目是循证医学的应用范围 （ ）

A. 医疗管理　　B. 制定卫生政策　　C. 卫生技术评价　　D. 指导临床实践

E. 药物研究与应用

9. 造成临床表现不典型的因素有　　　　　　　　　　　　　　（　　）

A. 年老体弱　　B. 治疗的干扰　　C. 医师的认识水平　　D. 主诉不清楚

E. 器官移位

10. 诊断失误包括　　　　　　　　　　　　　　　　　　　　（　　）

A. 漏诊　　B. 误诊　　C. 病因判断错误　　D. 疾病性质判断错误

E. 延误诊断

二、填空题（每空 1 分，共 20 分）

1. 临床思维的两大要素是_____、_____。

2. 常用的诊断方法有_____、_____、_____。

3. 循证医学所要求的临床证据有以下 3 个主要来源，即 _____、_____、_____。

4. 在循证医学课题研究中，原则上应选用_____样本。

5. 正确诊断疾病的必备条件包括_____、_____、_____。

6. 在疾病诊断过程中应首先考虑_____病与_____病。

7. 国家规定，当病人存在一种以上疾病时，需选择 _____、_____、_____的疾病作为病历首页的主要诊断；将_____的疾病作为第一诊断。

8. 疾病现象是指病人的_____，疾病本质是指疾病的_____。

三、判断题（每题 2 分，共 10 分；正确的在括号内标"z"，错误的标"—"）

1. 临床思维方法是指对疾病现象进行调查研究、分析综合、判断推理等过程中的一系列思维活动，由此认识疾病、判断鉴别，做出决策的一种逻辑方法。　　　　　　　　　　　　　　　　　　　　　　　　　　（　　）

2. 诊断疾病的步骤包括搜集资料、分析综合资料及形成印象、验证或修正诊断 3 个步骤。　　　　　　　　　　　　　　　　　　　　　（　　）

3. 疾病诊断过程中，临床思维时应坚持"多元论"原则。　　　　（　　）

4. 疾病诊断过程中应尽可能以一种疾病去解释多种临床表现。　（　　）

5. 在器质性疾病与功能性疾病鉴别有困难时，首先应考虑功能性疾病的诊断。　　　　　　　　　　　　　　　　　　　　　　　　　　　（　　）

四、名词解释（每题 4 分，共 20 分）

1. 循证医学
2. 荟萃分析
3. 临床思维方法
4. 待诊
5. 个体化诊断

五、问答题（每题 6 分，共 30 分）

1. 试述诊断疾病的步骤。
2. 常见的误诊、漏诊的原因有哪些？
3. 试述临床上常用的诊断方法。
4. 试述循证医学的主要应用。
5. 试述循证医学的基本特征。

参考答案

一、选择题

1. D   2. C   3. D   4. E   5. ABCD   6. ABCDE
7. ABCDE   8. ABCDE   9. ABCE   10. ABCDE

二、填空题

1. 临床实践   科学思维
2. 直接诊断   排除诊断   鉴别诊断
3. 大样本的随机对照临床试验   系统性评价   荟萃分析或称为汇总分析
4. 大
5. 广博的医学知识   正确的临床思维   准确的逻辑分析
6. 常见   多发
7. 对就诊者健康危害最大   花费医疗精力最多   住院时间最长   导致死亡
8. 临床表现   病理改变

三、判断题

1. +   2. +   3. −   4. +   5. −

四、名词解释

1. 循证医学：是从 20 世纪 90 年代以来在临床医学领域内迅速发展起来的一门新兴学科，是一门遵循科学证据的医学，其核心思想是"任何医疗卫生方案、决策的确定都应遵循客观的临床科学研究产生的最佳证据"，从而制订出科学的预防对策和措施，达到预防疾病、促进健康和提高生命质量的目的。

2. 荟萃分析：又称汇总分析。这是一种将收集到的已完成临床研究的结果，进行系统、定量和定性的综合性统计分析的方法。

3. 临床思维方法：是指对疾病现象进行调查研究、分析综合、判断推理等过程中的一系列思维活动，由此认识疾病、判断鉴别，做出决策的一种逻辑方法。

4. 待诊：有些疾病一时难以明确诊断，临床上常用主要症状或体征的原因待诊作为临时诊断，如发热原因待诊、腹泻原因待诊、黄疸原因待诊、血尿原因待诊等。

5. 个体化诊断：将被检个体的基因背景及病生状态的综合分析的结果应用于该个体的预防、诊断和治疗上，这种诊断称为个体化诊断。

五、问答题

1. 诊断疾病的步骤如下：

（1）搜集资料：包括详尽、完整、真实可靠的病史，全面系统而又重点深入的体格检查，以及含血、尿、大便常规在内的各项实验室和特殊检查。

（2）分析综合资料，形成印象：对上述资料进行综合归纳，分析比较，去粗取精，去伪存真，由表及里总结病人的主要问题，将可能性较大的问题罗列出来，形成假设、印象，也就是初步诊断。

（3）验证或修正诊断：初步诊断经过临床实践的验证，并进一步研究、分析病情，对初步诊断进行验证或修正，以明确诊断。一时难于确诊的病例，进行实验性治疗也是一项公认可行的准则，但需十分慎重。

2. 常见的误诊、漏诊原因如下：

（1）病史资料不完整、不确切，未能反映疾病进程和动态以及个体的特征，因而难以作为诊断的依据。亦可能由于资料失实，分析取舍不当，导致误诊、漏诊。

（2）观察不细致或检验结果误差。临床观察和检查中遗漏关键征象，不加分析地依赖检验结果，是误诊的重要因素。

（3）先入为主，主观臆断，妨碍了客观而全面地搜集和分析资料。

（4）医学知识不足，缺乏临床经验，对一些病情复杂、临床罕见疾病造成的误诊，是误诊的常见原因。

3. 临床上常用的诊断方法有：

（1）直接诊断：病情简单、直观，根据病史或体征，无须化验和特殊检查即能作出诊断。如荨麻疹、外伤性血肿、急性扁桃体炎、急性胃肠炎等。

（2）排除诊断：临床症状，体征不具有特异性，有多种疾病可能性，经深入检查，稍加分析，容易发现不符之点，予以排除，留下1～2个可能的诊断进一步证实。

（3）鉴别诊断：主要症状体征有多种可能性，一时无法确定诊断，需不断搜集多种资料予以鉴别。若新的资料不支持原有的诊断，应将原有的可能性剔除或提出新的诊断。

4. 循证医学的主要应用如下：

（1）循证医学管理医疗：对同类病人的诊断、治疗方法进行规范化管理称为管理医疗（managed care）。管理医疗的实施将有效地提高医疗工作效率和减少医疗开支，而管理医疗就是根据循证医学的原则制定的。

（2）卫生政策：美国、加拿大、澳大利亚等国均利用循证医学的系统评价结果，制定了癌症和一些其他疾病的治疗指南。

（3）卫生技术评价：用系统评价的方法对卫生技术的有效性、安全性、经济性和社会影响进行综合分析评价，为卫生行政部门决策提供依据。

（4）循证医学通过对资料的临床系统评价，按照特定的病种和疗法找出可靠的结论，指导临床实践。例如，丹麦根据系统评价结果，取消了对孕妇进行常规超声波检查的规定，有些国家还取消了手术前常规进行胸透的规定，从而节约了大量的人、财、物。

（5）药物研究与应用：近年来，许多药厂和医院通过循证医学的方法了解药物研究的趋势，确定药物的临床疗效及科学使用方法，收到良好效果。

5. 循证医学的基本特征如下：

（1）将最佳临床证据、熟练的临床经验和病人的具体情况这三大要素紧密结合在一起寻找和收集最佳临床证据旨在得到更敏感和更可靠的诊断方法，更有效和更安全的治疗方案，力争使病人获得最佳治疗结果。掌握熟练的临床经验旨在能够识别和采用那些最好的证据，能够迅速对病人状况作出准确和恰当的分析与评价。

（2）重视确凿的临床证据，这是和传统医学截然不同的。传统医学主要根据个人的临床经验，遵从上级或高年资医师的意见，参考来自教科书和医学刊物的资料等为病人制定治疗方案。显然，传统医学处理病人的最主要的依据是个人或他人的实践经验。

§6 临床医学基本知识试卷

§6.1 内科学试卷

§6.1.1 心血管系统疾病试卷

一、选择题（每题 2 分，共 30 分）

【A 型题】

1. 我国发病率最高的先心病是 （ ）
   A. 动脉导管未闭　　B. 心房间隔缺损　　C. 心室间隔缺损　　D. 法洛四联症　　E. 主动脉缩窄

2. 我国采用国际统一标准，血压达下列哪项即可诊断为高血压 （ ）
   A. 收缩压＜130 mmHg 和舒张压＜85 mmHg　　B. 收缩压≥140 mmHg 和（或）舒张压≥90 mmHg　　C. 收缩压＞140 mmHg 和（或）舒张压＞95 mmHg　　D. 收缩压≥160 mmHg 和（或）舒张压≥90 mmHg　　E. 收缩压≥130 mmHg 和舒张压≥85 mmHg

3. 合并有支气管哮喘的高血压病人下列哪种药物不宜使用 （ ）
   A. 美托洛尔　　B. 依那普利　　C. 非洛地平　　D. 拉西地平　　E. 氯沙坦

4. 心肌梗死时最先出现的症状是 （ ）
   A. 发热　　B. 胃肠道症状　　C. 心动过速　　D. 心律失常　　E. 心绞痛

5. 心脏病的猝死中一半以上为 （ ）
   A. 冠心病引起　　B. 心肌炎引起　　C. 高血压心脏病引起　　D. 扩张型心肌病引起　　E. 肥厚型心肌病引起

6. 风湿性心脏病二尖瓣狭窄最常见的并发症是 （ ）
   A. 肺部感染　　B. 急性肺水肿　　C. 血栓栓塞　　D. 右心衰　　E. 感染性心内膜炎

7. 亚急性感染性心内膜炎的病原微生物下列哪种最常见 （ ）
   A. 金黄色葡萄球菌　　B. 肺炎链球菌　　C. 肠球菌　　D. 甲型溶血性链球菌　　E. A 群链球菌

8. 雷诺综合征的特征是 （ ）

　　A. 发作性指（趾）缺血　　B. 间歇性跛行　　C. 蓝色炎性疼痛　　D. 白色炎性疼痛　　E. 患肢肿胀、发热

【B 型题】

问题 9～11

　　A. 特拉唑嗪

　　B. 吲达帕胺

　　C. 尼群地平

　　D. 福辛普利

　　E. 美托洛尔

9. 降压作用明显，对血糖、血脂代谢无不良反应，但易引起直立性低血压的药物是 （ ）

10. 降压作用缓慢，适用于轻中度高血压，降压同时使心率减慢的药物是 （ ）

11. 降压作用缓慢，适用于轻中度高血压，长期应用亦可能引起低血钾的药物是 （ ）

【X 型题】

12. 恶性高血压的特点包括 （ ）

　　A. 发病急骤，多见于中、青年　　B. 血压显著升高，尤以收缩压持续升高明显　　C. 头痛，视物模糊，眼底出血　　D. 肾损害突出，可出现肾功能不全　　E. 进展迅速，预后不佳

13. 能引起心绞痛的疾病有 （ ）

　　A. 冠心病　　B. 严重的主动脉瓣狭窄或关闭不全　　C. 肥厚型心肌病

　　D. X 综合征　　E. 原发性高血压

14. 肥厚型心肌病的治疗原则是 （ ）

　　A. 弛缓肥厚的心肌　　B. 防止心动过速　　C. 维持正常窦性心律

　　D. 减轻左心室流出道狭窄　　E. 抗室性心律失常

15. 下列哪些是促进静脉血栓形成的因素 （ ）

　　A. 手术　　B. 长期卧床　　C. 雌激素作用　　D. 高凝状态　　E. 静脉炎

二、填空题（每空 1 分，共 20 分）

1. 周围血管征包括_____、_____、_____、_____、_____。

2. 急性心肌炎的死亡原因多为_____和_____。

3. 根据病理变化，急性心包炎可以分为_____和_____两种。

4. 促发静脉血栓形成的因素包括_____。_____。_____。

5. 心电图负荷试验的阳性标准是_____。

6. 收缩压的高低主要取决于_____和_____；舒张压则主要取决于_____。

7. 病人于肌内注射青霉素后突然晕厥，皮肤湿冷，脉搏不可扪及，抢救时首先应用_____。

8. 心肌氧耗的多少取决于_____、_____和_____。

三、判断题（每题 1 分，共 10 分；正确的在括号内标"＋"，错误的标"－"）

1. 冠心病病人发生左心衰，其心尖区闻及舒张期奔马律，以吸气末期最响。（　　）

2. 心房颤动病人，心室率为 42 次/min，QRS 波形宽大畸形，但节律整齐，可以诊断为心房颤动合并三度房室阻滞。（　　）

3. 某风湿性心脏病二尖瓣狭窄合并心房颤动病人，病史 3 年，心室率 70 次/min，其心房颤动治疗可以考虑奎尼丁或电复律，也可以地高辛口服治疗。（　　）

4. 某病人服地高辛 10 天，心电图示 ST 段呈斜形向下偏移（鱼钩型下移），提示洋地黄中毒，应立即停用该药。（　　）

5. 某预激综合征病人，突发阵发性室上性心动过速，可首选毛花苷 C 或普萘洛尔静脉注射治疗。（　　）

6. 心电图上未发现正常 P 波，QRS 波群呈室上性型，心室率 114 次/min，节律不规则，据此可以诊断为快速性心房颤动。（　　）

7. 应用多巴胺静脉滴注治疗心力衰竭，如剂量太大，有可能出现室性早搏。（　　）

8. 变异型心绞痛不宜用 β 受体阻滞药。（　　）

9. 恶性高血压病人舒张压持续升高，应≥120 mmHg。（　　）

10. 进行心肺复苏时，心脏按压的速率为 50～60 次/min。（　　）

四、名词解释（每题 2 分，共 10 分）

1. 高血压急症
2. 溶栓疗法
3. 心肌病
4. 心电图负荷试验
5. 人工心脏起搏

五、问答题（每题 3 分，共 30 分）

1. 充血性心力衰竭的治疗原则是什么？常用哪几类药物治疗？
2. 试述洋地黄中毒的表现。
3. 试述洋地黄中毒的处理。
4. 风湿性心脏病二尖瓣狭窄有哪些并发症？
5. 试述高血压的分期标准。
6. 试述高血压危象或高血压脑病的治疗。
7. 试述心房颤动的治疗原则。
8. 试述室上性心动过速发作期的处理。
9. 试述人工心脏起搏器的适应证。
10. 试述经皮腔内冠状动脉成形术（PTCA）的适应证。

参考答案

一、选择题

1. B　　　2. B　　　3. A　　　4. E　　　5. A　　　6. A
7. D　　　8. A　　　9. A　　　10. E　　　11. B　　　12. ACDE
13. ABCD　　14. ABCDE　　15. ABCDE

二、填空题

1. De Musset 征　　水冲脉　　Traube 征　　Duroziez 征　　毛细血管搏动
2. 严重心律失常　　心功能不全
3. 纤维蛋白性　　渗出性

4. 静脉淤滞　　血管损伤　　高凝状态

5. 心电图 ST 段水平型或下斜型压低≥0.1 mV（J 点后 60~80 毫秒）持续 2 分钟

6. 心肌收缩力　　心搏量　　外周阻力

7. 肾上腺素

8. 心肌张力　　心肌收缩强度　　心率

三、判断题

1. −　　　　2. +　　　　3. −　　　　4. −　　　　5. −　　　　6. +

7. +　　　　8. +　　　　9. −　　　　10. −

四、名词解释

1. 高血压急症：高血压急症系指短期内血压急剧升高，并常伴有心、脑、肾功能障碍，主要有以下类型。①急进型高血压；②高血压危象；③高血压脑病。

2. 溶栓疗法：系从静脉或冠状动脉内注入溶栓剂，以溶解冠状动脉中的血栓，使冠状动脉再通。

3. 心肌病：系指除风湿性、冠状动脉性、高血压性、肺源性和先天性心脏病以外的以心肌病变为主的一组疾病，临床可分为原发性心肌病和特异性心肌病两大类。

4. 心电图负荷试验：是通过增加心脏工作负荷，诱发心肌出现相对缺血，通过观察心电图变化，以判断冠脉循环的功能。

5. 人工心脏起搏：是通过人工心脏起搏器发送人造的脉冲电流刺激心脏，以带动心搏的治疗方法，主要用于治疗快速或（和）缓慢的心律失常及电生理检查。

五、问答题

1. 充血性心力衰竭的治疗原则和治疗药物如下：

(1) 治疗原则：①增强心肌收缩力；②减轻心脏的前负荷和后负荷；③控制心力衰竭的病因和诱因。

(2) 治疗药物：①强心药，包括洋地黄和非洋地黄类，后者有儿茶酚胺类的多巴胺与多巴酚丁胺和磷酸二酯酶抑制剂类的甲腈吡唑酮与氨联吡唑酮等；②减低心脏前负荷的利尿药，主要有噻嗪类利尿药、襻利尿药和保钾类利尿药等；③减轻心脏前负荷和（或）后负荷的血管扩张药。

2. 洋地黄中毒的表现如下：

(1) 胃肠道反应如恶心、呕吐、腹胀。

(2) 中枢神经系统症状如视物模糊、黄视、倦怠等。

(3) 各类心律失常，常见为室性早搏，多表现为二联律、非阵发性交界区心动过速、房性早搏、心房颤动及房室阻滞。

3. 洋地黄中毒的处理如下：
   (1) 立即停用洋地黄。
   (2) 单发室性早搏及一度房室阻滞停药后常自行消失。
   (3) 快速心律失常伴低钾者静脉补钾。
   (4) 快速心律失常不伴低钾者可用苯妥英钠或利多卡因。
   (5) 缓慢心律失常及有传导阻滞者可用阿托品皮下或静脉注射。

4. 风湿性心脏病二尖瓣狭窄的并发症如下：
   (1) 充血性心力衰竭：以右心衰为主，是本病最常见的并发症和死因。
   (2) 急性肺水肿：是重度二尖瓣狭窄的严重而紧急的并发症，病死率较高。多发生于剧烈体力活动、情绪激动或心动过速时，妊娠期血容量增大更易诱发。
   (3) 心律失常：以心房颤动较常见，常由房性早搏发展为房性心动过速、心房扑动、阵发性心房颤动，最后转为持久性心房颤动。
   (4) 栓塞：以脑栓塞较常见，为体循环栓塞的2/3，其次为外周动脉栓塞和内脏。
   (5) 亚急性感染性心内膜炎：较少见。
   (6) 肺部感染：常见，往往诱发或加重心力衰竭。

5. 我国按靶器官受累程度将高血压分为3期：
   (1) 第一期：有高血压，但临床无心、脑、肾脏损害的表现。
   (2) 第二期：有高血压，并有下列一项者。①左心室肥厚；②眼底动脉普遍或局部狭窄；③蛋白尿或血肌酐浓度轻度增高。
   (3) 第三期：有高血压，并有下列一项者。①脑出血或高血压脑病；②心力衰竭；③肾衰竭；④眼底出血、渗出或视盘水肿。

6. 高血压危象或高血压脑病的治疗要点如下：①尽快降压；②控制抽搐；③防止并发症。降压以硝普钠为首选，其次可选用低压嗪静脉注射。若系嗜铬细胞瘤所致高血压危象首选苄胺唑啉静脉注射。硝苯地平含服10~20 mg，亦可使血压下降。
   无上述药物时，可用利舍平1~2 mg肌内注射或25％硫酸镁10 mL深部肌内注射或稀释后静脉注射。此外，尚可用冬眠疗法、地西泮肌内注射或静脉注射以制止抽搐。呋塞米可脱水、排钠、降低颅内压。20％甘露醇250 mL快速静脉滴注脱水，降低颅内压亦有良效。此外，吸氧镇静、卧床休息，对症治疗均十分重要。

7. 心房颤动的治疗原则如下：对急性心房颤动，治疗应针对可能发现的病因。如症状严重，应首先考虑复律治疗，以电复律为首选。药物复律可选用奎尼丁等Ia类药物。复律后当以奎尼丁或同类药预防复发。如果复发，可酌情重复复律治疗。不宜于复律者，应减慢过快的心室率，可选用洋地黄、钙拮抗药（维拉帕米等）或β受体阻滞药等。

慢性心房颤动常难于复律成功，复律后亦不易长期维持窦性心律，故通常主要以洋地黄、钙拮抗药或 β 受体阻滞药等抑制室率于 60～80 次/min 即可。如慢性心房颤动的心室率不太快，则无须应用抗心律失常药。

8. 室上性心动过速的处理如下：

(1) 刺激迷走神经：①用压舌板刺激腭垂，诱发恶心、呕吐。②深吸气后屏气，用力做呼气动作。③颈动脉窦按摩。病人取仰卧位，先按摩右侧 5～10 秒，如无效再按摩左侧，不可两侧同时按摩，以免引起脑缺血。④压迫眼球。取平卧位，闭眼前向下看，用拇指在一侧眶下适度压迫眼球上部，每次 10 秒。青光眼及高度近视者禁用。

(2) 抗心律失常药：①维拉帕米，一般用 2.5～10 mg 静脉注射；②普罗帕酮，一般用 70 mg 静脉注射；③普萘洛尔，每次用 1～2 mg 静脉注射，每 2 分钟注入 0.5～1.5 mg，总量不超过 5 mg；④毛花苷 C 适用于有器质性心脏病，且 2 周内未用过这类药者，但起效缓慢；⑤苯妥英钠和钾盐则对洋地黄中毒所致的阵发性室上性心动过速有效；⑥其他可选用的药物有胺碘酮、奎尼丁、普鲁卡因胺等。

(3) 电复律：当以上药物不能终止心动过速时，可考虑用静脉临时起搏术。同步直流电复律只适用于那些伴有严重血流动力学障碍的病人，亦可用心房调搏术，终止发作。近年导管消融技术具有安全迅速、有效且能治愈心动过速，可考虑应用。

(4) 新斯的明：为兴奋迷走神经药物，可以选用。

(5) 升压药：通过血压升高，反射地兴奋迷走神经，使心动过速终止。有心脏病或高血压者不宜用。

9. 使用人工心脏起搏器的适应证为：

(1) 心脏传导阻滞：二度 II 型以上的严重房室阻滞。双支和三支室内阻滞，特别是发生心源性脑缺氧综合征或心力衰竭者。

(2) 病态窦房结综合征：心率极慢引起的心力衰竭、意识丧失或心绞痛等发作，或心动过缓-心动过速综合征。

(3) 反复发作的颈动脉窦性晕厥和心室停顿。

(4) 异位快速心律失常药物治疗无效。

(5) 外科手术前后的"保护性"应用。

(6) 心脏病的诊断：包括心电图负荷试验、窦房结恢复时间，窦房和房室传导功能测定，预激综合征的鉴别诊断，以及协助进行心脏电生理检查等。

10. 经皮腔内冠状动脉成形术（PTCA）的适应证包括冠状动脉狭窄、远端狭窄、冠状动脉旁路移植术后移植血管狭窄、不稳定型心绞痛、急性心肌梗死、冠状动脉几乎完全阻塞、冠状动脉成形术后再狭窄、老年病人左心室功能和身体健康情况较差而不能耐受冠状动脉旁路移植者。

§6.1.2 呼吸系统疾病试卷

一、选择题（每题2分，共30分）

【A型题】

1. 与慢性支气管炎的发生密切相关的最主要病因是 （ ）

A. 免疫功能降低　　B. 大气污染　　C. 气候因素　　D. 真菌感染

E. 长期吸烟

2. 诊断早期慢性肺源性心脏病的主要依据是 （ ）

A. 反复咳嗽、咳痰伴呼吸困难　　B. 肺气肿体征　　C. 颈静脉充盈

D. 肺动脉高压征　　E. 右心功能不全表现

3. 中重度支气管哮喘最主要的治疗药物是 （ ）

A. 茶碱类　　B. β受体激动药　　C. 抗胆碱能类　　D. 糖皮质激素

E. 抗过敏类

4. 支气管扩张大咯血的病理基础是 （ ）

A. 感染所致黏膜充血水肿　　B. 病灶部位毛细血管通透性增高　　C. 动脉终末支扩张形成动脉瘤　　D. 慢性溃疡侵蚀肺小血管　　E. 支气管壁破坏

5. 引起大叶性肺炎最常见病原菌为 （ ）

A. 葡萄球菌　　B. 溶血性链球菌　　C. 肺炎链球菌　　D. 肺炎克雷伯菌

E. 结核分枝杆菌

6. 判断肺结核有无传染性最主要的依据是 （ ）

A. 结核菌素试验阳性　　B. 血沉增快　　C. 反复痰中带血　　D. 胸部X线检查有空洞　　E. 痰结核分枝杆菌检查阳性

7. 结核性与癌性胸膜炎的最主要鉴别点是 （ ）

A. 胸腔积液ADA测定　　B. 胸腔积液生长速度　　C. 胸痛程度

D. 胸腔积液CEA测定　　E. 胸腔积液细胞学和细菌学检查

【X型题】

8. 慢性支气管炎可分为 （ ）

A. 单纯型　　B. 气肿型　　C. 喘息型　　D. 混合型　　E. 慢性迁延型

9. 下列哪些药物具有舒张支气管作用 （ ）

A. β受体阻滞药　　B. 胆碱能受体激动药　　C. 茶碱　　D. $β_1$受体激动

药　　E. β₂ 受体激动药

10. 阻塞性肺气肿的并发症包括　　　　　　　　　　　　　　（　　）

A. 自发性气胸　　B. 肺部急性感染　　C. 慢性肺源性心脏病　　D. 肺动脉高压　　E. 肺梗死

11. 糖皮质激素防治哮喘的机制包括　　　　　　　　　　　　（　　）

A. 抑制炎症细胞的迁移与活化　　B. 抑制细胞因子的生成　　C. 抑制炎症介质的释放　　D. 增强平滑肌细胞 β₂ 受体的反应性　　E. 减低毛细血管的通透性

12. 支气管扩张的临床表现特点为　　　　　　　　　　　　　（　　）

A. 慢性咳痰　　B. 大量脓痰　　C. 反复咯血　　D. 活动气促　　E. 杵状指（趾）

13. 慢性呼吸衰竭应用机械通气的指征为　　　　　　　　　　（　　）

A. 意识障碍，呼吸不规则　　B. 气道分泌物多且排痰障碍　　C. 极易发生呕吐及误吸　　D. 全身状态差　　E. 严重缺氧或（和）二氧化碳潴留

14. 下列哪种情况下会出现结核菌素试验阴性　　　　　　　　（　　）

A. 极度衰竭的结核病人　　B. 结核感染不到 4 周　　C. 长期应用肾上腺糖皮质激素　　D. 重度营养不良的病人　　E. 肺结核病灶已纤维化或钙化

15. 支气管肺癌的早期表现为　　　　　　　　　　　　　　　（　　）

A. 刺激性咳嗽持续 2～3 周，治疗无效　　B. 新近出现持续性反复痰中带血　　C. 反复发作在同一部位的肺炎　　D. 无中毒症状的血性胸腔积液　　E. 原因不明的四肢关节疼痛

二、填空题（每空 1 分，共 20 分）

1. 对阻塞性睡眠呼吸暂停低通气综合征最有效的措施是＿＿＿＿＿或＿＿＿＿＿。

2. 耐多药结核（MDR-Tb）的治疗，至少应含有＿＿＿＿种可能敏感药物，疗程为＿＿＿＿个月。

3. 自发性气胸分为＿＿＿＿、＿＿＿＿和＿＿＿＿ 3 种类型。

4. 肺结核化学治疗的原则包括＿＿＿＿、＿＿＿＿、＿＿＿＿、＿＿＿＿、＿＿＿＿。

5. 中央型肺癌是指生长在＿＿＿＿的肺癌。

6. PaO_2 正常值是＿＿＿＿，$PaCO_2$ 正常值是＿＿＿＿，正常人血 pH 值

是_____。

7. 支气管哮喘是呼吸道_____疾病。控制哮喘的根本措施是_____，首选药物是_____。

8. 耐多药结核病是指_____。

三、判断题（每题1分，共10分；正确的在括号内标"＋"，错误的标"－"）

1. 血性胸腔积液可以排除结核性渗出性胸膜炎。 （　　）
2. 缺氧不一定有发绀，发绀不一定有缺氧。 （　　）
3. 急性呼吸窘迫综合征是一种非心源性肺水肿。 （　　）
4. 胸腔渗出性积液都是感染性积液。 （　　）
5. 阻塞性睡眠呼吸暂停低通气综合征呼吸暂停时，呼吸动力亦消失。 （　　）
6. 小细胞肺癌恶性程度高，转移早，手术难以根治，应以化学治疗为主综合治疗。 （　　）
7. 结核病临床分为肺内结核和肺外结核两型。 （　　）
8. 哮喘是呼吸道过敏性疾病。 （　　）
9. 动脉血氧饱和度（SaO_2）的正常值为90%。 （　　）
10. 肺气肿可出现呼气性呼吸困难。 （　　）

四、名词解释（每题2分，共10分）

1. 中心性发绀
2. 呼吸衰竭
3. 睡眠呼吸暂停综合征（SAS）
4. 渗出液和漏出液
5. 张力性气胸

五、问答题（每题3分，共30分）

1. 试述吸气性呼吸困难常见病因和临床特点。
2. 试述慢性支气管炎的治疗原则。
3. 试述支气管哮喘近代观点及治疗要点。
4. 什么是急性肺损伤/急性呼吸窘迫综合征？
5. 试述急性肺损伤（ALI）/急性呼吸窘迫综合征（ARDS）的诊断标准。
6. 何谓系统性炎症反应综合征（SIRS）和多器官功能障碍综合征（MODS）？

7. 何谓社区获得性肺炎和医院获得性肺炎？他们的主要感染病原体是什么？

8. 试述肺结核化学治疗原则和我国统一的标准短程化学治疗方案。

9. 按组织学改变，原发性支气管肺癌有哪些类型？如何区分中央型与周围型肺癌？

10. 哪些临床表现提示肺癌的诊断？

参考答案

一、选择题

1. E   2. D   3. D   4. C   5. C   6. E

7. E   8. AC   9. CE   10. ABCD   11. ABCDE   12. ABC

13. ABCDE   14. ABCDE   15. ABCDE

二、填空题

1. 经鼻持续呼吸道正压通气   双水平呼吸道内正压通气

2. 4   18～24

3. 闭合性气胸   交通性气胸   张力性气胸

4. 早期   联用   适量   规律   全程

5. 叶、段以上支气管

6. 95～100 mmHg（12.7～13.3 kPa）   34～45 mmHg（4.7～6 kPa）   7.35～7.45（平均7.40）

7. 炎症性   消除呼吸道炎症   糖皮质激素

8. 至少耐异烟肼和利福平的结核病

三、判断题

1. −   2. +   3. +   4. −   5. −   6. +

7. −   8. −   9. −   10. +

四、名词解释

1. 中心性发绀：是由于心、肺疾病致动脉血氧饱和度降低而引起的发绀。其特点为全身性发绀，除四肢与颜面外，还累及黏膜与躯干的皮肤，但皮肤是温暖的。

2. 呼吸衰竭：是指由于各种原因引起的肺通气或换气功能严重障碍，以致不能进行有效的气体交换，导致缺氧，并伴有（或不伴）二氧化碳潴留引起的一系列生理功能或代谢紊乱的临床综合征。明确诊断有赖于血气分析：$PaO_2 < 60$ mmHg（7.89 kPa）伴（或不伴）$PaCO_2 > 50$ mmHg（6.65 kPa）。

3. 睡眠呼吸暂停综合征（SAS）：是指睡眠中呼吸暂停（口和鼻气流停止）每晚反复发作 30 次以上，每次 10 秒以上，或睡眠呼吸暂停/低通气指数（呼吸气流降低超过正常气流强度的 50％以上，并伴有 4％血氧饱和度下降）大于或等于 5 次/h。

4. 渗出液和漏出液：渗出液是炎症性积液，可以由感染性（如结核性、化脓性胸膜炎）或非感染性（如肿瘤、结缔组织病）疾病引起。漏出液为非炎症性积液，多为全身性疾病所致，如心力衰竭时毛细血管内静水压升高，肾病、营养不良时低蛋白血症胶体渗透压下降引起胸腔内液体积聚。

5. 张力性气胸：是指胸膜的破裂口呈单向活瓣或活塞作用，吸气时瓣口张开，气体进入胸腔；呼气时瓣口关闭，气体只进不出，胸腔内气体越积越多，压力持续上升，可达 $10 \sim 20$ cmH$_2$O，肺脏压缩，纵隔移位，心脏血液回流受阻，病人常有极度呼吸困难、血压下降、虚脱、昏迷，可因呼吸循环衰竭死亡。

五、问答题

1. 吸气性呼吸困难是由于喉、气管、大支气管的炎症、水肿、肿瘤或异物等引起狭窄和梗阻所致。其特点是吸气显著困难，高度狭窄时呼吸肌极度紧张，吸气时出现"三凹征"，可伴干咳及高调的吸气时喘鸣音。

2. 慢性支气管炎是气管、支气管慢性非特异性炎症，其治疗原则是：
   （1）急性加重期：多并发细菌感染，应以控制感染为主，应用敏感的抗生素治疗，辅以祛痰或解痉平喘药。
   （2）缓解期：避免各种致病因素，如吸烟者应戒烟，避免受寒。加强体质锻炼，加强营养，提高机体抵抗力。机体免疫力差，易感冒者，可适当应用免疫调节药，如卡介菌多糖核酸等治疗。

3. 支气管哮喘是由多种细胞（嗜酸性粒细胞、肥大细胞、T 淋巴细胞、中性粒细胞、呼吸道上皮细胞等）和细胞组分参与的呼吸道慢性炎症性疾病。这种炎症使呼吸道反应性增高，引起广泛多变的可逆性气流受限。临床表现为反复发作性的喘息、气急、胸闷或咳嗽等症状。
   哮喘的治疗原则是通过长期规范治疗，包括使用消炎及平喘药物，喘息缓解后，停用或按需使用支气管舒张剂，为消除慢性呼吸道炎症，应继续应用激素治疗，直至呼吸道炎症消除为止（可逐渐减量，防止复发）。
   吸入药物治疗是目前推荐最佳给药途径，其优点是用药剂量小，局部浓度高，全身不良反应小，特别是长期激素吸入治疗，对垂体肾上腺轴影响小，无明显不良反应。

4. 急性肺损伤（ALI）/急性呼吸窘迫综合征（ARDS）是指机体在心源性以外的各种致病因素如创伤、感染、休克等作用下，导致的急性、进行性呼吸衰竭。

ALI 和 ARDS 是同一疾病进程中的不同阶段，ALI 代表疾病早期，病情较轻，严重 ALI 即 ARDS。PaO_2/吸入氧分数值（FiO_2）≤300 为 ALI，≤200 为 ARDS。

ARDS 的主要病理改变是肺广泛性充血、水肿和肺泡内透明膜形成。病理过程可分为 3 个阶段：渗出期、增生期和纤维化期，3 个阶段常重叠存在。ARDS 容易合并肺部继发感染，形成肺小脓肿等。

5. ALI/ARDS 的诊断标准如下：

(1) 有 ALI/ARDS 的高危因素。

(2) 急性起病、呼吸频数和（或）呼吸窘迫。

(3) 低氧血症：ALI 时动脉血氧分压（PaO_2）/吸入氧分数值（FiO_2）≤300；ARDS 时 PaO_2/FiO_2≤200。

(4) 胸部 X 线检查显示两肺浸润阴影。

(5) PAWP≤18 mmHg 或临床上能除外心源性肺水肿。

同时符合以上 5 项条件者，可以诊断 ALI 或 ARDS。

6. (1) 系统性炎性反应综合征（SIRS）：是指机体对不同原因的严重损伤所产生的系统性炎症反应，并至少具有以下临床表现中的 2 项。①体温>38 ℃或<36 ℃；②心率>90 次/min；③呼吸急促、频率>20 次/min，或过度通气，$PaCO_2$<32 mmHg；④血白细胞计数>$12×10^9$/L 或<$4×10^9$/L，或未成熟（杆状核）中性粒细胞比例>0.10。诱发 SIRS 因素有感染或非感染性，以前者多见。

(2) 多器官功能障碍综合征（MODS）：是指机体在急性严重感染、创伤、大面积烧伤等突然打击后，同时或先后出现 2 个或 2 个以上器官功能障碍，以至在无干预治疗的情况下不能维持内环境稳定的综合征。MODS 是 SIRS 发展的严重阶段，ALI/ARDS 往往是最先出现的器官功能障碍。MODS 不包括慢性疾病终末期多器官功能障碍或衰竭。

7. (1) 社区获得性肺炎（CAP）：又称院外感染性肺炎，是指在医院外罹患的感染性肺实质（含肺间质）炎症，包括潜伏期的病原体感染和入院后在平均潜伏期内发病的肺炎。CAP 常见感染病原体是肺炎链球菌、支原体或衣原体、流感嗜血杆菌、病毒等。

(2) 医院获得性肺炎（HAP）：又称院内感染性肺炎，是指病人入院时不存在，也不处于感染潜伏期，于入院 48 小时后在医院内（包括老年护理院、康复院等）发生的肺炎。感染病原菌与机体状态有关。无感染高危因素病人，常见病原体依次为肺炎链球菌、流感嗜血杆菌、金黄色葡萄球菌、大肠埃希菌、肺炎克雷伯菌、不动杆菌等；有感染高危因素者为铜绿假单胞菌、肠杆菌属、金黄色葡萄球菌等。

8. 肺结核化学治疗原则是早期、联用、适量、规律、全程。我国统一的标准短程化学治疗方案如下。

(1) 初治涂（＋）肺结核（含初治涂阴空洞或粟粒型肺结核）：2HRZE/4HR、$2H_3R_3Z_3E_3/4H_3R_3$。

(2) 复治涂（＋）肺结核：2HRZSE/4～6HRE、$2H_3R_3Z_3S_3E_3/6H_3R_3E_3$。

(3) 初治涂（一）肺结核：2HRZ/4HR、$2H_3R_3Z_3/4H_3R_3$。

(4) 间歇用药方案：①强化期，INA、RFP、PZA 隔天 1 次或每周 3 次，2 个月；②巩固期，INA、RFP 隔日 1 次或每周 3 次，4 个月（即 $2H_3R_3Z_3/4H_3R_3$）。

9. 根据组织学特征，支气管肺癌分为：鳞状上皮细胞癌、未分化小细胞癌、未分化大细胞癌、腺癌及细支气管肺泡癌。此外尚有腺鳞癌、类癌、肉瘤样癌、腺样囊性癌等，临床较少见。

   按解剖部位，支气管肺部生长在叶、段以上支气管，位于肺门附近称为中央型肺癌，以鳞癌及未分化癌多见。生长在段以下支气管，位于肺边缘部位称为周围型肺癌，以腺癌多见。

10. 40 岁以上男性，重度吸烟者，出现下列情况，应怀疑肺癌，进行排癌检查：①刺激性咳嗽持续 2～3 周，常规治疗无效；②原有慢性呼吸道疾病，咳嗽性质改变者；③持续痰中带血，而无其他原因可解释者；④反复出现的同一部位肺炎，特别是段性肺炎；⑤原因未明的肺脓肿，无毒性症状及大量浓痰，无异物吸入史，抗感染治疗效果不显著者；⑥原因不明的四肢关节疼痛及杵状指（趾）；⑦X 线表现局限性肺气肿或段、叶性肺不张；⑧孤立性圆形病灶和单侧性肺门阴影增大者；⑨原有肺结核病灶已稳定，而其他部位出现新增大的病灶者。无毒性症状的胸腔积液，特点是血性、量大，生长迅速者。肺部出现局限性喘鸣，吸气时出现，咳嗽不消失。

§6.1.3 消化系统疾病试卷

一、选择题（每题 1.5 分，共 30 分）

【A 型题】

1. 下列哪项最能表现溃疡病的特征　　　　　　　　　　　　　　（　　）

   A. 恶心呕吐　　B. 腹胀嗳气　　C. 出汗心悸　　D. 上腹节律性痛

   E. 明显反酸

2. 诊断消化性溃疡最可靠的依据是　　　　　　　　　　　　　　（　　）

   A. 节律性上腹痛　　B. 胃酸增高　　C. 钡餐试验十二指肠球部激惹变形

   D. 大便隐血试验阳性　　E. 胃镜检查

3. 消化性溃疡病最常见的并发症是 （ ）
   A. 幽门梗阻　　B. 溃疡穿孔　　C. 癌变　　D. 出血　　E. 反流性食管炎

4. 原发性肝癌的早期诊断最有意义的是 （ ）
   A. 碱性磷酸酶增高　　B. γ-谷氨酰转移酶增高　　C. 甲胎蛋白增高
   D. 乳酸脱氢酶增高　　E. 单胺氧化酶增高

5. 下述哪项最能反映门静脉高压的特征 （ ）
   A. 脾大　　B. 腹水形成　　C. 食管静脉曲张　　D. 腹壁静脉曲张
   E. 痔核形成

6. 抑制胃酸药作用最强的药物是 （ ）
   A. H_2 受体拮抗药　　B. 抗胆碱能药物　　C. 丙谷胺　　D. 质子泵阻滞药　　E. 前列腺素 E

7. 幽门梗阻严重呕吐时引起的电解质及酸碱平衡紊乱是 （ ）
   A. 高钾代谢性酸中毒　　B. 低钾性碱中毒　　C. 低氯低钾性碱中毒
   D. 低氯高钾性酸中毒　　E. 低氯性碱中毒

8. 我国大肠癌发生的部位最多见的是 （ ）
   A. 直肠　　B. 乙状结肠　　C. 盲肠　　D. 升结肠　　E. 降结肠

9. 血清淀粉酶测定正确的是 （ ）
   A. 发病后即刻升高　　B. 起病后 6～12 小时开始升高　　C. 淀粉酶的高低与病情的严重程度相一致　　D. 超过正常值 2 倍即可确诊　　E. 持续 1 周以上

10. 目前诊断上消化道出血病因的首选检查方法是 （ ）
    A. X 线钡餐检查　　B. 超声检查　　C. 选择性动脉造影　　D. 胃镜检查　　E. 放射形核素显像

【X 型题】

11. 尿胆原阳性可见于 （ ）
    A. 肝细胞性黄疸　　B. 中毒性肝炎　　C. 溶血性黄疸　　D. 胆总管癌
    E. 再生障碍性贫血

12. 胃液分析结果为胃酸缺乏可见于 （ ）
    A. 慢性浅表性胃炎　　B. 慢性 A 型萎缩性胃炎　　C. 慢性 B 型萎缩性胃炎　　D. 胃癌　　E. 胃溃疡

13. 幽门螺杆菌（Hp）感染相关性疾病有 （ ）

    A. 慢性胃炎　　B. 平滑肌瘤　　C. 溃疡病　　D. 血管瘤　　E. 胃癌

14. 原发性肝癌伴癌综合征的表现有　　　　　　　　　　　　　（　　）

    A. 伴高糖血症　　B. 伴红细胞增多症　　C. 伴低钙血症　　D. 伴高胆固醇症　　E. 伴血小板增多症

15. 关于幽门螺杆菌的治疗正确的包括　　　　　　　　　　　　（　　）

    A. 主张联合用药　　B. 单一抗生素能有效杀灭 Hp　　C. 确定 Hp 是否根除应在治疗完成 4 周后进行　　D. 难治性溃疡应确定 Hp 是否根除　　E. Hp 相关性溃疡均应抗 Hp 治疗

16. 胃癌的 X 线表现包括　　　　　　　　　　　　　　　　　（　　）

    A. 充盈缺损　　B. 可示半月征　　C. 可有环堤征　　D. 龛影位于胃轮廓之内　　E. 黏膜皱襞中断

17. 大肠癌的并发症有　　　　　　　　　　　　　　　　　　（　　）

    A. 肠梗阻　　B. 化脓性腹膜炎　　C. 结肠周围脓肿　　D. 溃疡性结肠炎　　E. 肠出血

18. 关于急性胰腺炎腹痛特点正确的是　　　　　　　　　　　　（　　）

    A. 常在饮酒和饱餐后发生　　B. 胃肠解痉药可缓解疼痛　　C. 少数可无腹痛　　D. 可向腰背部呈带状放射　　E. 疼痛在进食后可减轻

19. 出血坏死型胰腺炎引起休克的原因有　　　　　　　　　　　（　　）

    A. 心肌收缩不良　　B. 持续高热　　C. 有效血容量不足　　D. 剧烈腹痛　　E. 缓激肽类致周围血管扩张

20. 胰腺癌黄疸的特征　　　　　　　　　　　　　　　　　　（　　）

    A. 肝外阻塞性黄疸　　B. 伴皮肤瘙痒　　C. 粪便呈陶土色　　D. 黄疸可呈间歇性发生　　E. 少数可有暂时性减轻或消退

二、填空题（每空 1 分，共 20 分）

1. 溃疡病病人上腹痛的特征有_____、_____、_____。

2. 食管静脉曲张破裂出血的内镜治疗目前主要采用的方法包括_____、_____。

3. 肝硬化腹水病人的基本治疗是_____及_____。

4. 肝肾综合征的主要临床表现是_____、_____、_____、_____。

5. 肝性脑病的临床分期是_____、_____、_____、_____。

6. 食管癌的病变好发部位依次为：_____、_____、_____。

7. 上消化道出血时出血量的估计：每天出血＞5～10 mL 大便隐血试验阳性；每天出血_____可出现黑便；胃内积血量在_____可引起呕血；出血量超过 400～500 mL 可出现全身症状。

三、判断题（每题 1 分，共 10 分；正确的在括号内标"＋"，错误的标"—"）

1. 溃疡病病人都有上腹痛，出现并发症后其疼痛的节律性丧失。　　　（　　）
2. 慢性萎缩性胃炎病人均有慢性贫血的临床表现。　　　　　　　　（　　）
3. 十二指肠球后溃疡是指溃疡发生于十二指肠球部的后壁。　　　　（　　）
4. 普萘洛尔是 β 受体阻滞药而甲氧氯普胺是 α 多巴胺受体的拮抗药。（　　）
5. 阻塞性黄疸病人其尿胆原、尿胆素均为阴性。　　　　　　　　　（　　）
6. 反流性食管炎病人禁用抗胆碱能药物如阿托品、普鲁苯辛等。　　（　　）
7. 孤立的直径小于 3 cm 的癌结节或邻两个癌结节直径之和小于 3 cm 者为小肝癌。　　　　　　　　　　　　　　　　　　　　　　　　　（　　）
8. 上消化道出血最常见的病因是胃癌。　　　　　　　　　　　　　（　　）
9. 胰腺癌的首发症状是黄疸。　　　　　　　　　　　　　　　　　（　　）
10. 治疗肝性脑病抽搐最好选用东莨菪碱。　　　　　　　　　　　　（　　）

四、名词解释（每题 2 分，共 10 分）

1. 黄疸
2. 肝肾综合征
3. 应激性溃疡
4. 肝性脑病
5. 上消化道出血

五、问答题（每题 3 分，共 30 分）

1. 简述反流性食管炎的临床表现及其鉴别诊断。
2. 试述幽门螺杆菌（Hp）对胃十二指肠黏膜的致病作用。
3. 试述应激性溃疡的发病机制。
4. 试述何谓功能性胃肠病及其主要临床表现。
5. 简述溃疡病上腹痛的特征及其发生机制。
6. 试述抑制胃酸的药物及其作用机制。
7. 简述消化性溃疡的临床特点。

8. 简述原发性肝癌的临床表现。

9. 试述急性胰腺炎的诊断标准。

10. 试述大肠癌的临床表现及左右侧大肠癌临床表现方面的主要区别。

参考答案

一、选择题

1. D	2. E	3. D	4. C	5. C	6. D
7. C	8. A	9. B	10. D	11. ABC	12. BD
13. ACE	14. BDE	15. ACDE	16. ABCDE	17. ABCE	18. ACD
19. ACE	20. ABCE				

二、填空题

1. 慢性　　周期性　　节律性

2. 硬化剂注射　　食管静脉套扎术

3. 限水　　限钠

4. 自发性少尿或无尿　　氮质血症　　稀释性低钠血症　　低尿钠

5. 前驱期　　昏迷前期　　昏睡期　　昏迷期

6. 中段最多　　下段次之　　上段最少

7. 50～100 mL　　250～300 mL

三、判断题

1. −	2. −	3. −	4. +	5. −	6. +
7. +	8. −	9. −	10. +		

四、名词解释

1. 黄疸：任何原因导致高胆红素血症，染黄巩膜、黏膜、皮肤、体液及其他组织，临床上称为黄疸。正常血清胆红素为 $1.7～17.1\ \mu mol/L$（$0.1～1\ mg/dL$），当血中胆红素大于 $34.2\ \mu mol/L$（$>2\ mg/dL$）时即可出现临床黄疸。

2. 肝肾综合征：又称功能性肾衰竭，系指肝硬化失代偿期大量腹水时，由于有效血容量不足，出现功能性肾衰竭。临床特征为自发性尿少或无尿、氮质血症、稀释性低钠血症和低尿钠，而无肾脏重要病理改变，故认为肾衰竭为非器质性损害。

3. 应激性溃疡：应激性溃疡是指以胃黏膜糜烂和急性溃疡为特征，引起急性上消化道出血的黏膜病变。可见于严重烧伤、创伤、脑血管意外、颅内病变、败血症、肺气肿、肺源性心脏病、重症心力衰竭、休克、大手术后、恶性肿瘤和长期使用某些对胃有刺激性的药物及肾上腺糖皮质激素治疗等。

4. 肝性脑病：又称肝昏迷，是指严重肝病引起以代谢紊乱为基础的中枢神经系统功能失调的综合病症。由于肝功能衰竭时血氨增高，NH_3 通过血-脑屏障进入脑细胞后影响大脑能量代谢，导致意识障碍，故临床以意识障碍和昏迷为主要表现。

5. 上消化道出血：是指 Treitz 韧带以上的消化道包括食管、胃、十二指肠或胰胆等病变引起的出血；胃空肠吻合术后的空肠病变出血亦属此范围。大量出血一般指在短期内的失血量超过 1000 mL 或循环血容量的 20%。

五、问答题

1. 反流性食管炎的临床表现及鉴别诊断要点如下：

(1) 临床表现：①反流症状有反酸、反食、嗳气。②反流物刺激食管引起的症状，胃灼热和胸骨后烧灼或吞咽疼痛，多于进餐后、卧位或腹压增高时出现，重者可于夜间痛醒。服制酸剂可缓解症状。③食管以外的刺激症状，如咳嗽、哮喘、咽喉炎，个别病人可发生吸入性气管炎及肺炎。

(2) 鉴别诊断：胸骨后疼痛应与心绞痛、心肌梗死等鉴别；吞咽困难应与贲门失弛缓症、食管癌相鉴别。

2. 幽门螺杆菌（Hp）为革兰阴性菌，呈螺旋状，为微需氧菌。Hp 能产生大量高活性的尿素酶，定居于胃的黏液层之下，上皮细胞表面，借助鞭毛在高稠度的黏液中活动，其致病作用如下：

(1) Hp 对胃黏膜具有侵袭力，损害局部黏膜防御和修复机制。

(2) Hp 的毒素和有毒性作用的酶能造成胃、十二指肠黏膜屏障损害，使黏膜丧失完整性。

(3) Hp 感染可致高胃泌素血症，是引起高胃酸分泌的原因之一。

(4) Hp 可引起免疫反应，抗体可与宿主胃黏膜成分起交叉反应导致胃黏膜损伤。

3. 应激性溃疡系指机体在应激状态下，胃肠道黏膜发生糜烂出血和（或）急性浅表溃疡的病变。应激性溃疡见于大面积烧伤、颅脑创伤、休克、大手术后、败血症、激素药物应用以及严重脏器功能衰竭等，常以上消化道出血为主要临床表现。其发病机制如下。

(1) 胃黏膜缺血：交感神经兴奋，低血容量性休克致胃黏膜缺血，以及毒素导致黏膜内酸性物质增加和胃肠广泛性或局部性血管内凝血等因素，均可产生黏膜缺血、坏死，引起上皮细胞剥脱，形成溃疡出血。

(2) 胃黏液-黏膜屏障损害：肾上腺皮质激素增多，致黏液分泌减少，胃酸分泌增多。前列腺素合成减少，致血栓素（TXA_2）及白三烯合成相应增多，使保护性因素削弱。

(3) 胃酸与胃蛋白酶分泌亢进：常见于败血症、严重的呼吸系疾病和急性中枢损伤应激性溃疡。采用抗酸剂或抑制胃酸分泌的药物既可预防急性胃黏膜病变的发生，同时是治疗应激性溃疡的重要措施之一。

4. 功能性胃肠病又称胃肠道功能紊乱，是临床上无法找到可解释症状的病理解剖学或生物化学异常，表现为慢性或复发性的胃肠症候群的总称，多伴有精神因素的背景。其主要临床表现如下：

(1) 功能性消化不良：上腹痛、腹胀、早饱、嗳气、纳减等。

(2) 肠易激综合征：包括腹痛、腹泻、便秘及其他消化道症状，分为腹泻型、便秘型及腹泻便秘交替型。

(3) 功能性便秘：排除了器质性疾病而病人有排便困难或费力、排便不畅、粪便干结或便次太少等症状。

5. 溃疡病上腹痛的特点及发生机制如下：

(1) 上腹痛的特点：①慢性，起病隐袭，一般病程以年计算。②周期性，表现为发作与缓解相交替，每于秋末冬春受凉易发病，情绪激动、工作紧张发病，饮食失调及药物的不良作用均可使溃疡活动。③节律性，胃溃疡病人于进餐后半小时至两小时疼痛，直至进餐前；十二指肠溃疡病人于进食后疼痛缓解，有饥饿痛及夜间痛。

(2) 上腹痛的发生机制：①病人痛阈降低，对痛的敏感性增高；②局部肌张力增加或痉挛；③胃酸对溃疡面的直接刺激。

6. 能抑制胃酸的药物主要有如下两类：

(1) H_2 受体拮抗药：包括西咪替丁、雷尼替丁、法莫替丁等。其作用为阻断壁细胞 H_2 受体，抑制胃酸分泌。其抑制胃酸分泌的作用较抗胆碱能药物强 50%。

(2) 质子泵阻滞药（PPI）：有奥美拉唑、兰索拉唑、潘托拉唑、雷贝拉唑。其作用为抑制 H^+-K^+-ATP 酶，使 H^+ 与 K^+ 不能交换，H^+ 不能排出，胃酸不能合成，为强力抑制胃酸分泌的药物，适用于活动期溃疡病、顽固性溃疡病、卓-艾综合征（胃泌素瘤）等。

7. 消化性溃疡的临床特点如下：

①慢性过程呈反复发作，病史可达几年甚或十几年。②发作呈周期性，与缓解期相互交替。缓解期长短不一，短的只是几周或几个月，长的可几年。发作有季节性，多在秋冬和冬春之交发病，可因精神情绪不良或服 NSAID 诱发。③发作时上腹痛呈节律性。

8. 肝癌的临床表现有：①肝区疼痛；②肝大；③黄疸；④肝硬化征象，如腹水、脾大、静脉侧支循环形成等；⑤恶性肿瘤的全身性表现，如进行性消瘦、发热、食欲不振等；⑥转移灶症状，如发生肺、骨、胸腔等处转移，可产生相应症状。

9. 急性胰腺炎的诊断标准是：根据典型的临床表现和实验室检查常可作出诊断。水肿型病人有剧烈而持续的上腹部疼痛，恶心，呕吐，轻度发热，上腹部压痛，但无腹肌紧张，同时有血清和（或）尿淀粉酶显著升高及 Cam/Ccr 比值增高，据此可以诊断。出血坏死型胰腺炎早期诊断有困难，有以下表现应与拟诊：①全腹剧痛及出现腹肌强直、腹膜刺激征时；②烦躁不安、四肢厥冷、皮肤呈斑点状等休克症状；③血钙显著下降到 2 mmol/L 以下；④腹腔诊断性穿刺有高淀粉酶活性腹水；⑤与病情不相适应的血尿淀粉酶突然下降；⑥肠鸣音显著降低、肠胀气等麻痹性肠梗阻；⑦Grey-Turner 征或 Cullen 征；⑧正铁血红蛋白阳性；⑨肢体出现脂肪坏死；⑩消化道大量出血；⑪低氧血症；⑫白细胞升高及血尿素氮>14.3 mmol/L，血糖>11.2 mmol/L（无糖尿病史）。

10. 大肠癌的临床表现有：①排便习惯与粪便性状改变；②腹痛；③腹部肿块；④直肠肿块；⑤全身情况，可出现贫血和低热症状。右侧大肠癌可出现肠功能紊乱，腹部钝痛，粪便糊状，大便隐血试验阳性，右腹肿块，贫血。左侧大肠癌可出现肠梗阻，腹胀，腹绞痛，粪便形状变细，血便或脓血便，直肠指检多可扪及肿块。

§6.1.4 血液系统疾病试卷

一、选择题（每题 1.5 分，共 30 分）

【A 型题】

1. 正常止血过程决定于以下哪个因素 （ ）
   A. 血小板质和量及血管壁的正常   B. 皮肤的完整性及凝血因素的正常
   C. 血小板的质和量、血管壁及凝血因素正常   D. 血小板质和量正常，凝血因素正常   E. 凝血因素正常，骨髓正常，血小板质和量正常

2. 胚胎成形后造血干细胞主要位于的造血器官是 （ ）
   A. 中胚层   B. 卵黄囊中的血岛   C. 胎肝   D. 胎盘   E. 骨髓

3. 缺铁性贫血常见病因为 （ ）
   A. 慢性肠炎   B. 慢性胃炎   C. 慢性失血   D. 慢性肝炎   E. 慢性溶血

4. 再生障碍性贫血的主要原因是 （ ）
   A. 造血干细胞缺陷   B. 骨髓造血功能衰竭   C. 无效红细胞生成
   D. 造血原料缺乏   E. 红细胞破坏过多

5. 急性粒细胞白血病诊断的最主要依据是 （　　）

A. 外周血见到幼稚粒细胞　　B. 骨痛　　C. 肝脾大　　D. 白细胞计数增高　　E. 骨髓中原始及幼稚细胞比例明显增高

6. 淋巴瘤临床上最典型的特点为 （　　）

A. 肝脾大　　B. 发热　　C. 贫血　　D. 无痛性淋巴结肿大　　E. 恶病质

7. 特发性血小板减少性紫癜治疗首选 （　　）

A. 输血及血小板悬液　　B. 糖皮质激素　　C. 免疫抑制药　　D. 血浆置换　　E. 脾切除

8. 治疗血友病 A 最有效的药物是 （　　）

A. 库存全血　　B. 白蛋白　　C. F Ⅷ 浓缩剂或克隆纯化 F Ⅷ　　D. 糖皮质激素　　E. 达那唑

【X 型题】

9. 周围血片中出现幼红细胞的疾病有 （　　）

A. 再生障碍性贫血　　B. 急性粒细胞白血病　　C. 脾功能亢进　　D. 骨髓纤维化　　E. 血友病

10. 通常认为以下哪些疾病与造血干细胞受损有关 （　　）

A. 再生障碍性贫血　　B. 阵发性睡眠性血红蛋白尿　　C. 骨髓增生异常综合征　　D. 急性非淋巴细胞白血病　　E. 原发性血小板增多症

11. 贫血常见的临床表现有 （　　）

A. 疲乏、软弱无力　　B. 心悸、气短　　C. 杵状指　　D. 头晕　　E. 耳鸣

12. 贫血的治疗方法包括 （　　）

A. 病因治疗　　B. 药物治疗　　C. 脾切除　　D. 输血　　E. 骨髓移植

13. 关于铁的吸收，下列哪几项正确 （　　）

A. 维生素 B_{12} 有利于铁吸收　　B. 维生素 C 有利于铁吸收　　C. 低铁比高铁易吸收　　D. 动物食物铁易吸收　　E. 各段小肠对铁均有很好吸收力

14. 再生障碍性贫血的表现包括 （　　）

A. 造血细胞减少　　B. 贫血、出血、感染　　C. 胸骨压痛　　D. 肝脾大　　E. 巩膜黄染

15. 可引起白细胞减少的常见药物有 （　　）

A. 多柔比星　　　B. 布洛芬　　　C. 甲硫氧嘧啶　　　D. 甲基多巴　　　E. 别
嘌醇

16. 脾功能亢进切脾指征有　　　　　　　　　　　　　　　　　　　　　　　（　　）
   A. 脾大显著,造成明显压迫症状　　　B. 贫血　　　C. 严重的血小板减少及
   出血　　　D. 粒细胞极度减少并有反复感染　　　E. 骨髓增生减低

17. 过敏性紫癜临床表现包括　　　　　　　　　　　　　　　　　　　　　　（　　）
   A. 皮肤紫癜　　　B. 恶心、腹痛　　　C. 游走性关节肿痛　　　D. 血尿
   E. 蛋白尿

18. 急性特发性血小板减少性紫癜的临床特点是　　　　　　　　　　　　　　（　　）
   A. 儿童多见　　　B. 多有病毒感染史　　　C. 血小板明显减少　　　D. 可有
   内脏出血　　　E. 颅内出血最为常见

19. 有关静脉血栓形成,下列哪些正确　　　　　　　　　　　　　　　　　　（　　）
   A. 多为红细胞血栓或纤维蛋白血栓　　　B. 常见于深静脉　　　C. 血栓局部
   肿胀、疼痛　　　D. 血栓脱落引起肺梗死等　　　E. 早期多为血小板血栓

20. 关于 Rh 血型,下列哪些是正确的　　　　　　　　　　　　　　　　　　（　　）
   A. 含 D 抗原者称为 Rh 阴性　　　B. 即使很少量的 Rh 阳性红细胞就可使
   Rh 阴性者产生抗 D 抗体　　　C. 已致敏的 Rh 阴性者怀孕 Rh 阳性胎儿时,
   其抗 Rh IgG 抗体就会通过胎盘引起严重的新生儿溶血病　　　D. 西方人 Rh
   阴性者占 15%,我国汉族阴性者占 0.3%　　　E. 当已致敏的 Rh 阴性者接
   受 Rh 阳性红细胞时就可能因过敏反应而死亡

二、填空题 (每空 1 分,共 20 分)

1. 血液系统由_____和_____组成。

2. 巨幼细胞贫血的病因主要是由于_____和(或)_____缺乏。

3. 外周血白细胞数持续低于正常值(成人)_____时称白细胞减少。当中
   性粒细胞绝对值低于_____时称为粒细胞减少症;低于_____时称为
   粒细胞缺乏症。

4. 急性白血病的主要临床表现有_____、_____、_____及_____。

5. 淋巴瘤共同的临床表现是_____,可伴发热、消瘦、盗汗及瘙痒等全身
   症状。

6. 多发性骨髓瘤 3 种 X 线表现为骨质疏松、_____及_____。

7. 多发性骨髓瘤的治疗包括化学治疗、_____、_____ 3 种组成。

8. 特发性血小板减少性紫癜临床可分为＿＿＿＿和＿＿＿＿，前者多见于＿＿＿＿，后者好发于＿＿＿＿。

三、判断题（每题1分，共5分；正确的在括号内标"＋"，错误的标"－"）

1. 淋巴瘤是造血系统的恶性肿瘤。　　　　　　　　　　　　　　　　（　　）
2. 阵发性睡眠性血红蛋白尿的确诊试验是抗人球蛋白试验。　　　　　（　　）
3. 慢性粒细胞白血病周围血中性粒细胞碱性磷酸酶活性是增高的。　　（　　）
4. 血浆凝血酶原时间延长见于 FV 因子缺乏。　　　　　　　　　　　（　　）
5. 缺铁性贫血病人口服铁剂时应忌茶。　　　　　　　　　　　　　　（　　）

四、名词解释（每题2分，共10分）

1. 造血干细胞
2. 再生障碍性贫血
3. 阵发性睡眠性血红蛋白尿
4. 粒细胞缺乏症
5. 急性白血病

五、问答题（每题3.5分，共35分）

1. 简述造血干细胞移植。
2. 试述缺铁性贫血的治疗。
3. 试述巨幼细胞贫血的治疗。
4. 试述多发性骨髓瘤的诊断依据。
5. 简述血友病出血的特点。
6. 小细胞性贫血见于哪些疾病？
7. 再生障碍性贫血须与哪些疾病鉴别？
8. 什么是类白血病反应？与慢性粒细胞白血病有何区别？
9. 出血时间延长的临床意义如何？
10. DIC 有哪些临床表现？

参考答案

一、选择题

1. C　　　　2. C　　　　3. C　　　　4. B　　　　5. E　　　　6. D
7. B　　　　8. C　　　　9. BD　　　10. ABCDE　　11. ABDE　　12. ABCDE
13. BCD　　14. AB　　　15. ABCDE　　16. ACD　　　17. ABCDE　　18. ABCD
19. ABCD　　20. BCDE

二、填空题

1. 血液　　造血器官
2. 叶酸　　维生素 B_{12}
3. 4×10^9/L　　2×10^9/L　　0.5×10^9/L
4. 贫血　　发热　　出血　　器官和组织浸润
5. 无痛性淋巴结肿大
6. 溶骨性损害　　病理性骨折
7. 干扰素 α　　骨髓移植
8. 急性型　　慢性型　　儿童　　40 岁以下女性

三、判断题

1. —　　　　2. —　　　　3. —　　　　4. ＋　　　　5. ＋

四、名词解释

1. 造血干细胞：是指各种血细胞与免疫细胞的起源细胞，可以增殖分化成为各种淋巴细胞、浆细胞、红细胞、血小板、单核细胞及各种粒细胞等。
2. 再生障碍性贫血：是一组由于化学、物理、生物因素及不明原因引起的骨髓造血功能衰竭，以造血干细胞损伤、外周血全血细胞减少为特征，临床上常表现为较严重的贫血、出血和感染。
3. 阵发性睡眠性血红蛋白尿：是红细胞的获得性缺陷引起的对激活补体异常敏感的一种慢性血管内溶血。
4. 粒细胞缺乏症：是指外周血中性粒细胞绝对数低于 0.5×10^9/L。
5. 急性白血病：是造血干细胞的克隆性恶性疾病，发病时骨髓中异常的原始细胞大量增殖并浸润各种器官、组织，正常造血受抑制，主要表现为肝、脾和淋巴结肿大、贫血，出血及继发感染等。

五、问答题

1. 造血干细胞移植是指去除异常的骨髓造血组织，然后植入健康的造血干细胞，使之重建造血与免疫系统的综合性治疗方法。

2. 缺铁性贫血的治疗要点如下：

   (1) 病因治疗：应尽可能去除导致缺铁的病因。

   (2) 补充铁剂治疗：以口服铁剂首选，如琥珀酸亚铁和富马酸亚铁等，每天口服元素铁 150～200 mg，餐后服用，忌与茶同服，以免影响吸收。网织红细胞于服用后逐渐上升，7 天左右达高峰，血红蛋白 2 周后上升，1～2 个月恢复正常。此时继续补铁 3～6 个月，或血清铁蛋白>50 µg/L 后停药。

   对口服剂不能耐受者于胃肠外给药。用右旋糖酐铁或山梨醇铁肌内注射。总剂量计算法：所需补充铁（mg）=[150−Hb(g/L)]×体重（kg）×0.33，首次 50 mg，如无不良反应第 2 次 100 mg，以后每周 2～3 次，直到总量注射完。

3. 巨幼细胞贫血的治疗要点如下：

   (1) 治疗基础疾病，去除病因。

   (2) 补充叶酸和维生素 B_{12}，缺什么补什么。①叶酸的补充：叶酸 5～10 mg 口服，每天 3 次。口服不能耐受者予四氢叶酸钙 5～10 mg 肌内注射，每天 1 次，直至血红蛋白正常。②维生素 B_{12} 补充：维生素 B_{12} 100 µg，肌内注射，每天 1 次，直至血红蛋白正常。③钾盐及铁剂的补充：进食差及老年人有心脏病者对血红蛋白恢复后血清钾降低不能耐受，应补充钾。营养性叶酸、维生素 B_{12} 缺乏者常伴缺铁，应及时补充。

4. 多发性骨髓瘤的诊断依据如下：①骨髓中浆细胞>15%，且有形态异常；②血清中有大量的 M 蛋白（IgG >35 g/L，IgM >15 g/L，IgD >2 g/L，IgE >2 g/L）或尿中本周蛋白>1 g/24 h；③溶骨病变或广泛的骨质疏松。诊断 IgM 型时一定要具备 3 项。仅有①、③两项者属不分泌型。如仅有①、②两项者须除外反应性浆细胞增多及意义未明单克隆免疫球蛋白血症。

5. 血友病出血的特点为：①多为自发性或轻度外伤后出血不止；②生之具有，伴随终身；③常表现为软组织或深部肌肉血肿；④负重关节反复出血最为突出，最终可致关节畸形，可伴骨质疏松、关节骨化及相应肌肉萎缩（血友病关节）；⑤重症病人可发生呕血、便血，甚至颅内出血。

6. 小细胞性贫血多见于以下疾病：①铁粒细胞性贫血；②珠蛋白生成障碍性贫血；③慢性病性贫血；④转铁蛋白缺乏症。

7. 再生障碍性贫血须与下列疾病鉴别：①阵发性睡眠性血红蛋白尿；②骨髓增生异常综合征；③Fanconi 贫血；④自身抗体介导的全血细胞减少；⑤急性造血功能停滞；⑥急性白血病；⑦恶性组织细胞病。

8. 类白血病反应大多发生于严重感染、恶性肿瘤等病症，故尚有这些病症的各种临床表现同时存在。白细胞计数大多在 $50 \times 10^9/L$ 以下，中性粒细胞常有中毒性颗粒和空泡，嗜酸性粒细胞和嗜碱性粒细胞不增多。主要鉴别要点是类白血病的 NAP 反应强阳性。染色体组型分析 Ph 染色体阴性。血小板计数和血红蛋白量大多正常。

9. 以下几种情况均可引起出血时间延长：①血小板数量减少；②血小板功能异常；③血管功能或结构缺陷；④药物影响。

10. DIC 的临床表现如下：

(1) 出血：多突然发生，常为多发性，常见于皮肤黏膜。

(2) 微循环障碍：低血压或休克，多见于急性期，常有发绀、少尿、呼吸及循环衰竭。

(3) 微血管栓塞症状：受累器官有微血管栓塞，以肝、肾、消化道多见，引起缺血功能障碍。

(4) 微血管病性溶血：血管内凝血使血管变窄，造成红细胞通过的机械性损伤，导致微血管溶血，循环血中有破碎红细胞出现，进行性贫血，并可出现黄疸。

(5) 原发病的临床表现。

§6.1.5 内分泌代谢疾病试卷

一、选择题（每题 1.5 分，共 30 分）

【A 型题】

1. 糖尿病神经病变中以何种神经受累最常见 （　）
   A. 自主神经　　B. 第Ⅲ对脑神经　　C. 脊髓神经根　　D. 周围神经
   E. 脊髓前角

2. 甲状腺功能亢进症用抗甲状腺药治疗后的停药指标中以哪项最好 （　）
   A. 血清总 T_3、总 T_4　　B. 血浆 TSH 水平（放免法）　　C. 血浆 TSAb 测定　　D. TRH 兴奋试验　　E. T_3 抑制试验

3. 垂体肿瘤最常见的是 （　）
   A. 促性腺激素瘤　　B. 催乳素瘤　　C. 促甲状腺激素瘤　　D. 生长激素分泌细胞瘤　　E. 无功能瘤

4. 单纯性甲状腺肿最常见的原因是 （　）

A. 缺碘　　B. 桥本甲状腺炎后　　C. 碘过多　　D. 药物性甲状腺功能减退　　E. 先天性缺陷

5. 在抢救甲状腺危象时应首选下列哪种药物 （　　）

A. 甲巯咪唑　　B. 丙硫氧嘧啶　　C. 糖皮质激素　　D. 复方碘液
E. 大剂量普萘洛尔

6. 下列哪项指标可作为甲状腺功能亢进症治疗疗效的判断标准 （　　）

A. 突眼程度　　B. 甲状腺肿大程度　　C. TT_3、TT_4　　D. 甲状腺摄^{131}I 率增高程度　　E. T_3 抑制试验

7. 认为是抗动脉粥样硬化的因子是 （　　）

A. 乳糜微粒　　B. 极低密度脂蛋白　　C. 中间密度脂蛋白　　D. 低密度脂蛋白　　E. 高密度脂蛋白

8. 对所有高脂血症病人，首要的、基本的，并需长期坚持的治疗措施应该为

（　　）

A. 饮食治疗　　B. 体育锻炼　　C. 药物治疗　　D. 血液净化治疗
E. 外科治疗

【B型题】

问题 9～12

A. 胰岛素

B. 磺脲类

C. 硫脲类

D. 放射性核素碘

E. 甲状腺次全切除术

9. 治疗 1 型糖尿病采用 （　　）

10. 治疗 2 型糖尿病无并发症者采用 （　　）

11. 治疗糖尿病酮症酸中毒采用 （　　）

12. 治疗 15 岁 Graves 病病人采用 （　　）

问题 13～15

A. 甲状腺球蛋白抗体增高

B. 甲状腺功能一般正常

C. T_3、T_4 增高

D. T_3、T_4 下降

E. 高血压

13. 单纯性甲状腺肿表现为 （ ）

14. 慢性淋巴细胞性甲状腺炎表现为 （ ）

15. 甲状腺功能亢进症表现为 （ ）

【X 型题】

16. 糖尿病酮症酸中毒治疗中如果补碱过多过快，会出现哪些严重并发症
 （ ）

 A. 脑水肿 　B. 加重组织缺氧 　C. 碱中毒 　D. 缺钾 　E. 低血糖

17. 关于生长激素缺乏性侏儒症正确的描述是 （ ）

 A. 生长速度极为缓慢 　B. 成年后多保持童年体形和外貌 　C. 智力发育一般不正常 　D. 成年身高一般不超过 130 cm 　E. 青春期性器官仍不发育或明显延迟发育

18. 甲状腺危象最主要的临床表现有 （ ）

 A. 高热可达 40 ℃以上，大汗 　B. 呕吐、腹泻明显 　C. 焦虑、谵妄以致昏迷 　D. 心动过速，150～120 次/min 　E. 血中 WBC 和中性粒细胞均显著升高

19. 关于原发性甲状旁腺功能亢进症正确的描述是 （ ）

 A. 多见于 20～50 岁成年人 　B. 女性多见 　C. 起病缓慢，临床表现多种多样 　D. 血钙升高 　E. 血磷升高

20. 关于痛风，以下叙述正确的有 （ ）

 A. 血尿酸增高就会有痛风 　B. 痛风多见于体型肥胖的中老年人和绝经期妇女 　C. 痛风石是痛风特征性损害 　D. 痛风肾病指明显的高尿酸血症引起的急性梗阻型肾病 　E. 痛风肾病指尿酸盐沉积于肾髓质，导致的慢性肾间质炎症

二、填空题（每空 1 分，共 20 分）

1. 血糖正常值是：空腹＿＿＿＿，服糖 2 小时后＿＿＿＿。

2. ^{131}I 治疗甲状腺功能亢进症的机制是 ^{131}I 能释放出＿＿＿＿射线破坏甲状腺滤泡上皮细胞。服药后常见的急性并发症为＿＿＿＿，常见的慢性并发症为＿＿＿＿。

3. 生长激素过多在＿＿＿＿引起巨人症，在＿＿＿＿导致肢端肥大症。

4. 地方性甲状腺肿的最常见原因是＿＿＿＿。

5. Graves 病眼征中＿＿＿＿是重要而较特异的体征之一。

6. 库欣综合征的特征性表现是_____。该病首选治疗方法是_____。

7. 高脂血症可表现为_____、_____，或两者兼有，称为_____。

8. 继发性骨质疏松可见于_____、_____、_____及长期卧床者。

9. 防治原发性骨质疏松的基本药物包括_____和_____。

10. 在甲状腺危象中，抗甲状腺药必须先于碘剂的应用，其理由为_____。

三、判断题（每题1分，共5分；正确的在括号内标"＋"，错误的标"－"）

1. 口服糖耐量试验异常加上尿糖阳性即可诊断为原发性糖尿病。　　　（　　）

2. 糖尿病病人尿酮体为阳性即可诊断为酮症酸中毒。　　　　　　　　（　　）

3. 血清总 T_3 和总 T_4 出现分离现象（即其中一个正常，一个升高或降低）只见于甲状腺功能亢进症复发的早期。　　　　　　　　　　　　　　（　　）

4. 碘剂既可用以治疗甲状腺功能亢进症，又可引起甲状腺功能亢进症。

　　　　　　　　　　　　　　　　　　　　　　　　　　　　　　　　（　　）

5. 某甲状腺功能亢进症病人用抗甲状腺药治疗已 2 年，目前无任何甲状腺功能亢进症症状，血清总 T_3、总 T_4 正常，据此判断可以停用抗甲状腺药而不会复发。　　　　　　　　　　　　　　　　　　　　　　　　　　（　　）

四、名词解释（每题2分，共10分）

1. 糖皮质激素的撤药症候群

2. 肥胖病

3. 尿崩症

4. 垂体性侏儒症

5. 肾上腺危象

五、问答题（每题3.5分，共35分）

1. 糖尿病分型包括哪些类型？其他特殊糖尿病的病因包括哪些？

2. 糖尿病常见的慢性并发症有哪些？

3. 试述糖尿病高渗性昏迷的抢救措施。

4. 试述甲状腺危象的抢救原则。

5. 用放射性^{131}I 治疗甲状腺性相关眼病（Graves 病）的适应证和禁忌证有哪些？

6. 试述甲状腺危象的治疗原则。

7. 应用糖皮质激素的禁忌证有哪些？

8. 糖皮质激素的给药方法有几种?

9. 长期使用药理剂量的糖皮质激素的不良反应有哪些?

10. 试述原发性醛固醇增多症临床表现的发展阶段。

参考答案

一、选择题

1. D   2. C   3. B   4. A   5. B   6. C

7. E   8. A   9. A   10. B   11. A   12. C

13. B   14. A   15. C   16. ABCD   17. ABDE   18. ABCDE

19. ABCD   20. BCE

二、填空题

1. $\geqslant 7.0$ mmol/L $\geqslant 11.1$ mmol/L

2. β 放射性甲状腺炎   甲状腺功能减退症

3. 骨骺闭合之前   骨骺闭合之后

4. 碘缺乏

5. 突眼

6. 向心性肥胖   垂体微腺瘤切除

7. 高胆固醇血症   高甘油三酯血症   混合型高脂血症

8. 甲状旁腺功能亢进症   糖尿病   甲状腺功能亢进症

9. 钙剂   维生素 D_3

10. 先用碘而后用抗甲状腺药,碘很快被甲状腺合成甲状腺素,从而延长甲亢被控制的时间

三、判断题

1. −   2. −   3. −   4. +   5. −

四、名词解释

1. 糖皮质激素的撤药症候群:是指在生长期每天分次服用药理剂量的糖皮质激素后,撤药过程中所出现的一组症状,包括:①肌肉僵硬和疼痛;②关节痛;③全身软弱无力;④食欲减退,恶心和呕吐;⑤直立性低血压或虚脱;⑥体重减轻。撤药症候

群的发生系由于撤药过快使血循环中糖皮质激素急剧下降所致。

2. 肥胖病：当进食热量多于人体消耗量而以脂肪形式储存体内超过标准体重 20% 时或体重指数 ［体重（kg）/（身高）^{2}（m^2）］ 大于 24 称为肥胖症。如无明显病因可寻者称为单纯性肥胖症；具有明确病因者称为继发性肥胖症。

3. 尿崩症：是由于抗利尿激素缺乏、肾小管重吸收水的功能障碍，从而引起以多尿、烦渴、多饮与低相对密度（比重）尿为主要表现的一种病症。本病是由于下丘脑-神经垂体部位的病变所致，但部分病例可无明显病因。尿崩症可发生于任何年龄，以青年为多见。

4. 垂体性侏儒症：是指自儿童期起病的腺垂体生长激素缺乏而导致生长发育障碍，也称生长激素缺乏性侏儒症。其病因可为特发性或继发性；可为单一性生长激素缺乏，但往往伴有促性激素缺乏，也可伴有腺垂体其他激素缺乏。本病大多见于男性，女性很少见，原因未明。

5. 肾上腺危象：为 Addison 病急骤加重的表现，常发生于感染、创伤、手术、分娩、过劳、大量出汗、呕吐、腹泻、失水或突然中断治疗等应激情况下，表现为恶心、呕吐、腹痛或腹泻、严重脱水、血压降低、心率快、脉细弱、精神失常，常有高热、低血糖症、低钠血症，血钾可低、可高。

五、问答题

1. 糖尿病分型包括四大类型，即 1 型糖尿病、2 型糖尿病、其他特殊类型糖尿病和妊娠糖尿病。特殊类型糖尿病的病因有：①B 细胞功能遗传性缺陷；②胰岛素作用遗传性缺陷；③胰腺外分泌疾病；④内分泌疾病；⑤药物及化学品所致糖尿病；⑥感染；⑦不常见的免疫介导糖尿病；⑧其他可能与糖尿病相关的遗传综合征。

2. 糖尿病常见的慢性并发症如下：

   （1）大血管病变：动脉粥样硬化、冠心病、脑血栓形成、肢体坏疽、肾动脉硬化等。

   （2）微血管病变：包括糖尿病肾病、糖尿病视网膜病变、糖尿病心肌病。

   （3）神经病变：常见为周围神经病变和自主神经病变，其他神经如脑神经、脊髓、脊髓神经根均可受累。

   （4）眼并发症：白内障、青光眼、虹膜睫状体病变和屈光改变。

   （5）其他：骨质疏松和皮肤病变。

3. 糖尿病高渗性昏迷的救治措施如下：

   （1）胰岛素：首次可根据血糖水平决定，即胰岛素剂量为血糖水平的 1/10（即血糖每增加 10 mg 给 1 U 的胰岛素），以后每 2 小时测血糖 1 次，根据血糖水平以调节胰岛素用量。也可先静脉注射 20 U 胰岛素，以后给予小剂量持续静脉滴注，每小时 5 U 或胰岛素泵持续皮下输注。

(2) 补液：高渗性昏迷病人失水比酮症酸中毒更为严重，且高渗状态威胁病人生命，因此输液至关重要。每天输液量 6000～8000 mL。如血浆渗透压或血钠过高，无休克，可输 0.45% 半渗量盐水；但如有休克，则仍然输等渗生理盐水。在 24～48 小时内应将失水纠正。

(3) 补钾：补钾原则与酮症酸中毒同。

(4) 对症治疗。

(5) 加强护理，密切观察病情变化。

(6) 去除诱因。

4. 甲状腺危象的救治原则如下：①抑制 TH 合成：首选 PTU，首次剂量 600 mg 口服，继用 PTU 20 mg，每天 3 次口服，待症状缓解后减至一般治疗剂量。②抑制 TH 释放：加用复方碘口服溶液，首剂 30～60 滴，以后每 6～8 小时 5～10 滴。③抑制组织 T_4 转化为 T_3 和（或）抑制 T_3 与细胞受体结合：PTU、碘剂、受体阻滞药和糖皮质激素等。④降低血 TH 浓度：在常规治疗不满意时，可选用血液透析、腹膜透析或血浆置换等。⑤支持治疗：补充热量和维生素，纠正水、电解质代谢及酸碱平衡失调。⑥对症治疗，包括供氧、防治感染等。⑦待危象控制后，应根据具体病情，选择适当的甲状腺功能亢进症治疗方案，并防止危象再次发生。

5. ^{131}I 治疗甲状腺相关眼病的适应证和禁忌证如下：

(1) 适应证：①中度的 Graves 病，年龄在 25 岁以上；②对抗甲状腺药过敏或有严重不良反应；③长期用抗甲状腺药治疗而多次复发；④有较严重的心、肝、肾等疾病而不宜采用手术治疗，或术后复发，或不愿接受手术治疗者；⑤小的高功能性结节伴甲状腺功能亢进症。

(2) 禁忌证：①妊娠哺乳妇女；②年龄在 25 岁以下；③有心、肝、肾衰竭者；④活动性肺结核；⑤白细胞总数低于 3×10^9/L 或中性粒细胞低于 1.5×10^9/L 者；⑥重度浸润性突眼；⑦重度的胸骨后甲状腺肿；⑧甲状腺危象或轻度甲状腺功能亢进症；⑨以往用过碘剂而甲状腺不摄 ^{131}I 者。

6. 甲状腺危象的救治原则如下：

(1) 先用大剂量的抗甲状腺药，以丙硫氧嘧啶为首选。

(2) 碘剂：轻者口服复方碘溶液，首剂 30～50 滴，以后每 6～8 小时 5～10 滴。重者可静脉滴注碘化钠，每次 0.5～1.0 g，加入到 10% 葡萄糖氯化钠溶液中。

(3) 普萘洛尔 20～40 mg，每 6～8 小时 1 次。

(4) 静脉滴注糖皮质激素，氢化可的松 100 mg 加入到 5% 或 10% 葡萄糖氯化钠溶液中。

(5) 对症处理：如高热、休克、心力衰竭等。

(6) 纠正水、电解质代谢失调。

(7) 密切观察病情变化。

7. 应用糖皮质激素的禁忌证如下：

(1) 相对禁忌证：①活动性肺结核或肺外结核；②过去有溃疡病史，目前无活动性；③有未控制的慢性感染性疾病。

(2) 绝对禁忌证：①有重大精神病病史；②显性糖尿病；③骨质疏松；④妊娠早期；⑤重度高血压；⑥未控制的严重感染；⑦青光眼；⑧严重低钾血症；⑨皮质醇增多症。

8. 糖皮质激素的给药方法有如下几种：

(1) 替代疗法：每天只给予生理剂量的糖皮质激素。

(2) 抑制替代疗法。

(3) 冲击疗法：在短期内给予大剂量糖皮质激素，时间只允许连续 5 天以下，可突然撤药。

(4) 短程治疗（1 个月以内）、中程治疗（2~3 个月内）及长程治疗（6 个月以上）。

(5) 间歇给药法：即每周内给糖皮质激素 3~5 天，然后停 1~2 天再给。

(6) 隔日给药法：即每隔 1 天早晨服糖皮质激素 1 次，剂量为 1~2 天的总量，或30~60 mg。

9. 长期使用药理剂量的糖皮质激素可发生下列不良反应：①向心性肥胖；②糖耐量减低和诱发糖尿病病变为显性；③高血压；④骨质疏松和无菌性骨坏死；⑤闭经和阳痿；⑥精神失常或诱发精神病；⑦良性颅内压增高（儿童多见）；⑧溃疡病和胰腺炎；⑨出血倾向和血栓形成；⑩白内障和青光眼；⑪并发细菌和真菌感染；⑫水肿（天然的糖皮质激素）；⑬低钾和低钙；⑭儿童生长受抑制。

10. 原发性醛固酮增多症临床发展可分为以下阶段。①早期：仅有高血压，此时无低血钾症状，醛固酮分泌增多及肾素系统受抑制，导致血浆醛固酮/肾素比值上升；②高血压、轻度钾缺乏期：血钾轻度下降或呈间歇性低血钾或在某种诱因下出现低血钾；③高血压、严重钾缺乏期：出现肌麻痹。

§6.1.6　肾脏疾病试卷

一、选择题（每题 1.5 分，共 30 分）

【A 型题】

1. 血尿伴高血压最常见于下列哪种疾病　　　　　　　　　　　（　　）

　　A. 流行性出血热　　B. 肾结核　　C. 肾肿瘤　　D. 肾小球肾炎
　　E. 感染性心内膜炎

2. 男，22 岁，血压 143/90 mmHg，大量尿蛋白，血浆清蛋白 25 g/L。下列何种疾病可能性大　　　　　　　　　　　　　　　　　　　　（　　）

A. 隐匿性肾炎　　B. 高血压肾小动脉硬化　　C. 急性肾炎　　D. 肾病综合征　　E. 慢性肾炎

3. 女，35 岁，反复水肿 3 年，血压 158/98 mmHg，血红蛋白 80 g/L，尿蛋白（＋＋），镜检 RBC 2～4 个/HP，BUN 10 mmol/L。该病人哪种疾病的可能性大　　　　　　　　　　　　　　　　　　　　　　　　（　　）

A. 慢性肾盂肾炎　　B. 隐匿性肾炎　　C. 慢性肾炎　　D. 肾病综合征　E. 高血压肾小动脉硬化

4. 判断肾功能最常用的指标是　　　　　　　　　　　　　　　　　　（　　）

A. 放射性核素邻^{131}I 马尿酸钠测定肾血浆流量　　B. 经皮肾活检病理组织学检查　　C. 内生肌酐清除率　　D. 静脉肾盂造影　　E. 菊粉清除率

5. 有关急性肾小球肾炎预后，下列哪项叙述是错误的　　　　　　　　（　　）

A. 绝大多数病人于 1～4 周内出现利尿、消肿、降压，尿化验也常随之好转　　B. 血清 C_3 在 4～8 周内恢复正常　　C. 少数病人镜下血尿及微量尿蛋白有时可迁延半年至 1 年才消失　　D. 小于 3‰的病人可因急性肾衰竭救治不当而死亡　　E. 因急性肾衰竭救治不当而死亡的多为高龄病人

6. 肾病综合征诊断标准是　　　　　　　　　　　　　　　　　　　　（　　）

A. 尿蛋白超过 3.5 g/d，血浆蛋白低于 25 g/L　　B. 尿蛋白超过 3.0 g/d，血浆蛋白低于 28 g/L　　C. 尿蛋白超过 3.5 g/d，血浆蛋白低于 30 g/L　D. 尿蛋白超过 3.5 g/d，血浆蛋白低于 35 g/L　　E. 尿蛋白超过4.0 g/d，血浆蛋白低于 35 g/L

7. 氮质血症是指　　　　　　　　　　　　　　　　　　　　　　　　（　　）

A. GFR 降低至正常的 20%～35%，此时血肌酐已升高　　B. GFR 降低至正常的 30%～40%，此时血肌酐已升高　　C. GFR 降低至正常的 40%～50%，此时血肌酐不升高　　D. GFR 降低至正常的 25%～35%，此时血肌酐已升高　　E. GFR 降低至正常的 30%～40%，此时血肌酐不升高

8. 在国内导致慢性肾衰竭最常见的病因依序是　　　　　　　　　　（　　）

A. 原发性慢性肾炎、梗阻性肾病、糖尿病肾病、狼疮性肾炎、高血压肾病、多囊肾　　B. 原发性慢性肾炎、糖尿病肾病、梗阻性肾病、狼疮性肾炎、高血压肾病、多囊肾　　C. 原发性慢性肾炎、高血压肾病、糖尿病肾病、梗阻性肾病、狼疮性肾炎、多囊肾　　D. 原发性慢性肾炎、狼疮性肾炎、高血压肾病、梗阻性肾病、糖尿病肾病、多囊肾　　E. 原发性慢性肾炎、狼疮性肾炎、高血压肾病、多囊肾、梗阻性肾病、糖尿病肾病

【B 型题】

问题 9～11

A. 血尿、大量蛋白尿

B. 肾功能减退

C. 两者均有

D. 两者均无

9. 急性肾炎综合征表现为　　　　　　　　　　　　　　　　（　　）

10. 肾病综合征表现为　　　　　　　　　　　　　　　　　　（　　）

11. 尿频-排尿不适综合征表现为　　　　　　　　　　　　　　（　　）

【X 型题】

12. 血红蛋白尿的临床表现包括　　　　　　　　　　　　　　（　　）

A. 尿液静置后有红色沉淀　　B. 尿色呈红葡萄酒色　　C. 全身无溶血的
表现　　D. 显微镜检无红细胞或少数红细胞　　E. 振荡时呈云雾状

13. 急进性肾炎与急性肾炎的鉴别是前者具有　　　　　　　　（　　）

A. 大量蛋白尿　　B. 持续性少尿或无尿　　C. 显著高血压　　D. 迅速
发生并加重的肾功能损害　　E. 水肿

14. 肾脏的生理功能主要有　　　　　　　　　　　　　　　　（　　）

A. 排泄代谢废物　　B. 调节水、电解质代谢平衡　　C. 内分泌功能
D. 调节酸碱平衡　　E. 通过上述功能维持机体内环境的恒定

15. 以下有关慢性肾小球肾炎的描述哪些正确　　　　　　　　（　　）

A. 蛋白尿、血尿、高血压、水肿为基本表现　　B. 病情迁延，病变缓慢
C. 最终发展为慢性肾衰竭　　D. 是一组疾病　　E. 疾病表现呈多样性

16. 慢性肾炎的治疗原则包括　　　　　　　　　　　　　　　（　　）

A. 积极控制高血压　　B. 限制食物中蛋白及磷入量　　C. 应用抗血小板
聚集药　　D. 避免加重肾脏损害的因素　　E. 糖皮质激素及细胞毒药物

17. 糖皮质激素治疗原发性肾病综合征的原则和方案一般包括　（　　）

A. 起始足量：泼尼松 1 mg/(kg·d)，持续 8～12 周　　B. 缓慢减药：足
量治疗后每 1～2 周减原用量的 10%，当 20 mg/d 时减量更应缓慢
C. 长期维持：以 10 mg/d 的剂量维持 6～12 个月或更长　　D. 地塞米松
比泼尼松的疗效更好　　E. 有肝功能损害或泼尼松疗效不佳时可改为泼
尼松龙口服或静脉注射

18. 长期应用激素的病人易出现　　　　　　　　　　　　　　（　　）

A. 感染　　B. 药物性糖尿　　C. 骨质疏松　　D. 股骨头无菌性坏死

E. 皮肤紫癜

19. 尿路感染的确诊下列哪几项正确　　　　　　　　　　　　　　（　　）

A. 尿感的确诊只能确立在尿细菌定量培养的基础上　　B. 只要清洁中段尿和导尿培养出有细菌生长，即可确诊　　C. 只有膀胱穿刺尿作细菌定性培养，才能确诊　　D. 如果两次中段尿培养均为 $10^5/mL$，且为同一菌种，即使无感染症状，也能确诊　　E. 尿细胞培养含菌量 $\geqslant 10^4/mL$，即可确诊

20. 下述哪些因素可促使肾功能恶化　　　　　　　　　　　　　　（　　）

A. 血容量不足　　B. 感染　　C. 尿路结石　　D. 心力衰竭　　E. 肾毒性药物的使用

二、填空题（每空1分，共20分）

1. 血尿伴腰部包块可见于_____、_____和_____。

2. 环磷酰胺严重的不良反应为_____和_____。

3. 肾盂肾炎的并发症可包括：_____、_____、_____、_____。

4. 急性肾小球肾炎应与_____、_____及_____进行鉴别。

5. 继发性肾病综合征主要包括：_____、_____、_____、_____。

6. 急性肾衰竭分为少尿期、_____、_____3个时期。

三、判断题（每题1分，共5分；正确的在括号内标"＋"，错误的标"－"）

1. 血红蛋白尿显微镜下可见大量红细胞。　　　　　　　　　　　　（　　）

2. 尿三杯试验，如三杯尿中均有血液则提示血尿来自肾脏、输尿管或膀胱内弥漫性出血。　　　　　　　　　　　　　　　　　　　　　　　　（　　）

3. 肾病性水肿主要原因是由于肾小球滤过率下降。　　　　　　　　（　　）

4. 白细胞管型对肾盂肾炎的诊断有重要价值。　　　　　　　　　　（　　）

5. 肾病综合征的临床特点是水肿、血尿和高血压。　　　　　　　　（　　）

四、名词解释（每题2分，共10分）

1. 肾炎性水肿

2. 血尿

3. 蛋白尿

4. 隐匿性肾小球肾炎

5. 急性肾衰竭

五、问答题（每题 3.5 分，共 35 分）

1. 血尿病人尿三杯试验有何临床意义？

2. 血尿与血红蛋白尿有何区别？

3. 试述发生血尿的常见病因。

4. 血尿伴有肾绞痛、膀胱刺激征、高血压、腰部包块或皮肤黏膜出血者，可分别见于哪些疾病？

5. 管型尿有何临床意义？

6. 肾脏疾病常见的临床综合征有哪些？各有何临床特点？

7. 如何鉴别慢性肾炎与慢性肾盂肾炎？

8. 哪些原因可以导致肾盂肾炎反复发作？

9. 尿毒症病人并发感染时，应如何选择使用抗菌药物？

10. 急性肾衰竭透析疗法适应证。

参考答案

一、选择题

1. D	2. D	3. C	4. C	5. D	6. C
7. A	8. A	9. C	10. C	11. D	12. BD
13. BD	14. ABCDE	15. ABCD	16. ABCDE	17. ABCE	18. ABCDE
19. AD	20. ABCDE				

二、填空题

1. 肾脏肿瘤　　肾结核　　多囊肾

2. 骨髓抑制　　肝脏损害

3. 肾盂积脓　　肾乳头坏死　　肾周围脓肿　　肾衰竭　　败血症

4. 以急性肾炎综合征起病的肾小球疾病　　急进性肾小球肾炎　　全身系统性疾病的肾脏受累

5. 过敏性紫癜　　系统性红斑狼疮肾炎　　糖尿病　　肾淀粉样变性　　骨髓瘤性肾病

6. 多尿期　　恢复期

三、判断题

1. —　　　2. +　　　3. —　　　4. +　　　5. —

四、名词解释

1. 肾炎性水肿：主要是由于肾小球滤过率下降，而肾小管重吸收功能基本正常造成"球-管失衡"和肾小球滤过分数下降，导致水钠潴留形成水肿。

2. 血尿：离心后尿沉渣镜检每高倍视野超过 3 个为血尿，1 L 尿含 1 mg 血即呈现肉眼血尿。

3. 蛋白尿：当尿蛋白超过 150 mg/d，尿蛋白定性阳性，称为蛋白尿。若尿蛋白量大于 3.5 g/d，则称为大量蛋白尿。

4. 隐匿性肾小球肾炎：表现为无水肿、高血压及肾功能损害，而仅表现为蛋白尿和（或）肾小球性血尿的一组肾小球病。

5. 急性肾衰竭：是指由于各种病因引起肾功能在短期内（数小时或数天）急剧下降的临床综合征，其血肌酐平均每天增加大于或等于 44.2 μmol/L。

五、问答题

1. 尿三杯试验的临床意义如下：

(1) 第 1 杯尿中含有血液，而其余 2 杯无血液或很少血液，提示血液来自尿道。

(2) 第 3 杯尿中含有血液，提示血液来自膀胱颈部和三角区、后尿道或前列腺。

(3) 如 3 杯均为血尿，提示血液来自肾脏、输尿管，或有膀胱内弥漫性出血。

2. 血尿与血红蛋白尿的区别如下：

(1) 血尿：呈洗肉水色乃至鲜红色，静置后出现一层红色沉淀，振荡时呈云雾状，显微镜检查可见大量红细胞，大便隐血试验阴性或阳性反应。

(2) 血红蛋白尿：呈红葡萄酒色或酱油色，静置后无沉淀，显微镜检查无红细胞或偶有少数红细胞，大便隐血试验呈强阳性反应。

3. 血尿的常见病因如下：

(1) 泌尿系统疾病：如肾小球肾炎、泌尿系感染、结石、结核、肿瘤、损伤、血管病变、先天畸形、某些药物反应和过敏反应。

(2) 尿路邻近器官疾病的影响：如急性阑尾炎、盆腔炎、急性或慢性前列腺炎。

(3) 全身性疾病：如败血症、流行性出血热、钩端螺旋体病、血液病、结缔组织疾病。

（4）功能性血尿，如运动性血尿。

4. 下述症状常见的疾病如下：

（1）血尿伴肾绞痛：可起源于结石、干酪性物质和血凝块等所致的尿路梗阻。

（2）血尿伴膀胱刺激征：提示病变位于膀胱或尿道，可能为普通感染或结核感染。

（3）血尿伴高血压：可见于急、慢性肾小球肾炎，急进性肾小球肾炎，急进性原发性高血压，先天性多囊肾，肾动脉栓塞，结节性多动脉炎等。

（4）血尿伴腰部包块：可见于肾肿瘤、肾囊肿和肾结核。

（5）血尿伴皮肤黏膜出血：可见于败血症、感染性心内膜炎、流行性出血热、钩端螺旋体病和血液病。

5. 管型尿的临床意义为：红细胞管型对急性肾小球肾炎，白细胞管型对肾盂肾炎或间质性肾炎的诊断有重要价值。颗粒管型常见于各种肾小球疾病和肾小管损伤。脂肪管型多见于肾病综合征。上皮细胞管型可见于急性肾小管坏死或活动性肾小球肾炎。蜡状管型常见于慢性肾小球肾炎。

6. 肾脏疾病常见的临床综合征如下：

（1）肾病综合征：①大量蛋白尿（＞3.5 g/d）；②明显低蛋白血症（清蛋白＜30 g/L）；③明显水肿；④高脂血症。其中①②两项为诊断所必需的条件。

（2）肾炎综合征：病人常有蛋白尿、血尿、水肿和高血压等临床表现。按病程可分为急进性肾炎综合征、急性肾炎综合征和慢性肾炎综合征。

（3）隐匿性肾炎综合征：可有单纯性蛋白尿和（或）单纯性血尿，起病隐匿，除尿检查异常外，无水肿、高血压和肾功能异常。

（4）尿路感染综合征：有尿路感染刺激症状，可伴脓尿或菌尿。

7. 慢性肾炎与慢性肾盂肾炎的鉴别要点如下：有泌尿系感染史，尿沉渣中白细胞经常反复出现，甚至有白细胞管型，尿细菌学检查阳性，X 线检查示肾盂及肾盏变形，以一侧肾损伤为主，提示慢性肾盂肾炎。如尿蛋白量较多，且以肾小球源性蛋白为主，肾小球功能损害较肾小管功能损害为重，则提示慢性肾炎。

8. 导致肾盂肾炎反复发作的原因如下：

（1）泌尿系畸形；尿道口附近有病灶；病人抵抗力降低。

（2）尿路引流不畅。

（3）致病菌为耐药菌株，包括原浆型（L 型）菌株。

（4）肾内瘢痕形成，致病菌不易被肃清。

9. 尿毒症并发感染时选用抗生素的原则如下：

（1）可按正常剂量使用的药物：青霉素 G、氨苄西林、林可霉素、红霉素等。

（2）须按肌酐清除率减量使用的药物：羧苄西林、头孢菌素类。

（3）不宜使用的药物：多黏菌素、黏菌素、氨基苷类、磺胺类药、呋喃妥因等。

10. 急性肾衰竭经保守疗法无效，出现下列情况者，应进行透析治疗：①急性肺水肿。②血钾在6.5 mmol/L以上。③血尿素氮 21.4 mmol/L 以上或血肌酐 442 μmol/L 以上。④高分解代谢状态，血肌酐每天升高超过 176.8 μmol/L 或血尿素氮每天超过 8.9 mmol/L，血钾每天上升 1 mmol/L 以上。⑤无明显高分解代谢，但无尿 2 天以上或少尿 4 天以上。⑥酸中毒，二氧化碳结合力低于 13 mmol/L，pH<7.25。⑦少尿 2 天以上，伴有下列任一情况者。体液潴留，如结膜水肿、心音呈奔马律、中心静脉压增高；尿毒症症状，如持续呕吐、烦躁、嗜睡；高血钾，血钾大于 6.0 mmol/L，心电图有高钾改变。

§6.1.7 结缔组织病和风湿性疾病试卷

一、选择题（每题 1.5 分，共 30 分）

【A 型题】

1. 结缔组织疾病中，最易引起肾脏损害的是　　　　　　　　　　（　　）
   A. 系统性红斑狼疮　　B. 系统性硬化病　　C. 皮肌炎　　D. 结节性多动脉炎　　E. 干燥综合征

2. 结节性多动脉炎与系统性红斑狼疮鉴别，下列哪项最具有诊断价值（　　）
   A. 关节痛　　B. 肾脏损害　　C. ANA 阳性　　D. 白细胞计数增加、嗜酸性粒细胞增加，血小板增加　　E. 皮肤红斑

3. 类风湿关节炎往往最早出现的关节症状是　　　　　　　　　　（　　）
   A. 晨僵　　B. 关节肿　　C. 关节畸形　　D. 活动障碍　　E. 关节痛

4. 强直性脊柱炎最早受累的脊柱部位是　　　　　　　　　　　　（　　）
   A. 胸椎　　B. 腰椎　　C. 颈椎　　D. 骶椎　　E. 尾椎

5. 系统性红斑狼疮常见的死亡原因是　　　　　　　　　　　　　（　　）
   A. 狼疮性肺炎　　B. 狼疮性心肌炎　　C. 心力衰竭　　D. 尿毒症　　E. 狼疮性脑病

6. 风湿性疾病的概念是指　　　　　　　　　　　　　　　　　　（　　）
   A. 风湿性关节炎　　B. 风湿热　　C. 累及关节及软组织的一大类病因各不相同的疾病　　D. 类风湿关节炎　　E. 风寒痹症

7. 结缔组织疾病中，最易引起肾脏损害的是　　　　　　　　　　（　　）
   A. 系统性红斑狼疮　　B. 系统性硬化病　　C. 皮肌炎　　D. 结节性多动脉炎　　E. 干燥综合征

8. 下列结缔组织病中，最易并发恶性肿瘤的是 （　　）

A. 系统性红斑狼疮　　B. 皮肌炎　　C. 系统性硬化病　　D. Wegener 肉芽肿　　E. 类风湿关节炎

9. 风湿性疾病如类风湿关节炎、系统性红斑狼疮等，最重要的治疗目的是 （　　）

A. 减轻和缓解症状　　B. 防止反复发作　　C. 心理上安慰　　D. 康复　E. 防止并发症

10. 为确诊硬皮病，应做何项检查 （　　）

A. 肾活体组织检查　　B. 骨骼 X 线摄片　　C. 骨髓象检查　　D. 皮肤活体组织检查　　E. 滑膜活体组织检查

【B型题】

问题 11～13

A. 红细胞生成素

B. 泼尼松

C. 吲哚美辛

D. 青霉素

E. 呋塞米

11. 类风湿关节炎（非活动期）用 （　　）

12. 肾性贫血用 （　　）

13. 肾病综合征用 （　　）

问题 14～15

A. 骨关节炎

B. 感染

C. 类风湿关节炎

D. 痛风

14. 老年人初发单关节炎，尤其膝关节受累，X 线片示踝关节有骨赘、骨缘唇样变及关节间隙变窄，关节无强直。该病人应诊断为 （　　）

15. 中青年初发掌指、腕近端指间关节痛，并有晨僵、类风湿因子阳性，软组织肿胀，骨质疏松。该病人应诊断为 （　　）

【X型题】

16. 慢性结缔组织病包括 （　　）

A. 反应性关节炎　　B. 类风湿关节炎　　C. 皮肌炎　　D. 血管炎

E. 痛风

17. 类风湿因子可见于下列哪些情况 （　　）

　　A. 肝炎　　　B. 流行性感冒　　　C. 血吸虫病　　　D. 类风湿关节炎

　　E. 肿瘤

18. 治疗类风湿关节炎的药物包括 （　　）

　　A. 水杨酸制剂　　　B. 金制剂　　　C. 丙磺舒　　　D. 秋水仙碱　　　E. 环磷

　　酰胺

19. 关于强直性脊柱炎下列哪些说法正确 （　　）

　　A. 伴脊柱炎的骶髂关节炎　　　B. 非对称性持续性关节炎　　　C. 对非甾体

　　消炎药疗效不错　　　D. HLA-B$_{27}$相关　　　E. 放射学骶髂关节炎是诊断的

　　关键

20. SLE 的病因可能与下列哪几项有关 （　　）

　　A. 遗传　　　B. 性激素　　　C. 环境因素紫外线，食物等　　　D. 感染

　　E. 输血

二、填空题（每空 1 分，共 20 分）

1. 主要的结缔组织病包括 _____、_____、_____、_____、
　　_____、_____、_____、_____等。

2. 结缔组织病的主要治疗方法包括：_____、_____、_____等。

3. 类风湿关节炎是主要累及小关节尤其是_____的_____多关节炎。

4. 诊断强直性脊柱炎的关键是_____。

5. 急性暴发性危重系统性红斑狼疮包括_____、_____和_____。

6. 诊断白塞病的必备条件是_____，每年至少有_____次。

7. 大骨节病属_____畸形性骨关节病，原发病变是_____的变性和坏死。

8. 类风湿关节炎的基本病理改变是_____。

三、判断题（每题 1 分，共 5 分；正确的在括号内标"＋"，错误的标"－"）

1. 痛风病属于风湿性疾病的范畴。 （　　）

2. 结缔组织的疾病，都是自身免疫性疾病。 （　　）

3. 皮肤、肌肉病变是诊断皮肌炎不可缺少的依据。 （　　）

4. 以泪腺、唾液腺病变为主的自身免疫性疾病是干燥综合征。 （　　）

5. 大骨节病的关节病变为非对称性多关节病变。 （　　）

四、名词解释（每题 2 分，共 10 分）

1. 风湿
2. 干燥综合征
3. 系统性红斑狼疮
4. 无脉症
5. 白塞病

五、问答题（每题 3.5 分，共 35 分）

1. 何谓风湿性疾病？
2. 何谓结缔组织病？
3. 试述系统性红斑狼疮（SLE）的主要临床特点。
4. 判断 SLE 活动性的标准是什么？
5. 试述 SLE 的治疗要点。
6. 简述类风湿关节炎。
7. 试述类风湿关节炎的诊断标准。
8. 试述防止大骨节病病情恶化的措施。
9. 试述糖皮质激素的作用机制。
10. 试述类风湿关节炎与风湿性关节炎的鉴别点。

参考答案

一、选择题

1. A	2. D	3. E	4. B	5. D	6. C
7. A	8. B	9. B	10. D	11. C	12. A
13. B	14. A	15. C	16. BCD	17. ABCDE	18. ABE
19. ACE	20. ABCD				

二、填空题

1. 系统性红斑狼疮　系统性硬化病　多肌炎　皮肌炎血管炎病　类风湿关节炎　原发性干燥综合征　混合性结缔组织病

2. 糖皮质激素　　免疫抑制药　　非甾体消炎药

3. 手关节　　对称性

4. 放射学骶髂关节炎

5. 狼疮脑病癫痫发作者　　急性肾衰竭者　　狼疮心肌损害严重者

6. 反复口腔溃疡　　3

7. 地方性　　四肢软骨

8. 滑膜炎

三、判断题

1. ＋　　　　2. －　　　　3. ＋　　　　4. ＋　　　　5. －

四、名词解释

1. 风湿："风湿"一词是指关节、关节周围软组织、肌肉和骨骼出现的慢性疼痛。这种疼痛症状除出现在风湿病外，也可能见于肿瘤、内分泌系统疾病、神经系统疾病、遗传病和一些不明原因的情况。

2. 干燥综合征：又称 Sjögren 综合征或干性角膜结合膜炎，是一种以侵犯泪腺、唾液腺等外分泌腺具有高度淋巴细胞浸润为特征的弥漫性结缔组织病。干燥综合征分为原发性和继发性两种，前者不伴有其他结缔组织病的存在，后者常伴有系统性红斑狼疮、皮肌炎、系统性硬化病等结缔组织病及桥本甲状腺炎、慢性活动性肝炎，可引起全身多脏器损害，但肾累及较少见。

3. 系统性红斑狼疮：是一种自身免疫性结缔组织病，由于体内有大量致病性自身抗体和免疫复合物，造成组织损伤，临床可以出现各个系统和脏器损害的症状。

4. 无脉症：大动脉炎累及锁骨下动脉引起动脉壁的炎症和狭窄而造成桡动脉无脉称为无脉症。

5. 白塞病：是一种以口腔溃疡、外阴溃疡、眼炎及皮肤损害为临床特征的，累及多个系统的慢性疾病，病情呈反复发作和缓解交替过程。

五、问答题

1. 风湿性疾病简称风湿病，是一组以内科治疗为主的肌肉骨骼系统疾病，包括弥漫性结缔组织病及各种病因引起的关节和关节周围软组织（包括肌、肌腱、韧带等）的疾病。

2. 结缔组织病是弥漫性结缔组织病的简称，它是风湿性疾病中的一大类，它除有风湿病的慢性病程、肌肉关节病变外，尚有以下特点：①属自身免疫病，曾被称为胶原性疾病；②以血管和结缔组织慢性炎症的病理改变为基础；③病变累及多个系统，包括肌肉、骨骼系统；④同一疾病在不同病人的临床谱和预后差异甚大；⑤对糖皮质激素治疗有一定反应；⑥病程呈慢性经过，晚期常有多个器官损害，造成医疗中许多困难。

结缔组织病通常包括系统性红斑狼疮、系统性硬化病、多肌炎和皮肌炎、血管炎病、类风湿关节炎、白塞病、原发性干燥综合征、混合结缔组织病等。

3. 系统性红斑狼疮起病可缓可急，可累及单个或多个系统或组织器官，临床表现多种多样。主要特点：①好发于 20～40 岁的女性。②90％有发热，一般为低热，急性期可高热。③约80％有皮肤黏膜病变，典型为面部蝶形红斑，暴露部位呈对称性皮疹、盘形红斑及雷诺现象。④关节、肌肉痛，85％有关节受累，呈对称性关节炎；40％有肌肉痛或压痛。⑤几乎所有 SLE 皆累及肾脏，半数病人出现不同程度的蛋白尿、血尿、管型尿，部分呈肾病综合征，晚期可出现高血压、肾衰竭。⑥30％有心脏损害。⑦35％有肺损害，表现为间质性肺炎、胸膜炎。⑧15％～20％有神经系统病变，常有癫痫、周围神经炎、精神症状。⑨30％有消化系统改变，除一般胃肠症状外，常有腹痛、肝脾大。5％～10％有溶血性贫血，40％有白细胞、淋巴细胞减少，20％有血小板减少。

4. 判断系统性红斑狼疮活动性的标准为：①癫痫发作、精神异常；②多关节炎；③皮疹、口腔溃疡；④浆膜炎；⑤血尿、蛋白尿；⑥溶血性贫血、血小板、白细胞减少；⑦发热；⑧C_3、C_4 水平下降；⑨红细胞沉降率增快；⑩抗 dsDNA 抗体增高。
上述指标要作动态观察。上述指标恶化表示 SLE 活动；如好转表示 SLE 趋向缓解。

5. 系统性红斑狼疮的治疗应避免和除去日晒、寒冷、感染、妊娠、某些药物等诱发或加剧因素的影响。根据不同病情，采取相应的措施。

（1）肾上腺皮质激素：为首选药物，剂量根据病情而定。症状好转，尿蛋白消失，病情稳定后，逐渐递减到维持量。通常采用泼尼松 1 mg/(kg・d)，病情轻者用泼尼松 30～40 mg/d。病情严重者可用泼尼松 60～80 mg/d，连续服用 8～12 周，然后逐渐减量维持。对暴发性或难治性狼疮性肾炎和有中枢神经系统病变者可用甲泼尼龙 1000 mg 或地塞米松 100 mg 冲击疗法，静脉滴注，每天 1 次，3 次为 1 个疗程，可用 2～3 个疗程。

（2）免疫抑制药：一般不单独使用，多用在对激素依赖的肾损害或对激素治疗效果不佳的病例。常用环磷酰胺冲击疗法，0.5～1 g/m² 体表面积，静脉滴注，每月冲击 1 次，共 6 次。病情好转后，每 3 个月 1 次维持。

（3）环孢素，如激素联合细胞素药物使用 4～12 周病情仍不改善，应加用环孢素每天 5 mg/kg 分 2 次服，3 个月后，每月减 1 mg/kg，至每天 3 mg/kg 维持治疗。

（4）霉酚酸酯：治疗本病有效，用量 1.0～1.5 g/d，分 2 次口服。

（5）雷公藤多苷。

（6）静脉注射大剂量丙种球蛋白：一般每天 0.4 g/kg，连用 3～5 天为 1 个疗程。

6. 类风湿关节炎是一个累及周围关节为主的多系统性炎症性的自身免疫病，其特征性的症状为对称性、周围性多个关节慢性炎症病变。临床表现为受累关节疼痛、肿胀、功能下降，病变呈持续、反复发作过程。其病理为慢性滑膜炎，侵及下层的软骨和骨，造成关节破坏。60%～70%的病人在活动期血清中出现类风湿因子。

7. 类风湿关节炎的诊断标准如下：（1）标准：①晨僵至少 1 小时，病程≥6 周；②3 个或 3 个以上关节肿胀，病程≥6 周；③腕、掌指、近端指间关节肿，病程≥6 周；④对称性关节肿，病程≥6 周；⑤皮下结节；⑥手 X 线征象改变，至少有骨质疏松或骨侵蚀及关节间隙狭窄；⑦类风湿因子阳性（所用方法正常人<5%阳性）。

（2）评定：上述 7 项中有 4 项符合者可诊断，特异性为 88%，敏感性为 91%。早期不典型病例则需做更多的检查。

8. 防止大骨节病恶化的措施包括：①慎用糖皮质激素，因使用不当可使部分病人出现关节重度变形、股骨头坏死。②避免关节的过度负荷，不宜作重体力劳动或体育锻炼。重劳动可给病变关节带来摩擦、挤压而促使病情恶化。③停止继续食用病区的玉米和麦类。④可用非甾体消炎药缓解关节痛。⑤必要时可采用矫形手术恢复部分关节的功能。

9. 糖皮质激素的作用机制为：糖皮质激素有很强而快速的抗炎作用，通过受体发挥作用，其受体一个是位于中枢神经，另一个位于各种体内细胞、具抗炎和调节代谢作用。激素与胞质内受体结合成受体复合物，进入细胞核内与染色质相结合调节该细胞合成蛋白的作用。激素可抑制巨噬细胞吞噬和抗原递呈作用，减少循环中的 T、B 淋巴细胞和 NK 细胞数量，并抑制炎症性因子如 TNF-α、IL-1、IFNγ 和花生四烯酸代谢物前列腺素、白细胞三烯。

10. 类风湿关节炎与内湿性关节炎鉴别如下：

（1）类风湿关节炎：发病年龄是 20～40 岁，营养状态表现为显著消瘦，主要累及中小关节尤其是手关节，可有关节畸形强直，有杵状指、肌肉萎缩；X 线片示关节间隙变窄、关节面模糊、骨质疏松等；70%～80%类风湿因子阳性；水杨酸制剂疗效轻微；病程呈进行性。

（2）风湿性关节炎：发病年龄常在 20 岁以前，营养状态正常，主要累及大关节，无关节畸形、杵状指等；X 线片仅急性期有关节阴影；类风湿因子常阴性；水杨酸制剂疗效显著；病程有再发倾向。

§6.1.8 理化因素所致疾病试卷

一、选择题（每题 1.5 分，共 30 分）

【A 型题】

1. 长期接触噪声可发生下列哪种情况　　　　　　　　　　　　（　　）

A. 神经衰弱综合征　　B. 自主神经功能紊乱　　C. 神经性耳聋　　D. 再生障碍性贫血　　E. 心律失常

2. 有机磷农药中毒最理想的治疗是　　　　　　　　　　　　　　(　　)

A. 应用阿托品　　B. 应用胆碱酯复活剂　　C. 导泻　　D. 利尿

E. 胆碱酯酶复活剂与阿托品合用

3. 毒蛇咬伤中毒最有效的治疗是　　　　　　　　　　　　　　　(　　)

A. 单价特异抗蛇毒血清　　B. 多价抗蛇毒血清　　C. 糖皮质激素

D. 抗组胺药　　E. 抗生素

4. 对冻僵病人复温治疗下列哪项不正确　　　　　　　　　　　(　　)

A. 迅速将病人移至温暖环境　　B. 体温低于 28 ℃伴心律失常者在复温的同时进行复律治疗　　C. 将病人用棉被或毛毯裹好　　D. 可应用血液透析或腹膜透析　　E. 输注加温液体

5. 晕动病的个体易感性变化较大，以下列哪个年龄段易感性最高　(　　)

A. 0～2 岁　　B. 2～12 岁　　C. 12～24 岁　　D. 24～50 岁　　E. 50～70 岁

【B 型题】

问题 6～9

A. 高原性肺水肿

B. 高原性脑水肿

C. 慢性高原病

D. 慢性高原反应

E. 高原性心脏病

6. 多见于高原出生的婴幼儿的疾病是　　　　　　　　　　　　(　　)

7. 急性高原反应持续 3 个月以上不消退则为　　　　　　　　　(　　)

8. 最常见的且致命的高原病是　　　　　　　　　　　　　　　(　　)

9. 罕见但是最严重的急性高原病是　　　　　　　　　　　　　(　　)

问题 10～12

A. 供氧

B. 呋塞米

C. 补充维生素 C

D. 血液灌流

E. 血液透析可促进多种毒物的排除

10. 为加速一氧化碳自体内排出应　　　　　　　　　　　　　　(　　)

11. 对非脂溶性小分子物质清除效能好的是 （ ）

12. 能清除脂溶性及与蛋白质结合的物质是 （ ）

【X型题】

13. 理化因素所致疾病的特点是 （ ）

A. 病因明确 B. 一般不危及病人生命 C. 均有相应的特异性治疗方法 D. 与环境有关 E. 可有特殊的临床表现

14. 关于高原病的治疗哪些描述是正确的 （ ）

A. 急性高原反应经吸氧治疗几乎全部病例症状缓解 B. 高原病治疗效果不满意或出现高原脑水肿应转到低海拔区 C. 出现急性高原反应后可边治疗，边登高 D. 高原肺水肿恢复者，再进入相同高原环境时不易发病 E. 乙酰唑胺能改善氧饱和度

15. 电击伤的特点哪些描述正确 （ ）

A. 闪电一瞬间的浊度极高，可迅速将组织"炭化" B. 低频交流电的危害性最大 C. 皮肤、骨骼电阻小，极易被电热灼伤 D. 直流电有持续抽搐作用，能"牵引住"接触者 E. 高压电击特别是雷击时，常发生神志丧失及心搏呼吸骤停

16. 晕动病的促发因素包括 （ ）

A. 视觉刺激 B. 通风不良 C. 不悦气体 D. 情绪不佳 E. 睡眠不足

17. 冻僵病人的临床表现，下列哪些正确 （ ）

A. 轻、中度冻僵可伴寒战 B. 严重冻僵无寒战 C. 严重冻僵体温低于 28 ℃ D. 中度冻僵不伴器官功能衰竭 E. 体温≤20 ℃时心跳、呼吸停止

18. 急性中毒时下列哪些情况洗胃应慎重 （ ）

A. 强腐蚀性毒物中毒 B. 伴惊厥 C. 昏迷 D. 食管静脉曲张 E. 病人不合作

19. 一氧化碳中毒可出现 （ ）

A. 脱髓鞘病变 B. 脑电图可见弥漫性低波幅慢波 C. 血液COHb浓度5% D. 脑血栓形成 E. 头部CT可示病理性密度减低

20. 下列临床表现哪些符合铅中毒 （ ）

A. 铅中毒腹绞痛发作频繁，持续时间短 B. 腹绞痛以上腹痛为主 C. 可见铅线 D. 可伴神经衰弱综合征 E. 病人不出现贫血

二、填空题（每空 1 分，共 20 分）

1. 紫外线可引起_____、_____和_____等疾病。

2. 电击和淹溺的有效治疗在于_____；严重的放射病的有效疗法是_____。

3. 洋地黄中毒主要引起_____，氯霉素中毒引起_____，磺胺类药中毒引起_____。

4. 根据发病机制和临床表现不同，通常将中暑分为_____、_____和_____。上述 3 种情况可顺序发展、交搭重叠。

5. 轻度冻僵体温为_____；中度冻僵体温为_____；严重冻僵体温为_____。

6. 淹溺时水随着吸气而大量进入呼吸道和肺泡，引起_____、_____和_____。

7. 晕动病的药物治疗包括_____、_____和_____等。

三、判断题（每题 1 分，共 10 分；正确的在括号内标"＋"，错误的标"－"）

1. 严重的急性放射病的有效疗法是骨髓移植。 （   ）

2. 亚甲蓝可治疗金属中毒。 （   ）

3. 乙醇主要由肺代谢排出。 （   ）

4. 治疗毒蕈中毒应用阿托品。 （   ）

5. 吗啡中毒引起呼吸抑制。 （   ）

6. 热痉挛时常伴体温明显升高。 （   ）

7. 海水淹溺可致肺水肿。 （   ）

8. 心脏对于缺氧的耐受怕性最低。 （   ）

9. 急性高原反应持续 1 个月以上不消退者，称为慢性高原反应。 （   ）

10. 液化气中毒就是一氧化碳中毒。 （   ）

四、名词解释（每题 2 分，共 10 分）

1. 减压病

2. 中暑

3. 晕动病

4. 酒精依赖性

5. 铅线

五、问答题（每题 3 分，共 30 分）

1. 简述理化因素所致疾病的治疗原则。

2. 急性中毒时洗胃应注意哪些事项？

3. 试述毒蛇咬伤后的紧急局部处理。

4. 试述冻僵病人复温的措施。

5. 何谓急性高复反应？

6. 何谓湿性淹溺？

7. 简述晕动病的预防措施。

8. 简述急性一氧化碳中毒迟发脑病。

9. 简述镇静催眠药戒断综合征。

10. 何谓热衰竭？

参考答案

一、选择题

1. C	2. E	3. A	4. B	5. B	6. E
7. D	8. A	9. B	10. A	11. E	12. D
13. ADE	14. ABE	15. ABE	16. ABCDE	17. BCE	18. ABCDE
19. ABDE	20. CD				

二、填空题

1. 电光性眼炎　　皮炎　　雪盲

2. 现场心肺复苏　　骨髓移植

3. 心律失常　　再生障碍性贫血　　急性肾衰竭

4. 热痉挛　　热衰竭　　热射病

5. 35 ℃～32 ℃　　32 ℃～28 ℃　　<28 ℃

6. 严重缺氧　　高碳酸血症　　代谢性酸中毒

7. 抗组胺药　　抗胆碱药　　苯二氮䓬类

三、判断题

1. +	2. −	3. −	4. +	5. +	6. −

7. ＋   8. －   9. －   10. －

四、名词解释

1. 减压病：当人潜入深水作业，由于过高气压，吸入溶解在血液中大量氮气，若回到地面的速度过快，溶解在血液中的氮气迅速释放出来而形成气泡，阻塞血管，伤害骨骼和神经而发生减压病。

2. 中暑：常发生在高温和湿度较大环境中，是以体温调节中枢障碍、汗腺功能衰竭和水、电解质丢失过多为特征的疾病。

3. 晕动病：是指晕船、晕车、晕机和由于摇摆、旋转、加速度运动引起的一种疾病。

4. 酒精依赖性：为了获得饮酒后的特殊快感，渴望饮酒，这是心理依赖。躯体依赖是指反复饮酒使中枢神经系统发生了某种生理、生化变化，以致需要乙醇持续存在于体内，以免产生戒断综合征。

5. 铅线：铅中毒病人牙龈缘黏膜内可见硫化铅点状颗粒样沉积形成铅线，呈深灰色或蓝色的带状或不规则的斑块。

五、问答题

1. 理化所致疾病的治疗原则有：①迅速脱离有害环境和危害因素；②维持病人生命；③针对发病机制和病因治疗；④对症治疗。

2. 急性中毒时洗胃应注意：①洗胃应尽早进行，一般在服毒后 6 小时内洗胃有效；②强腐蚀剂中毒、食管静脉曲张病人应避免洗胃；惊厥、昏迷病人洗胃应慎重；③插胃管时应避免误入气管；④根据不同毒物选用不同洗胃液，每次注入量200～250 mL,总量大于 2 L；⑤拔胃管时夹住胃管前部，以免拔管过程中管内液体流入呼吸气管。

3. 毒蛇咬伤后的紧急局部处理如下。①绷扎：毒蛇咬伤后肢体应限制活动，在伤口上近心端肢体，伤口肿胀部位上侧用绷带将皮肤绷紧，阻断淋巴回流。直至注射抗蛇毒血清或采取有效伤口局部清创措施后方可停止绷扎。②伤口清创：在伤口上方近心端，伤口肿胀部位上侧有效绷扎后，立即沿牙痕作"一"字形切开，彻底清洗和吸毒。常用 1：5000 高锰酸钾溶液、净水或盐水清洗伤口。然后将留在组织中的残牙痕用牙签细心剔除，再用 1：5000 高锰酸钾溶液或 2％过氧化氢溶液清洗伤口，盖上敷料。并将肢体低位，便于渗液引流。根据伤口局部反应大小，可用胰蛋白酶2000～5000 U 加 0.25％～0.5％普鲁卡因或蒸馏水稀释，做局部环封。

4. 冻僵病人复温的措施包括：①将病人用棉被或毛毯裹好放置温暖环境，复温速度为0.3 ℃～2 ℃/h；②对中、重度冻僵病人，应用电热毯、热水袋或 40 ℃～42 ℃温水浴，复温速度为 1 ℃～2 ℃/h；③可输注加热（37 ℃～44 ℃）液体或吸入加热

（45 ℃）湿化氧气，或将各种灌洗液加热至 40 ℃～42 ℃进行胃、直肠、腹膜腔、胸腔灌洗升温，复温速度为 0.5 ℃～1 ℃/h；④可经血液透析复温，体外循环是快速复温的重要措施，复温速度为 10 ℃/h。

5. 急性高原反应很常见，未适应者在 1 天内登上海拔 2500～3000 m 以上地区后 6～72 小时即可发生。表现为双额部疼痛、心悸、胸闷、气短、厌食、恶心、呕吐、乏力，精神神经系统可出现过度饮酒时相似的抑制症状。有些病人出现发绀。一般在高原停留 24～48 小时后症状缓解，数天后症状消失。少数病人可发展成为高原肺水肿、高原脑水肿。

6. 湿性淹溺时，喉部肌肉松弛吸入大量水分（22 mL/kg）充塞呼吸道和肺泡发生窒息，水大量进入呼吸道数秒后神经丧失，发生呼吸停止和心室颤动，湿性淹溺约占淹溺者的 90%。

7. 晕动病的预防措施有：①起程前避免饱餐、饮酒和过度劳累；②在旅行途中应闭目静坐，不要观看旅途两旁晃动物体，避免阅读；③可呼吸新鲜空气；④对晕动病易感者，在乘车和乘船前 1.5～1 小时可给予抗晕动病药。

8. 急性一氧化碳中毒病人在意识障碍恢复后，经过 2～60 天的假愈期，出现下列情况之一者为迟发脑病：①精神意识障碍；②锥体外系精神障碍；③锥体系神经损害表现；④大脑皮质局灶性功能障碍；⑤周围神经炎。

9. 镇静催眠药的戒断症状是指长期服用镇静催眠药病人，突然停药或迅速减少剂量时出现的自主神经兴奋性增高和神经精神症状。①轻症：最后一次服药后 1 天内或数天内出现焦虑、易激动、失眠、厌食、无力、震颤。2～3 天达到高峰，恶心、呕吐、肌肉痉挛等等。②重症：突然停药后 1～2 天，有的药物停用 7～8 天后出现癫痫样发作，有时出现幻觉、妄想、定向力丧失、高热为特征的谵妄，数天至 3 周内恢复。

10. 热衰竭常发生于老年人、儿童及慢性疾病病人，在严重热应激情况下，由于体液和体钠丢失过多，补充不足所致。表现为乏力、无力、眩晕、恶心、呕吐、头痛。可有明显脱水征如血压下降，呼吸增快、肌痉挛、多汗。体温可轻度升高。无明显中枢神经系统损害表现。根据病情轻重不同可有血细胞比容升高、高钠血症、轻度氮质血症和肝功能障碍。热衰竭可以是热痉挛和热射病的中介过程，如不治疗可发展为热射病。

§6.2 传染病学试卷

§6.2.1 传染病学综合试卷

一、选择题（每题 1 分，共 40 分）

【A 型题】

1. 下列疾病中，哪种出现皮疹最早 （ ）
   A. 水痘 B. 猩红热   C. 麻疹   D. 斑疹伤寒   E. 伤寒

2. 下列哪项指标提示乙型肝炎病毒活动性复制 （ ）
   A. HBsAg   B. 抗 HBs   C. HBeAg   D. 抗 - HBe   E. 抗 - HBc

3. 确诊伤寒最有力的证据是 （ ）
   A. 长程稽留热   B. 玫瑰疹   C. 血常规白细胞减少，嗜酸性粒细胞消失   D. 肥达反应阳性   E. 血培养见伤寒沙门菌

4. 下列哪种属甲类传染病 （ ）
   A. 霍乱   B. 艾滋病   C. 梅毒   D. 炭疽   E. 麻疹

5. 为保护易感人群，下列哪种免疫制剂最有效 （ ）
   A. 转移因子   B. 免疫球蛋白   C. 疫苗或菌苗   D. 干扰素
   E. 白介素

6. 预防乙型病毒性肝炎最有效的措施是 （ ）
   A. 隔离病人   B. 管理带病毒者   C. 管理血源   D. 注射疫苗
   E. 注射免疫球蛋白

7. 钩体病最常见的临床类型是 （ ）
   A. 流感伤寒型（或感染中毒型）   B. 黄疸出血型   C. 肺出血型
   D. 肾衰竭型   E. 脑膜脑炎型

8. 抢救霍乱最有效的措施是 （ ）
   A. 补充液体及电解质   B. 使用抗生素   C. 使用抑制肠黏膜分泌药
   D. 利尿防治肾衰竭   E. 使用血管活性物质

9. 戊型病毒性肝炎暴发流行的主要传播途径是 （ ）

A. 水   B. 食物   C 生活接触   D. 宫内传播   E. 注射途径

10. 鉴别各型肝炎最可靠的根据是 （　）

A. 发病季节　B. 发病年龄　C. 起病方式　D. 临床症状　E. 病原学血清学检查

11. 重症肝炎并发急性肾衰竭的原因中下列哪项错误 （　）

A. 内毒素作用　B. 肾小管收缩　C. 肾缺血　D. 有效血容量下降　E. 肾小管坏死

12. 关于丁型肝炎病毒下列哪项错误 （　）

A. 属单股 RNA 病毒　B. 外壳为 HBsAg　C. 复制需要 HBV 的帮助　D. 抗原可诱生 IgG 和 IgM 抗体　E. 上述抗体为保护性抗体

13. 细菌性痢疾临床分型中哪项属急性 （　）

A. 慢性迁延型　B. 急性发作型　C. 慢性隐匿型　D. 中毒型　E. 静止型

14. 肝性脑病病人血氨增高，导致中枢神经系统功能紊乱最主要的机制 （　）

A. 干扰大脑的蛋白质代谢　B. 干扰大脑的脂肪代谢　C. 干扰大脑的水盐代谢　D. 干扰大脑的能量代谢　E. 干扰大脑的微量元素的正常含量

15. 关于外毒素的叙述不正确的是 （　）

A. 是活菌释放至菌体外的一种蛋白质　B. 主要由革兰阳性菌产生，少数革兰阴性菌也能产生　C. 性质稳定，耐热　D. 毒性强，引起特殊病变　E. 抗原性强

16. 初次抗原刺激后，先产生的、对传染病早期诊断有帮助的抗体是 （　）

A. IgG　B. IgA　C. IgM　D. IgD　E. IgE

17. 肝性脑病病人给予肠道消毒剂最主要的目的是 （　）

A. 清除致病菌毒素　B. 减少真菌的繁殖　C. 抑制肠道细菌减少氨的形成　D. 预防原发性腹膜炎　E. 防止继发性感染

【B 型题】

问题 18～19

A. 经空气、飞沫、尘埃传播

B. 经水、食物、苍蝇传播

C. 经手、用具、玩具传播

D. 经血液、体液、血制品传播

E. 经吸血节肢动物传播

18. 艾滋病是 （　　）

19. 戊型病毒性肝炎是 （　　）

问题 20～24

A. 破伤风

B. 狂犬病

C. 类狂犬病性癔症

D. 疫苗接种后反应

E. 脊髓灰质炎

20. 极度恐光、恐水的疾病是 （　　）

21. 牙关紧闭，角弓反张的疾病是 （　　）

22. 喉部紧缩，不能饮水，暗示治疗可缓解症状的疾病是 （　　）

23. 不对称弛缓性瘫痪，感觉正常的疾病是 （　　）

24. 接种狂犬病疫苗 2 周后出现发热、头痛，下肢先麻木后瘫痪 （　　）

问题 25～27

A. 水和（或）食物传播

B. 输血和血制品

C. 日常生活接触

D. 母婴垂直传播

E. 虫媒传播

25. 甲型病毒性肝炎暴发性流行的主要传播方式是 （　　）

26. 甲型病毒性肝炎散发性发病的主要传播方式是 （　　）

27. 戊型病毒性肝炎的主要传播方式是 （　　）

问题 28～30

A. HBsAg

B. 抗-HBs

C. HBeAg

D. 抗-HBe

E. HBcAg

28. 对乙型肝炎病毒感染有保护作用的是 （　　）

29. 仅存在于受感染肝细胞的核内，血液中无游离成分存在的是 （　　）

30. 感染乙型肝炎病毒后，血清中最早出现的标志物是 （　　）

问题 31~32

A. 毒血症

B. 菌血症

C. 败血症

D. 脓毒血症

E. 变应性亚败血症

31. 细菌在血流中短暂出现，无明显中毒性症状者称为 （ ）

32. 因微生物感染所引起的全身性炎症反应称为 （ ）

【C型题】

问题 33~34

A. 消化道隔离

B. 呼吸道隔离

C. 两者均是

D. 两者均否

33. 轮状病毒感染应 （ ）

34. 丙型病毒性肝炎应 （ ）

【X型题】

35. 流行性出血热临床经过 （ ）

A. 发热期　　B. 低血压休克期　　C. 少尿期　　D. 多尿期　　E. 恢复期

36. 艾滋病的传播方式包括 （ ）

A. 性接触传播　　B. 注射途径　　C 母婴传播　　D. 器官移植

E. 人工授精

37. 下列哪些属乙类传染病 （ ）

A. 病毒性肝炎　　B. 细菌性疾病　　C. 艾滋病　　D. 伤寒　　E. 肺结核

38. 引起脑膜炎的病原体有 （ ）

A. 脑膜炎奈瑟菌　　B. 结核分枝杆菌　　C. 新生隐球菌　　D. 钩端螺旋体　　E. 白喉棒状杆菌

39. 感染过程包括以下哪几种形式 （ ）

A. 病原体被清除　　B. 隐性感染　　C. 显性感染　　D. 病原携带状态

E. 潜伏性感染

40. 传染病的基本特性包括 （　　）

　　A. 有病原体　　B. 有传染性　　C. 有发热　　D. 有流行病学特征

　　E. 有感染后免疫

二、填空题 （每空1分，共20分）

1. 敏感株所引起的间日疟，其病因治疗最佳方案是联合应用
　　_____、_____。

2. 血吸虫病的异位损害常见于_____、_____。

3. 流行性脑脊髓膜炎确诊可采取_____与_____涂片革兰染色，亦可取
　　_____与_____做细菌培养。

4. 治疗伤寒可选择的抗生素有_____、_____、_____。

5. 传染病的免疫检查包括_____、_____两大类。

6. 流行性出血热的三大主征是：_____、_____和_____。

7. 常用的免疫制剂包括主动免疫制剂与被动免疫制剂。前者包括疫苗、
　　_____、_____等，后者包括抗毒素、_____和_____等。

三、判断题 （每题1分，共10分；正确的在括号内标"＋"，错误的标"－"）

1. 乙型病毒性肝炎是全身性病毒感染，故常有肝外脏器损害。 （　　）

2. B超检查是阿米巴肝脓肿的确诊方法。 （　　）

3. 日本血吸虫病是一种人畜共患病。 （　　）

4. 新生儿出生后24小时应立即接种乙型肝炎疫苗全程免疫。 （　　）

5. 厌氧菌所致败血症首选头孢菌素类抗生素。 （　　）

6. HBsAg具有抗原性，无感染性，它可诱导机体产生保护性抗体。 （　　）

7. 血培养标本应在抗菌药物应用前及寒战、高热时采集，并宜多次反复送验。

　　 （　　）

8. 肥达反应对伤寒有确诊价值。 （　　）

9. 检测特异性抗体IgG，可用于某些传染病的早期诊断。 （　　）

10. 霍乱病人在恢复期出现反应性发热，是由于循环改善后大量肠毒素被吸收
　　所致。 （　　）

四、名词解释 （每题2分，共10分）

1. HBV抗原抗体系统

2. 流行性出血热

3. 慢性 HBV 感染

4. 肝肺综合征

5. 炭疽

五、问答题（每题2分，共20分）

1. 试述血液常规检查在传染病诊断中的意义。

2. 请在下表中按序号填写"临床意义"一栏。

HBV 血清标志物与诊断的关系

序号	检验名称及结果						临床意义
	HBsAg	抗-HBs	HBeAg	抗-HBe	抗-HBc	HBV DNA	
(1)	+	−	+	−	+	+	
(2)	+	−	−	+	+	+	
(3)	+	−	−	+	+	−	
(4)	−	−	−	+	−	−	
(5)	−	+	−	−/+	+	−	
(6)	−	+	−	−	−	−	
(7)	−	−	−	−	+	−	

3. 试述慢性乙型病毒性肝炎治疗的总体目标和关键性治疗措施。

4. 试述流行性乙型脑炎的诊断要点。

5. 试述暴发性流行性脑脊髓膜炎休克型的治疗原则。

6. 试述霍乱的治疗原则及措施。

7. 试述流行性脑脊髓膜炎的临床特征。

8. 根据钩端螺旋体病临床表现的主要特点可分为哪些临床类型？

9. 试述疟疾发作的特点及最常用的抗疟治疗方案。

10. 试述日本血吸虫病的临床表现特征。

参考答案

一、选择题

1. A　　　2. C　　　3. E　　　4. A　　　5. C　　　6. D

7. A	8. A	9. A	10. E	11. B	12. E
13. D	14. D	15. C	16. C	17. C	18. D
19. B	20. B	21. A	22. C	23. E	24. D
25. A	26. C	27. A	28. B	29. E	30. A
31. B	32. D	33. A	34. D	35. ABCDE	36. ABCDE
37. ABCE	38. ABCD	39. ABCDE	40. ABDE		

二、填空题

1. 氯喹　　伯氨喹
2. 肺　　脑
3. 脑脊液　　瘀斑渗液　　血液　　脑脊液
4. 喹诺酮类　　氯霉素　　头孢菌素类
5. 特异性抗体检测　　特异性抗原检测
6. 发热与感染中毒症状　　充血、出血与外渗体征　　肾损害表现
7. 菌苗　　类霉素　　丙种球蛋白　　免疫球蛋白

三、判断题

1. +	2. −	3. +	4. +	5. −	6. +
7. +	8. −	9. +	10. +		

四、名词解释

1. HBV 抗原抗体系统：包括 HgsAg 与抗- HBs、HBeAg 与抗- HBe、HBcAg 与抗- HBc，是诊断乙型病毒性肝炎的血清指标。

2. 流行性出血热：又称肾综合征出血热，是由鼠传播的、出血热病毒引起的自然疫源性疾病，临床上以发热、出血、低血压及肾损害为主要表现。

3. 慢性 HBV 感染：有乙型病毒性肝炎或 HBsAg 阳性史超过 6 个月，现 HBsAg 和（或）HBV DNA 仍为阳性者，可诊断为慢性 HBV 感染。

4. 肝肺综合征：是指慢性肝炎和肝硬化病人可出现气促、呼吸困难、肺水肿、间质性肺炎、胸腔积液和低氧血症等病理和功能改变。

5. 炭疽：是由炭疽芽胞杆菌引起的动物源性传染病。牛、羊、猪、犬等家畜极易受感染。通过接触受感染的动物及污染的畜产品和外周污染环境吸入而传染人类。

五、问答题

1. 血常规检查在传染病诊断中的意义如下：血液常规检查中以白细胞计数和分类的用

途最广。白细胞总数显著增多常见于化脓性细菌感染，如流行性脑脊髓膜炎、败血症和猩红热等。革兰阴性杆菌感染时白细胞总数往往升高不明显甚至减少，如布氏菌病、伤寒及副伤寒等。病毒性感染时白细胞总数通常减少或正常，如流行性感冒、登革热和病毒性肝炎等。原虫感染时白细胞总数也常减少，如疟疾、黑热病等。蠕虫感染时嗜酸性粒细胞通常增多，如钩虫、血吸虫、肺吸虫感染等。嗜酸性粒细胞减少则见于伤寒、流行性脑脊髓膜炎等。

2. 该表中各栏临床意义如下：

(1) 病毒复制。

(2) 病毒复制、变异。

(3) 非活动性感染。

(4) 感染恢复期。

(5) 感染后恢复，已产生免疫力。

(6) 乙型肝炎疫苗注射后已产生免疫力。

(7) 旧感染、新感染、变异。

3. (1) 慢性乙型病毒性肝炎治疗的总体目标：最大限度地长期抑制或消除 HBV，减轻肝细胞炎性坏死及肝纤维化，延缓和阻止疾病发展，减少和防止肝脏失代偿、肝硬化、肝细胞癌及其并发症的发生，从而改善生活质量和延长存活时间。

(2) 慢性乙型病毒性肝炎的治疗措施：主要包括抗病毒、免疫调节、抗炎保肝、抗纤维化和对症治疗，其中抗病毒治疗是关键，只要有适应证，且条件允许，就应进行规范的抗病毒治疗。

目前已应用于临床的抗 HBV 药物有：干扰素 α（IFNα），包括普通干扰素和聚乙二醇干扰素；核苷（酸）类似物，包括拉米夫定、阿德福韦酯、恩替卡韦、替比夫定等。

4. 流行性乙型脑炎的诊断依据如下：

(1) 流行病学资料：明显的季节性（以夏秋季为主），10 岁以下儿童多见。

(2) 临床表现：主要为高热、意识障碍、惊厥或抽搐、呼吸衰竭及神经系统症状与体征，如脑膜刺激征、病理反射、肢体强直性瘫痪及脑神经损伤及自主神经功能紊乱的表现。

(3) 实验室检查：血常规中可见白细胞数及中性粒细胞均增高，脑脊液检查符合无菌性脑膜炎改变。血清特异性 IgM 抗体阳性。

5. 暴发性流行性脑脊髓膜炎休克型的治疗原则如下：

(1) 抗感染治疗：以青霉素为主，剂量为 20 万～40 万 U/(kg·d)，耐青霉素者可用第三代头孢菌素类药物。

(2) 抗休克治疗：①扩充血容量及纠正酸中毒；②应用肾上腺皮质激素，疗程不超过 3 天；③应用强心药物，可使用洋地黄类及苄胺唑啉；④使用血管活性药物；⑤DIC的治疗。

6. 霍乱的治疗原则及措施如下：

(1) 按肠道传染病隔离，直至症状消失后 6 天，并隔天粪便培养 1 次，连续 3 次，如阴性可解除隔离。

(2) 加强支持疗法，根据病人呕吐情况给予流质或禁食，必要时行静脉或口服补液。

(3) 补充液体和电解质是治疗霍乱的关键环节。原则应早期、快速、足量，先盐后糖，先快后慢，适时补碱，及时补钾。

(4) 辅以抗菌药物及抑制肠黏膜分泌药，以减少腹泻量、缩短病程。

(5) 治疗并发症，针对低血压、休克、急性肺水肿及心力衰竭、低血钾、急性肾衰竭等进行处理。

7. 流行性脑脊髓膜炎是由脑膜炎奈瑟菌经呼吸道传播的化脓性脑膜炎。其主要临床表现是突发高热、剧烈头痛、频繁呕吐、皮肤黏膜瘀点和脑膜刺激征，严重者可有败血症休克及脑实质损害，脑脊液呈化脓性改变。按病情可分为普通型、轻型和暴发型。暴发型又可分为休克型、脑膜炎型及混合型。

8. 钩端螺旋体病因感染的钩端螺旋体型别不同及机体反应性差异，临床表现较为复杂多样。同型钩端螺旋体可以引起完全不同的临床表现，而不同型的钩端螺旋体又可引起极为相似的综合征。依据临床主要特点，可分为以下几型：感染中毒型（又称流感伤寒型）、黄疸出血型、肺出血型、肾衰竭型、脑膜炎型。

9. 疟疾的典型症状为突发的寒战、高热。寒战持续 10 分钟到 2 小时，同时伴体温迅速上升，通常可达 40 ℃以上。全身酸痛乏力，但神志清楚，无明显中毒症状。发热持续 2~6 小时后，开始大汗，体温骤降，自觉症状明显缓解，但感明显乏力。持续 1~2 小时后进入间歇期。间日疟和卵形疟间歇期为 48 小时，三日疟为 72 小时。恶性疟发热无规律，一般无明显间隙。在疟疾初发时，发热可不规则。一般发作数次以后，才呈周期性发作。

抗疟治疗应包括控制疟疾症状发作和防止复发。对氯喹敏感株的抗疟治疗方案是联合应用氯喹与伯氨喹。氯喹对各种疟原虫的滋养体与裂殖体有杀灭作用，可有效控制症状；伯氨喹能杀灭红细胞前期与持续红细胞外期原虫，有病因预防和防止复发的作用，也能杀灭各种疟原虫的配子体，以防止传播。

10. 日本血吸虫病是由日本血吸虫所引起的一种人畜共患病。人主要经皮肤接触含尾蚴的疫水而感染。主要病变是由虫卵引起肝与肠的肉芽肿。急性期有发热、肝大和压痛、腹泻或排脓血便，血中嗜酸性粒细胞显著增多。慢性期以肝脾大为主。晚期以肝脏门静脉周围纤维化为主，可发展为门静脉高压症、脾大与腹水。其临床表现复杂多样。根据病期早晚、感染轻重、虫卵沉积部位以及人体免疫反应不同，临床上分为急性、慢性与晚期血吸虫病和异位损害。晚期血吸虫病可分为巨脾型、腹水型、侏儒型，以巨脾型最常见。异位损害是指虫卵和（或）成虫迷走和寄生在门静脉系统之外的器官引起病变。常见的有肺血吸虫病与脑血吸虫病。

§6.2.2 传染性非典型肺炎、人感染高致病性禽流感 和手足口病专题试卷

一、选择题（每题2分，共20分）

【A型题】

1. 传染性非典型肺炎多以发热为首发症状，体温一般　　　　　　　（　　）
   A. <37.5 ℃　　　B. >37 ℃　　　C. >38.5 ℃　　　D. >38 ℃　　　E. >36.5 ℃

2. 接触疑似传染性非典型肺炎病人和临床诊治病人的医务人员，脱离隔离区后需进行医学观察的天数为　　　　　　　　　　　　　　（　　）
   A. 1周　　B. 8天　　C. 15天　　D. 10~14天　　E. 6天

3.《公众预防传染性非典型肺炎指导原则》指出传染性非典型肺炎最有效的预防措施是　　　　　　　　　　　　　　　　　　　　　　（　　）
   A. 生活、工作场所通风　　B. 不与传染性非典型肺炎或疑似传染性非典型肺炎病人接触　　C. 注意个人卫生　　D. 在人群密度高或不通风的场所内戴口罩　　E. 服用中西药物

4. 手足口病的好发季节是　　　　　　　　　　　　　　　　（　　）
   A. 1~2月　　B. 4~7月　　C. 8~9月　　D. 10~12月　　E. 全年

5. 手足口病的多发年龄是　　　　　　　　　　　　　　　　（　　）
   A. 5岁以下　　B. 2岁以下　　C. 学龄前　　D. 18岁以下　　E. 各种年龄

【X型题】

6. 传染性非典型肺炎病人胸片检查可见　　　　　　　　　　（　　）
   A. 不同程度的片状、斑片状浸润性阴影　　B. 呈网状改变　　C. 大片状阴影　　D. 常为多叶或双侧改变　　E. 阴影消散吸收较快，肺部阴影与症状体征相符

7. 传染性非典型肺炎病人出院必须具备的标准是　　　　　　（　　）

A. 体温正常 7 天以上　　B. 呼吸系统症状明显改善　　C. X 线胸片有明显吸收　　D. 心功能恢复正常　　E. 肝功能基本正常

8. 传染性非典型肺炎的传播方式为　　　　　　　　　　　　（　　）

A. 短距离空气飞沫　　B. 接触病人呼吸道分泌物　　C. 密切接触

D. 性传播　　E. 血液传播

9. 禽流感流行病学接触史是指　　　　　　　　　　　　　　（　　）

A. 发病前 1 周内曾到过疫点　　B. 有病死禽接触史　　C. 与被感染的禽或其分泌物、排泄物等有密切接触　　D. 与禽流感病人有密切接触

E. 实验室从事有关禽流感病毒研究

10. 能够灭活肠道病毒的因素有　　　　　　　　　　　　　（　　）

A. 胃酸　　B. 高锰酸钾　　C. 紫外线照射　　D. 漂白粉　　E. 乙醚

二、填空题（每空 1 分，共 20 分）

1. 传染性非典型肺炎病人发热超过 38.5 ℃者，可使用解热镇痛药，但儿童忌用阿司匹林，因该药有可能引起_____。

2. 传染性非典型肺炎的主要传播途径包括_____、_____、_____。

3. 与传染性非典型肺炎病人有接触史者，应进行医学观察或隔离，一般为_____天。

4. 棉纱口罩更换的时限为_____小时。

5. 人感染高致病性禽流感的主要传播途径是_____。

6. 手足口病主要是由_____引起的传染病。

7. 手足口病主要的侵犯部位是_____、_____、_____、_____ 4 个部位。

8. 手足口病皮肤损害的"四不特征"如下：_____、_____、_____、_____。

9. 手足口病的皮疹"四不像"是指，不像_____、不像_____、不像_____、不像_____。

三、判断题（每题 1 分，共 10 分；正确的在括号内标"＋"，错误的标"－"）

1. 传染性非典型肺炎病人外周白细胞计数一般均升高。　　　　（　　）

2. 传染性非典型肺炎病人早期不能用抗病毒药。　　　　　　　（　　）

3. 传染性非典型肺炎病区空气消毒可用 0.5% 的过氧乙酸喷雾。　（　　）

4. 传染性非典型肺炎死亡病人尸体用 0.5% 过氧乙酸浸湿的棉球或纱布堵塞人体孔道，再用 0.5% 过氧乙酸浸湿的布单严密包裹后尽快火化。　　　　（　）

5. 传染性非典型肺炎的潜伏期病人和恢复期病人均有很强的传染性。　（　）

6. 保护传染性非典型肺炎易感者的最好办法是注射有效的疫苗。　（　）

7. 成年人感染手足口病后多不发病，但能够传播病毒。　　　　　（　）

8. 托幼机构及小学等未预防手足口病可用去垢剂进行表面消毒。　（　）

9. 新生儿手足口病发生全身感染影响心、脑、肝等重要器官时，病情常危重，愈后差。　　　　　　　　　　　　　　　　　　　　　　　　（　）

10. 手足口病患儿的衣物、玩具等用品可用煮沸或紫外线照射的方法进行消毒。　　　　　　　　　　　　　　　　　　　　　　　　　（　）

四、名词解释（每题 5 分，共 10 分）

1. 传染性非典型肺炎
2. 禽流感疫区

五、问答题（每题 5 分，共 40 分）

1. 简述传染性非典型肺炎的症状和体征。
2. 简述重症传染性非典型肺炎的诊断标准。
3. 试述传染性非典型肺炎的预防。
4. 何谓人感染高致病性禽流感？
5. 试述人感染高致病性禽流感的主要临床表现。
6. 简述感染高致病性禽流感的并发症。
7. 试述手足口病的临床诊断要点。
8. 试述托幼机构及小学等集体单位预防控制手足口病的措施。

参考答案

一、选择题

1. D　　　　2. D　　　　3. A　　　　4. B　　　　5. A　　　　6. ABCD
7. ABC　　　8. ABC　　　9. ABCDE　　10. BCD

二、填空题

1. Reye 综合征
2. 近距离飞沫传播　　接触传播　　实验室传播
3. 14
4. 4
5. 呼吸道传播
6. 肠道病毒属的柯萨奇病毒
7. 手　　足　　口　　臀
8. 不痛　　不痒　　不结痂　　不结瘢
9. 蚊虫咬　　药物疹　　口唇牙龈疱疹　　水痘

三、判断题

1. －　　　2. －　　　3. ＋　　　4. ＋　　　5. －　　　6. －
7. ＋　　　8. －　　　9. ＋　　　10. ＋

四、名词解释

1. 传染性非典型肺炎（IAP）：是由 SARS 冠状病毒引起的急性呼吸系统传染病，又称为严重急性呼吸综合征（SARS），主要通过短距离飞沫/接触病人呼吸道分泌物及密切接触传播。临床上以急性起病、发热、头痛、肌肉酸痛、乏力、干咳少痰为特征，严重者出现气促或呼吸窘迫。
2. 禽流感疫区：是指高致病性禽流感疫点周围半径 3 km 的范围。

五、问答题

1. 传染性非典型肺炎的症状与体征如下：起病急，以发热为首发症状，体温一般＞38 ℃，偶有畏寒；可伴有头痛、关节酸痛、肌肉酸痛、乏力、腹泻；常无上呼吸道卡他症状；可有咳嗽，多为干咳、少痰，偶有血丝痰；可有胸闷，严重者出现呼吸加速、气促，或明显呼吸窘迫。肺部体征不明显，部分病人可闻少许湿啰音，或有肺实变体征。
2. 重症传染性非典型肺炎的诊断标准如下：符合以下 5 项标准中的一种即可诊断。其 5 项标准是：①呼吸困难，呼吸频率＞30 次/min；②低氧血症，在吸氧 3～5 L/min 条件下，动脉氧分压＜70 mmHg，或脉搏容积血氧饱和度（SpO_2）小于 93％；或可诊断为急性肺损伤或急性窘迫综合征；③多叶肺病变且病变范围超过 1/3 或 X 线胸片显示 48 小时内病灶进展大于 50％；④休克或多器官功能障碍综合征；⑤具有严重基础性疾病或合并其他感染或年龄大于 50 岁。

3. 传染性非典型性肺炎的预防措施有如下几点：

（1）培养良好的个人健康生活习惯：①保持良好的个人卫生习惯，打喷嚏、咳嗽和清洁鼻子后要洗手；②洗手后用清洁的毛巾和纸巾擦干；③不共用毛巾；④均衡饮食，根据气候增减衣服，定期运动，充分休息；⑤减轻压力和避免吸烟，以增强抵抗力。

（2）确保室内空气流通：①经常打开所有窗户，使空气流通；②保持空调的良好性能，并经常清洗隔尘网；③避免前往空气流通不畅、人口密集的公共场所。

4. 禽流感是甲型禽流感病毒引起的一种禽类疾病。近年已确定可直接感染人类引起疾病，严重者可因并发症导致病人死亡，称为人感染高致病性禽流感。根据我国传染病防治法本病列为乙类传染病，并应采取甲类传染病的预防、控制措施。

5. 人感染高致病性禽流感潜伏期一般为 1～7 天。人类感染禽流感病毒后可引起轻重不同的临床表现。轻者仅有普通的感冒症状。重症病人一般均为 H5N1 亚性病毒感染，急性起病，持续高热在 39 ℃以上，可伴有流涕、鼻塞、咳嗽、咽痛、头痛、肌肉酸痛和全身不适。部分病人可有恶心、腹痛、腹泻、稀水样便等消化道症状。

重症病人病情发展迅速，几乎所有病人都有临床表现明显的肺炎，可出现急性肺损伤、急性呼吸窘迫综合征（ARDS）、肺出血、胸腔积液、全血细胞减少、多脏器功能衰竭、休克及 Reye 综合征等多种并发症。可继发细菌感染，发生败血症。发病 1 周内很快进展为呼吸窘迫，肺部有实变体征，随即发展为呼吸衰竭，大多数病例终至死亡。

6. 人感染高致病性禽流感进展快、预后差，可出现急性呼吸窘迫综合征、肺出血、胸腔积液、全血细胞减少、肾衰竭、败血症、休克及 Reye 综合征等多种并发症。病人常死于严重呼吸衰竭。

7. 手足口病的临床诊断要点如下：

（1）以发热、手、足、口、臀部出现斑丘疹、疱疹为主要表现，可伴有上呼吸道感染症状。

（2）部分病例仅表现为手、足、臀部皮疹或疱疹性咽峡炎。

（3）重症病例可出现神经系统受累、呼吸及循环衰竭等表现，实验室检查可有末梢血白细胞增高、血糖增高及脑脊液改变，脑电图、磁共振、胸部 X 线检查可有异常。

8. 托幼机构及小学等集体单位的预防控制手足口病的措施如下：

（1）本病流行季节，教室和宿舍等场所要保持良好通风。

（2）每天对玩具、个人卫生用具、餐具等物品进行清洗消毒。

（3）进行清扫或消毒工作（尤其清扫厕所）时，工作人员应戴手套。清洗工作结束后应立即洗手。

（4）每天对门把手、楼梯扶手、桌面等物体表面用漂白粉等进行擦拭消毒。

（5）教育指导儿童养成正确洗手的习惯。

（6）每天进行晨检，发现可疑患儿时，采取及时送诊、居家休息的措施。对患儿所用的物品要立即进行消毒处理。

（7）患儿增多时，要及时向卫生和教育部门报告，根据疫情控制需要教育和卫生部门可决定采取托幼机构或小学放假措施。

§6.2.3 艾滋病专题试卷

一、选择题（每题 2 分，共 20 分）

【A 型题】

1. 艾滋病病毒（HIV）不能通过下列哪种途径传播 （　　）
   A. 性接触　　B. 输血　　C. 母婴　　D. 握手　　E. 共用注射器注射

2. HIV 不可以用下列哪种方法消毒 （　　）
   A. 高压湿热消毒法　　B. 75％乙醇　　C. 0.2％的次氯酸钠　　D. 焚烧
   E. 紫外线

3. 据估计，我国现有艾滋病病毒感染者和病人约 74 万，已死于艾滋病的病人超过 （　　）
   A. 1 万　　B. 5 万　　C. 10 万　　D. 20 万　　E. 25 万

【X 型题】

4. 下列哪些消毒方法可以用于对 HIV 的消毒 （　　）
   A. 56 ℃，30 分钟　　B. 0.2％的次氯酸钠　　C. 0.1％的甲醛　　D. γ射线　　E. 紫外线

5. 感染 HIV 后，病人的哪些物质可能具有传染性 （　　）
   A. 精液　　B. 血液　　C. 乳汁　　D. 艾滋病病人的骨灰　　E. 眼泪

6. HIV 的传播途径有 （　　）
   A. 性接触　　B. 注射　　C. 母婴　　D. 人工授精　　E. 与感染者握手

7. HIV 感染的高危人群有 （　　）
   A. 同性恋者　　B. 性乱交者　　C. 静脉吸毒者　　D. 医务工作者
   E. 住同一宿舍者

8. 目前抗 HIV 的药物有 （　　）
   A. 核苷类逆转录酶抑制剂　　B. 非核苷类逆转录酶抑制剂　　C. 博来霉

素   D. 蛋白酶抑制剂   E. 戊烷脒

9. **按照我国现行规定应在哪些种类的学校中组织学生学习艾滋病防治知识**

（   ）

A. 高等院校   B. 中等职业学校   C. 普通中学   D. 普通小学
E. 军队院校

10. **世界卫生组织将 HIV 感染分为 A、B、C 三大类，C 类包括**（   ）
A. 严重机会性感染   B. 淋巴肿大   C. 神经系统症状   D. 肿瘤
E. 消化系统症状

二、填空题（每空 1 分，共 20 分）

1. AIDS 是由＿＿＿＿＿＿引起的致命性慢性传染病。

2. AIDS 的传染源为＿＿＿＿、＿＿＿＿。

3. ＿＿＿＿＿＿是艾滋病传播的最主要途径。

4. 目前治疗 HIV 感染的抗病毒药有＿＿＿＿、＿＿＿＿和＿＿＿＿ 3 大类。

5. 艾滋病的潜伏期为＿＿＿＿年。

6. 艾滋病的临床表现可分为 4 期，即＿＿＿、＿＿＿、＿＿＿、＿＿＿。

7. 艾滋病病人在艾滋病期的 5 种主要表现是＿＿＿、＿＿＿、
＿＿＿、＿＿＿。

8. 艾滋病血液传播的具体途径包括＿＿＿、＿＿＿、＿＿＿。

三、判断题（每题 1 分，共 10 分；正确的在括号内标"＋"，错误的标"－"）

1. 艾滋病病毒感染者和艾滋病病人有义务将患病事实及时告知与其有性关系者。（   ）

2. 未经本人或者其监护人同意，任何单位或者个人不得公开艾滋病病毒感染者、艾滋病病人及其家属的姓名、住址、工作单位、肖像、病史资料以及其他可能推断出其具体身份的信息。（   ）

3. 按照我国现行规定艾滋病病毒感染者和艾滋病病人不允许登记结婚。（   ）

4. 目前艾滋病在我国全人群总体中处于高流行状态。（   ）

5. 性乱、吸毒、流动人口等特定人群和局部地区，艾滋病常处于高流行状态。（   ）

6. 我国规定，向农村艾滋病病人和城镇经济困难的艾滋病病人免费提供抗艾滋病病毒治疗药品。（   ）

7. 艾滋病病毒感染者和艾滋病病人就医时，须将本人发病的事实如实告知接诊医师。 （ ）

8. 用人单位不得以感染艾滋病病毒为由解除与劳动者的劳动关系。 （ ）

9. 艾滋病病人是艾滋病的唯一传染源。 （ ）

10. 艾滋病病毒可以通过共用餐具和亲密接触（如握手、接吻）进行传播。

（ ）

四、名词解释（每题 5 分，共 25 分）

1. 艾滋病

2. 艾滋病监测

3. 标准防护原则

4. 艾滋病检测

5. 行为干预措施

五、问答题（每题 5 分，共 25 分）

1. 艾滋病病人最常见的严重机会性感染是什么？试述其主要临床表现和诊断方法。

2. 进行抗 HIV 治疗的适应证是什么？

3. 试述 HIV 职业暴露的传染源。

4. 试述艾滋病医护人员的防护要点。

5. 简述艾滋病防治工作的基本原则。

参考答案

一、选择题

1. D   2. E   3. C   4. AB   5. ABCE   6. ABCD

7. ABC   8. ABD   9. ABC   10. ACD

二、填空题

1. HIV

2. 病人   无症状 HIV 携带者

3. 性接触传播途径

4. 核苷类逆转录酶抑制剂　　非核苷类逆转录酶抑制剂　　蛋白酶抑制剂

5. 2～10

6. 急性 HIV 感染期　　无症状 HIV 感染期　　持续性全身淋巴结肿大综合征期　　艾滋病期

7. 艾滋病相关综合征　　神经系统症状　　严重机会性感染　　继发性肿瘤　　其他并发症症状

8. 输血传播　　血液制品传播　　共用污染的针具和医疗机械

三、判断题

1. ＋　　　2. ＋　　　3. －　　　4. －　　　5. ＋　　　6. ＋
7. ＋　　　8. ＋　　　9. －　　　10. －

四、名词解释

1. 艾滋病：艾滋病的医学全称是"获得性免疫缺陷综合征"，英语缩写为 AIDS，是由艾滋病病毒（HIV）侵入人体后引发的一种病死率极高的严重传染病。人类是艾滋病病毒的唯一携带者。

2. 艾滋病监测：是指连续、系统地收集各类人群中艾滋病（或者艾滋病病毒感染）及其相关因素的分布资料，对这些资料综合分析，为有关部门制定预防控制策略和措施提供及时可靠的信息和依据，并对预防控制措施进行效果评价。

3. 标准防护原则：是指医务人员将所有病人的血液、其他体液以及被血液、其他体液污染的物品均视为具有传染性的病原物质，医务人员在接触这些物质时，必须采取防护措施。

4. 艾滋病检测：是指采用实验室方法对人体血液、其他体液、组织器官、血液衍生物等进行艾滋病病毒、艾滋病病毒抗体及相关免疫指标检测，包括监测、检验检疫、自愿咨询检测、临床诊断、血液及血液制品筛查工作中的艾滋病检测。

5. 行为干预措施：是指能够有效减少艾滋病传播的各种措施。包括：针对经注射吸毒传播艾滋病的美沙酮维持治疗等措施；针对经性传播艾滋病的安全套推广使用措施，以及规范、方便的性病诊疗措施；针对母婴传播艾滋病的抗病毒药预防和人工代乳品喂养等措施；早期发现感染者和有助于危险行为改变的自愿咨询检测措施；健康教育措施；提高个人规范意识以及减少危险行为的针对性同伴教育措施。

五、问答题

1. 艾滋病病人最常见的严重机会性感染为肺孢菌肺炎。主要临床表现为慢性咳嗽及发热，呼吸急促和发绀，动脉血氧分压降低。肺部 X 线征为间质性肺炎。

诊断须依靠痰或支气管灌洗液进行抹片染色找肺孢子虫滋养体和包囊。

2. 目前认为不论 CD4$^+$ T 细胞计数如何，当外周血 HIV 负荷量达 1000～10000 拷贝/mL 以上时，就应该进行抗病毒治疗。此外，无症状病人 CD4$^+$ T 细胞低于 0.5×10^9/L 和有症状的病人均应开始抗病毒治疗。

3. 就医务人员而言，工作中常见的 HIV 暴露源包括：HIV 感染者或 AIDS 病人的血液、含血体液、精液、阴道分泌物，含 HIV 的实验室样本、生物制品、器官等。艾滋病的潜伏期很长，HIV 感染者从外表无法辨认，却具有传染性。另外，因艾滋病没有特异的临床表现，病人常到各科（内科、皮肤科、神经科、口腔科等）就医，就诊时不易及时做出正确诊断，所以医务人员在临床工作中面对更多的是潜在的传染源。

在医务人员的工作中，许多情况并不会直接接触 HIV 感染者的血液、有感染性的体液或含有 HIV 的其他体液而发生职业暴露，因此也不会感染 HIV。例如，在不直接接触血液和感染性体液的情况下给 HIV 感染者或艾滋病病人做常规体检；接触到 HIV 感染者或艾滋病病人的尿液或汗液，和艾滋病病人谈话、握手等均不会感染 HIV。

4. 医护人员接触病人时需穿隔离衣，戴一次性手套。接触病人之后及接触另一个病人之前必须洗手。护士操作前应向病人做好解释，取得合作，对不合作的病人或污染危险性较大的操作应由技术熟练的两人配合，操作可尽量集中安排，并严格按照规范操作程序进行。当进行侵入性治疗及护理操作如手术、穿刺、注射等时，要注意使用锐利针具时不要误伤自己。使用注射器时，要保证针头安牢在针管上，采血后不要将注射器针套套回去。有条件的单位最好使用真空采血管及相应蝶形针具等，以保护抽血者不直接接触血液标本。用过的利器必须放到特殊的容器中。如果手套被血液或体液污染，则必须及时更换手套或洗净手套，防止通过污染的手套将病毒传给其他病人；用后的针具应置于坚硬的厚塑料容器内，统一消毒毁形处理。

5. 艾滋病防治工作的基本原则是：坚持预防为主、防治结合的方针，建立政府组织领导、部门各负其责、全社会共同参与的机制，加强宣传教育，采取行为干预和关怀救助等措施，实行综合防治。

§6.3 外科学试卷

§6.3.1 外科总论试卷

§6.3.1.1 外科病人体液失调和休克试卷

一、选择题（每题1分，共20分）

【A型题】

1. 平衡盐溶液的配方是 （ ）
   A. 1/3复方氯化钠溶液和2/3的1.9%乳酸钠溶液 B. 1/3的1.9%乳酸钠溶液和2/3复方氯化钠溶液 C. 1/3的5%碳酸氢钠溶液和2/3生理盐水 D. 2/3的5%碳酸氢钠溶液和1/3生理盐水 E. 1/3的11.2%乳酸钠溶液和2/3生理盐水

2. 高血钾引起心律失常应立即 （ ）
   A. 静脉注射11.2%乳酸钠溶液60 mL B. 静脉注射25%葡萄糖溶液60 mL C. 静脉注射10%葡萄糖酸钙溶液20 mL D. 静脉注射11.2%乳酸钠溶液120 mL E. 静脉注射25%葡萄糖溶液100 mL

3. 关于水、电解质代谢及酸碱平衡失调的防治，哪项不正确 （ ）
   A. 禁食病人应补液2000～2500 mL B. 中度出汗应多补低渗液体500～1000 mL C. 大量出汗应多补低渗液体1000～1500 mL D. 气管切开病人应多补低渗液体1000 mL E. 体温每升高1℃，每千克体重应多补低渗液体4～6 mL

4. 代谢性酸中毒时 （ ）
   A. 呼吸浅快 B. 呼吸深大 C. 对呼吸无影响 D. 钾离子进入细胞内 E. 尿液呈碱性

5. 高血钾最常见的病因是 （ ）
   A. 急性肾衰竭多尿期 B. 急性肠梗阻 C. 长期应用利尿药 D. 长期应用皮质激素 E. 挤压伤（严重）

6. 休克发生持续时间超过多少小时容易继发内脏器官的损害 （ ）

    A. 8 小时   B. 9 小时   C. 10 小时   D. 12 小时   E. 14 小时

7. 造成休克死亡的三大原因是   （ ）

    A. 心、脑、肾功能衰竭   B. 心、肺、肾功能衰竭   C. 心、肝、肾功能衰竭   D. 肝、肺、肾功能衰竭   E. 心、肝、肺功能衰竭

8. 休克病人的体位一般应采取   （ ）

    A. 头低躯干抬高位   B. 头和躯干部抬高 15°～20°，下肢抬高 20°～30°   C. 头和躯干部抬高 20°～30°，下肢抬高 15°～20°   D. 头和躯干部抬高 25°～30°，下肢抬高 20°～30°   E. 头和躯干部及下肢都抬高 20°～30°

9. 休克病人尿量稳定在每小时多少以上时，表示休克已纠正   （ ）

    A. 25 mL   B. 30 mL   C. 35 mL   D. 20 mL   E. 50 mL

【B 型题】

问题 10～12

    A. 代谢性酸中毒

    B. 代谢性碱中毒

    C. 呼吸性酸中毒

    D. 呼吸性碱中毒

    E. 高钙血症

10. 胃癌合并幽门梗阻常发生   （ ）

11. 肾功能不全常发生   （ ）

12. 重度肺气肿病人常发生   （ ）

问题 13～14

    A. 高钾血症

    B. 高钙血症

    C. 低钾血症

    D. 低钙血症

    E. 高镁血症

13. 长期应用盐皮质激素常发生   （ ）

14. 严重挤压伤常发生   （ ）

【X 型题】

15. 高钾血症的处理原则是   （ ）

    A. 积极防治心律失常   B. 立即停止钾盐摄入   C. 降低血清钾浓度   D. 原发病治疗   E. 改善肾功能

16. 等渗性缺水常见的病因有 （　　）

    A. 肠瘘　　　B. 大量呕吐　　　C. 大创面慢性渗液　　　D. 高热、大量出汗

    E. 腹腔内感染

17. 引起等渗性缺水的原因有 （　　）

    A. 急性消化道液体丧失　　　B. 大量出汗　　　C. 肠梗阻早期大量呕吐

    D. 大面积烧伤 48 小时内　　　E. 十二指肠早期

18. 对休克病人的一般监测项目包括 （　　）

    A. 中心静脉压　　　B. 肺动脉楔压　　　C. 血压　　　D. 心脏指数　　　E. 动

    脉血气分析

19. 有效循环血量主要依赖 （　　）

    A. 有充足的血容量　　　B. 有良好的肺功能　　　C. 有效的心排血量

    D. 良好的周围血管张力　　　E. 水、电解质平衡

20. 感染性休克控制感染的主要措施包括 （　　）

    A. 处理原发感染灶　　　B. 应用抗菌药物　　　C. 改善病人的一般情况

    D. 增强病人的抵抗力　　　E. 应用大量激素

二、填空题（每空 1 分，共 15 分）

1. 治疗高渗性脱水时，应以_____或_____补充之。

2. 成人每天需要水_____ mL，氯化钠_____ g，氯化钾_____ g。

3. 病人尿量必须在_____以上时，才能静脉补钾。

4. 动脉血浆的 pH 值为_____±_____。

5. 人体通过体液的缓冲系统、_____和_____完成对酸碱的调节。

6. 休克分类方法很多，但一般将休克分类为低血容量性休克、感染性休克、_____、_____和_____ 5 类。

7. 外科常见的休克是_____和_____。

三、判断题（每题 0.5 分，共 5 分；正确的在括号内标"＋"，错误的标"－"）

1. 治疗低血钾时，应力争在 1～2 天内纠正低血钾状况。 （　　）

2. 治疗高血钾时，应迅速设法降低血钾。 （　　）

3. 治疗低血钾较严重的病人可通过静脉推注补钾。 （　　）

4. 大量出汗而引起的缺水应属等渗性缺水。 （　　）

5. 人体主要依赖血液缓冲系统来调节酸碱平衡。 （　　）

6. 反复呕吐造成电解质损失最多的是钾。 （　）

7. 代谢性酸中毒时，呼吸深易快，呼气有酮味，血浆碳酸氢根值下降。
　　　　　　　　　　　　　　　　　　　　　　　　　　　　（　）

8. 休克时的病理生理变化主要是血压下降，尿少和酸中毒。 （　）

9. 休克病人的最佳体位是头低足高。 （　）

10. 各种休克的共同点是有效循环血量的急骤减少。 （　）

四、名词解释（每题 2 分，共 10 分）

1. 有效循环血量
2. 微循环
3. 中心静脉压
4. 高钾血症
5. 水中毒

五、问答题（每题 5 分，共 50 分）

1. 试述休克的病因分类。
2. 按休克的严重程度，一般可分为哪 3 种类型？其临床表现如何？
3. 试述休克的诊断要点。
4. 引起感染性休克的外科疾病主要有哪些？
5. 试述等渗性缺水的主要病因和诊断要点。
6. 试述等渗性缺水的防治原则、补液方法和注意事项。
7. 试述低钾血症的治疗原则、补钾方法和注意事项。
8. 试述代谢性酸中毒的诊断要点。
9. 试述代谢性酸中毒治疗原则、方法和注意事项。
10. 试述呼吸性酸中毒的诊断要点和处理原则。

参考答案

一、选择题

1. B	2. C	3. E	4. B	5. E	6. C
7. B	8. C	9. B	10. B	11. A	12. C

13. C   14. A   15. ABCDE   16. ABE   17. ACDE   18. C

19. ACD   20. ABCD

二、填空题

1. 0.45%氯化钠液   5%葡萄糖液

2. 2000～2500   4～5   3～4

3. 40 mL/h

4. 7.40   0.05

5. 肺的呼吸   肾的排泄

6. 心源性休克   神经性休克   过敏性休克

7. 低血容量性休克   感染性休克

三、判断题

1. −   2. +   3. −   4. −   5. −   6. −

7. +   8. −   9. −   10. +

四、名词解释

1. 有效循环血量：是指单位时间内通过心血管系统进行循环的血量，但不包括储存于肝、脾和淋巴血窦中或停滞于毛细血管中的血量。

2. 微循环：是指微动脉和微静脉之间的血液循环。血液循环最根本的功能是进行血液和组织之间的物质交换，这一功能就是在微循环部分实现的。

3. 中心静脉压：当体循环血液经过动脉和毛细血管到达微静脉时，血压下降压 $15～20$ mmHg。右心房作为体循环的终点，血压最低，接近于零。通常将右心房和胸腔内大静脉的血压称为中心静脉压。

4. 高血钾症：血钾度超过 5.5 mmol/L，即为高血钾症。

5. 水中毒：又称稀释性低血钠，系指机体的摄入总量超过了排出水量，以致水分在体内潴留，引起血浆渗透压下降和循环血量增多。

五、问答题

1. 按病因可将休克分为低血容量性休克、感染性休克、心源性休克、神经性休克和过敏性休克5类。

2. 按休克严重程度分类如下：

（1）轻度休克：表现为苍白，皮肤湿冷，轻度发绀，病人觉冷和口渴、尿少。收缩压偏低，脉压减小（早期亦可血压正常或偏高）。主要为非生命器官和组织灌注减少所致，相当于10%～20%的血容量丢失。

（2）中度休克：上述情况加重，血压下降，收缩压可为60～75 mmHg（8～10 kPa），脉压小。尿量少于0.5 mL/(kg·h)，提示有显著肾血流量不足。此时肝、肾、胃肠道等生命器官血流灌注减少，相当于20%～40%的血容量丢失。

（3）重度休克：病情更重，血压显著下降，收缩压低于60 mmHg（8 kPa），无尿。由于心、脑灌注减少，出现烦躁不安、易激动、意识模糊甚至昏迷，呼吸急促，心律失常，以至心脏停搏，相当于40%以上的血容量丢失。

3. 根据典型的临床表现，结合收缩压降至12 kPa（90 mmHg）以下，脉压＜20 mmHg（2.67 kPa），即可诊断为休克。低血压不一定是休克，休克必须有微循环和组织灌注不足的表现。

4. 感染性休克常见于胆道感染、绞窄性肠梗阻、大面积烧伤、尿路感染、急性弥漫性腹膜炎、败血症等。当感染病人的体温突然上升达39 ℃～40 ℃或突然下降到36 ℃以下，或有寒战、面色苍白、烦躁不安、脉搏细数、脉压变小等，往往表示休克将要发生，必须予以重视。

5. （1）等渗性缺水的常见病因：①消化液的急性丧失；②体液丧失在感染区或软组织内，如腹腔内或腹膜后感染、肠梗阻、烧伤等。

（2）等渗性缺水的诊断要点：①病史；②临床表现，尿少、乏力、舌干、眼球下陷、皮肤干燥松弛，但不口渴；③短期内丧失体液达体重5%时，出现脉搏细数，血压不稳或下降等血容量不足的症状，达6%～7%时出现明显休克；④常伴有代谢性酸中毒；⑤血液浓缩，血 Na^+ 和 Cl^- 一般正常，尿相对密度增高。

6. （1）等渗性缺水的防治原则：①针对病因治疗；②应用平衡盐溶液或等渗盐水尽快补充血容量；③注意低钾血症发生，尿量达40 mL/h后补充氯化钾。

（2）等渗性缺水的补液方法：①脉搏细数和血压下降等症状常表示细胞外液丧失量已达体重的5%，可先从静脉快速滴注3000 mL液体（按体重60 kg计算），以恢复血容量。如无血容量不足的表现，则可先补上述量的1/2～2/3。②公式法，补等渗盐水量（L）＝血细胞比容上升值/血细胞比容正常值×体重（kg）×0.25。③还应补给日需要量水2000 mL和氯化钠4.5 g。

（3）等渗性缺水补液时的注意事项：①肾功能不好时，输大量等渗盐水，注意防止高氯性酸中毒；②多用平衡盐溶液；③先用盐水，后用糖水；④及早纠正酸中毒；⑤纠正缺水后，注意低钾血症的发生并及时补钾。

7. （1）低钾血症的治疗原则：①治疗原发病；②用氯化钾补钾，能口服者尽量口服，不能口服者静脉滴注补充；③不要求1～2天内完全纠正低钾状况。

（2）低钾血症的补钾方法：氯化钾生理需要量为3～4 g/d。一般轻度低钾者每天应给4～5 g，重度低钾者每天补给钾6～8 g（含生理需要量）。

（3）补钾的注意事项：①严禁静脉推注补钾；②一天总补钾量不超过 8 g；③补钾浓度应<0.3 g/100 mL；④补钾速度应低于 80 滴/min；⑤补钾应在尿量>40 mL/h 后进行，并注意观察尿量；⑥追踪复查血钾浓度达正常为止；⑦酸中毒及肝功能损害者可用谷氨酸钾。

8. 代谢性酸中毒的诊断要点：①病史；②呼吸深而快；③CO_2CP 或 HCO_3^- <22 mmol/L；④血气分析，失代偿时 pH 和 $[HCO_3^-]$ 明显下降，PCO_2 正常；⑤常伴缺水、尿少，尿酸性。

9. （1）代谢性酸中毒的治疗原则：①针对病因治疗；②纠正缺水、电解质代谢失调；③血浆 HCO_3^- 低于16 mmol/L，应用碱剂治疗，可用 4%～5%碳酸氢钠溶液。

（2）代谢性酸中毒的补碱公式：

1）5%$NaHCO_3$（mL）＝$[CO_2CP(HCO_3^-)$ 正常值－测得值$]$（mmol/L）×体重（kg）×0.6。

2）4%$NaHCO_3$（mL）＝$[CO_2CP(HCO_3^-)$ 正常值－测得值$]$（mmol/L）×体重（kg）×0.8。

3）所需 $[HCO_3^-]$ 的量（mmol）＝$[HCO_3^-$ 正常值－测得值$]$（mmol/L）×体重（kg）×0.4。

（3）代谢性酸中毒的注意事项：①首日头 2～4 小时补给计算量之 1/2，余 1/2 再酌情输入；②防止缺钙性抽搐；③纠正酸中毒同时注意防治低钾血症；④碳酸氢钠宜单独输入；⑤复查 CO_2CP 或 HCO_3^- 。

10. （1）呼吸性酸中毒的诊断要点：①有呼吸功能受影响的病史；②有呼吸困难，换气不足，气促，发绀，胸闷，头痛等临床表现；③血 CO_2CP 下降；④血气分析，急性呼吸性酸中毒显示 pH 值下降，PCO_2 上升，血浆 $[HCO_3^-]$ 正常；慢性呼吸性酸中毒，pH 值轻度下降，PCO_2 升高，血浆 $[HCO_3^-]$ 升高。

（2）呼吸性酸中毒的处理原则：①尽快治疗原发疾病；②改善病人的通气功能；③必要时做气管内插管或气管切开，使用呼吸机，以改善通气和换气；④控制感染，扩张小支气管，促进排痰。

§6.3.1.2 重症监测治疗、复苏和多器官功能障碍综合征试卷

一、填空题（每空 1 分，共 25 分）

1. ICU 床位数一般为医院总床位的_____。

2. 应激性溃疡常继发于_____和_____。

3. 少尿型急性肾衰竭病程分为两个不同的时期，即_____和_____。

4. 心肺脑复苏分为_____、_____和_____ 3 个阶段。

5. 临床上将多器官功能障碍综合征（MODS）分为_____和_____两种类型。

6. 心脏按压有效时可以触及_____和_____的搏动。

7. 有效的人工呼吸，应该保持病人的_____和_____接近正常。

8. 目前治疗心室颤动的唯一有效方法是_____。

9. 腹膜透析液的主要成分是_____，通常透析液葡萄糖的浓度为_____%～_____%。

10. 急性肝衰竭治疗的唯一有效方法是_____。

11. 心肺脑初级复苏的主要任务和步骤是_____、_____和_____。

12. 低氧血症是指 PaO_2 低于_____ mmHg。

13. 急性肾衰竭（ARF）临床上分为少尿型和非少尿型。非少尿型急性肾衰竭24 小时尿量为_____ mL 以上。

14. 急性呼吸窘迫综合征（ARDS）临床表现以进行性呼吸困难和_____为特征。

二、名词解释（每题 3 分，共 15 分）

1. ICU

2. 急性肾衰竭

3. 应激性溃疡

4. 急性呼吸窘迫综合征（ARDS）

5. 低温疗法

三、问答题（每题 4 分，共 60 分）

1. 简述 ICU 的主要工作内容。

2. 如何对收治 ICU 的病人进行病情评估。

3. 试述重症监测治疗的护理要点。

4. 试述冠心病监测治疗病房（CCU）的管理要点。

5. 试述 ICU 护士应具备的条件。

6. 试述冠心病监护室（CCU）的适应证。

7. 试述危重病人的护理要点。

8. 简述临床常见的意识障碍及其特点。

9. 简述瞳孔的观察要点及其临床意义。

10. 何谓多器官功能障碍综合征（MODS)？

11. 试述少尿型急性肾衰竭（ARF）少尿期的临床表现。

12. 试述急性肝衰竭（AHF）的发病基础。

13. 简述心肺脑复苏的基本概念。

14. 简述初期复苏的含义和主要措施。

15. 简述后期复苏的含义和主要措施。

参考答案

一、填空题

1. 3%～6%

2. 危重病人　　大手术后

3. 少尿期　　多尿期

4. 初期复苏　　后期复苏　　复苏后治疗

5. 速发型　　迟发型

6. 颈动脉　　股动脉

7. PaO_2　　$PaCO_2$

8. 电除颤

9. 葡萄糖　　1.5　　4.5

10. 肝移植

11. 保持呼吸道通畅　　进行有效的人工呼吸　　建立有效的人工循环

12. 80

13. 800

14. 顽固性低氧血症

二、名词解释

1. ICU：是 intensive care unit 的缩写词，是集中各有关专业的知识和技术，集中先进的监测和治疗设备，对重症病人的生理功能进行严密监测及及时有效治疗的专门单位。

2. 急性肾衰竭（ARF）：是指由各种原因引起的肾功能损害，在短时间（几小时至几天）内出现血中氮质代谢产物积聚，水、电解质代谢及酸碱平衡失调及全身并发症，是一种严重的临床综合征。肾功能受损的突出临床表现是尿量明显减少，病人 24 小时尿量常少于 400 mL（少尿），甚至无尿（<100 mL/d）。

3. 应激性溃疡：是继发于创伤、烧伤、休克和其他严重的全身病变如心肌梗死等的一种胃、十二指肠黏膜病变，病变过程可出现黏膜急性炎症、糜烂或溃疡，主要表现为消化道大出血或穿孔。此病可单独发生，也可作为 MODS 其中的一种病变。

4. 急性呼吸窘迫综合征（ARDS）：是指因肺实质发生急性弥漫性损伤而导致的急性缺氧性呼吸衰竭，临床表现以进行性呼吸困难和顽固性低氧血症为特征。

5. 低温疗法：低温可明显地降低脑组织耗氧量，减轻脑水肿，提高脑细胞对缺氧的耐受力，并能有效地降低颅内压力，改善脑细胞的通透性和控制脑缺血，及缺氧后引起的中枢性高热反应，减慢和中止脑细胞病变的发展。降温时，应迅速将体温降到 35 ℃～33 ℃（重点在头部），并维持到病人神志开始恢复或好转为止。

三、问答题

1. ICU 的主要工作内容是对重症病人的生理功能进行严密监测，收集临床资料；对临床资料进行综合分析以作出正确诊断；及时发现和预测重症病人的病情变化和发展趋势；针对病情采取积极有效的治疗措施，防止严重病情的发展，改善和促进器官功能的恢复，或进行生命支持治疗以便争取时间治疗原发病。经过适当治疗后，应及时对病情进行分析和判断，衡量治疗效果及其预后。ICU 的具体工作内容主要包括：①循环系统监测与支持；②呼吸系统监测与支持；③肾功能监测与保护；④水、电解质代谢和酸碱平衡的调控；⑤营养支持。

2. 对收治 ICU 的病人病情严重程度的评估及其转归的预测难度很大，目前尚无统一的办法，以下几种评估计方法可供参考。

（1）病情 4 级分类：Ⅰ级病例为无须经常观察病情，无需做有创性监测者。Ⅱ级病例指病人的生理功能尚未稳定，为防止意外需要严密监测者。Ⅲ级指病人生理功能虽基本稳定，但随时可能发生突发性危险，需进行有创性监测者。Ⅳ级为病情严重必须进行复杂的监测和特殊治疗者。Ⅲ～Ⅳ级病例应收入 ICU 治疗。

（2）治疗干预评分系统：是根据病人所需采取的监测、治疗、护理和诊断性措施进行评分的方法。措施越多，评分越高，积分在 40 分以上者属高危病人。

（3）急性生理及慢性健康评估系统：是目前广泛采用的评估方法。该评分法由急性生理改变和慢性健康状况两部分组成，积分越高病情越重，预后也越差。评分＞24者死亡率在 90％以上，小于 10 者的死亡率几乎为 0。

3. 重症监测护理的要点如下：

（1）呼吸系统监测：①持续监测血氧饱和度，定时做血气分析，以了解体内缺氧及酸碱平衡情况，指导治疗。②保持呼吸道通畅，合理供给氧气，定时拍背、吸痰。必要时进行体位引流。缺氧病人应先加大流量充分给氧后再行吸痰，痰黏稠时，可用 α-糜蛋白酶＋庆大霉素，或 2％碳酸氢钠 1～2 mL 气管滴入或行超声雾化吸入，使痰液稀释易于排出。吸痰管一用一换，预防感染。使用呼吸机的病人，应根据血气分析结果调节各种参数，以维持正常呼吸。③行气管切开者定期行气管内套管消毒，气管内套管每天消毒3次，套管周围皮肤用75%乙醇消毒，每天3次。定时更换切口处纱布垫，保持切口清洁。④每天消毒更换氧气湿化瓶及输氧管道，同时更换湿化瓶内液体。⑤定时测听双肺呼吸音，以了解肺部情况。⑥呼吸衰竭或自主呼吸停止时，应立即采用机械通气，辅助呼吸或控制呼吸。

（2）循环系统监测：①随时观察生命体征变化及周围循环情况，并记录。②严密监测心电图变化、血流动力学各项指标及电解质、酶的情况，以了解心脏功能和循环情况。③积极纠正各种心律失常，尤其是室性心律失常。防止阿斯综合征的发生。④准确记录24小时出入水量，根据病情和药物的性能，调节好输液速度，防止急性左心衰及血容量不足等。

（3）中枢神经系统监测：注意观察病人的意识、瞳孔及神经反射，及时发现脑水肿、颅内压增高及脑疝的前驱症状，密切观察全身感觉及肢体活动情况。

（4）肾功能监测：观察病人每小时尿量、颜色、相对密度。尿、血中肌酐、尿素氮、电解质的含量和变化，如遇大量血红蛋白、肌红蛋白破坏入血时，要碱化稀释尿液，防止急性肾衰竭，必要时做肾透析治疗。

（5）各种体内插管的护理：①心导管，动、静脉切开管、血滤管等每天消毒，每天清洁创面1次，并更换消毒敷料。②各类胸、腹、胃、膀胱等引流瓶及引流袋每天更换消毒。③每天更换胸腔负压瓶内液体，保持胸内负压。④每天更换静脉输液管。⑤严密观察病情，详细做好护理记录。记录病情变化及处理措施。记录临床及化验检查结果。记录常规治疗、用药及护理。各班交班应写护理小结，突出病情变化及护理重点。⑥做好床旁交班。交接班重点为：病人生命体征变化。特殊治疗、特殊用药、用物及医师处理意见。各类精密仪器的使用情况。各类管道是否通畅及引流液体颜色、量。皮肤有无受压、红肿、破溃等。

4. 设立冠心病监护室，目的是通过对病人的心电图及血流动力学等方面的不间断监测，及时发现心律失常和心功能不全，从而采取有效措施，防止心搏骤停和提高心力衰竭治疗效果。特别适应急性心肌梗死，严重、反复发作心绞痛，严重心律失常，反复发作的心力衰竭，以及药物或电复律需要密切观察的病人。冠心病监护室的管理要点如下：

（1）监护室须建立完整的工作制度，如岗位责任制度、交接班制度、仪器检查使用保管制度、消毒隔离制度及探视陪人制度等。

（2）室内设备：心电监护仪、除颤器、人工呼吸机、起搏器、输液泵、心电图机、床旁X线机、氧气、静脉切开包、抢救药品、抢救物品等。

（3）监护室室温应保持在20℃~22℃。室内要安静，光线要柔和，并定期进行空气消毒，平时注意通风，控制探视人员，预防交叉感染。

（4）做好基础护理及饮食护理，保证病人充分休息和睡眠。及时作血气、电解质及酶学检查，以了解体内电解质和酸碱平衡情况，以及心肌损伤程度。预防急性左心衰和心搏骤停的发生。

（5）各班应认真交接病情及各种仪器的灵敏度和准确性。特别是报警装置，如发现失灵，应立即检修。

（6）通过心电监护仪密切观察病人的心率和心律等，必要时作心电图以供分析和对照。定时记录心率、心律、血压、呼吸、体温和各种病情变化。

进行血流动力学监测时，应及时测定和记录各项指标，如肺毛细血管楔压、心输出量和外周阻力等，为医师诊治提供依据。

（7）各种仪器要定期进行检查。物品用后归还原处，并保证完好，以备急用。

5. ICU护士应具备的条件包括：有良好的素质和奉献精神，进行过专业技术训练，了解和掌握疾病的生理病理变化，有扎实的理论基础知识，熟练掌握各种先进监测技术及抢救技术，熟悉常用抢救药物，有较强的临床技能和敏锐的观察、分析、应变能力，善于独立思考，有一定的英文基础。

6. 冠心病监护室（CCU）的适应证有急性心肌梗死、严重反复发作心绞痛、严重心律失常、反复发作心力衰竭以及药物或电复律需要密切观察的病人。

7. 危重病人的护理要点如下：

（1）严密观察病情：根据需要每15～30分钟观察并记录1次，内容主要有生命体征、意识、瞳孔的变化等。

（2）保持呼吸道通畅：鼓励病人进行有效的深呼吸或轻拍背部，以助痰液咳出，昏迷病人应头偏向一侧，用吸引器吸出痰液，定时进行雾化吸入预防肺不张、坠积性肺炎等并发症。

（3）保证病人安全：对昏迷、谵妄病人应注意安全，需要用床挡或保护用具。对于牙关紧闭者，可用张口器、舌钳保护舌不被咬伤。

（4）加强基础护理：应加强对口腔、皮肤、眼睛的护理。①眼睛的保护：为了防止角膜干燥、溃疡及结膜炎发生，可涂生素眼药膏或盖凡士林油纱布；②口腔护理：为避免口腔炎症、口腔溃疡、腮腺炎、中耳炎、口臭的发生，每天2～3次口腔护理，以保证口腔卫生；③皮肤护理：加强皮肤护理，做到"六个勤"，即勤观察、勤翻身、勤擦洗、勤按摩、勤更换、勤整理；④肢体被动活动：病情允许，每天2～3次为病人做肢体屈伸、旋、展的运动。

（5）补充营养及水分：为保证危重病人营养及水分的摄入，维持体液平衡应设法增进病人的饮食，不能进食者，可采用鼻饲法或完全胃肠外营养。

（6）维持二便通畅：如有尿潴留可用无菌法导尿，防止泌尿系统感染。如有便秘应帮助解除。

(7) 保持各种导管通畅：应妥善固定，安全放置，防止出现扭曲、阻塞、受压、脱落等现象。有些导管不得有逆流，以防感染。

(8) 保持病人的最佳心理状态：危重病人会出现各种各样的心理问题，如恐惧、焦虑、悲伤、消极、多疑、绝望等。因此，必须采取有效护理措施，保证病人的较好心理状态。

8. 临床常见的意识障碍及其特点有：

(1) 嗜睡：病人处于持续睡眠状态，但能被言语或刺激唤醒，醒后能正确、简单而缓慢地回答问题，但反应迟钝，刺激停止又很快入睡，是轻度意识障碍。

(2) 意识障碍：表现定向力障碍，语言、思维不连续，可有错觉、幻觉、躁动不安、谵妄或精神错乱。

(3) 昏睡：病人处于熟睡状态，不易唤醒，接近不省人事状态，强烈刺激可唤醒。但答非所问，且很快又入睡。

(4) 昏迷：是病危的信号，是最严重的一种意识障碍，其程度可分为浅昏迷、深昏迷。

(5) 谵妄状态：在意识清晰度降低的同时，常出现大量的错觉、幻觉，有的内容具有恐怖性，病人常产生紧张、恐惧情绪反应，出现不协调性精神运动性兴奋。思维不连贯，理解困难，有时出现片断妄想。病人的定向力全部或部分丧失，多数病人表现自我定向力保存而周围环境定向丧失。谵妄状态往往夜间加重，昼轻夜重。

9. 当病人患有颅内疾病，处于药物中毒、昏迷等状态时，其病情变化的一个重要指征就是瞳孔的变化。观察瞳孔的要点如下：

(1) 观察瞳孔的形状、大小和对称性：正常情况下，瞳孔呈圆形，位置居中，边缘整齐，两侧等大等圆。在自然光线下，瞳孔的直径一般为 2～5 mm，调节反射两侧相等，如果瞳孔直径小于 1 mm 称为针尖样瞳孔。①瞳孔缩小：单侧瞳孔缩小常可提示同侧小脑幕裂孔疝早期。双侧瞳孔缩小，见于有机磷农药、氯丙嗪、吗啡等中毒。②瞳孔散大：瞳孔直径大于 5 mm 称为瞳孔散大。一侧瞳孔扩大、固定，常提示同侧颅内血肿或脑肿瘤等颅内病变所致的小脑幕裂孔疝的发生。双侧瞳孔散大，常见于颅内压增高、颅脑损伤、颠茄类药物中毒及濒死状态。

(2) 观察对光反应：正常情况下，瞳孔对光反应灵敏，在光亮处瞳孔收缩，昏暗处瞳孔扩大。如果瞳孔大小不随光线刺激的变化而变化时，称为瞳孔对光反应消失，一般见于危险或深昏迷病人。

10. 多器官功能障碍综合征（MODS）是指急性疾病过程中两个或两个以上的器官或系统同时或序贯发生功能障碍。过去称为多器官功能衰竭或多系统器官衰竭，认为是严重感染的后果。随着对发病机制的研究进展，现在已经认识到，MODS 的发病基础是全身炎症反应综合征（SIRS），也可由非感染性疾病诱发，如果得到及时合理的治疗，仍有逆转的可能。MODS 临床上常见的器官功能障碍包括急性肾衰竭

（ARF）、急性呼吸窘迫综合征（ARDS）、应激性溃疡和急性肝衰竭（AHF）。

11. 急性肾衰竭少尿期是整个病程的主要阶段，一般为 7～14 天，最长可达 1 个月以上。少尿期越长，病程越重。

   （1）水、电解质代谢及酸碱平衡失调：主要表现为水中毒、高钾血症、高镁血症、高磷血症、低钠血症、低氯血症和酸中毒。

   （2）蛋白质代谢产物积聚：蛋白质的代谢产物不能经肾排泄，含氮物质积聚于血中，称为氮质血症。氮质血症时，血内其他毒性物质如酚、胍等亦增加，终形成尿毒症。临床表现为恶心、呕吐、头痛、烦躁、倦怠无力、意识模糊，甚至昏迷。

   （3）全身并发症：由于 ARF 所致的一系列病理生理改变以及尿毒症毒素在体内的蓄积，可以引起全身各系统的中毒症状。MODS 可导致高血压、心力衰竭、肺水肿、脑水肿、心律失常、心肌病变、尿毒症肺炎及脑病，以及 DIC 等并发症。

12. 急性肝衰竭（AHF）可在急性和慢性肝病、肝肿瘤、肝外伤、肝脏大手术后，以及中毒症和其他系统器官衰竭等疾病的过程中发生，如不及时救治，愈合较差。本病发病基础如下：

   （1）病毒性肝炎：各型肝炎均可发生 AHF，我国以乙型病毒性肝炎最常见。急性发病时，肝细胞可大量坏死，肝功能严重受损。

   （2）化学物质中毒：常见的是药物的毒性损害。肝毒性物质如四氯化碳、黄磷等也可导致 AHF。误食毒菌也可造成 AHF。

   （3）外科疾病：肝巨大恶性肿瘤、严重肝外伤、大型肝脏手术等，均可能发生 AHF。

   （4）其他：脓毒症、妊娠期急性脂肪肝等也可引起 AHF。

13. 早年所谓的"复苏"，主要是指心肺复苏。但是复苏成败的关键不仅是自主呼吸和心跳的恢复，更重要的是中枢神经系统功能的恢复。因此维持脑组织的灌流是复苏的重点。近年来人们已将"心肺复苏"扩展为"心肺脑复苏"。

14. 初期复苏即心肺复苏，是呼吸、循环骤停时的现场急救措施，主要任务是迅速有效地恢复生命器官的血液灌流和供氧。初期复苏的任务和步骤可归纳为 ABC：A（airway）指保持呼吸道顺畅，B（breathing）指进行有效的人工呼吸，C（circulation）指建立有效的人工循环。人工呼吸和心脏按压是初期复苏时的主要措施。

15. 后期复苏是初期复苏的继续，是借助于器械和设备、先进的复苏技术和知识以争取最佳疗效的复苏阶段。后期复苏的内容包括：继续初期复苏；借助专用设备和专门技术建立和维持有效的肺泡通气和循环功能；监测心电图，识别和治疗心律失常；建立和维持静脉输液，调整体液、电解质代谢及酸碱平衡失调；采取一切必要措施（药物、电除颤等）维持病人的循环功能稳定。接诊时应首先检查病人的自主呼吸和循环是否已经恢复，否则应继续进行心肺复苏。然后进行必要的生理功能监测。

根据监测结果进行更具有针对性的处理，包括药物治疗、电除颤、输液输血以及其他特殊治疗。

§6.3.1.3　麻醉、疼痛治疗和围手术期处理试卷

一、选择题（每题 2 分，共 40 分）

【A 型题】

1. 局部浸润麻醉选用普鲁卡因时，其常用浓度为　　　　　　　　　　（　）
   A. 0.5%　　B. 1%　　C. 1.5%　　D. 2%　　E. 2.5%

2. 为预防局部麻醉药的毒性反应，常用的术前用药是　　　　　　　（　）
   A. 吗啡　　B. 哌替啶　　C. 巴比妥类药物　　D. 阿托品　　E. 氯霉素

3. 全身麻醉术后未清醒时最合适的体位是　　　　　　　　　　　　（　）
   A. 仰卧位　　B. 侧卧位　　C. 半坐卧位　　D. 平卧头偏一侧　　E. 头低脚高位

4. 应用局部浸润麻醉不妥的是　　　　　　　　　　　　　　　　　（　）
   A. 局部麻醉药中加入肾上腺素　　B. 每次注药前应抽回血　　C. 肌膜、骨膜等处应减少用药剂量　　D. 不宜在感染部位应用　　E. 0.5%利多卡因最大量为 500 mg

5. 麻醉中血压升高常见的原因不包括　　　　　　　　　　　　　　（　）
   A. 气管内插管和拔管的刺激　　B. 麻醉过浅　　C. 局部麻醉药中肾上腺素过多　　D. 颅内压增高　　E. 过度通气

6. 下列哪项不是预防局部麻醉药中毒的措施　　　　　　　　　　　（　）
   A. 一次用药量不超过限量　　B. 避免误入血管　　C. 局部麻醉药中加少许肾上腺素　　D. 麻醉前给予适量阿托品　　E. 对局部麻醉药过敏者不用该药

7. 局部麻醉药中加入肾上腺素时，下列哪项是错误的　　　　　　　（　）
   A. 要现用现加　　B. 用量要准确　　C. 一次用量不超过 14 mg/kg 体重　　D. 药液色泽变黄不宜使用　　E. 高血压、冠心病者慎用

8. 表面麻醉常用局部麻醉药为　　　　　　　　　　　　　　　　　（　）
   A. 1%普鲁卡因　　B. 0.5%利多卡因　　C. 1%利多卡因　　D. 0.1%丁卡因　　E. 1%丁卡因

9. ICU 床位数在综合医院一般为总床位数的　　　　　　　　　　　（　）

A. 2%　　B. 2%～3%　　C. 3%～4%　　D. 6%～8%　　E. 10%左右

【B 型题】

问题 10～12

A. 升高血压

B. 延长局部麻醉药的作用时效

C. 减少呼吸道的分泌物

D. 减少麻醉药用量

E. 使病人情绪安定

10. 局部麻醉药中加入少量肾上腺素的目的是　　　　　　　　　　（　　）

11. 麻醉前使用镇静药的目的是　　　　　　　　　　　　　　　　（　　）

12. 麻醉前使用阿托品的目的是　　　　　　　　　　　　　　　　（　　）

问题 13～16

A. 高压蒸气灭菌法

B. 75%乙醇浸泡法

C. 10%甲醛溶液浸泡法

D. 甲醛蒸气消毒法

E. 环氧乙烷气体消毒法

以下物品应选用何种消毒、灭菌方法

13. 硬膜外穿刺包　　　　　　　　　　　　　　　　　　　　　　（　　）

14. 硬膜外导管　　　　　　　　　　　　　　　　　　　　　　　（　　）

15. 麻醉机　　　　　　　　　　　　　　　　　　　　　　　　　（　　）

16. 钠石灰罐　　　　　　　　　　　　　　　　　　　　　　　　（　　）

【X 型题】

17. 麻醉前用药的目的包括　　　　　　　　　　　　　　　　　　（　　）

A. 稳定病人的情绪　　B. 缩短麻醉药作用时间　　C. 减少术后肺部并发症　　D. 对抗麻醉药的毒副作用　　E. 增强血液循环

18. 预防局部麻醉药毒性反应的方法包括　　　　　　　　　　　　（　　）

A. 一次用量不超过限量　　B. 使用最低有效浓度　　C. 避免误入血管　　D. 麻醉前适量使用巴比妥类药物　　E. 药液中均加入少量肾上腺素

19. 手术体位不当所引起生理并发症有　　　　　　　　　　　　　（　　）

A. 肺通气不足　　B. 血压下降　　C. 上呼吸道阻塞　　D. 肢体动脉搏动消失　　E. 头面部充血水肿

20. 外科手术后常见的并发症有　　　　　　　　　　　　（　　）

　　A. 术后发热与低体温　　　B. 术后出血　　　C. 术后应激反应　　　D. 术后感染　　　E. 切口裂开

二、填空题（每空 0.5 分，共 10 分）

1. 手术体位不当可引起_____和_____两类并发症。

2. 椎管内麻醉可分为_____和_____。

3. 全身麻醉分为_____、_____、_____。

4. 大手术后的静脉血栓形成常发生在_____。

5. 全身麻醉后呼吸系统的主要并发症为食管反流和误吸、_____、_____和_____。

6. 麻醉方法主要分为_____和_____两大类。

7. 目前，术后镇痛的方法以_____和_____为好。

8. 术前准备应做以下两方面的工作，即_____和_____。

9. 手术切口裂开的原因主要有_____、_____和_____。

三、判断题（每题 1 分，共 10 分；正确的在括号内标"＋"，错误的标"－"）

1. 麻醉前用药一般在麻醉前 2 小时肌内注射给药。　　　　　（　　）

2. 氯胺酮的主要不良反应是，可引起一过性呼吸暂停、噩梦、幻觉、眼压增高等。　　　　　　　　　　　　　　　　　　　　　　　　　（　　）

3. 普鲁卡因是常用的局部麻醉药，毒性较小，成人一次限量为 1000 mg。
　　　　　　　　　　　　　　　　　　　　　　　　　　　　　　　（　　）

4. 上腹部手术拆线时间一般为术后 5～6 天。　　　　　　　　（　　）

5. 术后早期活动可影响伤口愈合。　　　　　　　　　　　　　（　　）

6. 手术病人应从术前 24 小时开始禁食，术前 2 小时开始禁水。（　　）

7. 在术前准备中，病人血压在 160/100 mmHg 以下时，可不作特殊准备。
　　　　　　　　　　　　　　　　　　　　　　　　　　　　　　　（　　）

8. 目前认为，硬膜外镇痛法和病人自控镇痛法应在传统的术后镇痛方法无效时使用。　　　　　　　　　　　　　　　　　　　　　　　　　　（　　）

9. 晚期癌性疼痛中重度疼痛的病人一般不要使用阿片类药物，以免成瘾。
　　　　　　　　　　　　　　　　　　　　　　　　　　　　　　　（　　）

10. 据统计，晚期癌症病人约 70% 有剧烈疼痛。　　　　　　　（　　）

四、名词解释（每题 2 分，共 20 分）

1. 表面麻醉
2. 静脉麻醉
3. 择期手术
4. 疼痛
5. 癌性疼痛阶梯疗法
6. 局部浸润麻醉
7. 吸入麻醉
8. 围手术期
9. 术后医嘱
10. 脊髓前动脉综合征

五、问答题（每题 2 分，共 20 分）

1. 胃肠道手术应做哪些术前准备？
2. 试述肝病病人的术前注意事项。
3. 试述麻醉前用药的目的。
4. 试述麻醉后苏醒期间的护理要点。
5. 试述癌性疼痛的三阶梯疗法的基本原则。
6. 心脏病病人术前准备应注意哪些问题？
7. 试述腹部手术切口裂开的原因及其预防和处理。
8. 试述麻醉前的一般准备和护理内容。
9. 试述常用的麻醉前用药。
10. 试述癌性疼痛三阶梯疗法的药物选择。

参考答案

一、选择题

1. A	2. C	3. D	4. C	5. E	6. D
7. C	8. E	9. C	10. B	11. E	12. C
13. A	14. C	15. E	16. D	17. ACD	18. ABCD

19. ABCDE   20. ABDE

二、填空题

1. 生理   解剖
2. 蛛网膜下腔阻滞   硬膜外阻滞
3. 吸入麻醉   静脉麻醉   肌内注射麻醉
4. 下肢深动脉
5. 呼吸道梗阻   通气量不足   肺部并发症（肺炎、肺不张等）
6. 全身麻醉   局部麻醉
7. 硬膜外镇痛   病人自控镇痛
8. 心理准备   提高手术耐受力
9. 营养不良   术后腹压增加   切口缝合的技术缺陷

三、判断题

1. −   2. +   3. +   4. −   5. −   6. −
7. +   8. −   9. −   10. +

四、名词解释

1. 表面麻醉：将穿透力强的局部麻醉药施用于黏膜表面，使其透过黏膜而阻滞黏膜下神经末梢，使黏膜产生麻醉现象。
2. 静脉麻醉：将麻醉药直接注入静脉后进入血液循环，作用于中枢神经系统，产生全身麻醉。
3. 择期手术：是急症和恶性肿瘤等需尽早进行的手术，但良性肿瘤、腹股沟疝等手术可在充分的术前准备后选择合适时机进行，此类手术称为择期手术。
4. 疼痛：国际疼痛研究协会把疼痛定义为"与实际的或潜在的组织损伤相关联、或者可以用组织损伤描述的一种不愉快的感觉和情绪上的体验"。疼痛是人对伤害性刺激的一种主观感受，是人的理性因素、情感因素和生理因素相互作用的结果。不同个体对疼痛的感受是不同的，同一个体在不同时期对疼痛的反应也不一样。
5. 癌性疼痛阶梯疗法：癌症疼痛剧烈而持续，对个人、家庭和社会均有很大影响。为此，WHO 推荐将癌性疼痛病人根据疼痛程度分为 3 个阶梯，并推荐每个阶梯的治疗药物，此即癌性疼痛三阶梯疗法。
6. 局部浸润麻醉：将局部麻醉药逐层注射于手术区的组织内，通过阻滞神经末梢达到麻醉作用。
7. 吸入麻醉：麻醉药经呼吸道吸入肺泡，进入血液循环，作用于中枢神经系统，产生全身麻醉。

8. 围手术期：应从病人决定需要手术治疗开始。术前期可能短至数分钟，如创伤病人在数分钟内就送进手术室；也可能是数周，以查清复杂病情，充分做好术前准备，以便更安全地耐受手术。术后要采取综合治疗措施，防治可能发生的并发症，尽快地恢复生理功能，所以术后期的长短可因不同疾病及术式而有所不同。

9. 术后医嘱：是指术后的专用医嘱，这一医疗文件的书写包括诊断、施行的手术、监测方法和治疗措施，如止痛、抗生素应用、伤口护理及静脉输液，以及各种管道、插管、引流物、吸氧等处理。

10. 脊髓前动脉综合征：脊髓前动脉如长时间供血不足，可引起脊髓缺血性改变，甚至坏死。脊髓麻醉时局部麻醉药中加肾上腺素浓度过高是导致脊髓前动脉综合征的主要原因之一。

五、问答题

1. 胃肠道手术的术前准备：术前 $1 \sim 2$ 天开始进流质饮食，术前 12 小时禁食，术前 4 小时禁止饮水。结肠或直肠手术前应口服肠道抗菌药物和泻剂，术前清理肠道，具体做法为：术前口服链霉素 0.5 g，每天 4 次，共 3 天。或口服新霉素 1 g，每天 4 次，共 2 天。服用或注射维生素 K_1，$2 \sim 3$ 天。术前口服蓖麻油 10 mL，每天 1 次，共 2 天。术前晚清洁灌肠，排空肠道，减少肠腔内细菌的数量，预防术后感染。

2. 肝病病人的术前注意事项包括：术前应做各项肝功能检查。肝功能损害者，手术耐受力削弱，须经较长时间严格准备，方可施行择期手术。肝功能有严重损害，表现有明显营养不良、腹水、黄疸者，一般不宜施行任何手术。急性肝炎病人，除急症抢救外，多不宜施行手术。

对肝病病人，术前应通过各种途径改善全身情况，增加肝糖原储备，小量多次输新鲜血液，以纠正贫血及增加凝血因素，尚应给予多种维生素，如维生素 B、维生素 C、维生素 K 等。

3. 麻醉前用药的目的如下：

（1）稳定病人情绪，减轻病人焦虑、恐惧等心理应激状态。

（2）抑制唾液及气管分泌物，保持呼吸道通畅，减少手术后肺部并发症。

（3）对抗某些麻醉药的毒副作用和一些不利的神经反射。

（4）提高痛阈；增强麻醉镇痛效果。

4. 麻醉后苏醒期间的护理要点：

（1）保持呼吸道通畅：未苏醒的病人应置于侧卧位或去枕仰卧，设法使呼吸道通畅，必要时可置入口咽导气管，密切观察呼吸道的通畅度、呼吸幅度和呼吸频率。

（2）维持循环系统的稳定：监测循环系统的变化，如观察血压、脉搏、尿量、皮肤颜色、静脉输液速度及心电图等。

（3）疼痛的处理：可给予麻醉性镇痛药，术后可应用神经阻滞或硬膜外腔注射镇痛药物及病人自控镇痛。

（4）体温的观察：术后应注意病人体温变化，夏天尤应注意防止高热，冬天注意保温。

（5）一般处理：长时间未醒或苏醒后病人自己不能翻身者，应定时帮助病人翻身，注意膀胱充盈情况，设法使病人排尿，如不能自行排尿，应予导尿。

5. 癌性疼痛的三阶梯疗法的基本原则如下：

（1）根据疼痛程度选择镇痛药物。

（2）口服给药，一般以口服药为主。

（3）按时服药，根据药理特性有规律地按时给药。

（4）个体化用药，应根据具体病人和疗效给药。

6. 心脏病病人术前准备应注意的问题如下：

（1）长期使用低盐和利尿药的病人，术前应注意纠正水、电解质代谢失调。

（2）贫血病人的氧合能力差，对心肌供氧有影响，术前应少量多次输血纠正。

（3）心律失常病人，应根据不同原因区别对待。对偶发的室性早搏，一般无须特殊处理。心房颤动，如伴有心室率增快，每分钟在 100 次以上者，用毛花苷 C 0.4 mg加入 25％葡萄糖注射液 20 mL 中静脉缓慢注射，或口服普萘洛尔 10 mg，每天 3 次，将心律控制在正常范围内。冠心病病人如出现心动过缓，心室率每分钟在 50 次以下者，术前可皮下注射阿托品 0.5～1 mg，以增快心率。

（4）对有心力衰竭病史、心脏扩大、心电图显示心肌劳损的病人，术前可考虑使用洋地黄类药物，一般口服地高辛 0.25 mg，每天 1～2 次。

7.（1）腹部手术切口裂开的原因：①营养不良，组织愈合能力低；②术后腹压增高，如腹胀、剧烈咳嗽；③缝合腹壁的技术有缺点，如打结不紧、缝合时腹膜有撕裂等。

（2）腹部手术切口裂开的预防：应根据可能发生的原因采取相应措施，如术前提高营养状况，强调在腹壁松弛状态下，精工缝合技术。对估计容易发生此类并发症的病人，可采取：①术时用减张缝线，即在依层缝合腹壁的基础上，加用全层腹壁缝合；②及时处理腹胀；③咳嗽时，最好平卧以减轻咳嗽时横膈突然大幅度下降所骤然增加的腹内压力；④用腹带做腹部包扎；⑤预防感染。

（3）腹部手术切口裂开的处理措施：腹壁切口完全或部分裂开，都应立即送手术室，在无菌条件下，用粗丝线或合金线作腹壁全层间断缝合。因常有腹胀肠麻痹，故应采用胃肠减压。

8. 麻醉前的一般准备和护理要点如下：

（1）精神状态的准备：麻醉与手术不免使病人产生顾虑或紧张恐惧心理，因此应了解病人的心理状态，关心、安慰和鼓励病人，对病人做一些必要的解释，取得病人的信任与合作。对于十分紧张的病人，术前晚可用适量镇静安定药。

（2）改善营养状况：营养不良可降低麻醉与手术的耐受力，术前应经口或其他途径补充营养，提高耐受力。

（3）进行适应术中和术后需要的训练：有关术中体位、语言问答等的配合与术后饮食、体位、大小便、切口疼痛、长时间输液、吸氧、留置导尿管及各种引流管等，应让病人了解，争取配合。对于术后咳嗽、咳痰、排尿方法等，在术前进行训练。术前2周应停止吸烟。

（4）胃肠道准备：择期手术成人一般麻醉前禁食12小时，禁饮4小时；小儿术前至少禁食8小时。禁食、禁饮的目的在于防止麻醉中和术后反流、呕吐，避免误吸致肺部感染甚至窒息等意外，其重要性应向病人及家属交代清楚。

（5）膀胱的准备：病人入手术室前应嘱其排空膀胱，防止术中尿潴留。对于危重病人或大手术，术前留置导尿管，以利麻醉中观察尿量。

（6）口腔准备：麻醉前应清洁口腔，有活动义齿的病人进手术室前应将活动义齿摘下，以防麻醉时脱落误吸、误吞。

（7）中等以上手术，麻醉前应检查血型和交叉配血，准备足量全血或血液成分。皮肤准备方面，如行腋路臂丛阻滞，麻醉前应剃除腋毛。

（8）麻醉前应称病人体重，因为全身麻醉大多根据千克体重给药。

（9）术前晚应巡视病人，发现病人感冒、发热、妇女月经来潮等情况时，除非急症，应推迟麻醉手术。

9. 常用的麻醉前用药包括：①安定镇静药，如地西泮、咪唑西泮、异丙嗪等。②催眠药，如苯巴比妥钠等。③镇痛药，如吗啡、哌替啶等。④抗胆碱药，如阿托品、东莨菪碱等。此类药物主要是抑制多种腺体分泌而减少呼吸道分泌物，保持呼吸道通畅，还可抑制迷走神经反射，对于心动过速、高热、甲状腺功能亢进症病人，不用阿托品而改用东莨菪碱。术前药用法：成人苯巴比妥钠0.1g加阿托品0.5mg，麻醉前30分钟内肌内注射。

10. 癌性疼痛三阶梯疗法的药物选择如下：

（1）第一阶梯：轻度疼痛时，选用非阿片类镇痛药，代表药物是阿司匹林。也可选用胃肠道反应较轻的布洛芬和对乙酰氨基酚等。

（2）第二阶梯：在轻、中度疼痛时，单用非阿片类镇痛药不能控制疼痛，应加用弱阿片类药以提高镇痛效果。代表药物为可待因。

（3）第三阶梯：选用强阿片类药，代表药物是吗啡。其选用应根据疼痛的强度（如中、重度癌性疼痛者）而不是根据癌症的预后或生命的时限。常用缓释或控释剂型。

（4）辅助用药：在癌性疼痛治疗中，常采取联合用药的方法，即加用一些辅助药以减少主药的用量和不良反应。辅助药物有：①弱安定药，如地西泮和艾司唑仑等；②强安定药，如氯丙嗪和氟哌啶醇等；③抗忧郁药，如阿米替林。

§6.3.1.4 外科感染试卷

一、选择题（每题1分，共20分）

【A型题】

1. 下述哪项属特异性感染 （ ）
   A. 金黄色葡萄球菌感染　　B. 变形杆菌感染　　C. 铜绿假单胞菌感染
   D. 链球菌感染　　E. 假丝酵母菌病

2. 破伤风病人最先受影响的肌群是 （ ）
   A. 面部表情肌　　B. 四肢肌　　C. 膈肌　　D. 咀嚼肌　　E. 颈肌

3. 上唇痈可并发 （ ）
   A. 面部蜂窝织炎　　B. 眼睑炎　　C. 口腔炎　　D. 牙龈炎　　E. 化脓性海绵状静脉窦炎

4. 治疗下肢急性丹毒，首选抗生素是 （ ）
   A. 四环素　　B. 红霉素　　C. 庆大霉素　　D. 氯霉素　　E. 青霉素

5. 预防破伤风最有效最可靠的方法是 （ ）
   A. 彻底清创　　B. 应用青霉素　　C. 注射 TAT　　D. 注射人体破伤风免疫球蛋白　　E. 注射破伤风类毒素

6. 深部脓肿的特点是 （ ）
   A. 局部波动感明显　　B. 全身中毒症状不明显　　C. 局部仅有红肿现象，但无压痛　　D. 局部红肿，压痛明显，穿刺可抽到脓液　　E. 局部红、肿、热、痛明显

【B型题】

问题 7～10

   A. 脓液稠厚，色黄，不臭

   B. 脓液稀薄，淡红色，量多

   C. 脓液稠，有粪臭

   D. 脓液淡绿色，有甜腥臭

   E. 脓液具有恶臭

下述各类感染时的脓液特点为

7. 铜绿假单胞菌感染 （　）

8. 链球菌感染 （　）

9. 金黄色葡萄球菌感染 （　）

10. 大肠埃希菌感染 （　）

问题 11～14

A. 细菌仅在一个毛囊内产生的化脓性感染

B. 细菌进入血液中，大量繁殖，产生大量毒素，全身中毒症状严重者。

C. 大量细菌毒素进入血液循环，产生全身中毒症状

D. 局部病灶内化脓的细菌栓子，间歇地进入血液循环，并在身体他处器官或组织内产生转移性脓肿者

E. 少量的细菌间歇侵入血液循环内，而又被人体防御系统所消灭，不引起全身中毒反应者。

11. 败血症 （　）

12. 脓血症 （　）

13. 毒血症 （　）

14. 菌血症 （　）

【X型题】

15. 特异性感染包括 （　）

A. 结核　B. 真菌感染　C. 破伤风　D. 气性坏疽　E. 炭疽

16. 非特异性感染的演变，可能出现的结果是 （　）

A. 炎症扩散　B. 炎症好转　C. 局部化脓　D. 转变为特异性感染

E. 转变为慢性炎症

17. 气性坏疽的处理原则是 （　）

A. 彻底清创，广泛多处切开　B. 应用大量抗生素，首选为青霉素

C. 高压氧治疗　D. 支持疗法，包括输血及营养支持　E. 中药治疗

18. 破伤风病人较常见的并发症有 （　）

A. 角弓反张　B. 窒息　C. 酸中毒　D. 高热　E. 循环衰竭

19. 外科感染的病原体包括 （　）

A. 病毒　B. 细菌　C. 真菌　D. 寄生虫　E. 昆虫

20. 下列疾病属于外科感染的是 （　）

A. 盆腔脓肿　B. 急性胆囊炎　C. 急性骨髓炎　D. 支气管肺炎

E. 阑尾脓肿

二、填空题（每空 1 分，共 15 分）

1. 丹毒是皮肤淋巴管网的急性感染，其致病菌为_____。

2. 手部急性化脓性感染如甲沟炎、腱鞘炎等，致病菌主要是_____。

3. 气性坏疽的治疗，除全身支持疗法外，主要措施有_____、_____和_____。

4. 术前预防性抗菌药物的应用只需在_____时自静脉滴入，或在术前_____小时肌内注射。

5. 抗菌药物的剂量一般按体重计算，还要结合病人_____、_____和_____。

6. 抗感染能力降低的病人包括_____病人、_____病人、长期使用_____或_____的病人。

7. 外科感染病程在 3 周以内者称_____。

三、判断题（每题 0.5 分，共 5 分；正确的在括号内标"＋"，错误的标"－"）

1. 非特异性感染又称化脓性感染。 （ ）

2. 气性坏疽最重要的治疗方法是早期使用气性坏疽抗毒血清。 （ ）

3. 治疗毛囊炎、疖、伤口表面感染等表浅、局限感染时，一般无须应用抗菌药物。 （ ）

4. 脓毒症系指病原体毒素进入人体者。 （ ）

5. 菌血症系指血培养检出病原菌者。 （ ）

6. 痈的发病年龄以儿童和青壮年为主。 （ ）

7. 导致全身性外科感染的原因是致病菌数量多、毒力强和机体抗感染能力下降。 （ ）

8. 为预防破伤风，临床上常用自动免疫法。 （ ）

9. 静脉留置导管如护理不当或流置时间过长，常可成为病原体进入肌体的途径。 （ ）

10. 化脓性指头炎引流时应于指尖做鱼口形切口。 （ ）

四、名词解释（每题 2 分，共 10 分）

1. 条件性感染

2. 创伤性多系统器官衰竭

3. 非特异性感染

4. 肠源性感染

5. 丹毒

五、问答题（每题5分，共50分）

1. 试述外科感染的特点。

2. 什么是特异性感染？

3. 简述全身性外科感染的常见致病菌。

4. 试述不同细菌感染的脓液特点。

5. 简述全身性外科感染的含义。

6. 试述毒血症、菌血症、脓血症和败血症的定义。

7. 破伤风的预防措施有哪些？

8. 试述气性坏疽的临床表现和诊断要点。

9. 试述气性坏疽的治疗原则。

10. 试述清创术的要求。

参考答案

一、选择题

1. E	2. D	3. E	4. E	5. E	6. D
7. D	8. B	9. A	10. C	11. B	12. D
13. C	14. E	15. ACDE	16. ABCE	17. ABCD	18. BCE
19. ABCD	20. ABCE				

二、填空题

1. 乙型溶血性链球菌

2. 金黄色葡萄球菌

3. 急症清创   应用抗生素   高压氧治疗

4. 手术开始   2

5. 年龄   肾功能   感染部位

6. 糖尿病   尿毒症   皮质激素   抗肿瘤药

7. 急性感染

三、判断题

1. ＋　　　　2. －　　　　3. ＋　　　　4. －　　　　5. ＋　　　　6. －
7. ＋　　　　8. －　　　　9. ＋　　　　10. －

四、名词解释

1. 条件性感染：在人体局部或（和）全身的抗感染能力降低的条件下，本来栖居于人体但未致病的菌群可以变成致病微生物，所引起的感染称为条件性或机会性感染。

2. 创伤性多器官功能衰竭（TMSOF）：是指严重创伤过程中序贯并发一个以上系统和（或）器官的急性功能障碍。严重创伤后发生急性肾衰竭，继而发生急性呼吸窘迫综合征，即为"TMSOF"。

3. 非特异性感染：又称化脓性感染或一般性感染，占外科感染的大多数。常见有疖、痈、丹毒、急性淋巴结炎、急性乳腺炎、急性阑尾炎、急性腹膜炎等。致病菌有金黄色葡萄球菌、溶血性链球菌、大肠埃希菌、变形杆菌、铜绿假单胞菌（俗称绿脓杆菌）等，可由单一病菌导致感染，也可由几种病菌共同致病形成混合感染。病变通常先有急性炎症反应，继而形成局部化脓。

4. 肠源性感染：肠道是人体中最大的"储菌所"和"内毒素库"。健康情况下，肠黏膜有严密的屏障功能。在严重创伤等危重的病人，肠黏膜屏障功能受损或衰竭时，肠内致病菌和内毒素可经肠道移位而导致肠源性感染。

5. 丹毒：是皮肤淋巴管网的急性炎症感染，为乙型溶血性链球菌侵袭所致。好发部位是下肢与面部。病人常先有皮肤或黏膜的某种病损，如皮肤损伤、足癣、口腔溃疡、鼻窦炎等，发病后淋巴管网分布区域的皮肤出现炎症反应，引流区淋巴结也常累及，病变蔓延很快，全身反应较剧，但很少有组织坏死或化脓。治愈后容易复发。

五、问答题

1. 外科感染的特点有：①多为混合感染；②局部症状明显；③受累组织或器官愈合后形成瘢痕组织，影响功能。

2. 特异性感染在致病菌、病程演变及治疗处置等方面与一般感染不同。结核、破伤风、气性坏疽、炭疽、假丝酵母菌病等属特异性感染，引起感染的致病菌如结核分枝杆菌、破伤风梭菌、产气荚膜梭菌、炭疽芽胞杆菌、白假丝酵母菌等的致病作用不同于一般性感染的病菌，可以引起较为独特的病变。特异性感染是指某些特殊致病菌如结核分枝杆菌、破伤风杆菌、梭状芽胞杆菌等引起的感染。

3. 全身性外科感染的常见致病菌如下：

（1）革兰染色阴性杆菌：常见为大肠埃希菌、铜绿假单胞菌、变形杆菌，其次为克雷伯菌属、肠杆菌等。该类感染一般比较严重，可出现三低现象（低温、低白细胞、低血压），较易发生感染性休克。

（2）革兰染色阳性球菌：金黄色葡萄球菌感染倾向于血液扩散，可形成转移性脓肿。表皮葡萄球菌感染发病率明显增高。肠球菌感染一般耐药性较强。

（3）无芽胞厌氧菌：普通细菌培养无法检出，近代由于厌氧培养技术的提高，发现腹腔肿、阑尾脓肿、肛旁脓肿、隆胸、脑脓肿、会阴部感染等，均常含有厌氧菌。常见的无芽胞厌氧菌有类杆菌属、梭杆菌属、厌氧葡萄球菌和厌氧链球菌。

（4）真菌：外科真菌感染以白假丝酵母菌、曲霉、毛霉、新生隐球菌等为常见，属于条件性感染。①长期使用广谱抗生素，可造成一般细菌感染后的二重感染；②重病者使用免疫抑制药、激素等，使免疫功能降低，易致真菌感染；③长期流置静脉导管。真菌可经血行扩散，一般血培养不易发现，易漏诊或误诊。真菌感染后易导致血管栓塞和组织进行性坏死。

4. 不同细菌感染的脓液特点如下：

（1）金黄色葡萄球菌感染：脓液稠厚、黄色、不臭，常发生转移性脓肿。

（2）链球菌感染：脓液稀薄、淡红色、量多，易引起败血症，但一般不发生转移性脓肿。

（3）大肠埃希菌感染：脓液稠厚、有粪臭。

（4）铜绿假单胞菌感染：脓液淡绿色，有特殊的甜腥臭。

（5）变形杆菌感染：脓液具有特殊的恶臭。

5. 随着分子生物学的发展和对感染病理生理的进一步认识，当前国际通用的全身性外科感染是指脓毒症和菌血症。

（1）脓毒症：是指因感染引起的全身性炎症反应，体温、循环、呼吸有明显的改变者，用以区别一般非侵入性的局部感染。

（2）菌血症：是脓毒症中的一种，即血培养检出病原菌者。但其不限于以往多偏向于一过性菌血症的概念，如拔牙、内镜检查时血液在短时间出现细菌，目前多指临床有明显感染症状的菌血症。

6.（1）毒血症：是指由于大量毒素进入血液循环，可引起全身中毒症状。

（2）菌血症：是指少量致病菌侵入血液循环内，而又被人体防御系统所消灭，不引起全身中毒反应。

（3）脓血症：是指局部化脓性病灶的化脓性细菌栓子间歇地进入血液循环，并可在身体各处组织或器官内产生转移性脓肿。

（4）败血症：是指细菌自局部病灶进入血液循环中，迅速大量繁殖，产生大量毒素，可引起严重全身中毒症状。

7. 破伤风的预防措施有：

(1) **主动免疫**：注射破伤风类毒素。①基础注射：3 次。第 1 次 0.5 mL，以后 2 次各为 1 mL。2 次之间，间隔 4～6 周。②强化注射：第 2 年再注射 1 mL，以后每 5～10 年再重复强化注射 1 次。

(2) **被动免疫**：伤员过去若未曾做过主动免疫，应予被动免疫。注射破伤风抗毒素 (TAT) 1500 U，或注射人体破伤风免疫球蛋白 250～500 U。

8. (1) 气性坏疽的临床表现：①患肢胀痛剧烈；②局部肿胀明显，压痛剧烈；③病情进一步发展，局部肌肉坏死，流出稀薄恶臭的浆液性血性分泌物；④伤口周围皮肤有捻发音；⑤全身中毒症状明显，如高热、脉搏快速；⑥进行性贫血。

(2) 气性坏疽的诊断要点：①典型临床表现；②伤口分泌物涂片检查有大量革兰阳性杆菌；③白细胞计数减少；④X 线照片显示病肢肌群间有气体；⑤细菌培养出产气荚膜杆菌可确诊。

9. 气性坏疽的治疗原则如下：

(1) **彻底清创**：切除所有坏死组织和无生活力的肌肉，彻底敞开伤口引流。

(2) **高压氧治疗**：可提高组织含氧量，抑制气性坏疽杆菌的生长繁殖，疗效显著。

(3) **大剂量有效抗生素的使用**：如青霉素 1000 万 U/d，甲硝唑 2 g/d。

(4) **支持疗法**：输血，纠正水、电解质代谢失调，给予高蛋白、高热量饮食。

10. 清创术的要求：①清除伤口内的污物和异物；②彻底止血；③切除失去活力的坏死组织。

§6.3.1.5　创伤和战伤试卷

一、选择题（每题 1.5 分，共 15 分）

【A 型题】

1. 在手外伤的处理中，下列哪项是错误的　　　　　　　　　　　　　（　　）

A. 指骨骨折及脱位需复位及固定　　B. 创缘皮肤应尽量保留　　C. 清创应彻底　　D. 创口张力过大，应将皮肤拉拢缝合闭合创面　　E. 术后手部应固定于功能位

2. 下列哪种体征是骨折的专有体征　　　　　　　　　　　　　　　（　　）

A. 肿胀与瘀斑　　B. 局部疼痛　　C. 功能障碍　　D. 反常活动　　E. 局部压痛

3. 骨盆骨折最危险的并发症是　　　　　　　　　　　　　　　　　（　　）

A. 骨盆腔内出血　　B. 膀胱破裂　　C. 尿道断裂　　D. 骶丛神经损伤

E. 直肠损伤

4. 上肢出血应用止血带时不应缚在 （ ）

A. 上臂上 1/3　　B. 上臂中上 1/3　　C. 上臂中 1/3　　D. 上臂中下 1/3　　E. 上臂下 1/3

【X 型题】

5. 下述哪些是常用的创伤急救技术 （ ）

A. 复苏　　B. 通气　　C. 止血　　D. 包扎固定　　E. 后送

6. 必须优先抢救的创伤急症包括 （ ）

A. 心跳、呼吸骤停　　B. 窒息　　C. 大出血　　D. 张力性气胸　　E. 休克

7. 创伤复合伤的特点包括 （ ）

A. 脏器损伤常见　　B. 死亡率高　　C. 休克发生率高　　D. 感染发生率高　　E. 截肢率高

8. 创伤早期清创的原则是 （ ）

A. 彻底清除伤口内污物及异物　　B. 彻底止血　　C. 切除失活组织　　D. 伤口内置引流物　　E. 一期缝合

9. 创伤的并发症包括 （ ）

A. 器官功能障碍　　B. 感染　　C. 休克　　D. 应激性溃疡　　E. 脂肪栓塞综合征

10. 致命性创伤是指 （ ）

A. 大出血　　B. 窒息　　C. 开放性或张力性气胸　　D. 休克　　E. 颅脑损伤

二、填空题（每空 1 分，共 20 分）

1. 挤压伤常并发_____，其发生与_____、_____有密切相关。

2. 创伤修复过程基本上可分_____、_____和_____ 3 个阶段。

3. 临床常用的血浆代用品有_____、_____和_____。

4. 常用的心血方法有_____、_____、_____、_____、_____等。

5. 影响创伤修复的因素有_____、_____、_____和药物影响等。

6. 在我国城市，创伤是第_____位死因，在农村则为第_____位死因。

三、判断题 (每题 1 分，共 10 分；正确的在括号内标"＋"，错误的标"－")

1. 战伤的伤口原则上应尽早行清创后一期缝合。 （　　）
2. 头面部损伤超过 8 小时清创者，应行延期缝合。 （　　）
3. "负氮平衡"现象是严重创伤后必然发生的代谢变化。 （　　）
4. 伴有严重组织损伤的病人容易发生急性肾衰竭、急性呼吸窘迫综合征等并发症。 （　　）
5. 脂肪栓塞综合征常见于多发性骨折后。 （　　）
6. 创伤后发生应激性溃疡的发生概率是很低的。 （　　）
7. 开放伤于 12 小时内注射破伤风抗毒素可起到预防作用。 （　　）
8. 闭合伤都不会造成严重感染的发生。 （　　）
9. 创伤后预防破伤风最有效的方法是注射破伤风类毒素。 （　　）
10. 开放性骨折固定时，外露的骨折端应尽量还纳到伤口内。 （　　）

四、名词解释 (每题 2 分，共 10 分)

1. 创伤
2. 开放伤
3. 闭合伤
4. 伤员后送
5. 化学复合伤

五、问答题 (每题 3 分，共 45 分)

1. 简述创伤的致伤因子及其临床意义。
2. 试述闭合性创伤与开放性创伤的主要区别。
3. 检查、诊断创伤时应注意哪些原则和问题？
4. 简述严重创伤后"负氮平衡"的临床意义。
5. 简述严重创伤后常见的重要并发症。
6. 简述创伤检查诊断的主要内容。
7. 简述创伤急救的原则。
8. 如何处理创伤后异物存留的问题？
9. 简述创伤治疗的主要原则和注意事项。
10. 试述化学复合伤的救治方法。

11. 试述战伤救治的基本原则。
12. 试述火器伤初期外科处理原则。
13. 如何正确实施战伤止血技术？
14. 战伤包扎时应注意哪些问题？
15. 试述放射复合伤的治疗。

参考答案

一、选择题

1. D　　　2. D　　　3. A　　　4. C　　　5. ABCDE　　6. ABCDE
7. ABCD　　8. ABCE　　9. ABCDE　　10. ABC

二、填空题

1. 急性肾衰竭　　血容量减少　　大量的红细胞、肌细胞破坏后产生的肾毒物质
2. 炎症期　　增生期　　塑形期
3. 右旋糖酐　　羟乙基淀粉代血浆　　明胶类代血浆
4. 加压包扎　　填塞压迫　　止血带　　手指压迫　　手术止血
5. 营养不良　　全身性疾病　　感染　　血液循环障碍
6. 五　　四

三、判断题

1. －　　　2. －　　　3. ＋　　　4. ＋　　　5. ＋　　　6. －
7. ＋　　　8. －　　　9. －　　　10. －

四、名词解释

1. 创伤：有广义和狭义之分，广义的是指机械、物理、化学或生物等因素造成的机体损伤；狭义的是指机械性致伤因素作用于机体所造成的组织结构完整性破坏或功能障碍。

2. 开放伤：有皮肤破损者称开放伤，如擦伤、撕裂伤、切割伤、砍伤和刺伤等。一般而言，开放伤易发伤口感染，但某些闭合性伤如肠破裂等也可造成严重的感染。

3. 闭合伤：皮肤保持完整无开放性伤口者称为闭合伤，如挫伤、挤压伤、扭伤、震荡伤、关节脱位和半脱位、闭合性骨折和闭合性内脏伤等。

4. 伤员后送：是向上级救治机构运输伤员的过程和措施，是完成分级救治的重要手段，关系到救治工作的顺利进行及部队的作战和机动。后送所用的工具一般有担架、机动车辆、船只或飞机等。后送要受战斗状态、地理环境、交通条件、运输工具等诸多因素的影响。因此，要严格掌握后送指征，坚持后送前复查制度，做好伤员后送途中的观察救护。同时，力争不因等待运输工具或战斗情况而耽误后送时间。

5. 化学复合伤：是指伤指毒剂中毒合并各种创伤，或创伤伤口被毒剂污染而造成的损伤。化学毒剂合并创伤时，两种因素可相互影响使病情加重，病程加快，恢复减慢，从而造成严重后果。

五、问答题

1. 创伤的主要致伤因子如下。①机械因子：如钝器击打、重力挤压、过度牵拉、锐器切割及火器射击等；②物理因子：如高温、冷冻、电流、放射线、超声波、激光及核元素等作用；③化学因子：如酸、碱、毒气等作用；④生物因子：如兽和蛇咬、虫蜇等。

不同原因所致损伤，性质不同，了解各种致伤因子的特点，有助于对创伤的诊断和处理。另外，致伤因子的强烈程度、作用时间和部位及受伤时的姿势、体位和衣服的厚薄等均与创伤的范围和程度密切相关。全面了解致伤因子，有助于对创伤的正确估计和处理。

2. 闭合性创伤与开放性创伤的主要区别如下：

   (1) 闭合性创伤的受伤部位皮肤或体表黏膜仍保持完整；开放性创伤则相反，常是指体腔或骨与伤口相通，如开放性气胸、开放性骨折等。

   (2) 开放性创伤时，由于受伤部位的皮肤或黏膜丧失其屏障功能，故易受污染而致感染。闭合性创伤则否。

   (3) 对开放性创伤应争取早期施行清创和一期缝合伤口。

3. 检查、诊断创伤时应注意的原则和问题如下：

   (1) 全面系统地观察病情和体格检查。同时详细询问病史，了解致伤原因。

   (2) 不能因检查而造成新的创伤或延误抢救。对危重病人应边检查边进行必要的急救处理。

   (3) 确定创伤的部位、性质和范围，并了解有无复合伤或多发伤。对一时不能确诊者应留院严密观察。

   (4) 检查、诊断和治疗情况必须详细准确地记录，以作为判断伤情和进行处理的依据。

   (5) 进行必要的辅助检查如检验、X线照片、CT、MRI等。

4. 严重创伤后 7~10 天，蛋白质的分解多于合成，尿中排出的含氮物质增多，呈"负氮平衡"状态。在此期间，伤员每天可消耗肌蛋白 1 kg 以上，体重迅速减轻。此时应供给足够的能量和蛋白质（或氨基酸），使"负氮平衡"逐渐转为"正氮平衡"。"负氮平衡"现象是严重创伤后必然发生的代谢变化，不能在短时间内通过大量补充蛋白质的方法解决。因此，加强营养和补充蛋白应适度，不宜操之过急。

5. 严重创伤后常见的重要并发症有：

（1）感染：除开放性创伤局部容易发生感染外，闭合性创伤由于局部抵抗力降低也可能并发感染。由于伤后误吸、呼吸道分泌物潴留、肺不张等，可继发肺部感染。伤后还可能发生破伤风或气性坏疽等特殊感染。

（2）创伤性休克：由于伤后失血、失液或由于神经系统受强烈刺激，或因伤后心脏压塞，纵隔移位、摆动等导致有效循环血量减少和微循环障碍。

（3）器官功能减退或衰竭：挤压伤常并发急性肾衰竭；颅脑伤或烧伤可并发"应激性溃疡"；多发伤或大管状骨骨折可并发急性呼吸窘迫综合征。严重时，甚至可发生多器官功能衰竭。

6. 创伤检查诊断的主要内容如下：

（1）详细询问病史：包括致伤原因、部位、受伤时姿势、体位及其他情况，以及伤后出现的症状、演变过程和处理。还应询问既往健康状况和既往病史。

（2）全面系统的体格检查：包括呼吸、脉搏、体温、神志和血压等生命体征，注意有无窒息或休克等表现，并重点进行伤部外科情况的检查，如伤口深度、污染情况、有无异物存留、有无活动性出血及肢体血液循环情况等。

（3）辅助检查：包括血常规、尿常规、血清电解质、二氧化碳结合力、血尿素氮、肌酐、血清胆红素、肝功能等。穿刺和导管检查：如心包、胸、腹及关节腔穿刺，测定中心静脉压，留置导尿管等。

（4）特殊检查：除包括 X 线、超声、CT、MRI 等检查外，还包括多导仪、动脉导管、漂浮导管、血气分析及重要器官功能的检查等。

7. 创伤急救的原则如下：

（1）抢救生命第一，确保伤员安全。

（2）预防和及时治疗并发症。

（3）用最简便和可靠的方法进行抢救，尽可能争取时间；避免因进行抢救而引起新的创伤。

8. 创伤后异物存留的处理原则如下：

（1）异物原则上均应取出。感染病灶内的异物尤应及早取出。

（2）愈合伤口内的异物，如需取出时，在术前必须准确定位，并选择合适的手术途径，同时考虑术中继续定位的问题。存留于深部组织内的异物，特别是细小、无色或透亮的异物均不易取出，对此应有充分的认识和准备，并应取得伤员的理解和合作。

（3）在寻找和取除异物时，应避免造成新的损伤。为预防术后感染，可酌情应用抗生素及破伤风抗毒素。

（4）对估计难以找到和取出的深部异物或数量多而分散者，如无明显症状或不伤及重要组织器官时，可暂时保留和观察。

9. 创伤治疗的原则和注意事项如下：

（1）千方百计地抢救伤员生命，在保证伤员安全的前提下，为修复损伤的组织器官和恢复其生理功能积极创造条件。

（2）重视并认真做好创伤的急救工作。在处理危重而复杂的创伤时，应优先解决危及生命安全的紧急问题，如心跳和呼吸骤停、大出血、窒息、休克、开放性气胸及腹内脏器损伤和脱出等。

（3）一般应在改善全身情况后，或至少在全身治疗的同时进行必要的局部处理。

（4）对多发性创伤和复合伤应分清主次，并按照轻重缓急进行相应的处理。

（5）在处理危急创伤时，原则上应尽量采用最简单有效的手段和方法，避免过多地增加伤员的负担，对无须急于处理的问题，可留待适当的时机进行解决。

（6）尽力防治并发症。

（7）尽力修复损伤组织，促使恢复功能，重视并实施康复医疗。

10. 化学复合伤的救治方法包括：尽快撤离染毒地区。尽早使用抗毒剂和消毒法。为了防止毒剂继续吸收，可采用防毒面具，用棉球、布料或纸片吸除可见的毒液，肢体伤口染毒时可在其近端扎止血带（注明时间），松解前先用清水，或碱性水（对神经毒剂），或高锰酸钾、漂白粉溶液（对糜烂性毒剂）清洗。中毒严重时应抗毒和对症治疗；中毒较轻而创伤较重者，应尽早清创，术中或术后施行抗毒治疗。术中要特别注意止血，以防术后大出血。积极抗休克、防治感染。慎重选择麻醉方法，以免加重中枢神经系统抑制和心肺功能障碍。严密观察全身情况和病情变化，采取必要的给氧、输液、输血及药物等治疗。

11. 战伤救治的原则如下：

（1）后勤组织方面应遵循以下原则：①定点保障与机动保障结合，立足于机动保障；②分级救治，治送结合，以现场急救与紧急医疗救治为重点；③救治与医学防护及安全防卫结合，优先预防；④军民结合，协同救治。

（2）救治技术方面应遵循以下原则：①先抢后救；②全面检伤，科学分类；③连续监护与医疗后送相结合；④早期清创，延期缝合；⑤先重后轻，防治结合；⑥局部处理与整体功能调整相结合。

12. 火器伤初期外科处理原则如下：

（1）全面了解病情，分清轻重缓急，优先处理呼吸循环不稳定、出血不止和已上止血带的伤员，积极抗休克，争取尽早手术。

（2）早期清创：争取伤后 6～8 小时内清创。

（3）充分显露伤道：探查深部伤情，避免误诊、漏诊。

（4）严禁初期缝合：只能在伤口引流 3～5 天后据情进行延期缝合。

（5）防治感染：早期彻底清创，尽早给予抗生素和破伤风抗毒素。

（6）注意隐匿损伤。

13. 实施战伤止血的方法如下：

（1）迅速判断出血部位和性质。熟悉各种止血用具的性能和特点，掌握各种止血方法的要领。

（2）迅速选用合理、有效的止血方法。

（3）在进行临时性止血的同时，还要考虑进一步治疗，并为之创造有利条件。对大量出血者，要同时进行抗休克处理。

（4）迅速补充血容量。

14. 战伤包扎时应注意：

（1）选用合理的包扎材料。应尽可能使用无菌材料，如现场无此条件，可用清洁布料代替。

（2）掌握包扎技术的要领，包扎范围一般应超出创缘 5～10 cm。

（3）部位准确，操作敏捷轻巧，包扎牢固可靠，但不能过紧。

（4）对出血和骨、关节损伤的伤口，应将衣物剪开然后包扎，如衣服与创面紧贴，只需将尚未粘着的部分解除，暂时直接包扎。

（5）伤口内的异物不可勉强取出。脱出创口外的脏器组织和骨骼断端，不可随意送回。

（6）包扎后要经常观察和检查伤肢。

15. 放射复合伤的治疗要点如下：

（1）早期救治：努力控制和消除各种可能诱发或加重休克的因素，并针对导致休克的主要原因进行救治。进行个人简易防护，如戴口罩、围毛巾、扎好袖口裤脚等，防止进一步沾染。

（2）积极抗休克，防治感染和出血。抗菌药物使用应早期、适量和轮换选用。早期以抗革兰阳性球菌为主，后其以抗革兰阴性杆菌为主。

（3）早期使用抗放射药物，如胱胺、半胱胺、WR-2721、雌激素类（如雌三醇、炔雌醇及 523 片）、中药制剂 408 片等。还可应用阻吸收和促排泄的方法，如皮肤用盐水、苯扎溴铵、枸橼酸钠、DTDA 等液冲洗；胃肠道选用含嗽、催吐或洗胃、导泻或口服吸附沉淀剂（氢氧化铝、褐藻酸钠等）；呼吸道可用雾化吸入法、祛痰法等。促排出可用促排灵（DTPA-Ca、DTPA-Na）、喹胺酸或巯基络合剂，还应多饮水和用利尿药。

（4）维持体液平衡和营养支持。可给予维生素 C、维生素 B_{12}、叶酸、人参银耳制剂等促进造血再生；成分输血纠正贫血或白细胞减少。

（5）若需手术治疗，争取在放射病极期以前完成手术处理，对沾染伤口应用剪刀（勿用剃刀）剪去其周围毛发，以等渗盐水（勿用乙醇）彻底冲洗。进行清创，尽可能使之成为非沾染伤口。降低、调整麻醉药物用量使伤员能耐受。

§6.3.1.6 烧伤、冷伤和咬蜇伤试卷

一、选择题（每题 1 分，共 20 分）

【A 型题】

1. 按中国九分法，成人一侧大腿体表面积为　　　　　　　　（　　）

　　A. 5.25%　　B. 10.5%　　C. 21%　　D. 23%　　E. 46%

2. 按三度四分法，水疱性烧伤伤及　　　　　　　　　　　（　　）

　　A. 表皮　　B. 真皮　　C. 皮下　　D. 皮肤全层　　E. 肌肉

3. 按三度四分法，焦痂性烧伤伤及　　　　　　　　　　　（　　）

　　A. 表皮　　B. 皮肤生化层　　C. 真皮浅层　　D. 真皮深层　　E. 皮肤全层或皮下

4. 按三度四分法，浅二度烧伤创面愈合时间为伤后　　　　　（　　）

　　A. 3～5 天　　B. 1～2 周　　C. 3～4 周　　D. 5～6 周　　E. 6 周后

5. 三度创面愈合过程的特点为　　　　　　　　　　　　　（　　）

　　A. 伤后 3～5 天愈合，不留瘢痕　　B. 伤后 1～2 周愈合，不留瘢痕

　　C. 3～4 周痊愈，留有瘢痕　　D. 3～4 周痊愈，不留瘢痕　　E. 需植皮后愈后，遗留瘢痕或畸形

6. 轻度烧伤是指烧伤面积（二度）　　　　　　　　　　　（　　）

　　A. <5%　　B. <10%　　C. 10%～29%　　D. 30%～49%

　　E. >50%

7. 下列哪项属重度烧伤　　　　　　　　　　　　　　　　（　　）

　　A. 烧伤面积（二度）20%　　B. 三度面积 9%　　C. 三度面积 2.5%

　　D. 烧伤面积 25% 并吸入性损伤　　E. 烧伤面积>50%

8. 烧伤休克的特点是　　　　　　　　　　　　　　　　　（　　）

　　A. 低血容量性休克　　B. 失血性休克　　C. 脉搏增快　　D. 尿量正常或

减少　　E. 血压正常或升高

9. 监测烧伤休克最简便有效的指标是　　　　　　　　　　　　（　　）

　　A. 心率　　B. 脉搏　　C. 呼吸　　D. 血压　　E. 尿量

10. 中厚皮片的特点是　　　　　　　　　　　　　　　　　　　（　　）

　　A. 仅含表皮层　　B. 含表皮和部分真皮　　C. 含皮肤全层　　D. 含皮
　　下组织　　E. 成活后功能差

11. 浓硫酸烧伤后早期处理最恰当的方法是　　　　　　　　　　（　　）

　　A. 立即脱离现场并迅速用大量清水冲洗　　B. 立即使用中和剂　　C. 用
　　硼酸溶液冲剂　　D. 立即使用解毒剂　　E. 立即进手术室清创

12. 预防烧伤后器官并发症的基本方法是　　　　　　　　　　　（　　）

　　A. 及早清创　　B. 及时纠正低血容量，预防感染　　C. 尽早使用胃肠道
　　营养　　D. 免疫增强疗法　　E. 使用大剂量抗生素

13. 烧伤暴发性脓毒血症发生于　　　　　　　　　　　　　　　（　　）

　　A. 休克期　　B. 水肿回吸收期　　C. 慢性衰竭期　　D. 康复期
　　E. 伤后 2 周内

14. 二重感染是指　　　　　　　　　　　　　　　　　　　　　（　　）

　　A. 多种致病微生物引起的感染　　B. 特殊厌氧菌引起的感染　　C. 多种
　　细菌引起的感染　　D. 使用抗生素时耐药菌株引起的感染　　E. 结核继
　　发化菌引起的感染

15. 下列哪项符合深二度烧伤的特点　　　　　　　　　　　　　（　　）

　　A. 伤及真皮浅层　　B. 剧痛、感觉过敏　　C. 需植皮后愈合　　D. 一
　　般 3～4 周愈合　　E. 愈后不留瘢痕

16. 关于烧伤清创术，恰当的是　　　　　　　　　　　　　　　（　　）

　　A. 伤后立即进行　　B. 有休克时，采用"彻底"清创法　　C. 休克好转
　　后清除创面沾染　　D. 彻底清除所有水疱皮　　E. 均应在全身麻醉下
　　进行

【X 型题】

17. 关于烧伤治疗原则，正确的是　　　　　　　　　　　　　　（　　）

　　A. 保护创面，防止沾染　　B. 预防和治疗低血容量性休克　　C. 治疗全
　　身和局部感染　　D. 预防多器官功能衰竭　　E. 大量外用抗生素

18. 严重烧伤病人的急救措施包括　　　　　　　　　　　　　　（　　）

　　A. 迅速脱离致热原　　B. 减少沾染　　C. 镇静止痛　　D. 立即清创

E. 加强呼吸护理

19. 关于烧伤创面包扎疗法，下述哪些说法是正确的　　　　　　　　　　（　　）

A. 可以保护创面，减少沾染　　B. 包扎敷料厚 2～3 cm　　C. 肢体创面多考虑包扎疗法　　D. 神志不清，不合作者不宜用包扎疗法　　E. 全身多处烧伤可用包扎与暴露相结合的方法

20. 关于切痂术，下述哪些说法是正确的　　　　　　　　　　　　　　（　　）

A. 主要适用于三度创面　　B. 平面应达深筋膜　　C. 切痂后尽可能立即植皮　　D. 三度创缘的深二度创面不能使用切痂术　　E. 坏死的深部组织也应切除

二、填空题（每空 1 分，共 20 分）

1. 烧伤最重要的死亡原因是_____。

2. 轻度烧伤是指_____度烧伤面积在_____以下者。中度烧伤是指_____度烧伤面积在_____或三度烧伤面积小于_____者。

3. 重度烧伤是指烧伤总面积在_____或三度烧伤面积达_____者。

4. 根据烧伤病理生理的特点，烧伤病程大致分为以下 3 期，即_____、_____和_____。

5. 植皮术的方法包括_____、_____和_____。

6. 依据皮片的厚度，游离植皮的皮片可分为_____、_____和_____。

7. 抗蛇毒血清有_____和_____两种。

8. 咬伤人的犬兽若存活_____天以上，可以排除狂犬病。

三、判断题（每题 1 分，共 10 分；正确的在括号内标"＋"，错误的标"－"）

1. 大面积三度烧伤的有效治疗方法是早期切、削痂与植皮。　　　　　　（　　）

2. 同种异体皮植皮可以长期存活。　　　　　　　　　　　　　　　　　（　　）

3. 兽咬伤的伤口应尽早清创，一期缝合。　　　　　　　　　　　　　　（　　）

4. 救治冻结性冷伤病人时应快速复温。　　　　　　　　　　　　　　　（　　）

5. 电烧伤病人的补液应按体表烧伤面积计算。　　　　　　　　　　　　（　　）

6. 生石灰烧伤病人应立即用清水冲洗创面。　　　　　　　　　　　　　（　　）

7. 毒蛇咬伤时会留下一对较深的齿痕。　　　　　　　　　　　　　　　（　　）

8. 蛇咬伤后一般无须使用破伤风抗毒和抗菌类药物。　　　　　　　　　（　　）

9. 某病人烧伤总面积为 10%，伴有呼吸道烧伤，该病人应属重度烧伤。

（　　）

10. 除疯狗咬伤外，其他动物咬伤不会导致狂犬病发生。　　　（　　）

四、名词解释（每题 2 分，共 10 分）

1. 特殊烧伤
2. 大面积烧伤
3. 冷伤
4. 皮肤移植
5. 化学烧伤

五、问答题（每题 4 分，共 40 分）

1. 试述我国现用烧伤面积计算和深度判断的方法。
2. 试述烧伤深度的识别方法。
3. 烧伤现场急救应做好哪三方面的处理？
4. 试述烧伤创面包扎疗法和暴露疗法的指征。
5. 简述烧伤早期低血容量性休克的补液方法。
6. 试述烧伤败血症的临床特点。
7. 试述吸入性烧伤的早期诊断依据。
8. 简述蛇咬伤的治疗。
9. 试述毒蛇咬伤后的临床表现。
10. 试述烧伤的治疗原则。

参考答案

一、选择题

1. B	2. B	3. E	4. B	5. E	6. B
7. D	8. A	9. E	10. B	11. A	12. B
13. A	14. D	15. D	16. C	17. ABCD	18. ABCE
19. ABCE	20. ABCE				

二、填空题

1. 感染

2. 二　9%　二　10%～29%　10%

3. 30%～49%　10%～19%

4. 急性体液渗出期（休克期）　感染期　修复期

5. 游离皮片植皮　皮瓣移植　切、削痂植皮

6. 刃厚皮片　中厚皮片　全厚皮片

7. 单价　多价

8. 10

三、判断题

1. ＋　　2. －　　3. －　　4. ＋　　5. －　　6. －

7. ＋　　8. －　　9. ＋　　10. －

四、名词解释

1. 特殊烧伤：包括化学性烧伤、电烧伤、放射线烧伤、激光烧伤和吸入性损伤。

2. 大面积烧伤：是指成人烧伤占体表面积15%以上（儿童为10%以上）的二度烧伤，或烧伤面积大于5%的三度烧伤，或头面手部较大面积的烧伤。

3. 冷伤：是机体遭受低温侵袭所引起的局部或全身性损伤，分为非冻结性冷伤和冻结性冷伤两类。非冻结性冷伤是人体接触10℃以下、冰点以上的低温，加上潮湿条件所造成的损伤，包括冻疮、战壕足、水浸足（手）等。冻结性冷伤是由冰点以下低温所造成，包括局部冻伤和全身冷伤（又称冻僵）。

4. 皮肤移植：是临床应用最多的组织移植，主要用于修复皮肤与其下的组织缺损，以及矫正外部畸形等。

5. 化学烧伤：化学烧伤的特点是某些化学物质在接触人体后，除立即损伤外，还可继续侵入或被吸收，导致进行性局部损害或全身性中毒。损害程度除与化学物质的性质有关外，还取决于剂量、浓度和接触时间的长短。处理时应了解致伤物质的性质，方能采取相应的措施。

五、问答题

1. 烧伤面积的计算方法有手掌法和中国新九分法两种。

　（1）手掌法：以伤员自己的一侧五指并拢的手掌面积为1%。

　（2）中国新九分法：将人体各部分别定为若干个9%的体表总面积。头颈 1×9%，

双上肢 2×9%，躯干 3×9%，双下肢 5×9%＋1%。小儿因解剖特点可按下法计算：头颈 9+(12－年龄)%，双下肢 5×9＋1－(12－年龄)%。

2. 烧伤深度的识别采用三度四分法，即分为一度、浅二度、深二度和三度。一度、浅二度烧伤一般属浅度烧伤；深二度和三度烧伤则属深度烧伤。

（1）一度烧伤：仅伤及表皮浅层，表面红斑状、干燥，烧灼感，3～7 天脱屑痊愈。

（2）浅二度烧伤：伤及表皮的生发层、真皮乳头层。局部红肿明显，大小不一的水疱形成，水疱皮如剥脱，创面红润、潮湿、疼痛明显。如不感染，1～2 周内愈合，一般不留瘢痕，多数有色素沉着。

（3）深二度烧伤：伤及真皮层，可有水疱，但去疱皮后，创面微湿，红白相间，痛觉较迟钝。如不感染，可融合修复，需时 3～4 周。但常有瘢痕增生。

（4）三度烧伤：是全皮层烧伤甚至达到皮下、肌肉或骨骼。创面无水疱，呈蜡白或焦黄色甚至炭化，痛觉消失，局部温度低，皮层凝固性坏死后形成焦痂，触之如皮革，痂下可显树枝状栓塞的血管。因皮肤及其附件已全部烧毁，无上皮再生的来源，必须靠植皮而愈合。只有很局限的小面积三度烧伤，才有可能靠周围健康皮肤的上皮爬行而收缩愈合。

3. 烧伤现场急救应做好 3 个方面的处理。

（1）保护好受伤部位，避免再损伤和污染。

（2）稳定伤员情绪，酌情使用镇静止痛药。

（3）正确处理复合伤。对呼吸道吸入性损伤者，应十分重视呼吸道通畅，必要时做气管切开。昏迷者应保持呼吸道通畅。

4.（1）包扎疗法的指征：适用于小面积烧伤、肢体活动部位烧伤和不合作者，浅度烧伤可保持 10～14 天更换敷料者，以及无条件行暴露疗法时。

（2）暴露疗法的指征：适用于大面积或深度烧伤、能合作的伤员、特殊部位烧伤等情况。

5. 烧伤早期低血容量性休克的补液方法如下：

（1）补液量的计算：根据二度、三度烧伤面积来计算补液量。烧伤后第 1 个 24 小时内，成人每千克体重、每 1% 烧伤面积补胶体（血浆）和电解质（平衡盐液）液量共为 1.5 mL，儿童为 1.8 mL，婴儿则为 2 mL。还要补给每天所需的水分（5% 葡萄糖溶液），成人为 2000～3000 mL（儿童按每千克体重 60～80 mL、婴儿按每千克体重 100 mL 计算）。

（2）补液速度：①伤后第 1 个 8 小时应补给计算量的 1/2，以后 16 小时内补足其余的 1/2 量；②烧伤后第 2 个 24 小时的补液量，应为第 1 个 24 小时实际补入量的 1/2，水分与第 1 个 24 小时相同；③第 3 天起静脉补液可以酌情减少或口服，以维持体液平衡。

6. 烧伤败血症的临床特点包括：体温超过 39 ℃ 或低于 36.5 ℃，以低温型较常见。创面萎陷，肉芽色暗无光泽，坏死组织增多，创周炎症反应突然退缩。新生上皮自溶，是最早的表现。严重者多可见坏死斑和休克征象。血培养阳性也可呈阴性，临床谓创面脓毒症，其白细胞计数甚高或减少，其他表现和一般感染性疾病所致败血症相同。

7. 吸入性烧伤的早期诊断依据如下：

(1) 发生在密闭或不通风环境内的烧伤。

(2) 头颈部、前胸部或邻近部位深度烧伤。

(3) 鼻毛烧焦或口、咽部黏膜有烧伤。

(4) 伤后早期即出现刺激性咳嗽、声嘶、咯炭末样痰、呼吸困难及哮鸣音等。

(5) 血气分析 PaO_2 下降而又无严重休克者，大多因吸入性烧伤所致。

(6) 进一步诊断可来自：①纤维支气管镜检查；②早期 X 线胸片检查，伤后 2～6 小时出现气管狭窄的 X 线影像，气管内显示斑点状阴影，透光度减低等，伤后更晚可出现肺纹理增多、增粗，肺水肿、肺不张或肺部感染的影像。

8. 蛇咬伤的治疗方法如下：

(1) 急救措施：蛇咬伤后应避免奔跑，立即以布带等物绑扎伤肢的近心端，松紧以能阻断淋巴、静脉回流为度。用 3% 过氧化氢或 0.05% 高锰酸钾液清洗伤口，去除毒牙及污物。伤口深者，可切开真皮或以三棱针扎刺肿胀皮肤，再以拔火罐、吸乳器等抽吸促使毒液排出。将胰蛋白酶 2000 U 加入 0.05% 普鲁卡因 20 mL 做伤口周围皮肤封闭，能够降解蛇毒，减少毒素吸收。

(2) 解毒药物：①解蛇毒中成药，如广州蛇药、上海蛇药、南通（季德胜）蛇药等，可以内服或外敷；②抗蛇毒血清，有单价和多价两种，对于已知蛇类咬伤可用针对性强的单价血清，否则使用多价血清。用前需做过敏试验，阳性者采用脱敏注射法。

(3) 其他治疗：①针对出血倾向、休克、肾功能不全、呼吸麻痹等器官功能不全，采取相应积极治疗措施；②常规使用破伤风抗毒素及抗菌药物防治感染。

9. 毒蛇咬伤的临床表现包括：毒蛇咬伤后，局部伤处疼痛，肿胀蔓延迅速，淋巴结肿大，皮肤出现血疱、瘀斑、甚至局部组织坏死。全身虚弱、口周感觉异常、肌肉震颤，或是发热恶寒、烦躁不安，头晕目眩、言语不清，恶心呕吐、吞咽困难，肢体软瘫、腱反射消失、呼吸抑制，最后导致循环呼吸衰竭。部分病人伤后可因广泛的毛细血管渗漏引起肺水肿、低血压、心律失常；皮肤黏膜及伤口出血，血尿、尿少，出现肾功能不全以及多器官功能衰竭；化验检查可见血小板、纤维蛋白原减少，凝血酶原时间延长，血肌酐、非蛋白氮增高，肌酐磷酸激酶增加，肌红蛋白尿等异常改变。

10. (1) 小面积浅表烧伤按外科原则，清创、保护创面，能自然愈合。

（2）大面积深度烧伤治疗原则：①早期及时补液，维持呼吸道通畅，纠正低血容量性休克；②深度烧伤组织是全身性感染的主要来源，应早期切除，自、异体皮移植覆盖；③及时纠正休克，控制感染是防治多内脏功能障碍的关键；④重视形态、功能的恢复。

§6.3.1.7 移植、显微外科、介入治疗和血液透析试卷

一、选择题（每题 1.5 分，共 30 分）

【A 型题】

1. 器官移植病房的消毒下列哪项是错误的 （　）
   A. 每 8 小时用 0.5% 过氧乙酸擦拭　　B. 每天用电子消毒器照射 3 次
   C. 每次电子消毒器照射 2 小时　　D. 病人所用的被服需高压灭菌
   E. 保持室内干燥

2. 移植病人出院指导下列哪项最重要 （　）
   A. 定期复查　　B. 饮食宜富含营养易消化　　C. 长期坚持按时服用免疫抑制药　　D. 注意适当休息　　E. 注意保暖防感冒

3. 哪项不属于移植前组织配型检查 （　）
   A. 混合淋巴细胞培养　　B. ABO 血型相容试验　　C. HLA 配型
   D. 检测 PrA 抗体水平　　E. 术前各种生化检查

4. 不属于器官移植常用的免疫抑制药是 （　）
   A. 乳酸林格白蛋白　　B. 环孢素　　C. 肾上腺皮质激素　　D. 抗淋巴胞球蛋白　　E. 环磷酰胺

5. 角膜移植病人出院时，告诉病人保护手术眼的注意事项，下列哪项是错误的 （　）
   A. 戴护眼镜　　B. 每天用氯霉素眼药水滴术眼　　C. 每天用地塞米松眼药水滴术眼　　D. 不揉擦术眼　　E. 每天用阿托品眼药水滴术眼

6. 肾移植病人出现下列症状时应警觉有排斥反应，但除外 （　）
   A. 寒战、发热　　B. 疲乏无力　　C. 移植肾区胀痛　　D. 尿量减少
   E. 尿量增加

7. 介入治疗后病人的休息与活动下列哪项是错误的 （　）
   A. 安起搏器者卧床 3～5 天　　B. 伸直术侧肢体安静休息　　C. 用沙袋压迫穿刺部位 4～6 小时　　D. 一般介入治疗后绝对卧床 12～24 小时

E. 安起搏器者取右侧卧位

8. 不属于栓塞疗法的药物器械是（　　）

A. 甘油乳剂　　B. 明胶海绵　　C. 无水乙醇　　D. 聚乙烯醇　　E. 不锈钢圈

9. 介入治疗为便于定位，要求病人随身携带　　　　　　　　　　　（　　）

A. 肝功能检查报告单　　B. 尿常规检查单　　C. 出凝血检查报告单

D. X线、CT、MRI 检查单　　E. 癌胚抗原检查报告单

10. 下列哪种状况的病人不宜做血液透析　　　　　　　　　　　（　　）

A. 严重休克低血压　　B. 恶心　　C. 呕吐　　D. 嗜睡　　E. 严重水肿

11. 血液透析时，动静脉瘘口的管理哪项是错误的　　　　　　　　（　　）

A. 保持局部伤口无菌　　B. 造瘘肢体不能过度弯曲　　C. 严禁在造瘘侧肢体抽血、输液，但可测量血压　　D. 造瘘肢体不能受压　　E. 避免包扎过紧

12. 血液透析病人的饮食，哪项不合适　　　　　　　　　　　　　（　　）

A. 高蛋白　　B. 高维生素　　C. 适当限制钠盐　　D. 高钾　　E. 清淡易消化

13. 为预防血液透析后发生上行尿路感染，告诉病人养成定时排尿的习惯，具体时间为　　　　　　　　　　　　　　　　　　　　　　　　　（　　）

A. 每 4～6 小时 1 次　　B. 每 2～3 小时 1 次　　C. 每 6～8 小时 1 次

D. 每 2 小时 1 次　　E. 每 8～12 小时 1 次

【B 型题】

问题 14～16

A. 将某种物质经导管注入血管内

B. 经造影找到靶血管选择性灌注药物

C. 将球囊导管送至血管狭窄段，注入造影剂

D. 将球囊导管送至血管狭窄段行高脉冲放电

E. 将药物从周围静脉注入

14. 区域性灌注疗法是　　　　　　　　　　　　　　　　　　　　（　　）

15. 栓塞疗法是　　　　　　　　　　　　　　　　　　　　　　　（　　）

16. 血管成形术是　　　　　　　　　　　　　　　　　　　　　　（　　）

【X 型题】

17. 移植病人的饮食应　　　　　　　　　　　　　　　　　　　　（　　）

A. 高蛋白　　B. 高维生素　　C. 高钙　　D. 糖类　　E. 高脂肪

18. 器官移植后各种体内插管的护理包括　　　　　　　　　　　（　　）

A. 心导管及动、静脉切开管每天清洁创面 1 次，并更换敷料　　B. 胸、腹、胃、膀胱等引流瓶（袋）每天更换消毒　　C. 每天更换胸膜腔负压瓶内液体　　D. 每天更换静脉输液管　　E. 气管导管每班更换消毒

19. 放射介入治疗前准备包括　　　　　　　　　　　　　　　　（　　）

A. 治疗前 4～6 小时禁水　　B. 做好碘过敏试验　　C. 穿刺处备皮　　D. 术前做好出、凝血时间测定　　E. 停用显影效果的药物

20. 血液透析的适应证有　　　　　　　　　　　　　　　　　　（　　）

A. 急、慢性肾炎　　B. 水中毒　　C. 急性左心衰　　D. 急、慢性肾衰竭　　E. 毒物或药物中毒

二、填空题（每空 1 分，共 20 分）

1. 器官被移植于原来解剖位置称为_____移植；器官被移植于非正常解剖位置时称为_____移植。

2. 器官移植术后，病人的伤口观察包括：有无渗液及渗液颜色、_____、_____、_____。

3. 移植按供者与受者的关系可分为_____和_____；按组织学可分为_____、_____和_____。

4. 目前常用的透析治疗方法有_____和_____。

5. 显微血管吻合有_____吻合和_____吻合，以_____吻合最为常用。

6. 显微神经缝合有_____缝合法和_____缝合法。

7. 介入放射影像学的导向设备主要为 X 线和电视透视、_____、_____和_____。

三、判断题（每题 1 分，共 10 分；正确的在括号内标"＋"，错误的标"－"）

1. 病人肾移植术后 6 天，突然体温升高到 40 ℃（腋温），并出现寒战、全身不适、烦躁不安、食欲下降、精神差、伤口渗血，临床上称为超急性排斥。（　　）

2. 中心静脉压测压的导管不能进行静脉输液，但可作静脉推药。（　　）

3. 目前常用的介入方法有栓塞法、血管成形法、区域性灌注法 3 种。（　　）

4. 介入治疗病人术前 1～2 天应进少渣易消化食物，以防止术后便秘引起穿刺部位出血。（　　）

5. 血液透析病人内瘘处发生肿胀、疼痛、麻木无力及感染时应考虑内瘘并发症，须及时告诉医师。　　　　　　　　　　　　　　　（　　）

6. 目前介入治疗仅能治疗某些心血管疾病和部分肿瘤。　　　　（　　）

7. 临床上，腹膜透析可以替代血液透析。　　　　　　　　　　（　　）

8. 正在透析的病人，其病情观察主要是血流量、透析负压及静脉压数据。

　　　　　　　　　　　　　　　　　　　　　　　　　　　　　（　　）

10. 透析后水肿消退、血压正常、自觉症状良好时的体重称为干体重。（　　）

四、名词解释 （每题 3 分，共 15 分）

1. 器官移植
2. 血液透析
3. 排斥反应
4. 角膜移植
5. 介入疗法

五、问答题 （每题 5 分，共 25 分）

1. 简述移植的分类。
2. 简述移植后临床排斥反应综合征的含义。
3. 作为免疫学方面的选择，移植前应做哪些检查？
4. 试述介入疗法在心血管疾病及肿瘤治疗中的应用。
5. 试述显微外科的发展概况。

参考答案

一、选择题

1. C	2. C	3. E	4. A	5. E	6. E
7. E	8. A	9. D	10. A	11. C	12. D
13. A	14. B	15. A	16. C	17. ABD	18. ABCDE
19. ABCDE	20. BDE				

二、填空题

1. 原位　　异位

2. 性质　　气味　　引流量

3. 自体移植　　异体移植　　细胞移植　　组织移植　　器官移植

4. 血液透析　　腹膜透析

5. 端端　　端侧　　端端

6. 神经外膜　　神经束膜

7. 超声　　CT　　MRI

三、判断题

1. —　　　2. —　　　3. +　　　　4. +　　　　5. +　　　　6. —

7. —　　　8. —　　　10. +

四、名词解释

1. 器官移植：是指采用手术方法将器官移植到自己体内或另一个体内。

2. 血液透析：是指血液与透析液在透析器（人工肾）内以半透膜接触，利用对流与弥散清除体内溶质及过多水分或向体内补给溶质的方法。

3. 排斥反应：器官移植中同种移植的排斥反应主要是供、受体的组织抗原（如 HLA 系统）不同所引起。移植物的抗原刺激宿主产生免疫反应，形成抗体及效应淋巴细胞，对移植物的抗原进行攻击，导致移植物的被排异。

4. 角膜移植：是指用健康的角膜置换混浊或病变的角膜，以达到提高视力或治疗角膜病变的手术。

5. 介入疗法：来自于介入影像学，介入影像学是医学影像学领域的一个新的分支学科，它是利用 X 线透视、CT 定位、B 型超声仪等医疗影像设备做导向，将特制的导管或器械经人体动脉、静脉、消化系统的自然管道、胆道或术后的引流管道抵达体内病变区域，取得组织细胞、细菌或生化方面的资料，进行造影摄片获得影像学资料，或进行各种特殊的治疗。

介入疗法的特点是：①损伤小，安全易行；②定位准确，疗效发生快而确定；③不良反应和并发症少。临床上习称的微创治疗实际上即为介入治疗。

五、问答题

1. 移植的分类如下：

（1）按供者与受者的关系分类：分为自体移植和异体移植。

（2）按供者与受者的遗传学关系分类：分为同基因移植、同种异体移植和异种移植。

（3）按移植物组织学分类：分为细胞移植（如骨髓移植、胰岛移植和输血等）、组织移植（如皮肤和血管移植等）和器官移植（如肝移植和肾移植等）。

(4) 按移植物的解剖部位分类：分为原位移植（如心脏移植和断肢再植等）和异位移植（如异位肾移植等）。

(5) 按移植物是否保持活力分类：分为活体移植和支架移植。

2. 临床上把移植后的排斥反应分为超急性、加速血管、急性和慢性排斥反应 4 类。急性排斥反应经治疗后可能逆转。加速血管排斥反应也可以治疗。超级性排斥反应到目前还无法治疗，但大多数可以预防。慢性排斥反应的处理目前仍是一个难题。

3. 移植前应做以下免疫学检查：

(1) 血型：同种异体间的移植必须血型相同，或至少要符合输血原则。

(2) 淋巴细胞毒交叉配合试验：一般说来，如肾移植，淋巴毒细胞毒交叉配合试验必须小于 10％或阴性，才能施行。

(3) HLA 配型：需测定供者与受者 HLA6 个位点的相容程度。实际上，器官移植的配型主要涉及 HLA-A、HLA-B 和 HLA-DR 3 个位点，其他抗原配型的相容程度对移植器官的存活并无重要意义。

(4) 混合淋巴细胞培养：是将供者与受者的淋巴细胞放在一起培养，观察其转化率。淋巴细胞转化率如超过 20％～30％，说明供、受者的淋巴抗原不同，应放弃该项移植。

4. (1) 介入疗法在心血管疾病的应用：对于心血管疾病也可采用介入疗法治疗。如采用球囊扩张技术，改善二尖瓣狭窄，采用支架植入技术，解除胸主动脉狭窄等，这种疗法有旋切、封堵、溶栓、支架等措施，已被公认是治疗心血管疾病的一种新的可靠的疗法。

(2) 介入疗法在肿瘤治疗中的应用：肿瘤的血管介入疗法按器械导入的部位，分为血管内介入和血管外介入两种。氩氦刀冷冻疗法即为血管外介入；血管内介入是指将导管插入支配肿瘤的血管内，注射化学治疗药物，或将血管阻断（栓塞）。断其血液供应，"饿"死肿瘤。几乎对所有实质性癌肿，均可进行血管介入治疗。例如对肺癌，可将导管插至支气管动脉及其支配癌肿的分支，对子宫癌可将导管插入盆腔动脉或子宫动脉。临床上应用最多最成功的是肝动脉化学栓塞疗法治疗肝癌。

5. 显微外科是利用光学放大，即在放大镜或手术显微镜下，使用显微器材，对细小组织进行精细手术的学科。它是一种专门的外科技术，现已广泛地应用于手术学科的各个专业，如骨科、手外科、整形外科、神经外科、妇科、泌尿外科、耳鼻咽喉科和眼科，成为多学科的交叉和边缘学科。

1921 年 Nylen 首次使用手术显微镜为耳硬化的病人进行内耳手术。1960 年 Jacobson 在手术显微镜下对直径 1.6～3.2 mm 的小血管进行吻合获得了较高的通畅率，从而使显微外科进入了崭新的发展阶段。1963 年我国在世界上首次报告断肢再植成功。1966 年杨东岳应用显微外科技术成功地进行了世界首例第 2 足趾移植再造拇指，使显微外科进入了重建外科的阶段。特别是 1972 年以来，吻合血管的游离皮瓣、肌肉、骨或骨膜和神经移植相继成功，使吻合血管的组织移植迅速得到全面发展。随着显微外科解剖学研究的进展，各种组织移植的供区不断发现，显微外科技术的临床应用范围日趋扩大。我国学者为显微外科的发展作出了重大贡献，我国的显微外科在国际上一直处于领先水平。

§6.3.1.8　肿瘤试卷

一、选择题（每题 1 分，共 20 分）

【A 型题】

1. 我国男性病人中最常见的恶性肿瘤是　　　　　　　　　　　　　（　　）
   A. 肺癌　　B. 前列腺癌　　C. 肝癌　　D. 胃癌　　E. 大肠癌

2. 对放射治疗低度敏感的肿瘤是　　　　　　　　　　　　　　　　（　　）
   A. 骨肉瘤　　　　B. 多发性骨髓瘤　　　　C. 乳腺癌　　　　D. 小细胞肺癌
   E. 性腺肿瘤

3. 皮肤交界痣疑有恶变时，妥善的处理方法是　　　　　　　　　　（　　）
   A. 硬化剂注射治疗　　　B. 完整切除送病理学检查　　　C. 化学药物烧灼治疗（点痣）　　　D. 激光治疗　　　E. 冷冻治疗

4. 可能自然消退的血管瘤是　　　　　　　　　　　　　　　　　　（　　）
   A. 皮下组织海绵状血管瘤　　　B. 女婴皮肤毛细血管瘤　　　C. 肝脏海绵状血管瘤　　　D. 四肢蔓状血管瘤　　　E. 青年女性面部毛细血管瘤

5. 下述体表肿瘤中哪一种是真性肿瘤　　　　　　　　　　　　　　（　　）
   A. 皮脂囊肿　　B. 腱鞘囊肿　　C. 皮样囊肿　　D. 表皮样囊肿
   E. 滑膜囊肿

6. 下列治疗肿瘤的药物中，哪一种是细胞周期非特异性药物　　　　（　　）
   A. 三苯氧胺　　B. 氮芥　　C. 阿糖胞苷　　D. 长春新碱　　E. 甲羟孕酮

7. 关于黑色素瘤，下列哪项正确　　　　　　　　　　　　　　　　（　　）
   A. 不受妊娠干扰　　B. 恶性程度高　　C. 早期可行冷冻治疗　　D. 血行转移而常无淋巴转移　　E. 以上都不是

8. 小肝癌是指直径小于　　　　　　　　　　　　　　　　　　　　（　　）
   A. 1 cm　　B. 2 cm　　C. 3 cm　　D. 4 cm　　E. 5 cm

9. 最易引起再生障碍性贫血的药物是 （ ）

    A. 氯霉素   B. 磺胺类药   C. 抗肿瘤药   D. 保泰松   E. 他巴唑

10. 目前根治原发性肝癌的最好方法是 （ ）

    A. 基因治疗   B. 手术切除   C. 多柔比星的应用   D. ^{60}Co 局部照射   E. 肝动脉栓塞化学治疗

11. 宫颈癌普查最常用的方法是 （ ）

    A. 子宫颈刮片细胞学检查   B. 子宫颈碘试验   C. 氦激光肿瘤荧光检查   D. 阴道镜检查   E. 子宫颈及子宫颈管活组织检查

【X 型题】

12. 对神经纤维瘤的叙述，下列哪些是正确的 （ ）

    A. 常为多发性   B. 常为对称性生长   C. 常伴有色素斑   D. 可有家庭聚焦倾向   E. 常伴有明显疼痛

13. 关于肿瘤的预防，下列哪些叙述是正确的 （ ）

    A. Ⅰ级预防是减少发生率   B. Ⅱ级预防是降低死亡率   C. Ⅲ级预防是提高生存质量   D. 癌症可用免疫预防，但不宜使用化学预防   E. 有 1/3 的癌是可以预防的

14. 下列关于肿瘤的叙述中，哪些是正确的 （ ）

    A. 良性肿瘤常呈膨胀性生长   B. 肉瘤少有淋巴转移   C. 肿瘤的良恶性确定依靠病理切片   D. 肿瘤出现转移则不应行根治性手术   E. 对实体瘤的治疗常采用综合疗法

15. 肿瘤的实验室检查下列哪些叙述是正确的 （ ）

    A. Bence-Jones 蛋白阳性提示有多发性骨髓瘤   B. 甲胎蛋白阳性提示有继发性肝癌   C. BRCA-1 基因阳性者易患卵巢癌和乳腺癌   D. 酸性磷酶增高可见于前列腺癌   E. 癌胚抗原增高是大肠癌术后复发的指标之一

16. 常有色素沉着的体表肿瘤是 （ ）

    A. 基底细胞癌   B. 皮内痣   C. 神经纤维瘤   D. 蔓状血管瘤   E. 腱鞘囊肿

17. 肿瘤病人行化学治疗后常见的不良反应有 （ ）

    A. 便血   B. 血尿   C. 毛发脱落   D. 免疫能力降低   E. 皮肤黏膜改变

18. 有关恶性肿瘤的临床表现，下列哪些是正确的 （ ）

A. 疼痛为初发症状　　B. 常易出血和形成溃疡　　C. 局部不一定扪及肿块　　D. 可出现淋巴道和血道转移　　E. 消瘦、乏力发热常为晚期表现

19. 恶性肿瘤主要危险因素包括　　　　　　　　　　　　　　　（　　）

A. 环境生活方式　　B. 环境理化因素　　C. 社会心理因素　　D. 病毒因素　　E. 饮食因素

20. 下列关于良性肿瘤的叙述中，哪些是正确的　　　　　　　　（　　）

A. 永不威胁生命　　B. 多呈膨胀性生长　　C. 细胞分化程度高
D. 有包膜与周围有明显界限　　E. 少数可以恶变

二、填空题（每空1分，共20分）

1. 恶性肿瘤的发生发展过程包括_____、_____及_____。

2. 恶性肿瘤的转移方式分为_____、_____以及_____三大类。

3. 请写出下下述恶性肿瘤相关的癌前病变或其他因素：肝癌与_____相关，鼻咽癌与_____有关，宫颈癌与_____有关，胃癌与_____有关，大肠癌与_____有关。

4. 我国最常见的恶性肿瘤，在城市依次是_____、_____、_____、_____与_____。

5. 良性肿瘤一般称为_____。恶性肿瘤来自上皮组织者称为_____，来源于间叶组织者称为_____。

6. 估计约80%以上的恶性肿瘤与_____有关。

三、判断题（每题1分，共10分；正确的在括号内标"＋"，错误的标"－"）

1. 恶性肿瘤的病因消除后，肿瘤即可停止增生。　　　　　　　（　　）

2. 我国农村最常见的恶性肿瘤是乳腺癌。　　　　　　　　　　（　　）

3. 白血病和霍奇金淋巴瘤的均属恶性肿瘤。　　　　　　　　　（　　）

4. 50%左右的恶性肿瘤发病与食物有关。　　　　　　　　　　（　　）

5. 致癌病毒可分为DNA肿瘤病毒和RNA肿瘤病毒两大类。　　（　　）

6. 甲硝胺类与食管癌、胃癌和肝癌的发生有关。　　　　　　　（　　）

7. 雌激素与乳腺癌和子宫内膜癌有关。　　　　　　　　　　　（　　）

8. 肿瘤免疫是指通过接种疫苗预防肿瘤。　　　　　　　　　　（　　）

9. 肿瘤的免疫学检查，主要是检查来自肿瘤的胚胎抗原、相关抗原和病毒抗原。　　　　　　　　　　　　　　　　　　　　　　　　（　　）

10. 放射性核素显像对骨肿瘤诊断阳性率较高。 （　　）

四、名词解释（每题 2 分，共 10 分）

1. 临界性肿瘤

2. 肿瘤免疫

3. 免疫逃逸

4. 肿瘤标志物

5. 生物治疗

五、问答题（每题 4 分，共 40 分）

1. 肿瘤发生的生物因素有哪些？

2. 肿瘤发生的内在因素有哪些？

3. 胃癌和大肠癌的癌前病变有哪些？

4. 试述肿瘤的分期方法。

5. 试列表说明乳腺癌国际 TNM 临床分期。

6. 什么是癌症的一级、二级和三级预防？

7. 对放射线高度、中度和低度敏感的常见肿瘤有哪些？

8. 试述肿瘤的免疫治疗方法。

9. 简述恶性肿瘤发病的年龄特点。

10. 常用的抗肿瘤药有哪几类？

参考答案

一、选择题

1. D	2. A	3. B	4. B	5. C	6. B
7. B	8. C	9. A	10. B	11. A	12. ABCD
13. ABCE	14. ABCE	15. ACDE	16. ABCD	17. BCD	18. BCDE
19. ABCD	20. BCDE				

二、填空题

1. 癌前期　　原位癌　　浸润癌

2. 直接蔓延　　淋巴或血行转移　　种植

3. 乙型病毒性肝炎　　EB 病毒反复感染　　人乳头瘤病毒　　萎缩性胃炎、慢性胃溃疡、胃息肉　　肠道腺瘤性息肉

4. 肺癌　　胃癌　　肝癌　　肠癌　　乳腺癌

5. 瘤　　癌　　肉瘤

6. 环境

三、判断题

1. −　　　2. −　　　3. ＋　　　4. −　　　5. ＋　　　6. ＋

7. ＋　　　8. −　　　9. ＋　　　10. ＋

四、名词解释

1. 临界性肿瘤：在临床上除良好与恶性肿瘤两大类以外，少数肿瘤，形态上属良性，但常浸润性生长，切除后易复发，甚至可出现转移，从生物行为上显示良性与恶性之间的类型，故称为交界性或临界性肿瘤。诸如包膜不完整的纤维瘤、黏膜乳头状瘤、唾液腺混合瘤等。

2. 肿瘤免疫：是指具有间接或直接消溶肿瘤细胞的免疫效应功能。该功能分为固有的或获得性的两类，前者为巨噬细胞、自然杀伤细胞（NK）及中性粒细胞分泌的肿瘤坏死因子，为特异效应细胞的介导，是一组抗体依赖性细胞毒，以杀灭肿瘤。后者为 T 淋巴细胞、B 淋巴细胞，是非特异效应细胞介导。

3. 免疫逃逸：尽管存在肿瘤免疫机制，但机体也存在有免疫逃逸机制，如肿瘤无特异抗原表达，缺乏 MHC 分子，缺乏共刺激分子或存在免疫抑制因子，甚至发生 T 细胞凋亡。宿主本身的免疫缺陷；免疫抑制相关治疗；缺乏免疫提呈抗原细胞等均为肿瘤免疫效应功能匮缺的原因或免疫逃逸的基础。

4. 肿瘤标志物：是指表达或表达水平与肿瘤相关的分子，包括以下几种。①理化致癌物导致细胞癌变后的细胞产物；②病毒介导在正常细胞产生的表达特异的分子标记；③体细胞或生殖细胞突变的表达产物（分子标记）。肿瘤标志的分子多种多样，诸如蛋白质、酶、糖类、DNA、RNA、神经节苷脂、免疫球蛋白或糖蛋白等。

5. 生物治疗：肿瘤生物治疗是应用生物学方法治疗肿瘤病人，改善宿主个体对肿瘤的应答反应及直接效应的治疗。生物治疗包括免疫治疗与基因治疗两大类。

五、问答题

1. 肿瘤发生的生物因素有：①EB 病毒（与鼻咽癌有关）；②单纯疱疹病毒（与宫颈癌有关）；③乙型肝炎病毒（与肝癌有关）；④C 型 RNA 病毒（与白血病、霍奇金淋巴

瘤有关）；⑤寄生虫，如埃及血吸虫可致膀胱癌、华支睾吸虫与肝癌有关、日本血吸虫与大肠癌可能有关。

2. 肿瘤发生的内在因素如下：

（1）遗传因素：如结肠息肉病综合征、乳腺癌等。

（2）内分泌因素：如雌激素和催乳素与乳腺癌有关。

（3）免疫因素：如丙种球蛋白缺乏症与白血病和淋巴网状系统肿瘤有关。

3. 胃癌的癌前病变有萎缩性胃炎、慢性胃溃疡、胃息肉。大肠癌的癌前病变有肠道腺瘤性息肉等。

4. 为了合理制定治疗方案，正确地评价治疗效果和判断预后，国际抗癌联盟提出了TNM 分期法。T 是指原发肿瘤（tumor）、N 为淋巴结（node）、M 为远处转移（metastasis）。再根据肿块程度在字母后标以 0～4 的数字，表示肿瘤发展程度。1 代表小，4 代表大，0 为无。以上述 3 项决定肿瘤分期，不同 TNM 的组合，诊断为不同的期别。在临床无法判断肿瘤体积时则以 Tx 表达。肿瘤分期有临床分期（CT-NM）及术后的临床病理分期（PTNM）。各种肿瘤的 TNM 分期具体标准，是由各专业会议协定的。

5. 乳腺癌国际 TNM 临床分期见下表：

Ⅰ期	$T_1 N_0 M_0$
Ⅱ期	$T_0 \sim_2 N_1 M_0$
Ⅲ期	$T_1 \sim_2 N_2 M_0$ 或 $T_3 N_0 \sim_2 M_0$
Ⅳ期	$T_1 \sim_3 N_0 \sim_2 M_1$ 或 $T_0 N_0 \sim_2 M_1$

6.（1）癌症一级预防：是指消除或减少可能致癌的因素，以防止癌症的发生。

（2）癌症二级预防：是指早期发现、早期诊断和早期治疗，以降低癌症的死亡率和提高治愈率。

（3）癌症三级预防：是指诊断和治疗后的康复治疗，以提高生存质量，减少痛苦和延长生命。

7.（1）对放射线高度敏感的肿瘤：淋巴造血系统的肿瘤、性腺肿瘤、多发性骨髓瘤、肾母细胞瘤等。

（2）对放射线中度敏感的肿瘤：鳞状上皮癌、部分未分化癌（如基底细胞癌、宫颈鳞癌、鼻咽癌等）、乳腺癌、食管癌、肺癌等。

（3）对放射线低度敏感的肿瘤：胃肠道腺癌、软组织和骨肉瘤等。

8. 肿瘤的免疫治疗方法如下：

（1）非特异性免疫疗法：如卡介苗、短棒状杆菌、麻疹疫苗等主动免疫。此外还有转移因子、干扰素、左旋咪唑等。

（2）特异性免疫疗法：自身或异体的瘤苗、肿瘤免疫核糖核酸等。

9. 恶性肿瘤发病的年龄特点为：一般认为，儿童肿瘤多为胚胎性肿瘤或白血病；青少年肿瘤多为肉瘤，如骨、软组织及淋巴造血系统肉瘤。癌多发生于中年以上，但青年癌肿病人往往发展迅速，常以转移灶或继发症状为主诉，应加以注意，以免误诊。

10. 常用的抗肿瘤药分类如下：

（1）细胞毒素类药物：烷化剂类，由其氮芥基团作用于 DNA 和 RNA、酶、蛋白质，导致细胞死亡。如环磷酰胺、氮芥、卡莫司汀（卡氮芥）、白消安（马利兰）、洛莫司汀（环己亚硝脲）等。

（2）抗代谢类药：此类药物对核酸代谢物与酶结合反应有相互竞争作用，影响与阻断了核酸的合成。如氟尿嘧啶、甲氨蝶呤、巯嘌呤、替加氟（呋喃氟尿嘧啶）、阿糖胞苷等。

（3）抗生素类：有抗肿瘤作用的如放线菌素 D（更生霉素）、丝裂霉素、多柔比星、平阳霉素、博来霉素等。

（4）生物碱类：主要为干扰人纺锤体的形成，使细胞停留在有丝分裂中期。常用的有长春新碱、长春碱、羟喜树碱及鬼臼毒素类依托泊苷（VP-16）、替尼泊苷（VM-26）。

（5）激素类：能改变内环境进而影响肿瘤生长，有的能增强机体对肿瘤侵害的抵抗力。常用的有他莫昔芬（三苯氧胺）、己烯雌酚、黄体酮、丙酸睾酮、甲状腺素、泼尼松及地塞米松等。

（6）其他：不属于以上诸类如甲基苄肼、羟基脲、L-门冬酰胺酶、顺铂、卡铂、抗癌锑、三嗪咪唑胺等。脂质体包裹氟尿嘧啶为导向性剂型。

§6.3.2 外科学专科试卷

§6.3.2.1 普腹外科疾病试卷

一、选择题（每题 1.5 分，共 30 分）

【A 型题】

1. 女，50 岁，右乳内上方可扪及 4 cm×5 cm×3 cm 硬块，呈结节状，与皮肤有粘连，右腋下可扪及 2 cm×3 cm×4 cm、融合成块状淋巴结，左锁骨上亦可扪及 4 cm×2 cm×3 cm 淋巴结，质硬。该病人应诊断为　　（　　）

A. 乳腺结核　　B. 乳腺癌Ⅰ期　　C. 乳腺癌Ⅱ期　　D. 乳腺癌Ⅲ期

E. 乳腺癌Ⅳ期

2. 判断腹内空腔脏器损伤最有价值的发现是 （　）
   A. 腹膜刺激征　　B. 脉率增快　　C. 呕血　　D. 有气腹　　E. 腹胀

3. 男，40 岁，因十二指肠溃疡大出血住院，6 小时内已输血 600 mL，测血压 80/40 mmHg、脉率 120 次/min，肠鸣音活跃。此时宜 （　）
   A. 输血＋甲氧明静脉滴注　　B. 输血＋去甲肾上腺素　　C. 输血＋冰盐水灌洗胃　　D. 输血＋三腔双囊管压迫止血　　E. 输血＋急症胃大部切除术

4. 急性梗阻性化脓性胆管炎最常见的梗阻因素为 （　）
   A. 肿瘤或肿瘤压迫　　B. 结石、蛔虫　　C. 胆管狭窄　　D. 慢性胰腺炎
   E. 胆肠内引流后吻合口狭窄

5. 胆道感染最常见的致病菌是 （　）
   A. 金黄色葡萄球菌　　B. 链球菌属　　C. 大肠埃希菌　　D. 副大肠埃希菌　　E. 铜绿假单胞菌

6. 甲状腺功能亢进症术前药物准备最主要的目的是 （　）
   A. 稳定情绪　　B. 改善睡眠　　C. 降低基础代谢率　　D. 增加体重
   E. 降低脉率

7. 甲状腺功能亢进症术前服用碘剂的主要目的是 （　）
   A. 减少术中出血　　B. 防止术后并发症　　C. 提高手术成功率　　D. 预防术后复发　　E. 减少手术费用

8. 预防甲状腺功能亢进症手术后甲状腺危象的关键是 （　）
   A. 术前服用碘剂时间尽可能延长　　B. 基础代谢率降至正常才施手术
   C. 切除甲状腺腺体在 80%～90% 范围内　　D. 提早使用糖皮质激素
   E. 术后严密监测体温、脉率、呼吸和血压

9. 关于乳腺癌的治疗，下列哪项叙述不正确 （　）
   A. 根治性手术是一种全身治疗方法　　B. 对放射治疗中度敏感　　C. 目前不提供超根治术　　D. 内分泌治疗对乳腺癌有较大意义　　E. CMF 化疗方案比较常用

10. 胃切除术后最严重的并发症是 （　）
    A. 血栓性静脉炎　　B. 十二指肠残端破裂　　C. 术后胃出血　　D. 术后伤口感染　　E. 术后低血糖综合征

11. 有关儿童肠套叠的叙述哪项是错误的 （　）
    A. 突发剧烈腹痛　　B. 果酱色大便　　C. 可扪及腊肠样肿块　　D. 钡

灌肠钡剂受阻，阻端呈"鸟嘴"状改变　　E. 大部分可经灌肠复位

12. 上消化道大出血一次出血量占总循环血量多少时，可出现休克　　（　　）
　　A. 6%　　B. 7%　　C. 10%　　D. 15%　　E. 20%

13. 脾切除的主要适应证是　　（　　）
　　A. 脾亢　　B. 脾肿瘤　　C. 外伤性脾破裂　　D. 遗传性球形红细胞增多症　　E. 自体免疫性溶血性贫血

【X 型题】

14. 急性化脓性腹膜炎手术治疗的指征有　　（　　）
　　A. 腹腔内病变严重　　B. 盆腔器官感染引起的腹膜炎　　C. 腹膜炎严重，无局限趋势而病因不明者　　D. 病人一般情况差，中毒症状严重，有休克表现　　E. 经 12 小时保守治疗，腹膜炎症状加重者

15. 结肠手术前肠道准备包括　　（　　）
　　A. 术前 2～3 天进流质　　B. 术前 2～3 天服用抗生素　　C. 术前 2 天服用泻剂　　D. 术前 1 天禁食　　E. 术前晚清洁灌肠

16. 急性梗阻性化脓性胆管炎（AOSE）的主要临床表现为　　（　　）
　　A. 腹痛　　B. 寒热　　C. 黄疸　　D. 休克　　E. 神经症状

17. 急性重症胰腺炎的诊断要点为　　（　　）
　　A. 心率>120 次/min，心律失常，低血压或休克　　B. 血钙>12 mmol/L，血糖>11 mmol/L　　C. 呼吸困难，呼吸率>30 次/min，PaO_2<100 mmHg　　D. 尿量<40 mL/h，血尿素氮增高　　E. DIC 发生

18. 下肢静脉曲张可出现的并发症有　　（　　）
　　A. 肢体缺血坏死　　B. 血栓性静脉炎　　C. 曲张静脉破裂急性出血　　D. 湿疹或溃疡形成　　E. 干性坏疽

19. 下列哪些是胃癌的高危因素　　（　　）
　　A. 胃息肉　　B. 慢性萎缩性胃炎　　C. 胃溃疡　　D. 胃酸缺乏症　　E. 慢性浅表性胃炎

20. 早期肠套叠的治疗正确的是　　（　　）
　　A. 可用空气灌肠复位　　B. 灌肠的疗效可达 90% 以上　　C. 灌肠（钡剂）既是诊断方法又是治疗措施　　D. 灌肠的空气压力可达 8.0 kPa（60 mmHg）　　E. 灌肠的空气压力可加至 12.0 kPa（90 mmHg）

二、填空题 （每空1分，共20分）

1. 引起上消化道出血的常见病因有胃十二指肠溃疡、_____、_____、_____和_____。

2. 鲜血自直肠排出称为_____，通常提示出血来自_____。

3. 甲状腺次全切除术后发现病人发音音调低沉多因_____。

4. 甲状腺次全切除术后病人手足搐搦其原因为_____。

5. 甲状腺功能亢进症术后产生呼吸困难的原因是_____、_____、_____、_____。

6. 乳头溢液应做_____、_____、_____、_____检查。

7. 肠壁动、静脉血流障碍的疝称为_____疝。

8. 嵌顿的疝内容物为部分肠壁的疝称为_____疝。

9. 嵌顿的疝内容物为小肠憩室的疝称为_____疝。

10. 疝内容物构成疝囊壁一部分的疝称为_____疝。

三、判断题 （每题1分，共10分；正确的在括号内标"＋"，错误的标"－"）

1. 直疝多见于妇女。　　　　　　　　　　　　　　　　　　　　　　（　　）

2. 外伤性肝破裂临床症状可有呕血和便血的表现。　　　　　　　　　　（　　）

3. 脾破裂时腹腔穿刺均可抽到血液。　　　　　　　　　　　　　　　　（　　）

4. 腹部透视膈下无游离气体说明胃肠道无破裂。　　　　　　　　　　　（　　）

5. 胃十二指肠溃疡穿孔病人，症状轻、腹膜炎局限者可行非手术治疗。

　　　　　　　　　　　　　　　　　　　　　　　　　　　　　　　（　　）

6. 绞窄性肠梗阻，早期可出现休克。　　　　　　　　　　　　　　　　（　　）

7. 结肠癌手术前应充分做好肠道准备。　　　　　　　　　　　　　　　（　　）

8. 直肠癌其下缘距肛门10 cm以上可行Dixon手术。　　　　　　　　　（　　）

9. 坏死性胰腺炎血、尿淀粉酶均可不增高。　　　　　　　　　　　　　（　　）

10. 下肢静脉曲张的手术行高位结扎大隐静脉即可。　　　　　　　　　　（　　）

四、名词解释 （每题2分，共10分）

1. 急腹症

2. 深静脉血栓形成

3. 雷诺综合征

4. 血栓闭塞性脉管炎

5. 消化道大出血

五、问答题（每题 2 分，共 30 分）

1. 简述甲状腺功能亢进症的诊断要点。

2. 简述甲状腺功能亢进症手术后主要并发症。

3. 试述甲状腺危象的病因、临床表现和处理方法。

4. 试述乳腺癌的诊断方法。

5. 试述嵌顿性疝和绞窄性疝的处理原则。

6. 试述腹部损伤病人剖腹探查的指征。

7. 试述胃十二指肠溃疡穿孔的临床表现。

8. 胃大部切除术后可发生哪些常见并发症？

9. 试述绞窄性肠梗阻的诊断要点。

10. 试述结肠手术前的准备要点。

11. 试述小儿急性阑尾炎的特点。

12. 直肠癌根治性手术有哪些常用术式？

13. 试述急性胰腺炎的治疗原则。

14. 试述重症胰腺炎的早期并发症。

15. 试述血栓闭塞性脉管炎的临床分期。

参考答案

一、选择题

1. E	2. D	3. E	4. B	5. C	6. C
7. A	8. B	9. A	10. B	11. D	12. E
13. C	14. ACDE	15. ABCE	16. ABCDE	17. ADE	18. BCD
19. ABCD	20. ABCD				

二、填空题

1. 门静脉高压　　出血性胃炎　　胃癌　　胆道出血

2. 便血　　下消化道

3. 喉上神经外侧支损伤

4. 手术时甲状旁腺误被切除

5. 切口内出血　　压迫气管　　喉头水肿　　气管塌陷

6. 细胞学检查　　乳腺导管造影　　乳腺 B 超　　乳腺 X 线照片

7. 绞窄性

8. Richter

9. Littre

10. 滑动性

三、判断题

1. —　　　2. +　　　3. —　　　4. +　　　5. +　　　6. +

7. +　　　8. +　　　9. +　　　10. —

四、名词解释

1. 急腹症：是一类以急性腹痛为突出表现，需要早期诊断和及时处理的腹部疾病。其特点为发病急、进展快、变化多、病情重，一旦诊断延误，治疗方针不当，将会给病人带来严重危害甚至死亡。因此，急腹症的诊断和鉴别诊断是非常重要的。

2. 深静脉血栓形成：是指血液在深静脉腔内不正常凝结，阻塞静脉腔，导致静脉回流障碍，如未予及时治疗，将造成慢性深静脉功能不全，影响生活和工作能力，甚至致残。全身主干静脉均可发病，尤其多见于下肢。

3. 雷诺综合征：是指小动脉阵发性痉挛，受累部位程序性出现苍白及发冷、青紫及疼痛、潮红后复原的典型症状。常于寒冷刺激或情绪波动时发病。

4. 血栓闭塞性脉管炎：是一种累及血管的炎症性、节段性和周期发作的慢性闭塞性疾病。主要侵袭四肢中小动静脉，尤其是下肢血管。好发于男性青壮年，多数病人有吸烟史。

5. 消化道大出血：是常见病，在成人，急性消化道出血一次失血量达 800 mL 以上，或约占总循环血量的 20%，当收缩压 < 100 mmHg，脉率 > 100 次/mm 时，病人就会表现出低血压的症状和体征，如视物模糊、头晕、手足发冷、冷汗、直立位昏厥等。上消化道大出血表现为呕血，血色鲜红（新近出血）或呈棕褐色（稍前的出血），黑粪症并有恶臭。黑粪症通常表示出血来自上消化道，但也可见于结肠。消化道大出血的死亡率徘徊在 6% ～ 12%。

五、问答题

1. 甲状腺功能亢进症的诊断要点如下：

(1) 临床表现：甲状腺弥漫性肿大，并可闻及收缩期杂音，心悸，怕热，多汗，急躁易怒，食欲亢进，消瘦，脉率快，每分钟达 100 次以上。

(2) 基础代谢率增高（＋20％以上）。

(3) 甲状腺摄^{131}I率测定：24 小时摄^{131}I量超过 50％。

(4) 血清中 T_3、T_4 含量测定：甲亢时 T_3 可高于正常 4 倍，T_4 可高于正常 2 倍多。

2. 甲状腺功能亢进症手术后主要并发症如下：

(1) 呼吸困难和窒息：其原因如下。①伤口内出血压迫气管；②喉头水肿；③气管塌陷。

(2) 喉返神经损伤：主要是手术操作直接损伤，如切断、缝扎、钳夹所致。

(3) 喉上神经损伤。

(4) 手足搐搦：手术时甲状旁腺被误切除，致使甲状旁腺功能减退，血钙下降，引起手足搐搦。

(5) 甲状腺危象：多由于术前药物准备不够，甲状腺功能亢进症症状未能很好地控制，则术后易产生甲状腺危象。

3. (1) 甲状腺危象的病因：甲状腺功能亢进症时肾上腺皮质激素的合成、分泌和分解代谢率加速，久之使肾上腺皮质功能减退，加上术前抗甲状腺药治疗准备不够，手术创伤应激即可诱发危象产生。

(2) 甲状腺危象的临床表现：术后 12～36 小时内出现高热、脉快（＞120 次/min）、烦躁、谵妄、呕吐、水泻甚至昏迷。

(3) 甲状腺危象的处理方法：①应用 10％碘化钠 5～10 mL 加入 10％葡萄糖注射液 500 mL 中静脉滴注；②氢化可的松 200～400 mg 分次静脉滴注；③应用镇静药；④给氧；⑤降温，应用退热药物及物理降温；⑥静脉输入大量葡萄糖注射液；⑦心力衰竭者加用洋地黄制剂。

4. 乳腺癌的诊断方法为：①定期检查高危人群；②详细检查乳房肿块性质，如硬度、与皮肤和深层组织有无粘连、局部皮肤有无橘皮样改变、乳头有无内陷等；③乳房 B 超检查；④乳房 X 线照片；⑤乳房肿块穿刺细胞学检查；⑥必要时可做肿块切除，经病理学检查确诊。

5. 嵌顿性疝与绞窄性疝的处理原则如下：

(1) 嵌顿性疝或绞窄性疝均应紧急手术。

(2) 如肠管尚具有生命力，可回纳至腹腔。如肠管已坏死，则应切除该段肠管并行一期吻合，如病人情况不允许肠切除时，则可暂作肠外置，7～14 天后再行肠切除吻合。

(3) 高位结扎疝囊，但不宜做疝修补术。

6. 腹部损伤病人剖腹探查的指征为：①腹痛和腹膜刺激征进行性加重或范围扩大；

②肠蠕动减弱、消失或出现明显腹胀；③全身情况明显恶化；④膈下有游离气体；⑤红细胞计数进行性下降；⑥血压不稳定或继续下降；⑦腹腔穿刺吸出气体、不凝固血液、胆汁或胃肠内容物。

7. 胃、十二指肠穿孔的临床表现为：①病人多有溃疡病史（10%病人在穿孔前无明显溃疡病史）；②突起上腹剧痛；③早期可出现休克；④体格检查示腹膜炎征明显；⑤腹部透视或照片，80%病例膈下可见游离气体；⑥腹膜炎严重者，腹腔穿刺可抽出混浊液体。

8. 胃大部切除后的主要并发症如下：

(1) 上消化道出血：一般发生在术后 24 小时内。如系少量渗血，应用止血药物即可止血，大量出血则需手术止血。

(2) 十二指肠残端破裂：发生在术后 3～6 天，诊断明确后应及时手术治疗。

(3) 梗阻性并发症：吻合口梗阻、近端空肠襻梗阻或远端空肠襻梗阻均需手术治疗。

(4) 倾倒综合征。

(5) 碱性反流性胃炎。

(6) 营养缺乏性并发症：如贫血、体重减轻等。

(7) 残胃癌：多发生在术后 20～25 年。

9. 绞窄性肠梗阻的诊断要点如下：

(1) 突发持续剧烈腹痛或持续性疼痛伴阵发加剧。

(2) 病情发展快，早期出现休克，抗休克治疗效果不显著。

(3) 有明显腹膜刺激征，体温升高，脉率增快，白细胞计数增高。

(4) 腹胀不对称，扪及压痛性肿块。

(5) 呕吐或肛门排出血性液体，或腹腔穿刺抽出血性液体。

(6) 胃肠减压后，腹痛无明显减轻，补液后缺水和血液浓缩现象改善不明显。

(7) X 线可见孤立、突出胀大的肠襻，且位置固定或有假肿瘤状阴影。

10. 结肠手术前的准备如下：

(1) 全肠道灌洗法：于术前 12～14 小时开始口服等渗平衡电解质 6000 mL，引起腹泻，达到清肠目的。此法对年迈体弱者不适用。

(2) 术前 2～3 天开始进流质并开始服用抗生素，如磺胺脒、新霉素和甲硝唑等。

(3) 术前 2 天服用甘露醇、蓖麻油或硫酸镁等泻剂。

(4) 术前晚清洁灌肠。

11. 小儿急性阑尾炎的特点如下：

(1) 病情发展较快而且严重，早期即出现高热和呕吐。

(2) 右下腹体征不明显，但有局部明显压痛和肌紧张。

(3) 穿孔率高，并发症和死亡率也较高。

12. 直肠癌根治术的术式如下：

(1) 腹会阴联合直肠癌根治术（Miles 手术）：适用于腹膜返折以下的直肠癌。手术不能保留肛门括约肌，需做永久性结肠造口术。

(2) 经腹腔直肠癌切除术（直肠前切除术，Dixon 手术）：适用于直肠癌下缘距肛门5 cm 以上，切除肿瘤后行乙状结肠直肠端端吻合。

13. 急性胰腺炎的治疗原则如下：

(1) 非手术疗法：适用于轻型胰腺炎及尚无感染者。①禁食和胃肠减压；②静脉输液，维持水、电解质代谢平衡和补充热量；③应用抗生素；④中药治疗；⑤静脉滴注抑肽酶或氟尿嘧啶抑制胰酶分泌；⑥营养支持，可用肠外营养 TPN。

(2) 手术治疗：适于重症胰腺炎、胰腺感染合并胆道疾病。①切开胰腺被膜以及周围的后腹膜，清除胰腺及周围坏死组织，必要时可行胰部分切除。②充分引流，放置多条引流管，用于引流和灌洗。③其他处理：包括术中注意胆道病变处理，如取出结石或胆道蛔虫等。置 T 型管作胆总管引流。必要时作胃造口以便术后做胃减压。行空肠造口以便输入营养要素。

14. 重症胰腺炎的早期并发症如下：

(1) 休克：在发病早期或后期均可发生。

(2) 化脓性感染：如胰周脓肿、腹膜炎、败血症等。

(3) 多器官功能衰竭：多在休克和感染的基础上发生。如肾衰竭、急性呼吸窘迫综合征、中毒性脑病等。

15. 血栓闭塞性脉管炎的临床分期如下。

第一期（局部缺血期）：患肢麻木、发凉、怕冷，间歇性跛行，休息后缓解，足背动脉搏动减弱。

第二期（营养障碍期）：除上述症状加剧外，疼痛转为持续性静息痛，夜间更剧。足背皮肤、趾（指）及小腿肌肉营养障碍，足背动脉搏动消失。

第三期（坏疽期）：患肢趾（指）端发黑、干瘪、干性坏疽、溃疡形成，继发感染时变为湿性坏疽。

§6.3.2.2 心胸外科疾病试卷

一、选择题（每题 1 分，共 20 分）

【A 型题】

1. 张力性气胸的主要诊断依据是 （   ）

A. 呼吸困难　　B. 皮下气肿　　C. 纵隔向健侧移位　　D. 肺萎缩

E. 胸膜腔内压超过大气压

2. 开放性气胸的现场急救为 （   ）

    A. 给氧、补液　　B. 做胸腔穿刺抽气　　C. 清创术　　D. 立即用清洁物品填塞伤口　　E. 镇静、止痛

3. 多根多处肋骨骨折因反常呼吸导致呼吸困难时，主要措施是 （   ）

    A. 肋间神经阻滞及骨折处封闭　　B. 胸腔闭式引流　　C. 控制输液量，防止肺水肿　　D. 固定胸壁消除反常呼吸　　E. 使用呼吸兴奋药

4. 下列哪种情况需手术探查 （   ）

    A. 损伤性窒息　　B. 皮下气肿　　C. 纵隔气肿　　D. 胸部爆震伤　　E. 胸腹联合伤

5. 年轻女性自发性气胸病人，胸片示肺组织压缩近 30%，进一步处理应该选择 （   ）

    A. 立刻剖胸探查　　B. 胸膜腔闭式引流　　C. 胸腔穿刺抽气　　D. 保守治疗，密切观察　　E. 择期剖胸探查

6. 开放性胸部损伤的正确定义是 （   ）

    A. 胸壁有伤口　　B. 肋骨骨折合并血气胸　　C. 支气管断裂　　D. 胸壁伤口与胸膜腔相通　　E. 血气胸伴皮下气肿

7. 急性脓胸最常见且难治性的致病菌是 （   ）

    A. 肺炎链球菌　　B. 链球菌属　　C. 葡萄球菌　　D. 大肠埃希菌　　E. 铜绿假单胞菌

8. 肺癌的好发部位为 （   ）

    A. 左上肺　　B. 左下肺　　C. 右上肺　　D. 右中肺　　E. 右下肺

9. 下列哪一类肺癌对放射疗法最为敏感 （   ）

    A. 鳞癌　　B. 腺癌　　C. 小细胞肺癌　　D. 大细胞肺癌　　E. 细支气管肺泡癌

10. 食管癌的早期临床表现是 （   ）

    A. 进行性吞咽困难　　B. 吐黏液样痰　　C. 吞咽哽噎感　　D. 乏力　　E. 消瘦

11. 对早期食管癌的诊断，简单易行的方法是 （   ）

    A. 典型病史　　B. 用带网气囊采集器检查食管脱落细胞　　C. 钡餐检查　　D. CT 检查　　E. 基因芯片检查

12. 缺氧性晕厥常见于 （   ）

A. 房间隔缺损　　B. 室间隔缺损　　C. 动脉导管未闭　　D. 肺动脉瓣狭窄　　E. 法洛四联症

13. 法洛四联症常见的症状是　　　　　　　　　　　　　　　　（　　）

A. 呼吸困难　　B. 心忡气促　　C. 杵状指趾　　D. 发绀　　E. 蹲踞

14. 室间隔缺损决定能否手术的主要因素是　　　　　　　　　　（　　）

A. 年龄　　B. 缺损大小　　C. 缺损部位　　D. 肺动脉压力　　E. 肺血管阻力

15. 冠心病心肌梗死最常发生在　　　　　　　　　　　　　　　（　　）

A. 左主干分布的区域　　B. 左旋支分布的区域　　C. 左前降支分布的区域　　D. 右冠状动脉分布区域　　E. 室间隔支分布的区域

【X型题】

16. 胸膜腔闭式引流术的指征为　　　　　　　　　　　　　　　（　　）

A. 开胸手术者　　B. 气、血胸经反复抽吸无效者　　C. 脓胸、脓气胸经反复抽吸无效者　　D. 中等量以上血胸　　E. 脓胸并存支气管胸膜瘘者

17. 急性脓胸的治疗措施包括　　　　　　　　　　　　　　　　（　　）

A. 抗生素治疗　　B. 全身支持疗法　　C. 控制原发病灶　　D. 胸膜腔闭式引流　　E. 胸腔穿刺抽脓

18. 确诊肺癌的依据包括　　　　　　　　　　　　　　　　　　（　　）

A. 咳嗽、痰中带血　　B. 胸部X线平片　　C. 胸部CT检查　　D. 痰细胞学检查　　E. 纤维支气管镜检查及活检

19. 早期食管癌的症状是　　　　　　　　　　　　　　　　　　（　　）

A. 症状不明显　　B. 吞咽困难　　C. 持续胸背痛　　D. 吞咽哽噎感　　E. 吞咽食管内异物感

20. 食管癌发病可能与下列哪些因素有关　　　　　　　　　　　（　　）

A. 亚硝胺　　B. 缺乏维生素　　C. 缺乏某些微量元素　　D. 遗传易感性　　E. 病毒感染

二、填空题（每空1分，共20分）

1. 胸膜腔积血的3个来源是_____、_____、_____。

2. 创伤性气胸可分为_____气胸、_____气胸和_____气胸3类。

3. 胸壁无痛软块，按之有波动，首先应考虑_____的可能性。

4. 对于冷脓肿，穿刺部位应选在胸肿的_____，避免垂直刺入而致脓液沿

针道流出形成_____。

5. 肺结核的肺叶切除术常见并发症包括_____、_____、_____、_____等。

6. 早期食管癌的诊断一定要根据病人_____、_____检查、_____造影及_____检查的结果综合分析，再确定诊断。

7. 风湿性二尖瓣狭窄的典型杂音是_____，二尖瓣狭窄典型的症状是_____。

8. 胸主动脉瘤最根本的治疗方法是_____。

三、判断题（每题 1 分，共 10 分；正确的在括号内标"＋"，错误的标"－"）

1. 最易发生肋骨骨折的部位是第 4～第 7 肋。 （　　）

2. 开放性气胸急救处理的原则是，立即将开放性气胸变为闭合性气胸。
　　　　　　　　　　　　　　　　　　　　　　　　　　　　　（　　）

3. 脓胸的脓液呈巧克力色，可以认定是结核分枝杆菌感染。 （　　）

4. 声嘶和胸腔积液均为早期肺癌的临床表现。 （　　）

5. 早期食管癌是指病变小于 3 cm，且无转移。 （　　）

6. 缺氧性晕厥常见于法洛四联症。 （　　）

7. 中央型肺癌最常见的症状是刺激性咳嗽。 （　　）

8. 对放射治疗最敏感的肺癌是大细胞癌。 （　　）

9. 喜蹲踞可见于法洛四联症病人。 （　　）

10. 体外循环后常见的电解质代谢失调是高血钾。 （　　）

四、名词解释（每题 2 分，共 10 分）

1. 反常呼吸

2. 开放性气胸

3. 法洛四联症

4. 肺大疱

5. 体外循环

五、问答题（每题 4 分，共 40 分）

1. 试述胸壁反常呼吸运动的局部处理方法。

2. 试述开放性气胸的急救处理原则。

3. 何谓张力性气胸？简述其病理生理改变。

4. 试述闭合性气胸的处理。

5. 胸部外伤剖胸探查指征有哪些？

6. 试述支气管扩张的手术适应证。

7. 试述肺癌的病理分型。

8. 试述室间隔缺损的病理生理改变。

9. 试述法洛四联症的诊断。

10. 风湿性二尖瓣狭窄有哪些手术适应证？

参考答案

一、选择题

1. E　　　2. D　　　3. D　　　4. E　　　5. D　　　6. D
7. C　　　8. C　　　9. C　　　10. C　　　11. B　　　12. E
13. D　　　14. E　　　15. C　　　16. ABCDE　　17. ABCDE　　18. DE
19. ADE　　20. ABCD

二、填空题

1. 肺组织裂伤出血　　肋间血管或胸廓内血管破裂　　心脏和大血管破裂出血
2. 闭合性　　开放性　　张力性
3. 胸壁结核
4. 上方　　瘘管
5. 支气管胸膜瘘　　顽固性含气残腔　　脓胸　　结核播散
6. 症状　　细胞学　　食管钡餐　　食管镜
7. 心尖可闻第一心音亢进和舒张中期隆隆样杂音　　劳力性呼吸困难
8. 切除瘤体并置入人造血管

三、判断题

1. +　　　2. +　　　3. −　　　4. −　　　5. −　　　6. +
7. +　　　8. −　　　9. +　　　10. −

四、名词解释

1. 反常呼吸：多根多处肋骨骨折后，局部胸壁，尤其在前侧因失去肋骨的支撑而软化。

吸气时，软化区的胸壁内陷，而不随同其余胸廓向外扩展。相反，呼气时，软化区向外膨出，是为反常呼吸。

2. 开放性气胸：刀刃锐器或弹片火器等穿破全层胸壁造成胸膜腔与外界相通的开口，以致空气可随呼吸而自由出入胸膜腔，为开放性气胸。

3. 法洛四联症：是指肺动脉口狭窄、室间隔缺损、主动脉骑跨和右心室肥大等联合心脏畸形。

4. 肺大疱：是因肺泡内压力升高，肺泡壁破裂互相融合，最后形成巨大的囊泡状改变。

5. 体外循环：是利用特殊人工装置将回心静脉血引出体外，进行气体交换、调节温度和过滤后，输回体内动脉的生命支持技术。由于特殊人工装置取代了人体心肺功能，又称心肺转流，这种人工装置称为人工心肺机。体外循环的目的是暂时取代心肺功能，维持全身组织器官的血液供应和气体交换，为施行心内直视手术提供无血或少血的手术野。

五、问答题

1. 胸壁反常呼吸运动的局部处理方法如下：
（1）包扎固定法：适用于现场或较小范围的胸壁软化。用厚敷料压盖于胸壁软化区，再粘贴胶布固定，或用多头胸带包扎胸廓。
（2）牵引固定法：适用于大块胸壁软化或包扎固定不能奏效者。局部麻醉下，用无菌巾钳经胸壁夹住中央处游离段肋骨，再用绳带吊起，通过滑轮靠重力牵引，使浮动胸壁复位。牵引质量为 $2\sim3$ kg。固定时间为 $1\sim2$ 周。此法不利于病人活动。另一种方法是在伤侧胸壁放置牵引支架，把巾钳固定在铁丝支架上，病人可起床活动。
（3）内固定法：适用于错位较大、病情严重的病人。切开胸壁，在肋骨两断端分别钻洞，贯穿不锈钢丝固定。

2. 开放性气胸的急救处理原则如下：
（1）变开放性气胸为闭合性气胸：伤后应尽快用无菌敷料严密封闭伤口，并予可靠的包扎固定。
（2）胸膜腔抽气减压：可先行穿刺抽气，清创缝闭伤口后，应行胸膜腔闭式引流。
（3）抗休克治疗：包括给氧、输血、补液等。
（4）手术治疗：病情稳定后应及早清创，缝闭胸壁伤口。如疑有胸腔内脏器损伤或活动性出血，则需剖胸探查。
（5）抗生素治疗。

3. 张力性气胸又称高压性气胸，常见于较大肺气泡的破裂或较大较深的肺裂伤或支气管破裂。其裂口与胸膜腔相通，且形成活瓣，吸气时空气从肺裂口进入胸膜腔内，而呼气时活瓣关闭，不能让腔内空气回入气管排出，因此，胸膜腔内空气不断增多，压力不断升高，迫使伤侧肺迅速萎陷，并将纵隔推向健侧，挤压健侧肺，产生呼吸和循环功能的严重障碍。有时胸膜腔内的高压空气挤入纵隔，扩散至皮下组织，形成颈部、面部、胸部等处皮下气肿。

4. 闭合性气胸的处理原则如下：

(1) 小量气胸：肺萎陷在 30% 以下者，影响呼吸和循环功能较小，无须治疗，可于 1～2 周内自行吸收。

(2) 大量气胸：需进行胸膜腔穿刺抽尽积气，或行胸膜腔闭式引流术，促使肺膨胀，同时应用抗生素预防感染。

5. 胸部外伤剖胸探查的指征是：①胸膜腔进行性出血；②经胸膜腔引流后，持续大量漏气，呼吸仍很困难，提示有广泛肺裂伤或支气管断裂；③心脏损伤；④胸腹联合伤；⑤胸内异物存留。

6. 支气管碘油造影明确诊断，无心、肝和肾脏器质性疾病，按下列情况选择手术方式。

(1) 单侧一叶支气管扩张病变，行肺叶切除。

(2) 单侧支气管扩张、病变范围超过一个肺叶，可作双叶或肺叶加肺段切除术。

(3) 一侧肺各肺叶都有支气管扩张，对侧肺无明显病变，判定健肺有充分代偿功能时，可施行单侧全肺切除术。

(4) 病变累及双侧两肺叶，根据病人情况选用双侧肺叶同期切除或分期肺叶切除术。

(5) 支气管扩张并发大咯血病人，经药物治疗仍咯血不止时，紧急作支气管镜检查，若能明确出血来自病肺者，可施行急诊肺叶切除。

7. 一般将肺癌分为下列 4 种类型：

(1) 鳞状细胞癌（鳞癌）：最为多见。

(2) 小细胞癌（未分化小细胞癌）：细胞形态与小淋巴细胞相似，形如燕麦穗粒，因而又称燕麦细胞癌，恶性程度高。

(3) 腺癌：细支气管肺泡癌是腺癌的一种类型。

(4) 大细胞癌：分化程度低，预后差。此型肺癌甚为少见。

8. 室间隔缺损产生左向右分流，分流量的多少取决于左、右心室压力阶差，缺损的大小和肺血管阻力。分流量大，肺动脉压力和肺血管阻力逐渐上升。肺小血管长时间承受高压，发生痉挛，继而血管内膜和中层增厚，阻力日益升高，致左向右分流明显减少，甚至出现右向左逆向分流，导致 Eisenmenger 综合征。

9. 法洛四联症的诊断要点为：法洛四联症是最常见的发绀型先天性心脏病，需与三联症、大血管错位等其他发绀型疾病鉴别。右心导管检查和选择性右心造影术可明确诊断。其主要特点是右心室压力等于或略高于主动脉，肺动脉压力低，有时导管可通过缺损进入左心室或升主动脉。右心造影的主要征象是：①肺动脉口显示不同程度狭窄，可呈现第三心室和（或）肺动脉狭窄后扩张；②主动脉和肺动脉同时显影；

③主动脉增粗，位置偏右。超声心动图对诊断及鉴别诊断亦具有重要意义。

10. 二尖瓣狭窄的手术适应证包括：①无症状或心功能属于Ⅰ级者，不主张施行手术；②心功能Ⅱ级以上者均应手术治疗。重度狭窄伴有功能性三尖瓣关闭不全的病例，施行闭式二尖瓣交界分离术后仍可获得较好疗效；③二尖瓣狭窄伴有关闭不全，以及二尖瓣狭窄伴有明显主动脉瓣病变，则不宜做闭式二尖瓣交界分离术；④妊娠病人如心功能属于Ⅱ级、Ⅲ级，宜在妊娠早期施行手术，以防妊娠后期症状加重。

§6.3.2.3 骨科疾病试卷

一、选择题（每题1分，共20分）

【A型题】

1. 哪项是骨折的专有特征 （ ）
   A. 肿胀　　B. 功能障碍　　C. 局部瘀斑　　D. 反常活动　　E. 局部压痛

2. 骨折的X线检查下述哪项是正确的 （ ）
   A. X线摄片须包括正侧位，含邻近关节　　B. X线摄片须包括正侧位
   C. X线摄片须照特殊位　　D. X线摄片须照健侧对比　　E. X线摄片须照轴位片

3. 缺血性骨坏死最易发生于 （ ）
   A. 股骨颈骨折　　B. 髌骨骨折　　C. 髋臼骨折　　D. 胫骨下段骨折
   E. 肱骨上段骨折

4. 下列哪项是肩关节脱位的特有体征 （ ）
   A. 方肩　　B. 上肢缩短　　C. 上肢增长　　D. 上肢肘关节屈曲
   E. 功能障碍

5. 石膏绷带包扎完毕后，应用红色铅笔在石膏上标明 （ ）
   A. 包石膏和预计拆石膏的日期　　B. 受伤日期　　C. 石膏的层次和石膏大小　　D. 石膏的出厂地址　　E. 石膏的出厂日期和失效期

6. 髌骨粉碎骨折最常发生的并发症是 （ ）
   A. 骨化性肌炎　　B. 缺血性肌挛缩　　C. 创伤性关节炎　　D. 缺血性骨坏死　　E. 骨折不愈合

7. 保存断肢最好的方法是 （ ）
   A. 泡于冰水中　　B. 用消毒液浸泡　　C. 用抗生素溶液浸泡　　D. 干燥

冷藏　　E. 冷冻

8. 小儿急性血源性骨髓炎最常见的致病菌是　　　　　　　　（　　）

　　A. 金黄色葡萄球菌　　　B. 乙型溶血性链球菌　　　C. 白色葡萄球菌

　　D. 大肠埃希菌　　E. 肺炎链球菌

9. 进行骨折复位，下述哪项操作是正确的　　　　　　　　（　　）

　　A. 将远端骨折段对准近侧骨折段所指的方向　　　B. 将近侧骨折段对准远侧骨折段所指的方向　　　C. 应在肢体的中立位进行复位　　　D. 应在肢体的功能位进行复位　　　E. 原则上应以反折、回旋的手法进行复位

10. 在事故现场应将完全离断的断肢（指）　　　　　　　　（　　）

　　A. 用清洁布包好放入塑料袋后置加盖容器中，四周放冰块　　　B. 冲洗后置塑料袋内，放入有冰块的容器中　　　C. 直接放入有冰块的容器中　　　D. 浸泡在冰水中　　　E. 用乙醇消毒后浸泡于冰水中

11. 股骨颈骨折晚期最常见的并发症是　　　　　　　　（　　）

　　A. 创伤性髋关节炎　　　B. 髋关节僵硬　　　C. 坠积性肺炎　　　D. 压疮及泌尿系感染　　　E. 股骨头缺血性坏死

12. 关节脱位的专有体征是　　　　　　　　（　　）

　　A. 畸形、反常活动、关节空虚　　　B. 畸形、反常活动、骨擦感　　　C. 关节空虚、畸形、弹性固定　　　D. 反常活动、弹性固定　　　E. 弹性固定、畸形

13. 骨与关节结核最常见的好发部位是　　　　　　　　（　　）

　　A. 膝关节　　　B. 脊柱　　　C. 肘关节　　　D. 踝关节　　　E. 髋关节

【X型题】

14. 骨科外固定器材常用的有　　　　　　　　（　　）

　　A. 小夹板　　　B. 外固定器　　　C. 石膏绷带　　　D. 钢板螺丝钉　　　E. 外展架

15. 关于手外伤的处理原则，以下哪些是正确的　　　　　　　　（　　）

　　A. 早期正确的急救处理　　　B. 早期彻底清创　　　C. 早期修复一切深部组织损伤　　　D. 早期闭合伤口　　　E. 正确的术后处理

16. 跌倒手撑地，可能发生　　　　　　　　（　　）

　　A. 柯雷骨折　　　B. 尺桡骨双骨折　　　C. 肩胛冈骨折　　　D. 锁骨骨折　　　E. 肩关节脱位

17. 手部清创时对伤口和深部组织损伤的处理为　　　　　　　　（　　）

A. 创面新鲜清洁时，清创后同时修复深部组织损伤和缝合伤口　　B. 创面污染重，清创后缝合伤口，二期手术修复肌腱、神经损伤　　C. 创面污染重，清创后缝合伤，二期手术修复骨折和脱位　　D. 尽管创面污染重，清创后也要同时处理手部骨折和脱位　　E. 受伤时间较长，污染严重的伤口，清创后延期缝合伤口

18. 急性血源性化脓性骨髓炎治疗原则为　　　　　　　　　　　（　　）

A. 增加全身抵抗力　　B. 联合使用大量抗生素　　C. 局部外固定

D. 病灶清除　　E. 病灶冲洗引流

19. 关于骨折合并神经血管损伤，下列哪些是正确的　　　　　　（　　）

A. 腓骨颈骨折可合并腓总神经损伤　　B. 股骨下段骨折可合并坐骨神经

C. 肱骨中段骨折可合并桡神经损伤　　D. 胫骨上段骨折可合并腓动脉损伤　　E. 股骨颈骨折可合并坐骨神经损伤

20. 下列哪些是骨折的早期并发症　　　　　　　　　　　　　　（　　）

A. 休克　　B. 感染　　C. 神经损伤　　D. 压疮　　E. 脂肪栓塞

二、填空题（每空 1 分，共 20 分）

1. 创伤性骨折可以由_____、_____和_____引起。

2. 不完全骨折按其形态可分为_____和_____。

3. 骨折的特有特征包括_____、_____和_____。

4. 骨折愈合过程分为_____期、_____期和_____期 3 个阶段。

5. 骨折治疗的三大原则是_____、_____和_____。

6. Colles 骨折指桡骨远端距腕关节_____ cm 以内骨折，且骨折远端向_____移位，可见的特殊畸形为_____和_____。

7. 化脓性关节炎多见于_____，好发于_____关节。

三、判断题（每题 1 分，共 10 分；正确的在括号内标"＋"，错误的标"－"）

1. 骨软骨瘤是一种恶性肿瘤，一般均需手术治疗。　　　　　　（　　）

2. 急性血源性骨髓炎于起病 2 周内 X 线检查，一般无异常发现。（　　）

3. 在骨折急救中，开放外露的骨折端应尽量复位回纳。　　　　（　　）

4. 闭合性锁骨骨折复位后，一般应予石膏固定。　　　　　　　（　　）

5. 柯雷骨折远端的典型移位是向桡侧及背侧移位。　　　　　　（　　）

6. 股骨颈骨折的典型畸形是患肢缩短、外旋。　　　　　　　　（　　）

7. 骨盆骨折的主要体征是畸形。 （　　）

8. 断肢再植的热缺血时间一般应在 12 小时以内。 （　　）

9. 股骨颈骨折晚期最常见的并发症是股骨头缺血性坏死。 （　　）

10. 骨盆骨折原则上应手术治疗。 （　　）

四、名词解释（每题 2 分，共 10 分）

1. 骨折延迟愈合

2. 脂肪栓塞综合征

3. 创伤性关节炎

4. 骨髓瘤

5. 转移性骨肿瘤

五、问答题（每题 4 分，共 40 分）

1. 试述骨折的定义及局部表现。

2. 骨折的急救措施有哪些？

3. 治疗骨折的原则有哪些？

4. 骨折的并发症有哪些？

5. 手外伤的处理原则有哪些？

6. 股骨颈骨折按 X 线表现可分为哪两型？并简要说明有何临床意义？

7. 试述关节脱位的特征及复位成功的标志。

8. 腰椎间盘突出的体征有哪些？

9. 试述急性血源性骨髓炎治疗的目的和方法。

10. 试述骨肿瘤的治疗原则。

参考答案

一、选择题

1. D　　　　2. A　　　　3. A　　　　4. A　　　　5. A　　　　6. C

7. D　　　　8. A　　　　9. A　　　　10. A　　　11. E　　　12. C

13. B　　　14. ABCE　　15. ABDE　　16. ABDE　　17. ABE　　18. ABCE

19. ABC　　20. ABCE

二、填空题

1. 直接暴力　　间接暴力　　积累性劳损
2. 裂缝骨折　　青枝骨折
3. 畸形　　异常活动　　骨擦音或骨擦感
4. 血肿炎症机化　　原始骨痂形成　　骨板形成塑形
5. 复位　　固定　　康复治疗
6. 3　　桡背侧　　"银叉"畸形　　"枪刺"样畸形
7. 儿童　　髋、膝

三、判断题

1. －　　　2. ＋　　　3. －　　　4. －　　　5. ＋　　　6. ＋
7. －　　　8. －　　　9. ＋　　　10. －

四、名词解释

1. 骨折延迟愈合：是指骨折经治疗，超过一般愈合所需的时间，骨折断端仍未出现骨折连接，称为骨折延迟愈合。X 线片显示骨折端骨痂少，轻度脱钙，骨折线仍明显，但无骨硬化表现。

2. 脂肪栓塞综合征：是骨折早期并发症之一，发生于成人，是由于骨折处髓腔内血肿张力过大，骨髓被破坏，脂肪滴进入破裂的静脉窦内，可引起肺、脑脂肪栓塞。

3. 创伤性关节炎：是指关节内骨折，关节面遭到破坏，又未能准确复位，骨愈合后使关节面不平整，长期磨损易引起创伤性关节炎，致使关节活动时出现疼痛。

4. 骨髓瘤：是起源于骨髓造血组织，以浆细胞为主的恶性肿瘤，可以是孤立性，由于其产生多发性骨损害，故又称多发性骨髓瘤。常见于 40 岁以上男性，好发部位依次为脊椎、骨盆、肋骨、颅骨和胸骨等。

5. 转移性骨肿瘤：是指原发于骨外器官或组织的恶性肿瘤，经血行或淋巴转移至骨骼并继续生长，形成子瘤。好发年龄 40～60 岁；儿童则多来自成神经细胞瘤。好发部位为躯干骨，常发生骨转移的肿瘤依次为乳腺癌、前列腺癌、肺癌、肾癌等。

五、问答题

1. 骨折即骨的完整性被破坏或连续性中断。骨折的局部表现可分为两类：
   (1) 骨折的特有体征：①畸形；②异常活动；③骨擦音或骨擦感。
   (2) 骨折的其他表现：①局部疼痛与压痛；②局部肿胀与瘀斑；③功能障碍。

2. 骨折的主要急救措施如下：

（1）一般处理：首先抢救生命，抢救休克。

（2）包扎创口：用绷带压迫包扎止血或止血带止血。

（3）妥善固定：就是用妥善方法将骨折的肢体固定，常用各种夹板，或牵引。固定伤肢时注意防止造成压迫。

（4）迅速转运：尽快地送往最近的医院。

3. 治疗骨折的原则如下：

（1）复位：是指将移位的骨折段恢复正常或接近正常的解剖关系，重建骨骼的支架作用。

（2）固定：是指将骨折维持在复位后的位置，使其在良好对位情况下达到牢固愈合。

（3）功能锻炼：是指在不影响固定的情况下，尽快恢复患肢肌肉、肌腱、韧带、关节囊等软组织的舒缩活动，减少肌肉萎缩、保持肌肉力量，防止骨质疏松、关节僵硬等并发症，并促进骨折愈合。

4. （1）骨折早期并发症：①休克；②脂肪栓塞综合征；③骨筋膜室综合征；④重要内脏器官如肝、脾、肺、膀胱、尿道、直肠等损伤；⑤重要血管如动、静脉，胫后动、静脉，肱动、静脉等损伤；⑥重要周围神经如腓总神经、桡神经等损伤；⑦脊髓损伤。

（2）骨折晚期并发症：①坠积性肺炎；②压疮；③深静脉血栓形成；④感染；⑤损伤性骨化；⑥创伤性关节炎；⑦关节僵硬；⑧急性骨萎缩；⑨缺血性骨坏死；⑩缺血性肌挛缩。

5. 手外伤的处理原则除遵守一般创伤处理原则外，尚需特别重视以下问题：

（1）早期正确的急救处理，包括及时包扎、妥善固定等。

（2）早期彻底清创：一般应争取在伤后 6～8 小时内进行。

（3）正确处理深部组织损伤。

（4）早期争取一期闭合创口。

（5）正确的术后处理：术将手固定于功能位，创面适当加压。注射破伤风抗毒血清，应用抗生素。抬高伤肢，防止肿胀。

6. 股骨颈骨折按 X 线表现可分为内收骨折和外展骨折。

（1）内收骨折：Pauwel 角大于 50°，属不稳定骨折，容易变位，常需要内固定治疗。

（2）外展骨折：Pauwel 角小于 30°，属稳定骨折，常可用持续牵引治疗，处理不当可发生移位，转为不稳定型。

7. （1）关节脱位的特征：①畸形；②弹性固定；③关节空虚；④功能障碍。

（2）关节复位成功的标志：①被动活动恢复正常；②骨性标志复原；③X 线检查显示已复位。

8. 腰椎间盘突出的体征如下：

（1）突出间隙的棘上韧带及椎旁有压痛。

(2) 一侧椎旁肌痉挛，脊柱侧弯。

(3) 椎旁叩击征阳性。

(4) 俯卧时，循坐骨神经行程有压痛。

(5) 直腿抬高试验和加强试验阳性。

(6) 感觉、运动和腱反射改变：早期为痛觉过敏，稍后为减退。踝反射异常表示骶神经受压。

(7) 其他：中央型椎间盘突出压迫马尾神经者，马鞍区感觉消失或减退。

9. 急性血源性骨髓炎治疗的目的是尽早控制炎症，使病变在急性期治愈，防止演变为慢性骨髓炎。急性血源性骨髓炎的治疗要点如下。

(1) 全身治疗：支持疗法和对症疗法。

(2) 早期联合应用大剂量有效抗生素：最好能根据细菌培养和药敏试验结果选用，体温下降后须继续使用抗生素 2～3 周。

(3) 局部减压和引流：诊断明确后，如大剂量抗生素不能控制症状时，必须尽早切开，钻孔引流或开窗减压。

(4) 局部固定：早期应用持续牵引或石膏托固定于功能位，以利患肢休息，防止畸形和病理性骨折发生。急性炎症消退后应根据病情变化和治疗需要继续固定患肢。

10. 骨肿瘤治疗最主要的原则是明确诊断。截肢应极其慎重。不应做的截肢比担心遗漏恶性骨肿瘤更严重，不能对没有确诊的恶性骨肿瘤做截肢或使用化学治疗及放射治疗。

(1) 良性肿瘤的治疗原则：局部切除或刮除和植骨，一般不宜做放射治疗。

(2) 恶性肿瘤的治疗原则：一般均采用以手术治疗为主的联合治疗。目前主要的治疗措施是截肢或关节解脱，并辅以化学治疗、放射治疗等措施。尽量做到既切除肿瘤又保全肢体。

§6.3.2.4　泌尿外科疾病试卷

一、选择题（每题 1 分，共 20 分）

【A 型题】

1. 右肾盂结石直径 2 cm，左肾多发性结石，双肾功能好，若手术治疗宜先行
（　　）

   A. 左肾切除术　　B. 右肾盂切开取石术　　C. 左肾盂切开取石术

   D. 左肾下极切除取石术　　E. 左肾下极造瘘术

2. 前列腺增生症最早出现的症状是
（　　）

   A. 排尿困难　　B. 尿潴留　　C. 夜间尿频　　D. 膀胱刺激征　　E. 排

尿中断

3. 尿路结石最常见的是以下哪种成分形成的 （ ）

A. 尿酸盐　　B. 磷酸盐　　C. 胱氨酸盐　　D. 草酸钙　　E. 碳酸盐

4. 正常夜间排尿次数为 （ ）

A. 3 次　　B. 2 次　　C. 0～1 次　　D. 0 次　　E. 0～5 次

5. 泌尿系感染最常见的致病菌为 （ ）

A. 厌氧菌　　B. 白色葡萄球菌　　C. 大肠埃希菌　　D. 变形杆菌

E. 金黄色葡萄球菌

6. 肾结核最常见的晚期并发症为 （ ）

A. 结核性尿道狭窄　　B. 肾钙化　　C. 结核性膀胱直肠瘘　　D. 膀胱挛缩和对侧肾积水　　E. 肾萎缩

【B 型题】

问题 7～11

A. 排尿突然中断

B. 无痛性血尿

C. 发热、腰痛、膀胱刺激征

D. 间歇性肉眼血尿

E. 高血压、多饮、多尿、肌无力

7. 急性肾盂肾炎的主要症状为 （ ）

8. 膀胱肿瘤的主要症状为 （ ）

9. 原发性醛固酮增多症的主要症状为 （ ）

10. 膀胱结石的主要症状为 （ ）

11. 肾癌的主要症状为 （ ）

问题 12～14

A. 骑跨伤

B. 火器伤

C. 骨盆骨折

D. 腰部撞击伤

E. 盆腔或腹膜后手术

12. 球部尿道损伤多见于 （ ）

13. 输尿管损伤多见于 （ ）

14. 后尿道损伤多见于 （ ）

【X 型题】

15. 急性肾盂肾炎的主要症状有　　　　　　　　　　　　　（　　）

　　A. 发热　　B. 肉眼血尿　　C. 腰痛　　D. 尿少或无尿　　E. 膀胱刺激征

16. 皮质醇症的主要临床表现包括　　　　　　　　　　　　　（　　）

　　A. 向心型肥胖　　B. 高血压　　C. 糖尿病　　D. 性腺功能混乱

　　E. 皮肤菲薄和多毛

17. 原发性醛固酮增多症的主要临床表现有　　　　　　　　　（　　）

　　A. 高血压　　B. 烦渴多尿　　C. 满月脸　　D. 肌无力　　E. 糖尿病

18. 正常精液指标包括　　　　　　　　　　　　　　　　　　（　　）

　　A. 乳白色不透明，有相当黏度　　B. 5～30 分钟内液化　　C. pH7～8　　D. 精子计数不少于 2000 万/mL，精子活动度超过 60%，正常形态精子超过 60%　　E. 2～6 mL

19. 隐睾的危险为　　　　　　　　　　　　　　　　　　　　（　　）

　　A. 造成不育　　B. 隐睾恶变　　C. 睾丸扭转　　D. 影响心理健康

　　E. 易并发腹股沟疝

20. 下列哪些情况不适合做尿道膀胱镜检查　　　　　　　　　（　　）

　　A. 通过插管镜，收集双肾盂尿送检　　B. 尿道狭窄　　C. 膀胱急性期炎症　　D. 膀胱容量过小　　E. 膀胱结石

二、填空题（每空 1 分，共 20 分）

1. 成人每天尿少于_____为无尿，少于_____为少尿。

2. 根据尿液中血液含量多少可分为_____和_____。

3. 尿相对密度固定式接近于_____，提示肾浓缩功能严重受损。

4. 前尿道损伤发生于_____，多于_____时发生。

5. 肾结核是由结核分枝杆菌引起的_____、_____、_____病变。

6. 无痛性、全程性血尿最可能的诊断是_____。

7. 原发性醛固酮增多症最常见的病因是_____。

8. 急性肾衰竭少尿期间补液的原则是_____、_____。

9. 混浊尿常见有晶体尿、_____、_____和_____。

10. 正常人一天的尿量为_____mL，多尿的病人每天尿量可达_____mL。每天尿量少于_____mL 则为少尿。

三、判断题（每题 1 分，共 10 分；正确的在括号内标"＋"，错误的标"－"）

1. 急性尿潴留见于膀胱出口以下尿路严重梗阻病人。 （　　）
2. 非淋菌性尿道炎最常见的病原体是沙眼衣原体和支原体。 （　　）
3. 阴茎癌绝大部分发生在有包茎或包皮过长的病人。 （　　）
4. 膀胱的正常容量男性为 500 mL，女性为 600 mL。 （　　）
5. 一侧输尿管结石，对侧肾结石，应先处理输尿管结石。 （　　）
6. 大于 2 cm 的肾结石亦可行体外震波碎石。 （　　）
7. 后尿道损伤的早期手术可行高位耻骨上膀胱造瘘，亦可早期施行尿道复位手术。 （　　）
8. 隐睾症易于发生恶变。 （　　）
9. 直径大于 5 mm 的输尿管结石即不可能经尿道排出。 （　　）
10. 隐睾症不容易发生恶变。 （　　）

四、名词解释（每题 2 分，共 10 分）

1. 排尿困难
2. 乳糜尿
3. 多囊肾
4. 尿潴留
5. 库欣综合征

五、问答题（每题 4 分，共 40 分）

1. 试述双侧上尿路结石的手术治疗原则。
2. 试述体外冲击波碎石的适应证和禁忌证。
3. 试述尿道结石的治疗要点。
4. 试述肾结核的主要临床表现。
5. 试述闭合性肾损伤的病理分类。
6. 简述后尿道损伤不同的早期手术方法及其优缺点。
7. 试述肾癌的临床表现和诊断要点。
8. 试述前列腺增生的临床表现和手术指征。
9. 引起泌尿系非特异性感染常见的病原菌有哪些？感染途径有哪些？
10. 泌尿系鞘膜积液可分几类？如何治疗？

参考答案

一、选择题

1. B	2. C	3. A	4. C	5. C	6. D
7. C	8. D	9. E	10. A	11. B	12. A
13. B	14. C	15. ACE	16. ABCDE	17. ABD	18. ABCDE
19. AB	20. BCDE				

二、填空题

1. 100 mL   400 mL

2. 肉眼血尿   镜下血尿

3. 1.010

4. 尿道球部   会阴部骑跨伤

5. 慢性   进行性   破坏性

6. 肾癌

7. 肾上腺皮质瘤

8. 量出为入   宁少勿多

9. 磷酸盐尿   脓尿   乳糜尿

10. 1000~1200   3000~5000   400

三、判断题

1. +	2. +	3. +	4. −	5. +	6. +
7. +	8. +	9.	10. −		

四、名词解释

1. 排尿困难：包括排尿踌躇、费力、不尽感和尿线无力、分叉、变细、滴沥等。由膀胱以下尿路梗阻所致。

2. 乳糜尿：呈乳白色，由于尿液中混有淋巴液所致，同时也可混有大量蛋白或血液。

3. 多囊肾：是一种先天性遗传疾病，分婴儿型和成人型。婴儿型多囊肾属常染色体隐性遗传，少见，发病率为 1/10000，儿童期可有肾或肝功能不全的表现。成人型多囊肾属常染色体显性遗传，是常见的多囊肾病，发病率约 1/1250，占晚期肾病的

10%。多为双侧型，初期肾内仅有少数几个囊肿，以后发展为全肾布满大小不等囊肿，压迫肾实质，使肾单位减少。该病发病机制不明，认为可能与肾小管梗阻，或肾单位不同部位的局部扩张有关。

4. 尿潴留：分急性和慢性两类。急性尿潴留见于膀胱出口以下尿路严重梗阻，突然不能排尿，使尿液滞留于膀胱内。腹部、会阴部手术后不敢用力排尿，常会发生。慢性尿潴留见于膀胱颈部以下尿路不完全性梗阻或神经源性膀胱。临床上表现为排尿困难，耻骨上区不适，严重时出现充盈性尿失禁。

5. 库欣综合征：皮质醇症被称为库欣综合征，由于机体长期处于过量糖皮质激素的作用而出现了一系列典型的综合病征。根据导致皮质醇增多症的原因的不同，分为 ACTH 依赖性和 ACTH 非依赖性两大类。

五、问答题

1. 双侧上尿路结石的手术治疗原则如下：
（1）双侧输尿管结石，先处理梗阻严重的一侧，若情况允许可双侧同时手术治疗。
（2）一侧输尿管结石，对侧肾结石，先处理输尿管结石。
（3）双侧肾结石，先处理易取和安全的一侧。若肾功能差，可先行血液透析治疗，或经皮肾造瘘，待情况改善后再手术取石。
（4）双侧上尿路结石或孤立肾结石并急性梗阻无尿，若情况允许，应及时施行手术。不能耐受手术者，可行输尿管插管，若能通过结石处，暂留置导管引流。或行经皮肾造瘘。亦可先行血液透析治疗。待病情好转后再手术取石。

2. （1）体外冲击波碎石的适应证：①肾结石，过去只治疗直径小于 2 cm 的肾结石。随着经验的积累，适应证已扩大到多发性肾结石、鹿角型肾结石和孤立肾之结石的治疗。②输尿管结石，一般主要用于输尿管上段及下段结石的治疗。现在输尿管中段结石，采用俯卧位碎石，亦取得良好效果。③膀胱结石，也可行体外冲击波治疗，但一般多采用经尿道腔内碎石技术治疗。
（2）体外冲击波碎石的禁忌证：①结石以下尿路梗阻因素未解除；②出血性疾病病人；③结石部位尿路感染未有效控制；④严重的心律失常、心力衰竭；⑤肾功能不全者；⑥过度肥胖，影响聚焦定位；⑦驼背；⑧妊娠等。

3. 尿道结石的治疗要点如下：
（1）尿道外口和舟状窝结石：可用细钳夹出或用弯探针钩出结石。必要时可将尿道外口切开少许，以利结石取出。
（2）前尿道结石：尿道内注入润滑油，将结石推向尿道外口后，将结石取出。
（3）后尿道结石：在麻醉下将结石用金属探子、导尿管或用水冲送回膀胱，留置导尿管，以后按膀胱结石处理。

(4) 尿道憩室并结石：手术取石同时切除憩室。

(5) 有条件时，尽可能采用腔内弹道碎石治疗尿道结石。

4. 肾结核的主要临床表现如下：

(1) 尿频、尿急、尿痛：该组症状进行性加重，最初是由于从患侧肾排出的带有结核分枝杆菌和脓液的尿刺激膀胱而引起，尔后则为结核性膀胱炎引起，晚期则因结核性膀胱挛缩所致。

(2) 血尿：常因结核性膀胱炎、结核性溃疡出血引起，多为终末血尿，有时亦可为全程血尿。

(3) 脓尿：尿液混浊，有絮状脓栓，可混有血丝。

(4) 肾区肿物：当对侧肾相当程度肾积水或同侧梗阻致同侧肾积水或肾积脓时，可出现肾区肿物。

5. 闭合性肾损伤的病理分类如下：

(1) 肾挫伤：肾实质微小血管破裂、实质淤血、包膜下小血肿。临床上有镜下血尿。

(2) 肾部分裂伤：肾实质裂口可通向肾盏肾盂，肉眼血尿严重。若裂口通向肾包膜之外，可有肾周血肿，腰部可出现肿块。

(3) 肾全层裂伤：肾实质裂口累及全层，可有尿外渗及肾周血肿，血尿亦严重。肾横断或碎裂时，可导致部分肾组织缺血。

(4) 肾蒂损伤：肾蒂可断裂或肾血管内膜损伤。肾蒂断裂可造成猛烈出血、肾血管内膜损伤可致血栓形成。

6. 后尿道损伤的手术方法及优缺点如下：

(1) 高位耻骨上膀胱造瘘：操作简单，损伤小，对于条件不具备的医疗单位或危重病人及小儿病例较为合适。如果尿道断裂，两断端错位较多或断端分离回缩，仅做膀胱造瘘，将遗留较长段尿道狭窄或闭锁，势必增加二期修复上的难度。

(2) 尿道"会师"及气囊导尿管牵引：在导尿管牵引下，尿道两断端逐渐得到复位，部分病例就此恢复尿道连续性，至少可使尿道狭窄段较短，以利二期修复。其缺点是可能因膀胱颈部长期受压而致内括约肌功能丧失，引起尿失禁。

(3) 尿道端端吻合：优点是可清除局部血肿及外渗尿液，尿道断裂处能达到解剖复位，疗效亦较满意。缺点是手术时取截石位，可使骨折移位加重，失血量增多，对病人打击过大。此外因手术视野小而深，手术难度大，并可致阳痿等并发症。

7. (1) 肾癌的临床表现：包括以下几点。①血尿：常为无痛性、间歇性、肉眼全程血尿，有血块时可伴肾绞痛。血尿的出现表明肿瘤已浸润肾盂肾盏。②肿物：肿瘤较大时，腰部或腹部可触及肿物。③腰痛：多数为钝痛，局限于腰部。血块可引起肾绞痛。④其他症状：发热、高血压、红细胞沉降率增快、虚弱贫血、红细胞增多症、高钙血症、肝功能异常和碱性磷酸酶增高等属于肾癌的肾外表现。精索静脉曲张，平卧后不消失说明可能有静脉内癌栓形成。

（2）肾癌的诊断要点：包括以下几点。①出现血尿、疼痛和肿物三联症时，肾癌不难诊断，但已属晚期。②B超检查：可以发现无任何病象的早期肾癌。③X线检查：包括平片、排泄性或逆行尿路造影。可见到肾轮廓改变、肾区钙化、肾盂肾盏变形或不显影。④CT检查：可发现未引起肾盂肾盏改变的隐性肾癌。CT还可以了解肿瘤局部扩展、淋巴结转移和附近脏器受累等情况。⑤肾动脉造影：可发现异常的肿瘤血管，并根据肿瘤血管的特征初步确定肿瘤的性质。⑥腔静脉及肾静脉造影：可明确静脉癌栓的大小和范围，有利于手术摘除方式的确定。

8.（1）前列腺增生的临床表现：夜尿次数增多，尿频，排尿犹豫，尿线无力，尿线间断及滴沥，残余尿增多，充溢性尿失禁，急性尿潴留，血尿，膀胱结石和尿毒症等。

（2）前列腺增生的手术指征：①药物治疗后病情无改善，尿流动力学检查有明显梗阻改变或残余尿在 50 mL 以上；②症状严重，影响正常工作及生活；③已引起上尿路积水和肾功能损害；④反复发生急性尿潴留、尿路感染、肉眼血尿和并发膀胱结石；⑤估计能耐受手术，尿路感染必须得到控制。

9. 泌尿系非特异感染，常见的病原菌主要为革兰阴性杆菌，如大肠埃希菌和变形杆菌等；亦有革兰阳性球菌，如金黄色葡萄球菌。它们的感染途径如下：

（1）上行性感染：致病菌经尿道进入膀胱，然后沿输尿管上行至肾脏。

（2）血行感染：细菌从身体其他部位的感染病灶经血运传播至泌尿系统。

（3）淋巴途径感染：致病菌从附近病灶通过淋巴管传播至泌尿系。

（4）直接感染：细菌直接来自邻近有感染的器官，如阑尾脓肿、盆腔化脓性炎症。感染亦可来自外部，如直接通过瘘道或造瘘管使泌尿系感染。

10.（1）泌尿系鞘膜积液的分类：①睾丸鞘膜积液；②精索鞘膜积液；③睾丸精索鞘膜积液；④交通性鞘膜积液。

（2）泌尿系鞘膜积液的治疗：1～2 岁儿童患单纯鞘膜积液，往往无须治疗而自然消失。鞘膜积液小而无症状，且长期不增大者，在成人亦无须治疗。较大的睾丸鞘膜积液有明显症状者，应行鞘膜翻转术，即剪除多余的鞘膜，翻转缝合剩下之睾丸鞘膜壁层。交通性鞘膜积液必须切断通道，在内环外高位结扎鞘状突。精索鞘膜积液应将积液囊完整切除。

§6.3.2.5　神经外科疾病试卷

一、选择题（每题 1 分，共 20 分）

【A 型题】

1. 关于颅内压增高的临床表现，下列哪项不正确　　　　　　　　　　　（　　）

A. 喷射性呕吐多见　　B. 后期常伴有视力障碍　　C. 阵发性头痛是主要症状之一　　D. 某些病例可始终不出现"三主征"　　E. 在婴幼儿头痛出现较早且较重

2. 诊断慢性颅内压增高的主要依据是　　　　　　　　　　　（　　）

A. 头痛　　B. 呕吐　　C. 脉搏徐缓　　D. 意识模糊　　E. 视盘水肿

3. 使用 20% 甘露醇治疗脑水肿应该　　　　　　　　　　　（　　）

A. 缓慢滴注　　B. 快速推注　　C. 一次剂量在半小时内滴完　　D. 一次剂量在 2 小时内滴完　　E. 速度快慢不影响疗效

4. 从高空坠落左枕部着地伤后进行性意识障碍、右侧瞳孔逐渐散大。该病人诊断上应首先考虑为　　　　　　　　　　　　　　　　　（　　）

A. 右侧顶枕部急性硬脑膜下血肿　　B. 左侧顶枕部急性硬脑膜下血肿

C. 右侧额颞极挫伤伴急性硬膜下血肿　　D. 左侧额颞极挫伤伴急性硬膜下血肿　　E. 右侧颅后窝小脑血肿

5. 处理开放性颅脑损伤最主要的治疗原则是　　　　　　　　（　　）

A. 及时包扎伤口、彻底止血　　B. 注射抗生素和 TAT　　C. 应用脱水利尿药　　D. 应用镇静药和脑保护药　　E. 及时彻底清创，缝合修补硬脑膜

6. 头部外伤后昏迷 1 小时即发现右侧肢体轻瘫，腰穿呈血性脑脊液，以后逐渐好转恢复。该病人应考虑为　　　　　　　　　　　　（　　）

A. 脑震荡　　B. 脑挫裂伤　　C. 脑内血肿　　D. 急性硬膜外血肿

E. 急性硬膜下血肿

7. 诊断颅底骨折的确切依据是伤后出现　　　　　　　　　　（　　）

A. 皮下瘀斑（眼睑或结合膜下或耳后）　　B. 鼻腔或外耳道有血性脑脊液外流　　C. 鼻腔或外耳道流血　　D. 脑神经损伤的症状和体征

E. 颅骨 X 线照片有颅顶骨折线向颅底部延伸

【B 型题】

问题 8～12

A. 慢性硬膜下血肿

B. 脑震荡

C. 急性硬膜外血肿

D. 脑挫裂伤

E. 动静脉畸形术后

8. 具有典型的中间清醒期的是 （　　）

9. 原发性昏迷＜30 分钟，检查无神经系统阳性体征者应是 （　　）

10. 伤后 24 小时 CT 扫描为颅内梭形高密度影 （　　）

11. 原发性昏迷时间＞30 分钟，腰椎穿刺为血性脑脊液者应是 （　　）

12. 头部外伤 3 个月后出现颅内压增高，CT 扫描见颅内新月形低密度影者
应是 （　　）

【X 型题】

13. 枕骨大孔疝的临床表现包括 （　　）

　　A. 早期出现突发呼吸骤停　　B. 早期出现生命体征紊乱和意识障碍

　　C. 瞳孔变化大小不定　　D. 剧烈头痛，频繁呕吐　　E. 颈项强直，强迫
头位

14. 颅腔内容物包括 （　　）

　　A. 脑组织　　B. 垂体　　C. 血管　　D. 脑脊液　　E. 血液

15. 急性颅内压增高常见于 （　　）

　　A. 急性颅内血肿　　B. 慢性硬膜下血肿　　C. 颅内肿瘤　　D. 蛛网膜
下腔出血　　E. 高血压脑出血

16. 婴幼儿的脑积水可以表现为 （　　）

　　A. 头痛、视乳头水肿　　B. 头围明显扩大，囟门张力高　　C. 头颅叩诊
呈破罐音　　D. 双眼球呈落日征　　E. 可有智力障碍和抽搐发作

17. 急性颅内压增高常见于 （　　）

　　A. 急性颅内血肿　　B. 慢性硬膜下血肿　　C. 颅内肿瘤　　D. 蛛网膜
下腔出血　　E. 高血压脑出血

18. 脑疝的病因有以下几种 （　　）

　　A. 颅脑外伤　　B. 颅内感染性疾病如脑脓肿　　C. 颅内肿瘤　　D. 颅
内寄生虫病及其他肉芽肿性病变　　E. 颅内压增高病人不适当的腰椎穿
刺放液

19. 造成婴儿脑积水的常见病因有 （　　）

　　A. 产伤后颅内出血　　B. 颅内感染　　C. 蛛网膜下腔或蛛网膜颗粒粘连
　　D. 颅脑的先天畸形　　E. 病因不明

20. 降低颅内压增高的综合治疗措施有 （　　）

　　A. 冬眠低温或亚低温治疗　　B. 激素的治疗　　C. 限制水钠的输入量
　　D. 保持呼吸道通畅　　E. 合理的体位

二、填空题（每空 1 分，共 20 分）

1. 构成人类死亡的三大疾病是_____、_____和_____。

2. 颅内最常见的恶性肿瘤是_____，占全部颅内肿瘤的_____%～_____%。脑膜瘤的发病率仅次于神经胶质瘤，约占颅内肿瘤总数的_____%。

3. 成年人正常颅内压水平为_____ kPa，约合_____ mmH$_2$O。

4. 临床上常见的三类脑疝是_____、_____和_____。

5. 治疗外伤性脑水肿，目前应用最广且疗效较好的药物是_____及_____。

6. 原发性脑干损伤最大特点是_____、_____和_____。

7. 婴幼儿颅内压增高的主要临床表现是_____、_____、_____。

三、判断题（每题 1 分，共 10 分；正确的在括号内标"＋"，错误的标"－"）

1. 颅内压一般以脑脊液的静水压为代表。　　　　　　　　　（　　）

2. 头皮裂伤后，在使用抗生素的情况下允许清创的最长时间是 24 小时。
　　　　　　　　　　　　　　　　　　　　　　　　　（　　）

3. 头皮外伤致帽状腱膜下广泛血肿时，应穿刺抽出血性液后加压包扎。
　　　　　　　　　　　　　　　　　　　　　　　　　（　　）

4. 头皮裂，颅骨直接与外界相通属于开放性脑外伤。　　　　（　　）

5. "熊猫眼"是指前颅窝底骨折时出现的鼻出血、眶周广泛淤血的临床表现。
　　　　　　　　　　　　　　　　　　　　　　　　　（　　）

6. 引起蛛网膜下腔出血最常见的原因是脑动脉硬化症。　　　（　　）

7. 短暂性脑缺血发作（TIA）后常遗留程度不等的后遗症。　（　　）

8. 椎管内肿瘤包括脊髓本身及其邻近组织的原发或转移性肿瘤。（　　）

9. 颅脑损伤后一侧瞳孔进行性散大，光反射迟钝或消失，伴对侧偏瘫与昏迷，是脑疝形成的临床征象。　　　　　　　　　　　　　　　（　　）

10. 脑震荡是指头部外伤后引起短暂的脑功能障碍而无确定的脑器质改变。
　　　　　　　　　　　　　　　　　　　　　　　　　（　　）

四、名词解释（每题 2 分，共 10 分）

1. 颅内动静脉畸形

2. 颅内动脉瘤

3. 蛛网膜下腔出血

4. 颅内压增高

5. 脑疝

五、问答题（每题 4 分，共 40 分）

1. 何谓脑震荡，主要临床表现有哪些？

2. 何谓脑挫裂伤？有哪些主要临床表现？

3. 简述颅底骨折的临床表现与处理要点。

4. 何谓开放性颅脑外伤？试述其处理原则。

5. 简述重型颅脑外伤病人瞳孔变化的临床意义。

6. 简述颅内压增高的三主征。

7. 何谓小脑幕切迹疝？其主要临床表现有哪些？

8. 治疗颅内压增高常用的脱水药分为哪两类？应用中有哪些注意点？

9. 脑室持续引流的适应证有哪些？应用中有哪些注意事项？

10. 试述颅内动静脉畸形（AVM）病人畸形血管破裂出血的临床表现和处理要点。

参考答案

一、选择题

1. E	2. E	3. C	4. C	5. E	6. B
7. B	8. C	9. B	10. C	11. D	12. A
13. ACDE	14. ADE	15. AE	16. BCDE	17. AE	18. ABCDE
19. ABCDE	20. ABCDE				

二、填空题

1. 恶性肿瘤　　冠心病　　脑血管疾病

2. 神经胶质瘤　　40　　50　　20

3. 0.7～2.0　　70～200

4. 小脑幕切迹疝　　枕骨大孔疝　　大脑镰下疝

5. 20%甘露醇　　呋塞米

6. 伤后即刻出现深昏迷　　　去大脑强直发作　　　双瞳孔大小多变
7. 患儿头颅进行性增大　　　前囟未闭张力增高　　　双眼球呈"落日征"

三、判断题

1. +　　　2. −　　　3. +　　　4. −　　　5. +　　　6. −
7. −　　　8. +　　　9. +　　　10. +

四、名词解释

1. 颅内动静脉畸形：是一团发育异常的病态脑血管，其体积可随人体发育而生长。由一支或几支弯曲扩张的动脉供血和静脉引流而形成的一个血管团，小的直径不及 1 cm，大的可达 10 cm。畸形血管团内有脑组织，其周围脑组织因缺血而萎缩，呈胶质增生带，有时伴陈旧性出血。

2. 颅内动脉瘤：系颅内动脉壁的囊性膨出，是造成蛛网膜下腔出血的首位病因。在脑血管意外中，仅次于脑血栓和高血压脑出血，位居第三。本病好发于 40～60 岁中老年人，青少年少见。

3. 蛛网膜下腔出血：是各种原因引起的脑血管突然破裂，血液流至蛛网膜下腔的统称。它并非一种疾病，而是某些疾病的临床表现，其中 70%～80% 属于外科范畴。临床将蛛网膜下腔出血分为自发性和外伤性两类，自发性蛛网膜下腔出血常见的病因为颅内动脉瘤和脑（脊髓）血管畸形。

4. 颅内压增高：是神经外科常见临床病理综合征，是颅脑损伤、脑肿瘤、脑出血、脑积水和颅内炎症等所共有征象，由于上述疾病使颅腔内容物体积增加，导致颅内压持续在 200 mmH$_2$O（2.0 kPa）以上，从而引起的相应的综合征。颅内压增高会引发脑疝危象，可使病人因呼吸循环衰竭而死亡，因此及时诊断和正确处理十分重要。

5. 脑疝：当颅内某分腔有占位性病变时，该分腔的压力大于邻近腔的压力，脑组织从高压力区向低压力区移位，导致脑组织、血管及颅神经等重要结构受压和移位，有时被挤入硬脑膜的间隙或孔道中，从而出现一系列严重的临床症状和体征，称为脑疝。

五、问答题

1. 脑震荡是指头部外伤后立即出现短暂的脑功能障碍，病理解剖无确定脑器质改变的一种轻型脑损伤，主要临床表现如下。①轻度意识障碍：伤后立即出现，大多在半小时内，能迅速自行恢复，清醒后常嗜睡；②逆行性遗忘：醒后不能回忆受伤经过或伤前的情况；③常有头痛头昏、恶心呕吐、面色苍白、心悸等自主神经功能紊乱表现，一般 3～5 天逐渐恢复；④神经系统检查无异常；⑤腰椎穿刺脑脊液压力及化验正常。

2. 脑挫裂伤指头颅受暴力伤后，脑组织有肉眼可见的器质性损伤。脑表面呈散在的点片状出血、脑水肿、软脑膜及脑实质破裂。主要临床表现如下：

（1）意识障碍明显，伤后立即出现，症状超过半小时以上或持续数天、数周甚至更长时间，昏迷程度与脑外伤程度呈正相关。

（2）生命体征变化波动明显。

（3）常有蛛网膜下腔出血和脑膜刺激征。

（4）可有偏瘫、失语等神经系统阳性体征。

（5）头痛、呕吐等颅内压增高症状明显，持续时间较长。

（6）头部 CT 扫描显示脑挫裂伤灶区为低密度水肿区，其中有点片状高密度出血灶，或伴小的硬膜下或脑内高密度血肿。

3.（1）颅底骨折的临床表现：①伤后逐渐出现眼眶周围、耳后乳突、枕后皮下、咽后黏膜或眼球结膜出血瘀斑；②耳鼻、口咽部出血和（或）脑脊液耳漏、鼻漏；③脑神经损伤症状。

颅底骨折常为线形骨折，颅底片仅 30% 显示骨折线，诊断主要靠临床表现，如果出现上述三项之一者，即可诊断为颅底骨折。

（2）颅底骨折的处理要点：①应用抗生素预防颅内感染；②保持外耳道、鼻腔清洁，严禁填塞、冲洗；③避免腰椎穿刺，以免引起逆行颅内感染；④静卧，取头高位，避免各种引起鼻腔内压力增高的因素如用力咳嗽、打喷嚏；⑤脑脊液漏一般于伤后 3～7 天自行停止，如 1 个月不愈者，可考虑脑脊液漏修补术。此外，还应处理合并发生的脑与血管损伤等。

4. 开放性颅脑外伤是指外力作用使头皮、颅骨及硬脑膜均有破裂，并伤及脑组织，使之与外界相通的损伤，可分为火器伤与非火器伤两类。处理原则如下。

（1）现场救护：主要是控制伤口出血和防止创面污染，可行简单清创、缝合头皮并予加压包扎。

（2）保持呼吸道通畅，昏迷者行气管切开术。

（3）纠正休克。

（4）彻底清创：时间越早越好。一般伤后 48 小时，应彻底清创，修补硬膜，将开放性创口变成闭合性伤口。3～6 天轻度感染亦应清创，并酌情全部或部分开放伤口。

（5）应用破伤风抗毒素、抗生素防治感染。

（6）用抗癫痫药预防外伤性癫痫。

（7）对大静脉窦损伤，在处理骨折片和清创术中必须慎重，要备足血源，术前摄 X 线片或 CT 扫描，以了解骨折片、金属异物的数目及其大小和位置，静脉窦伤道位置和脑水肿、颅内血肿的情况。

5. 重型颅脑损伤后瞳孔变化的意义如下：

(1) 伤后一侧瞳孔进行性散大，光反射迟钝或消失，伴对侧偏瘫与昏迷，这是小脑幕切迹疝的表现。

(2) 伤后一侧瞳孔立即散大，直接间接光反射消失，多为原发性动眼神经损伤或中脑损伤。前者伴有颅底骨折，后者伴深昏迷与对侧偏瘫。

(3) 伤后双瞳孔不等大，时大时小，伴去大脑强直，见于脑干伤；晚期双瞳孔散大固定，伴深昏迷，表示脑疝所致继发性脑干损伤。

(4) 双瞳孔缩小，多为蛛网膜下腔出血刺激动眼神经；双瞳孔极度缩小伴昏迷，见于脑桥损伤。

(5) 伤后一侧瞳孔立即散大，直接光反射消失，间接光反射存在伴视力障碍，多为原发性视神经损伤。

6. 颅内压增高的三主征如下：

(1) 头痛：是最常见的症状，常呈持续性伴阵发性加剧，一般以清晨及晚间明显、随颅内压的增高而进行性加重，用力、咳嗽、大便或低头活动头痛明显，头痛部位可能与病变部位一致。

(2) 呕吐：常出现于头痛剧烈时。典型喷射性呕吐并不多见，较易发生于食后。小儿常以呕吐为首发症状，可伴强迫头位（Bruns 征）。

(3) 视盘水肿：是颅内压增高的重要客观体征。早期常不影响视力，晚期可导致视神经继发性萎缩而有视力减退甚至失明。视野呈向心性缩小和盲点扩大。重者可见眼底静脉怒张、出血和大量渗血。

7. 小脑幕上占位性病变或严重脑水肿常可引起颅内压增高。由于颅腔容积代偿功能逐渐耗竭，颅内各分腔之间形成压力差，导致颞叶钩回通过小脑幕切迹，从高压区向低压区移位，疝出到幕下，压迫损害患侧中脑、动眼神经及阻塞环池和中脑导水管等，从而产生一系列临床表现，称为颞叶钩回疝（小脑幕切迹疝），是颅内压增高最严重的后果，又称脑危象。主要临床表现如下：

(1) 早期出现颅内压增高症状。

(2) 生命体征改变明显，血压升高，脉搏慢而有力，呼吸变慢。

(3) 病人意识模糊或昏迷，且逐渐加深。

(4) 早期患侧瞳孔短时间先缩小，继之逐渐散大，对光反射消失，对侧瞳孔亦逐渐散大，最后双瞳散大，固定，光反射均消失。

(5) 对侧肢体出现锥体束征或偏瘫。

8. 治疗颅内压增高常用的脱水药分类及注意事项如下：

(1) 高渗性脱水药：如甘露醇。其作用机制在于快速静脉注入后，迅速使血浆渗透压增高，在血-脑屏障正常情况下，通过血-脑、血-脑脊液间的渗透压差，使脑组织中的水分移向血液中，经肾排出，从而减少脑容积，降低颅内压，此外能使血管收缩，降低血液黏滞性，改善脑血流灌注，清除自由基等作用。

（2）利尿性脱水药：如呋塞米。因其有利尿脱水作用，能使血液浓缩，渗透压增高，从而使脑组织脱水，降低颅内压。但其利尿作用比甘露醇强，两者合用可增强其作用，另外呋塞米尚有抑制脑脊液生成的作用。

（3）用药时的注意点：①保持水、电解质代谢的平衡；②有心肾功能障碍者，不用或慎用甘露醇而用甘油果糖、呋塞米；③给药时，应于15分钟内将一次剂量从静脉快速滴入；④注意颅内压增高的反跳现象。因为用药数小时后可形成相反的渗透压差，故常需重复使用，以维持其降颅内压疗效。

9.（1）脑室持续引流的适应证：①经脑室手术或脑室内肿瘤切除，术后应引流3～5天者；②脑室内出血或脑出血破入脑室不宜手术者；③开颅术或脊膜膨出修补术后脑脊液漏者；④颅后窝肿瘤病情严重（脑疝），需改善病情，为手术创造条件者；⑤脑室系统内脑脊液循环通路梗阻者。

（2）脑室持续引流的注意事项：①严格遵守无菌操作。放置脑室引流管应位置准确、深度适中并固定好，防止脱出，保持通畅。②预防感染，常规应用抗生素，每天更换引流瓶。③引流管一般高于脑室平面10～15 cm，并注意引流液色泽变化，记录每天的引流量。根据病人颅内压高低来选择高、中、低压型引流管。④引流时间一般不宜超过1～2周。⑤停止引流前可夹闭观察24～48小时，如颅内压仍高，可改行分流术。⑥要始终观察病情变化。主张采用闭式持续性控制性脑室外引流装置。

10.颅内动静脉畸形血管破裂出血的临床表现及处理要点如下：

（1）临床表现：畸形血管破裂可导致脑内、脑室内或蛛网膜下腔出血，出现意识障碍，头痛呕吐等症状，但小的出血临床症状不明显。出血多发生在脑内，有1/3引起蛛网膜下腔出血，占蛛网膜下腔出血的9%，次于颅内动脉瘤。

（2）处理要点：对AVM出血形成血肿的急诊病人，有条件者应在术前完成脑血管造影，以明确畸形血管情况。病人已发生脑疝，无条件行脑血管造影，可紧急开颅手术，先清除血肿降低颅内压，抢救生命，待二期手术再切除畸形血管。未行血管造影贸然切除畸形血管是危险的。

§6.4　皮肤性病学试卷

一、选择题（每题1分，共20分）

【A型题】

1. 糖皮质激素冲击疗法适用于　　　　　　　　　　　　　　　（　　）
   A. 严重的药疹和接触性皮炎　　B. 病期较长及病情反复者　　C. 过敏反应急性期　　D. 慢性复发多系统累及病　　E. 严重病例

2. 以下哪种为抗病毒药　　　　　　　　　　　　　　　　　　（　　）
   A. 利福平　　B. 克林霉素　　C. 红霉素　　D. 阿昔洛韦　　E. 酮康唑

3. 麻风病的主要传染方式是　　　　　　　　　　　　　　　　（　　）
   A. 间接接触传染　　B. 呼吸道传染　　C. 消化道传染　　D. 不洁性关系传染　　E. 以上都不是

4. 以下不属于病毒性皮肤病的是　　　　　　　　　　　　　　（　　）
   A. 手足口病　　B. 单纯疱疹　　C. 带状疱疹　　D. 丝状疣　　E. 脓疱疮

5. 引起接触性皮炎的化学性物质是　　　　　　　　　　　　　（　　）
   A. 某些外用药　　B. 化妆品　　C. 农药　　D. 金属制品与化工原料　　E. 硫黄皂

6. 银屑病有关叙述正确的是　　　　　　　　　　　　　　　　（　　）
   A. 有同形反应　　B. 多可致脱发　　C. 病理改变无角化不全　　D. 不会出现瘙痒症状　　E. 不易复发

7. 脂溢性皮炎典型损害为　　　　　　　　　　　　　　　　　（　　）
   A. 暗黄红色丘疹或斑片，边缘清楚，表面被覆油腻性鳞屑　　B. 红色丘疹或斑块，边缘不清楚，表面有黄色厚痂　　C. 红色丘疹或斑块，边缘不清楚，表面有灰色鳞屑　　D. 暗黄红色丘疹或斑片，边缘清楚，表面被覆干燥灰白色鳞屑　　E. 红斑和丘疹，边缘清楚，表面被覆银白色鳞屑

8. 对于淋菌性尿道炎描述错误的是　　　　　　　　　　　　　（　　）
   A. 多有尿频、尿急、尿痛等尿路刺激症状　　B. 潜伏期平均3～5天　　C. 尿道分泌物量多，为浆液性稀薄黏液　　D. 全身症状偶见　　E. 女性

病人症状较轻

【X型题】

9. 荨麻疹的特点有 （　　）

A. 由真皮浅层急性水肿引起　　B. 边缘规则　　C. 常伴剧痒　　D. 时起时消　　E. 消后不留瘢痕

10. 外用药物治疗应注意 （　　）

A. 外用药物浓度应由低而高　　B. 刺激性强的药物不宜用于婴儿面部或褶皱处　　C. 用药应根据病人性别、年龄、病损部位而有所不同

D. 向病人或家属详细告知用法　　E. 询问病人有无药物过敏史

11. 以下哪些疾病是糖皮质激素的适应证 （　　）

A. 过敏性休克　　B. 系统性红斑狼疮　　C. 皮肌炎　　D. 天疱疮

E. 重症药疹

12. 长期应用糖皮质激素的不良反应有 （　　）

A. 感染　　B. 消化道出血　　C. 高血压　　D. 骨质疏松　　E. 胃十二指肠溃疡或穿孔

13. 脓疱疮的局部治疗原则是 （　　）

A. 杀菌　　B. 消炎　　C. 收敛　　D. 干燥　　E. 消毒

14. 多见于儿童的病毒性皮肤病有 （　　）

A. 水痘　　B. 手足口病　　C. 尖锐湿疣　　D. 带状疱疹　　E. 丝状疣

15. 头癣的综合治疗方法包括 （　　）

A. 剪发　　B. 洗发　　C. 搽药　　D. 服药　　E. 消毒

16. 治疗疥疮的常用药物有 （　　）

A. 硫磺洗剂　　B. 硫黄软膏　　C. 1%稀硫酸　　D. 硫地乳　　E. 克罗确松

17. 临床上易引起药疹的药物有 （　　）

A. 抗生素及解热镇痛类　　B. 镇静催眠药及抗癫痫药　　C. 异种血清制剂及疫苗　　D. 某些中药及制剂　　E. 放射造影剂

18. 全身性瘙痒症与下列哪些系统性疾病有关 （　　）

A. 原发性胆汁性肝硬化　　B. 糖尿病　　C. 慢性肾衰竭　　D. 淋巴瘤

E. 皮肤黄色瘤病

19. 梅毒血清试验目前较常用的方法有 （　　）

A. VDRL 法　　B. USR 法或 RPP 法　　C. TPPA 法　　D. FTA-ABS test

法　　E. Kahn test 法和 Wasserman·test 法

20. 重型药疹包括　　　　　　　　　　　　　　　　　　（　　）

A. 固定型药疹　　B. 麻疹样药疹　　C. 重症多形红斑型药疹　　D. 大疱性表皮松解型药疹　　E. 剥脱性皮炎型药疹

二、填空题（每题1分，共20分）

1. 耳带状疱疹综合征表现为_____、_____及_____3种症状。

2. 寻常型银屑病病程一般分_____、_____、_____。

3. 引起药疹的常见药物有_____、_____、_____、_____。

4. 一期梅毒和二期梅毒统称为_____梅毒，传染性_____。

5. 麻风病人，当_____神经受累时表现为鸟爪形手；当_____神经受累时表现为猿手；当_____神经受累时发生垂腕。

6. 红斑狼疮临床上可分为3型，即_____、_____、_____。

7. 小腿出现结节红斑常见的疾病的有_____、_____。

三、判断题（每题1分，共10分；正确的在括号内标"＋"，错误的标"－"）

1. 由青霉素引起的过敏性休克，首选措施是氢化可的松静脉滴注。（　　）

2. 牛皮癣（银屑病）和体癣、手足癣一样，也是一种癣，皮屑镜检真菌阳性。（　　）

3. 淋病、尖锐湿疣、阴虱都属性传播疾病。（　　）

4. 斑贴试验的目的是测验病人皮肤是否对某物质具有过敏性。（　　）

5. 急性湿疹的渗出糜烂期，外用药物治疗的剂型采用洗剂（振荡剂）或粉剂。（　　）

6. 非淋菌性尿道炎病人尿道分泌物中可查到淋病奈瑟菌。（　　）

7. 天疱疮是结缔组织疾病之一。（　　）

8. 基底细胞癌常易发生转移。（　　）

9. 结节性红斑的主要临床症状是在小腿伸侧出现红色疼痛结节，有时并有发热，呈急性经过。（　　）

10. 神经性皮炎的主要临床表现为不痒、不痛、局部红肿，有水疱、糜烂、渗出等。（　　）

四、名词解释（每题2分，共10分）

1. 自身敏感性皮炎
2. 白塞综合征
3. 带状疱疹
4. 黏膜白斑
5. 麻风反应

五、问答题（每题4分，共40分）

1. 变态反应可分几型？各型主要见于哪些皮肤疾病？
2. 皮肤科外用药物应遵循哪些使用原则？
3. 简述糖皮质激素在皮肤领域内的作用、适应证及其不良反应。
4. 简述急性湿疹的临床症状及外用药治疗原则。
5. 试述过敏性休克发生的机制。
6. 试述过敏性休克的抢救措施。
7. 与皮肤科关系密切的结缔组织病主要有哪几种？简述这些疾病有哪些共同的临床特点和组织病理改变。
8. 银屑病在临床上可分为几型？简述寻常型银屑病皮损的特点及病程分期。
9. 临床上引起感染的真菌分几类？试述各类真菌所侵犯的部位和所致的常见病症。
10. 何谓性传播疾病？主要包括哪些病种？

参考答案

一、选择题

1. E	2. E	3. B	4. E	5. E	6. A
7. A	8. C	9. ACDE	10. ABCDE	11. ABCDE	12. ABCDE
13. ABCD	14. AB	15. ABCDE	16. ABD	17. ABCDE	18. ABCD
19. ABCD	20. CDE				

二、填空题

1. 面瘫　　耳痛　　疱疹

2. 进行期　　稳定期　　消退期

3. 抗生素类　　解热镇痛药　　镇静催眠药及抗癫痫药　　异种血清制剂及疫苗和中药等

4. 早期　　强

5. 尺　　正中　　桡

6. 盘状　　系统性　　亚急性皮肤型

7. 结节性红斑　　硬结性红斑

三、判断题

1. —　　　2. —　　　3. +　　　4. +　　　5. —　　　6. —

7. —　　　8. —　　　9. +　　　10. —

四、名词解释

1. 自身敏感性皮炎：是指在某种皮肤病的基础上，由于处理不当或理化因素刺激，使病人对自身组织所产生的某些物质敏感性增高，产生更广泛的皮肤炎症反应。

2. 白塞综合征：主要表现为复发性口腔溃疡，同时存在以下 4 点中的 2 点即可诊断。①外生殖器溃疡；②眼虹膜睫状体炎；③皮肤可有下肢结节性红斑；④0.9%氯化钠注射液皮肤针刺反应阳性等。

3. 带状疱疹：一般临床表现为单侧分布的皮肤群集性小水疱或丘疱疹，沿神经走向呈带状分布，一般不超过躯干中线，有明显的神经痛。处理原则为抗病毒、保护神经、防感染和止痛及对症治疗。

4. 黏膜白斑：是指发生在口腔和外阴黏膜的增生性、白色角化性损害，因可继发鳞癌，通常认为是一种癌前病变。

5. 麻风反应：是指因免疫平衡紊乱所致的对麻风分枝杆菌抗原变态反应性炎症过程。在病程中突然发生症状活跃，原有皮损或神经炎加剧，出现新皮损和神经损害，伴畏寒、发热、乏力等症状。药物、精神因素、手术等均可诱发。

五、问答题

1. 变态反应的分型与疾病如下：

(1) 第Ⅰ型：又称立刻过敏反应型或速敏型，主要由 IgE 介导引起。发生快，消失也快。属此型的常见皮肤病有荨麻疹、血管性水肿、过敏性休克、异位性皮炎等。

(2) 第Ⅱ型：又称细胞溶解型或细胞毒型，主要是由 IgM、IgG 介导。属此型的皮肤病有药物过敏、血型不合引起的溶血性贫血、血小板减少性紫癜等。

(3) 第Ⅲ型：又称免疫复合物反应型或称血管类型，主要由 IgG、IgM 介导，亦可

IgA 参与。属此型的皮肤病有药物过敏、血型不合引起的血清病样综合征、血清病、某些荨麻疹、血管炎及 SLE 肾炎、关节炎等。

（4）第Ⅳ型：即迟发型变态反应，是由致敏淋巴细胞引起的免疫反应，与血清抗体无关。属此型的皮肤疾患有结核菌素型皮肤反应、接触性皮炎及湿疹类皮肤病等。

（5）第Ⅴ型：又称刺激型变态反应，即对特异细胞表面成分发生抗原抗体反应，不发生如第Ⅱ型变态反应的细胞破坏，相反地却刺激细胞促进分泌，这种反应与体液性抗体有关，无须补体参加。其代表性疾病即甲状腺毒症，此型变态反应与皮肤科关系不大。

2. 皮肤科外用药物应遵循的使用原则如下：

（1）根据临床特点选用适当剂型：急性炎症皮损，仅有潮红、肿胀、斑丘疹而无糜烂时，选用粉剂或振荡剂，如氧化锌粉或炉甘石洗剂。有水疱、糜烂、渗出时，则选用 0.9％氯化钠注射液、2％明矾液或 3％硼酸溶液或 1：2000 醋酸铅溶液作湿敷用。亚急性炎症皮损，可选用乳剂或糊剂如糖皮质激素乳剂或氧化锌糊剂等。慢性炎症性皮损选用软膏、糊剂或硬膏、涂膜剂。顽固性局限性皮损可用糖皮质激素作皮损内注射。如无皮疹而仅有瘙痒，可选用醋剂或酊剂如 5％苯唑卡因、1％麝香草酚、糖皮质激素制剂等，也可选用乳剂或振荡剂。

（2）根据病因、病理病化和自觉症状来选药：如化脓性皮肤病，可选用抗生素药物，如 2％莫匹罗星、0.5％～3％红霉素、0.1％盐酸小檗碱（黄连素）等。真菌性皮肤病可选用抗真菌药，如 2％～3％克霉唑、2％咪康唑、1％联苯苄唑、1％特比萘芬、5％～10％水杨酸、2％酮康唑、6％～12％苯甲酸等。变态反应性疾病可选用抗过敏药，如糖皮质激素或抗组胺药，瘙痒者选用止痒药。角化不全者选用角质促成药，如 5％～10％黑豆馏油、2％～5％煤焦油或糖馏油等。角化过度时选用角质松解剂，如 5％～10％水杨酸、10％雪钡锌、10％～20％尿素、5％～10％乳酸、0.01％～0.1％维 A 酸等。有渗出时应选用收敛剂如 1：2000 醋酸铅溶液、2％明矾溶液等。

（3）熟悉和掌控药物的禁忌证和药物间的配伍禁忌：如洗剂不宜应用于毛发部位，它和乳剂皆不能应用于结痂、脱屑及湿润的糜烂面。酊剂则禁用于急性炎症或渗出糜烂者。

（4）一般宜从低浓度、小面积开始试用，逐渐扩大面积、增加浓度，尽量避免刺激。用药过程中如发现有不良反应，应立即停药或更换其他药物。

（5）应仔细向病人说明用药的方法及注意事项。

3. 糖皮质激素治疗皮病的作用适应证和不良反应如下：

（1）作用：具有免疫抑制、抗炎、抗细胞毒、抗休克和抗增生等多种作用。

（2）适应证：①急性或危及生命的疾病，如过敏性休克、急性荨麻疹、血管性水肿伴有喉头水肿等。在短期内，应用大量激素进行突击治疗，使病人顺利地度过危险期。②某些病情较重的急性自限性皮肤病，如重症药疹、重症多形性红斑、中毒性表皮坏死松解症等。③某些病程长、病损广泛的皮肤病，如银屑病性关节炎、疱疹样脓疱病。亦可用于亚急性、慢性、病情严重的疾病，如各型天疱疮、大疱性类天疱疮、系统性红斑狼疮、皮肌炎、结节性动脉周围炎、蕈样肉芽肿等。

（3）不良反应：主要有感染加重、尿糖增高、血压增高、溃疡病加重甚至穿孔及出血、骨质疏松和骨折等。还可引起白内障、精神失常、月经不调、低钾血症及库欣综合征、痤疮、多毛和萎缩纹等并发症。

4. （1）急性湿疹的临床症状：①皮损呈多形性，患处皮肤潮红，轻度肿胀，其上有多数粟米样大丘疹和小水疱、糜烂、渗出、结痂等；②无一定好发部位，但以头面、四肢远端及手足、阴部、肛周等多见，多呈对称分布；③易反复发作而成亚急性或慢性改变；④自觉瘙痒或灼热感。

（2）急性湿疹的外用药治疗原则：①有红斑丘疹而无渗出者用洗剂或乳剂；②有糜烂渗出者应消炎、收敛止痒，用溶液作湿敷。渗出少者用乳剂、糊剂等。

5. 过敏性休克是过敏反应系抗原和抗体在致敏细胞上相互作用而引起的。当半抗原（如青霉素 G）进入人体后，和组织蛋白结合而成为全抗原，对过敏体质者可使 T 淋巴细胞致敏，进而作用于 B 淋巴细胞引起分化增殖，转变成浆细胞，产生特异性抗体 IgE，抗体黏附在某些组织如皮肤、鼻咽、声带及支气管黏膜下等部位微血管壁周围的肥大细胞上和血液中的嗜碱性粒细胞表面，使机体呈过敏状态。当再次接触该抗原时，抗原即和肥大细胞及嗜碱性粒细胞表面的 IgE 相结合而发生作用，导致肥大细胞和嗜碱性粒细胞破裂脱颗粒，释放出组胺、缓激肽、5-羟色胺等血管活性物质，这些物质作用于效应器官，使平滑肌收缩，毛细血管扩张，血管通透性增高，从而引起多种多样的症状，如皮疹、哮喘、喉头声带水肿、窒息、血压下降、休克等。

6. 过敏性休克的抢救措施如下：

（1）立即停用致敏的药物，使病人平卧，进行就地抢救。

（2）即刻皮下注射 0.1％盐酸肾上腺素 0.5～1 mL，病儿酌减。如症状不缓解，可每隔半小时再皮下注射 0.3～0.5 mL，直至脱离危险期。如发生心跳、呼吸骤停时应立即进行心肺复苏术，或心内注射 0.1％盐酸肾上腺素 1 mL。此药是抢救过敏性休克的首选药物，它具有收缩血管，增加外周阻力，兴奋心肌，增加心排血量及松弛支气管平滑肌的作用。

（3）氧气吸入：呼吸受抑制时，应立即进行口对口人工呼吸，并肌内注射尼可刹米或洛贝林等呼吸兴奋药。喉头水肿影响呼吸有窒息时，可考虑施行气管切开术。

（4）立即给氢化可的松 200 mg 或地塞米松 5～10 mg，加入 50％葡萄糖液 40 mL 中静脉注射，或加入 5％～10％葡萄糖液 500 mL 中静脉滴注。此药有抗过敏作用，能较迅速地缓解症状。

（5）根据病情给予血管活性药物如多巴胺或间羟胺等，同时注意纠正酸中毒和应用抗组胺药。

（6）密切观察病人的体温、脉搏、呼吸、血压、尿量及其他临床症状变化。注意保温，做好病情记录，病人未脱离危险时，不宜搬动。

7. 与皮肤科有关的结缔组织疾病主要有红斑狼疮、皮肌炎、系统性硬化病、Sjögren 综合征、结节性多动脉炎及其他各种类型的血管炎等。这些疾病有某些共同的临床特点，如关节炎、浆膜及小血管的炎症，病人血清中可检测出多种自身抗体，糖皮质激素等免疫抑制药治疗有效。常伴有内脏器官（特别是结缔组织丰富的器官）被侵犯，目前多数学者认为本组不少疾病是一种自身免疫性疾病。在病理上主要为淋巴细胞浸润、结缔组织发生黏液样水肿及纤维蛋白样变性和坏死性血管炎。

8. 银屑病一般可分为 4 型，即寻常型、脓疱型、关节病型与红皮病型。寻常型银屑病的皮损特点是：淡红色或红色丘疹、斑丘疹或斑块，境界明显，表面被覆多层银白色鳞屑，刮除鳞屑后可露出半透明膜（薄膜现象），再刮去薄膜则出现小的出血点，称为 Auspitz 征（点状出血现象）。皮损大小形态不一，可分布于全身各处，但多见于四肢伸侧及头皮，躯干亦可发生。病程缓慢，有些可自愈，但易复发，一般冬季加重，夏季减轻，但亦有相反者；在进行期容易发生同形反应。本病病程一般可分为 3 期，即进行期、静止期及退行期。

9. 根据真菌侵犯人体的部位，临床上把引起感染的真菌分为浅部真菌和深部真菌两大类。浅部真菌又称皮肤癣菌，只侵犯表皮角质层、毛发和甲板，常见的有头癣、手足癣、甲癣、体癣、股癣、花斑癣等。深部真菌则可侵犯皮肤、内脏、脑和骨骼系统，较多见的有孢子丝菌病、着色真菌病、隐球菌性脑膜炎等。假丝酵母菌属则对表皮和内脏都能侵犯。

10. 性传播疾病（STD）是指主要通过性行为及类似性行为传播的一组传染性疾病。我国传染病防治相关法规规定的 STD 包括淋病、梅毒、尖锐湿疣、非淋菌性尿道炎（宫颈炎）、生殖器疱疹、软下疳、性病性淋巴肉芽肿和艾滋病 8 种。广义的 STD 则把生殖器假丝酵母菌病、阴道滴虫病、细菌性阴道炎、阴虱、疥疮、传染性软疣、乙型病毒性肝炎、阿米巴病和股癣等 20 多种可通过性接触传播的感染性疾病也列入其中。

§6.5　妇产科学试卷

§6.5.1　女性解剖生理和产科试卷

一、选择题（每题 1 分，共 20 分）

【A 型题】

1. 关于阴道穹，与临床诊断治疗关系密切的是　　　　　　　　（　　）
   A. 左侧阴道穹　　B. 右侧阴道穹　　C. 两侧阴道穹　　D. 阴道前穹
   E. 阴道后穹

2. 与分娩关系最为密切的骨盆平面是　　　　　　　　　　　（　　）
   A. 骨盆入口平面　　B. 中骨盆平面　　C. 出口平面　　D. 骨盆最大平面
   E. 假骨盆

3. 子宫切除结扎子宫动脉时，最易损伤的邻近器官是　　　　　（　　）
   A. 尿道　　B. 膀胱　　C. 输尿管　　D. 直肠　　E. 阑尾

4. 对妊娠妇女新陈代谢变化的叙述下列哪项错误　　　　　　　（　　）
   A. 妊娠期基础代谢率增高 15%～20%　　B. 体重妊娠 13 前无明显变化
   C. 孕妇空腹血糖值稍低于非孕妇女　　D. 妊娠期胰岛素需要量增多
   E. 孕妇糖原储备增多

5. 保护会阴最主要的要点是　　　　　　　　　　　　　　　（　　）
   A. 用手掌鱼际肌顶住会阴部　　B. 按分娩机转及时协助胎头俯屈和仰伸
   C. 指导产妇适时放松或采用腹压　　D. 在阵缩间隙期娩出　　E. 胎头娩
   出后仍不可放松保护

6. 处理宫缩乏力所致产后出血措施中，何者最迅速有效　　　　（　　）
   A. 按揉子宫　　B. 注射宫缩剂　　C. 填塞子宫　　D. 结扎髂内动脉
   E. 子宫切除

【B 型题】

问题 7～11
   A. 雌激素
   B. 孕激素

  C. 雄激素

  D. PRL

  E. 抑制素

7. 使子宫内膜增生变化的激素是

8. 使子宫内膜由增生期变为分泌期的激素是

9. 青春期后促使骨骺愈合的激素是

10. 过高可引起闭经的激素是

11. 可抑制 FSH 作用的激素是

  【X 型题】

12. 关于子宫，正确的描述是   （   ）

  A. 未产发的宫颈外口呈圆形   B. 成年妇女宫颈管长约 2.5～3.0 cm

  C. 子宫内膜基底层无周期性变化   D. 宫颈管黏膜层有许多腺体分泌酸性黏液   E. 子宫浆膜层为覆盖宫体底部及前后面的腹膜

13. 正常情况下妇女的白带是   （   ）

  A. 少量白色，稀糊状的液体   B. 一般无气味   C. 经期前白带增多属病理现象   D. 排卵期白带增多   E. 妊娠期白带增多

14. 关于正常妊娠下述哪些叙述是正确的   （   ）

  A. 早孕反应多出现在妊娠 6 周前后   B. 孕妇自觉胎动多在第 18～第 20 周   C. Doppler 在停经 10 周即可听到胎心   D. 胎心在妊娠 18 周可以用听诊器听到   E. 免疫学妊娠试验于妊娠第 8～第 10 周阳性率最高

15. 有关高危妊娠的叙述，下列哪些是正确的   （   ）

  A. 以往有异常妊娠史或不良分娩史   B. 孕妇有严重并发症，如心脏病、糖尿病   C. 年龄＞16 岁，＜35 岁   D. 各种妊娠并发症，胎位异常及骨盆狭窄   E. 早孕期间用过对胎儿有影响的药物或接触放射线

16. 下列哪些是胎儿窘迫的临床表现   （   ）

  A. 胎心率大于 160 次/min 或小于 120 次/min   B. 胎动每 12 小时少于 4 次   C. 头位羊水胎粪污染   D. 催产素激惹试验（OCT）多次检查均为阴性   E. 胎心率不规则

17. 下述哪些是新生儿窒息的常见原因   （   ）

  A. 胎儿宫内窘迫   B. 颅内出血   C. 胎儿宫内肺炎   D. 吸入羊水   E. 分娩前使用过多镇静药

18. 重型胎盘早剥的处理包括   （   ）

A. 密切观察血压、脉搏、宫底高度等病情变化　　B. 输液、输血纠正休克　　C. 用止血药物止血　　D. 人工破膜　　E. 积极终止妊娠

19. 诊断葡萄胎的方法有　　　　　　　　　　　　　　　　　　（　　）

A. 病史、体征　　B. HCG 测定　　C. AFP 测定　　D. 超声检查

E. CA125 测定

20. 产科病房母乳喂养的规定包括　　　　　　　　　　　　　　（　　）

A. 早吸吮　　B. 24 小时同室　　C. 每天喂奶 6～8 次　　D. 开奶前不喂食　　E. 婴儿吸吮困难时用奶瓶喂

二、填空题（每空 1 分，共 20 分）

1. 女性生殖器的邻近器官为：_____、_____、_____、_____ 及 _____。

2. 临产后的主要产力为 _____，第二产程中的重要辅助产力为 _____，协助胎头内旋转及仰伸的产力是 _____。

3. 心脏病孕妇最危险的 3 个时期是：_____、_____ 及 _____。

4. 羊水超过 _____ mL 者称为羊水过多，少于 _____ mL 者称为羊水过少。

5. 导致孕产妇死亡的四大原因是 _____、_____、_____ 和 _____。

6. 影响分娩的主要因素为 _____、_____、_____ 及精神心理因素。

三、判断题（每题 0.5 分，共 5 分；正确的在括号内标"＋"，错误的标"－"）

1. 我国妇女的平均绝经年龄为 45 岁。　　　　　　　　　　　　（　　）

2. 月经期基础体温上升。　　　　　　　　　　　　　　　　　　（　　）

3. 会阴指阴道与肛门间的软组织，包括皮肤、肌肉及筋膜。　　（　　）

4. 为了从母体获得足够氧气、营养物质和排泄代谢产物，胎儿有一条脐动脉和两条脐静脉。　　　　　　　　　　　　　　　　　　　　（　　）

5. 产科四步触诊法检查时检查者应站在孕妇左侧。　　　　　　（　　）

6. 雌激素刺激乳腺腺泡发育，孕激素刺激乳腺腺管发育。　　　（　　）

7. 自然流产最常见的原因为遗传因素。　　　　　　　　　　　　（　　）

8. 妊娠晚期无痛性出血是胎盘早剥的特征。　　　　　　　　　　（　　）

9. 羊水过多的常见胎儿异常为神经管畸形，而羊水过少者则为泌尿道畸形。

（　　）

10. 凡妊娠期有某种高危因素危害孕妇健康者称为高危妊娠。   （   ）

四、名词解释（每题 2 分，共 10 分）

1. 产褥感染
2. 产褥病率
3. 产褥期抑郁症
4. 羊水栓塞
5. 胎位异常

五、问答题（每题 3 分，共 45 分）

1. 何谓会阴及会阴体？有何临床意义？
2. 女性生殖器有哪些邻近器官？各与生殖器官的关系如何？
3. 胎盘有哪些生理功能？
4. 试述羊水的生理功能。
5. 试述胎儿循环系统的解剖特点。
6. 早期妊娠的辅助诊断方法有哪些？
7. 产力包括哪 3 种？各有何特点？
8. 试述 10 种孕妇应禁用或慎用的药物及其危害性。
9. 试述我国自然流产的发生率及常见的流产原因。
10. 试述异位妊娠的主要临床表现和早期诊断方法。
11. 试述治疗中、重度妊娠期高血压疾病的常用药物。
12. 试述预防母儿血型不合并发新生儿黄疸的 3 种方法。
13. 何谓高危妊娠？主要高危因素有哪些？
14. 何谓难产？其主要原因有哪些？
15. 试述新生儿窒息的常见原因。

参考答案

一、选择题

1. E	2. B	3. C	4. E	5. B	6. A
7. A	8. B	9. C	10. D	11. A	12. ABCE

13. ABDE 14. ABDE 15. ABDE 16. ABCE 17. ABDE 18. ABE
19. ABD 20. ABD

二、填空题

1. 尿道 膀胱 输尿管 直肠 阑尾
2. 子宫收缩力 腹肌及膈肌收缩力 肛提肌收缩力
3. 妊娠 32～34 周 分娩第二产程 产后 24 小时
4. 2000 300
5. 产褥感染 产科出血 妊娠合并心脏病 子痫
6. 产力 产道 胎儿

三、判断题

1. — 2. — 3. ＋ 4. ＋ 5. — 6. —
7. ＋ 8. — 9. ＋ 10. —

四、名词解释

1. 产褥感染：系指分娩及产褥期生殖道受病原体侵袭，引起局部或全身的感染。发病率为 6%。

2. 产褥病率：与产褥感染的含义不同，它是指分娩 24 小时以后的 10 天内，用口表每天测量体温 4 次，有 2 次≥38 ℃。造成产褥病率的原因以产褥感染为主，但也包括生殖道以外的急性乳腺炎、上呼吸道感染、泌尿系统感染、血栓静脉炎等。

3. 产褥期抑郁症：是指产妇在产褥期内出现抑郁症状，是产褥期精神综合征中最常见的一种类型。有关其发病率，国内资料极少，国外报道发生率高达 30%。通常在产后 2 周出现症状，表现为易激惹、恐怖、焦虑、沮丧和对自身及婴儿健康过度担忧，常失去生活自理及照料婴儿的能力，有时还会陷入错乱或嗜睡状态。

4. 羊水栓塞：是指在分娩过程中羊水突然进入母体血循环引起急性肺栓塞、休克、弥散性血管内凝血（DIC）、肾衰竭或突发死亡的分娩严重并发症。发生于足月妊娠时产妇死亡率高达 70%～80%；妊娠早、中期流产亦可发生，但病情较轻，死亡少见。近年研究认为，羊水栓塞的核心问题是过敏反应，建议命名为"妊娠过敏反应综合征"。

5. 胎位异常：是造成难产的常见因素之一。分娩时枕前位（正常胎位）约占 90%，而胎位异常约占 10%，其中胎头位置异常居多，占 6%～7%。胎产式异常的臀先露占 3%～4%，肩先露已极少见。此外还有复合先露。

五、问答题

1. 会阴指阴道与肛门间的软组织，包括皮肤、肌肉及筋膜，也是骨盆底的一部分。其中心部位的楔形组织为会阴体，长 3~4 cm，外表为皮肤、皮下脂肪，中层为会阴中心腱。会阴的伸展性很大，妊娠后组织变松软，有利于分娩，但也对胎儿娩出形成阻碍，如产力强、胎儿大或会阴保护不当，可导致会阴裂伤，故保护会阴或会阴切开为助产的必要步骤之一。

2. 女性生殖系统的邻近器官如下：

   (1) 尿道：位于阴道前面，耻骨联合后面，长约 4 cm。

   (2) 膀胱：位于子宫前方，耻骨联合后方，膀胱底即三角区，与子宫颈及阴道前壁紧邻。

   (3) 输尿管：起自肾盂，终于膀胱，长约 30 cm，于临近子宫颈内口水平约 2 cm 处，在子宫动脉的后方与之交叉，又经阴道侧穹顶端绕向前方，而入膀胱壁。

   (4) 直肠：前为子宫及阴道后壁，后为骶骨。

   (5) 阑尾：上端接盲肠，下端游离，下端可达右侧输卵管及卵巢部位。

3. 胎盘的生理功能如下：

   (1) 免疫耐受功能：妊娠被认为是同种异体移植，但母体因有免疫耐受功能并不排斥胎儿组织的移植抗原，使胎儿胎盘可以继续存活。

   (2) 代谢功能：胎盘通过简单扩散和主动运输等机制，在绒毛间隙进行气体交换、营养吸收及排泄代谢产物。

   (3) 防御功能：胎盘对某些病原体如结核分枝杆菌、疟原虫等起屏障作用。母血中免疫抗体如 IgG 能通过胎盘进入胎体，使之出生后获得暂时被动免疫力。

   (4) 内分泌功能：胎盘绒毛的合体细胞能分泌两种蛋白类激素和两种甾体激素。绒毛膜促性腺激素能维持黄体继续发育，使之变为妊娠黄体，有利于妊娠的继续。胎盘催乳素能促进乳腺发育和胎儿生长。雌激素孕激素参与和维持妊娠母体变化。

4. 羊水的生理功能如下：

   (1) 保护胎儿：使胎儿自由活动，防止胎体粘连，保持宫内恒温恒压，降低胎儿耗氧量，减少胎儿外伤和临产时局部受压。

   (2) 保护母体：羊水可减少因胎动引起的不适，临产时羊水囊扩张子宫颈，破水时有冲洗阴道作用。

   (3) 宫内诊断：羊水是了解胎儿情况的良好检测标本，可诊断部分遗传性疾病，鉴定胎儿性别，了解胎儿成熟度。

5. 胎儿循环系统的解剖及特点如下：为了保证胎儿从母体获得足够氧气、营养物质和排泄代谢产物，在解剖上增加了一条脐静脉和两条脐动脉。又为了使胎儿肝脏和心脏等重要器官优先获得营养物质供应，解剖上增加了两条捷径：即卵圆孔和动脉导管。

(1) 脐静脉：自胎盘沿脐带进入腹前壁，再分为 3 支，一支直入肝脏，一支与门静脉会合后入肝脏，一支通过静脉导管入下腔静脉。

(2) 脐动脉：由胎儿双侧髂内动脉发出，沿腹壁至脐孔，经脐带至胎盘。

(3) 卵圆孔：位于左、右心房之间，含氧分高的下腔静脉血可直接经卵圆孔而至左心房、左心室。

(4) 动脉导管：在肺动脉与主动脉之间，肺动脉内 2/3 的血直接经动脉导管入主动脉。

6. 早期妊娠的辅助诊断方法如下：

(1) 妊娠试验：妊娠后胎盘绒毛产生绒毛膜促性腺激素（HCG），利用 HCG 的生物学和免疫学特点，测定受检者体内有无 HCG，以协助诊断早期妊娠的方法称为妊娠试验。

(2) 超声检查：应用 B 型断层显像法，在妊娠 7 周时可见到妊娠环及胎心搏动。超声多普勒法，最早在妊娠 7 周时听到胎心音。

(3) 黄体酮试验：黄体酮 20 mg，肌内注射，每天 1 次，连续 3～5 天，停药后超过 7 天仍未出现阴道流血，则早期妊娠可能性大。

(4) 基础体温测定：高温相持续 3 周以上不见下降，则早孕可能性大。

7. 产力的来源及其特点如下：

(1) 子宫收缩力：是临产后主要产力，能迫使宫颈缩短，子宫颈口扩张，胎先露下降及胎盘娩出。正常宫缩具有节律性、对称性、极性及缩复作用。

(2) 腹肌及膈肌收缩力：是第二产程时娩出胎儿的重要辅助力量，在第三产程还可促使胎盘娩出，此种产力在第二产程末配合宫缩运用最为有效。

(3) 肛提肌收缩力：有协助胎先露部在骨盆腔内旋转的作用，还能协助胎头仰伸娩出。当胎儿娩出后，胎盘降至阴道时，肛提肌收缩有助于胎盘娩出。

8. 以下药物孕妇应禁用或慎用：

(1) 反应停（肽胺哌啶酮）：可引起无肢症、短肢畸形、无耳症、无眼症、缺肾、肛门闭锁及心脏畸形。

(2) 抗肿瘤药：烷化剂、抗代谢药、抗肿瘤抗生素等均可引起流产、死胎或胎儿畸形。

(3) 己烯雌酚：可致阴道腺病或生殖器先天畸形。

(4) 雄激素：可引起女性胎儿男性化，如阴蒂肥大及阴唇融合等。

(5) 肾上腺皮质激素：可引起腭裂畸形。

(6) 四环素：对钙盐有亲和力，可抑制骨骼生长，导致乳齿黄染。

（7）链霉素：可引起新生儿听力障碍。

（8）氯霉素：引起新生儿"灰色综合征"，并抑制新生儿造血功能。

（9）硫氧嘧啶或甲巯咪唑：抑制胎儿甲状腺素的合成，造成新生儿甲状腺功能减退。

（10）双香豆素及华法林：可引起胎儿死亡和脑出血。

9. 我国自然流产的发生率为 10%～15%，常见原因如下：

（1）遗传因素：为最常见原因，早期流产时，染色体异常占 50%～60%。

（2）外界因素：妇女接触有毒物质如镉、铅、苯、甲醛、有机汞、DDT 及放射性物质等。

（3）母体因素：孕妇患急性传染病致细菌毒素或病毒通过胎盘进入胎血循环、黄体功能不足、甲状腺功能亢进或减退、子宫畸形、子宫颈重度撕裂、子宫颈内口松弛、子宫肌瘤及妊娠早期腹部手术或妊娠中期外伤等。

（4）免疫因素：母体妊娠后由于母儿双方免疫不适应而导致母体排斥胎儿，以致发生流产。

（5）母儿血型不合：如 ABO 血型不合、Rh 血型不合。

10.（1）异位妊娠的四大主要症状和体征：①停经。约 80% 的病例有 6～8 周停经史。②腹痛。为最主要症状，系输卵管膨大、破裂及血液刺激腹膜所致，如内出血急剧，则可伴有晕厥和休克。③阴道流血。系子宫蜕膜剥离所致，常表现为淋漓不净，量如月经，可同时排出蜕膜管型或碎片。④盆腔肿块。妇科检查常可发现子宫颈有明显抬举痛，子宫一侧或后方可触及肿块，质似湿面粉团，边界不清楚，触痛明显。

（2）异位妊娠的早期诊断方法：①妊娠试验。β-HCG 放免测定，阳性率可达 99%。每 48 小时连续测定，常显示 β-HCG 不如宫内妊娠成倍增长。②B 超检查可发现子宫增大而宫腔空虚，宫旁有一低回声区或见妊娠囊和胎心搏动。③腹腔镜检查。早期病例可见一侧输卵管局限性肿大，表面紫蓝色，腹腔内无出血或有少量血液。④阴道后穹穿刺。早期病例伴有内出血者，常可通过阴道后穹穿刺抽出不凝血液。

11. 治疗中、重度妊娠期高血压疾病的常用药物有：

（1）解痉药：25% 硫酸镁、安米妥钠、东莨菪碱及山莨菪碱等。

（2）镇静药：冬眠合剂（哌替啶、乙酰丙嗪、氯丙嗪或双氢麦角碱）及地西泮等。

（3）降压药：肼屈嗪、卡托普利及甲基多巴等。

（4）利尿药：呋塞米、甘露醇及高渗葡萄糖等。

（5）扩容药：25% 人体白蛋白、平衡液、右旋糖酐 40 及全血等。

12. 预防母儿血型不合并发新生儿黄疸的治疗方法如下：

（1）药物疗法：加速胆红素正常代谢和排泄，或阻止胆红素在肠道的再吸收。常用药物有肾上腺皮质激素、清蛋白、血浆、葡萄糖综合治疗，苯巴比妥，药用炭及中药三黄汤。

(2) 光照疗法：光照后，间接胆红素氧化分解为水溶性产物双吡咯和胆绿素，从胆汁和尿中排出，常用波长为 425～475 nm 的蓝光，间歇照射，每天照射 8～12 小时，对溶血病儿可持续照射 96 小时。

(3) 换血疗法：机械地除去胆红素、致敏红细胞和抗体。胆红素持续上升达 308 μmol/L（18 mg％）以上，保守治疗无效时，始可进行换血治疗。Rh 血型不合者，选用 Rh 阴性并与新生儿 ABO 血型相同者。ABO 血型不合者，选用 AB 型血浆、O 型红细胞。每次换血量按新生儿体重计算为 150 mL/kg。

13. 在妊娠期有某种病理因素或致病因素可能危害孕妇、胎儿及新生儿或导致难产者，称为高危妊娠。常见高危因素如下：

(1) 孕妇年龄小于 16 岁或大于 35 岁。

(2) 有异常生育史者。

(3) 妊娠并发妊娠期高血压疾病、前置胎盘、胎盘早剥、羊水过多或过少、胎儿生长受限、过期妊娠、妊娠肝内胆汁淤积症、母儿血型不合等。

(4) 各种妊娠合并症如心脏病、糖尿病、高血压、肾脏病肝炎、甲状腺功能亢进症、血液病及病毒感染等。

(5) 可能发生分娩异常者，如胎位异常、巨大胎儿、多胎妊娠、骨盆异常、软产道异常等。

(6) 胎盘功能不全。

(7) 妊娠期接触大量放射线、化学性毒物。

(8) 盆腔肿瘤或曾有手术史等。

14. 分娩的 3 个主要因素，即产力、产道及胎儿三者中任何一因素异常，均可造成分娩异常，或称难产。常见原因如下：

(1) 产力异常：包括子宫收缩乏力，子宫病理缩复环及强直性收缩，高张型子宫收缩功能紊乱及子宫痉挛性狭窄环。

(2) 产道异常：包括骨产道异常如骨盆狭窄、骨盆畸形等；软产道异常如子宫阴道先天发育异常、子宫颈阴道陈旧性手术损伤或外伤，以及妊娠合并子宫肌瘤、卵巢肿瘤及宫颈癌等。

(3) 胎儿异常：包括胎先露及胎位异常，如臀先露、肩先露、面先露、复合先露及头先露中高直位，前不均倾位及持续性枕后位和枕横位等。此外，胎儿发育异常如巨大胎儿及脑积水等亦常构成难产。

15. 新生儿窒息的常见原因如下：

(1) 胎儿宫内窘迫：出生前胎儿缺氧未得到纠正，如母血含氧量不足，胎盘脐带输氧功能障碍。

（2）呼吸中枢受抑制或损害：胎儿颅内出血及脑部长时间缺氧，可使呼吸中枢受到损害。此外，麻醉药乙醚、镇静药吗啡等均可经胎盘进入胎儿体内，抑制呼吸中枢。

（3）呼吸道阻塞：胎儿通过产道时，吸入大量羊水、黏液等，引起呼吸道阻塞。

（4）其他：如新生儿溶血症、胎儿宫内肺炎、肺发育不良、肺膨胀不全、膈疝及心脏发育畸形等均可致新生儿窒息。

§6.5.2　妇科疾病试卷

一、选择题（每题1分，共20分）

【A 型题】

1. 盆腔检查的基本要求不包括　　　　　　　　　　　　　　　　　（　　）
   A. 检查前应解净小便　　　B. 尽量避免经期做盆腔检查　　　C. 未婚病人禁做双合诊及阴道窥器检查　　　D. 所有盆腔检查均取膀胱截石位　　　E. 检查时应每人一垫单，避免交叉感染

2. 除正常月经外，引起阴道出血最多见的原因　　　　　　　　　（　　）
   A. 卵巢内分泌功能失调　　　B. 与妊娠有关的子宫出血　　　C. 生殖器炎症　　　D. 生殖器肿瘤　　　E. 损伤、异物和药物

3. 关于外阴白色病变哪项叙述是错误的　　　　　　　　　　　　（　　）
   A. 外阴白色病变亦称慢性外阴营养不良　　　B. 增生型病变区皮肤发白增厚似皮革　　　C. 苔藓型病变区皮肤萎缩变薄变白　　　D. 混合型病变区有增生与苔藓型两种病变　　　E. 萎缩型较易出现非典型增生

4. 下列哪项不是正常月经的临床表现　　　　　　　　　　　　　（　　）
   A. 月经期基础体温上升　　　B. 经量＞80 mL 为月经过多　　　C. 月经血一般不凝固　　　D. 不排卵也有月经来潮　　　E. 两次月经第 1 天的间隔时间称为 1 个月经周期

5. 外阴鳞癌病人中，约百分之几伴发外阴白色病变　　　　　　　（　　）
   A. 15％　　　B. 5％～10％　　　C. 30％　　　D. 40％　　　E. 50％以上

6. 宫颈癌的病因主要为　　　　　　　　　　　　　　　　　　　（　　）
   A. 早婚、早育、多产　　　B. 包皮垢的影响　　　C. 单纯疱疹病毒 2 型及人乳头瘤病毒感染　　　D. 慢性宫颈炎及宫颈裂伤　　　E. 以上多种因素的协同作用

7. 关于预防宫颈癌的方法，下述哪项不恰当　　　　　　　　　　（　　）

A. 凡 50 岁以上的门诊病人均需做子宫颈活检   B. 定期妇科病普查普治
C. 贯彻计划生育政策，实行晚婚、晚育、少育   D. 普及防癌知识，开展
性卫生教育   E. 积极治疗宫颈炎、子宫颈裂伤及上皮内瘤样病变

【B 型题】

问题 8~12

A. 性交后出血

B. 经间出血

C. 绝经多年后阴道出血

D. 停经后阴道出血

E. 经前或经后点滴出血

8. 排卵期可出现   （ ）

9. 子宫内膜癌可出现   （ ）

10. 宫颈息肉可出现   （ ）

11. 先兆流产可出现   （ ）

12. 宫颈癌可出现   （ ）

问题 13~15

A. 子宫肌瘤

B. 子宫腺肌症

C. 葡萄胎

D. 卵巢肿瘤

E. 子宫畸形

13. 子宫增大伴痛经多系患   （ ）

14. 停经后不规则阴道流血且子宫导致增大多系患   （ ）

15. 子宫增大伴月经增多多系患   （ ）

【X 型题】

16. 急性盆腔炎诊断需同时具备以下哪几项   （ ）

A. 发热，体温＞38 ℃   B. 下腹压痛，伴或不伴反跳痛   C. B 超发现
盆腔脓肿或炎性包块   D. 子宫腔或子宫体举痛或摇摆痛   E. 附件区
压痛

17. 关于子宫肌瘤，下列哪些说法正确   （ ）

A. 往往在绝经后有所缩小   B. 是妇女最常见的良性肿瘤   C. 可能与
雌激素有关   D. 肉瘤变较多见   E. 一般不引起症状而在盆腔检查时

被发现

18. 卵巢上皮性肿瘤发病的高危因素包括 （　　）

　　A. 遗传因素　　　B. HPV 感染　　　C. 环境因素　　　D. 内分泌因素

　　E. 持续排卵

19. 有排卵型功血可能有以下哪几种情况 （　　）

　　A. 多发生在接近绝经期妇女　　　B. 用孕激素治疗有效　　　C. 在月经中期可以出现 LH 高峰　　　D. 是育龄妇女容易发生的功血类型　　　E. 大出血时可以用雌激素止血

20. 子宫肌瘤手术指征包括 （　　）

　　A. 黏膜下肌瘤突出子宫颈口者　　　B. 症状明显，导致贫血　　　C. 肌瘤影响生育，病人要求生育　　　D. 子宫增大如妊娠 2.5 个月大小　　　E. 肌瘤小，近绝经期无症状者

二、填空题（每空 1 分，共 20 分）

1. 三合诊即_____、_____、_____联合检查。

2. 女性生殖器炎症的传播途径为_____、_____、_____、_____。

3. 尖锐湿疣的治疗原则为_____，改善_____、_____。其主要治疗方法有_____、_____、_____。

4. 慢性宫颈炎治疗以局部治疗为主，可采用_____、_____、_____，而以_____最常用。

5. 外阴恶性肿瘤约占女性全身恶性肿瘤的_____%，占女性生殖系肿瘤的_____%，常见于_____岁以上的妇女。

三、判断题（每题 1 分，共 10 分；正确的在括号内标"＋"，错误的标"－"）

1. 早期发现宫颈癌最主要的方法是宫颈活检。 （　　）

2. 确诊宫颈癌的方法是宫颈及颈管活体组织检查。 （　　）

3. 浆膜下子宫肌瘤的最常见症状是月经过多。 （　　）

4. "晚婚"是按国家法定年龄推迟 3 年以上结婚。 （　　）

5. 子宫肌瘤的发生可能与女性激素有关。 （　　）

6. 子宫内膜癌大多为上皮细胞癌。 （　　）

7. 分段刮宫病理学检查是确诊子宫内膜癌最常用、最可靠的方法。 （　　）

8. 遗传和家族因素不是卵巢肿瘤发病的高危因素。 （　　）

9. 绒癌的治疗原则是手术为主，药物为辅。 （ ）

10. 计划生育是指科学地控制人口数量和提高人口素质。 （ ）

四、名词解释（每题 2 分，共 10 分）

1. 子宫腺肌病

2. 巧克力囊肿

3. 子宫内膜癌

4. 药物流产

5. 侵蚀性葡萄胎和绒毛膜癌

五、问答题（每题 4 分，共 40 分）

1. 试述慢性盆腔炎的治疗方法。

2. 试述宫颈癌的早期诊断方法。

3. 试述子宫肌瘤的手术指征。什么情况下宜行肌瘤摘除术？

4. 列表介绍卵巢良性与恶性肿瘤的鉴别诊断。

5. 如何诊断侵蚀性葡萄胎及绒毛膜癌？

6. 试述女性不孕的主要因素。

7. 试述人工流产的并发症。

8. 母乳喂养有何优点？

9. 产科病房母乳喂养的规定包括哪些内容？

10. 子宫内膜异位症的主要临床症状是哪些？

参考答案

一、选择题

1. D	2. A	3. E	4. A	5. B	6. E
7. A	8. B	9. C	10. A	11. D	12. A
13. B	14. C	15. A	16. ABCDE	17. ABCE	18. ACDE
19. BCD	20. ABCD				

二、填空题

1. 腹部 阴道 直肠

2. 经淋巴系统蔓延　　　经血液循环传播　　　沿生殖器黏膜上行蔓延　　　直接蔓延

3. 去除外生疣体　　症状　　体征　　局部药物治疗　　物理或手术治疗　　全身抗病毒治疗

4. 物理治疗　　药物治疗　　手术治疗　　物理治疗

5. 1　　3%～5%　　60

三、判断题

1. −　　　　2. ＋　　　　3. −　　　　4. ＋　　　　5. ＋　　　　6. −

7. ＋　　　　8. −　　　　9. −　　　　10. ＋

四、名词解释

1. 子宫腺肌病：当子宫内膜腺体及间质侵入子宫肌层时称为子宫腺肌病。主要临床表现是经量增多，经期延长，以及逐渐加剧的进行性痛经。

2. 巧克力囊肿：子宫内膜异位症病变可发生在不同部位，其中以卵巢内异位症最多见。约80%病人病变累及一侧卵巢，50%病人同时波及双侧卵巢。病变早期在卵巢表面上皮及皮层中可见紫褐色斑点或小泡。随着病变发展，卵巢内的异位内膜可因反复出血而形成单个或多个囊肿，但以单个为多见，称为卵巢子宫内膜异位囊肿。囊肿内含暗褐色黏糊状陈旧血，状似巧克力液体，故又称为卵巢巧克力样囊肿。

3. 子宫内膜癌：是指子宫内膜发生癌，绝大多数为腺癌。为女性生殖器三大恶性肿瘤之一，高发年龄为58～61岁，约占女性癌症总数7%，占女性生殖道恶性肿瘤20%～30%，近年发病率有上升趋势，与宫颈癌比较，已趋于接近甚至超过。

4. 药物流产：又称药物抗早孕，是用非手术措施终止早孕的一种方法。痛苦小、安全、简便、高效、毒副作用少或反应轻、效果肯定的药物为米非司酮配伍米索前列腺醇，完全流产率可达95%～98%。

5. 侵蚀性葡萄胎和绒毛膜癌：侵蚀性葡萄胎是指葡萄胎组织侵入子宫肌层引起组织破坏，或并发子宫外转移者。侵蚀性葡萄胎继发于葡萄胎之后，具有恶性肿瘤行为，但恶性程度一般不高，多数仅造成局部侵犯，仅4%病人并发远处转移，预后较好。绒毛膜癌是一种继发于正常或异常妊娠之后的滋养细胞肿瘤。其中50%发生于葡萄胎之后，25%发生于流产后，22.5%发生于足月妊娠之后，2.5%发生于异位妊娠之后。绒癌多数发生于生育期年龄，也有少数发生于绝经后。绒癌的恶性程度极高。

五、问答题

1. 慢性盆腔炎的治疗方法如下：

　　(1) 一般治疗：包括心理治疗、增加营养、增强体质。

（2）中药治疗：慢性盆腔炎以湿热型多见，宜清热利湿，活血化瘀。

（3）物理治疗：物理治疗可加速盆腔血液循环，有利于炎症吸收和消退，常用短波、超短波与离子导入及蜡疗等。

（4）药物治疗：常用各种抗生素和其他消炎药物，可配合应用泼尼松、α-糜蛋白酶或玻璃酸酶。

（5）手术治疗：如形成输卵管积水、输卵管卵巢囊肿，应行手术治疗。

2. 宫颈癌的早期诊断方法为：

（1）子宫颈刮片细胞学检查：是子宫颈非典型增生（癌前病变）和早期宫颈癌的重要初筛方法，是防癌普查的重要手段，必须注意取样正确，镜检仔细，尽量减少假阴性。

（2）阴道镜检查：凡涂片报告Ⅲ级以上或临床可疑，应在阴道放大镜观察下，于可疑区行子宫颈活检与细胞涂片，诊断准确率可达98%。

（3）子宫颈多点活检和颈管活检：在无阴道镜条件下，可于子宫颈鳞-柱交界部3点、6点、9点和12点处活检。如涂片阳性而子宫颈活检阴性，应行子宫颈管活检。

（4）碘试验下子宫颈活检：正常子宫颈和阴道鳞状上皮富含糖原，可被碘液染为棕色，而鳞状上皮不典型增生、原位癌及浸润癌均无糖原存在，故不着色，于碘不着色区活检，可提高诊断准确率。

（5）子宫颈锥形切除活检：遇多次涂片阳性而活检阴性病例，应行锥形切除术，将标本分块连续切片检查，是早期宫颈癌最精确的诊断方法。

3.（1）子宫肌瘤的手术治疗指征：①子宫增大在3个月妊娠以上；②症状明显，继发贫血者；③黏膜下子宫肌瘤；④肌瘤导致不孕或流产、死产者；⑤有肉瘤样变或红色变性，保守治疗无效；⑥浆膜小肌瘤并发蒂扭转。

（2）子宫肌瘤摘除术指征：①年龄40岁以下；②尚未生育，要求保留生育功能者；③浆膜下或黏膜下子宫肌瘤或个数不多的壁间肌瘤。

4. 卵巢良性与恶性肿瘤的鉴别见下表：

	卵巢性肿瘤	卵巢恶性肿瘤
病史	病程长，肿瘤逐渐长大	病程短，肿瘤常迅速长大
一般情况	良好	迅速恶化，消瘦
妇科检查	单侧，囊性，表面光滑，活动好，无腹水	双侧实质性或半实质性，表面结节状，固定，常伴血性腹水，后穹有无痛结节
B超检查	为液性暗区或混合性，可有间隔光带，包膜完整	液性暗区内有杂乱光团、光点，肿块边界不清，伴腹水

5. 侵蚀性葡萄胎及绒毛膜癌的诊断方法如下：

（1）前次妊娠史：有葡萄胎或流产、足月产史。

（2）症状：阴道不规则流血，或有咳嗽、血痰、阴道大出血及偏瘫、失语等肺、阴道及脑转移症状。

（3）妇科检查：子宫增大变软，阴道紫蓝色结节，或有盆腔转移灶。

（4）妊娠试验：葡萄胎清除后 8 周，流产后 2 周，足月产后 1 周，排除胎盘残留，β-HCG 持续阳性。

（5）胸片：如有肺转移，可见片状、棉球状或结节状阴影。

（6）超声检查：可见子宫增大，宫内或肌壁内有界限不规则的低回声区。

（7）组织学检查：凡子宫肌壁或转移灶内有绒毛上皮细胞高度增生间变或间质水肿，为侵蚀性葡萄胎之证据；凡见不到绒毛，仅见滋养细胞高度增生、异形坏死者，为绒毛膜癌证据。

6. 女性不孕的主要因素如下：

（1）排卵障碍：常见者为月经失调，闭经，卵巢功能早衰，多囊卵巢综合征，闭经溢乳综合征，黄体功能不足及子宫内膜异位症等。

（2）输卵管因素：常见为慢性输卵管炎导致输卵管阻塞和功能障碍。

（3）子宫因素：如子宫发育不良、子宫内膜结核、宫腔粘连及子宫肌瘤等。

（4）子宫颈因素：常见为子宫颈管黏液黏稠、子宫颈息肉、子宫颈肌瘤及子宫颈狭窄等。

（5）外阴、阴道因素：如处女膜闭锁、阴道横隔及先天性无阴道等。

7. 人工流产的并发症如下：

（1）吸宫不全：术后出血达 10 天以上，对抗感染治疗无效者，应考虑为吸宫不全所致。

（2）子宫损伤：子宫穿孔及宫颈撕裂。

（3）流产后感染：子宫内膜炎及附件炎。

（4）术中出血：多发生于钳刮术。

（5）人工流产综合征反应：表现为心动过缓、心律失常、面色苍白、大汗淋漓、头晕胸闷及血压下降，甚至发生昏厥和抽搐。

（6）子宫颈或子宫腔粘连：因内口创伤或感染所致。

（7）月经失调：多表现在术后 3 个月内，常见无排卵周期或非典型分泌期内膜。

（8）空气栓塞和羊水栓塞：较罕见，预后不良。

8. 母乳喂养的优点包括：对婴儿来讲，母乳具有营养丰富、各种营养物质最适宜婴儿消化吸收、含丰富的抗体具有免疫力、利于牙齿的发育与保护和预防龋齿等优点，同时母乳喂养还能增加母婴感情，促进婴儿早期智力开发，减少坏死性结肠炎的危险、减少婴儿猝死综合征的发生，并可望降低婴儿糖尿病及儿童淋巴瘤的发生。

对母亲来讲，可促进子宫收缩，减少产后流血，促进子宫复旧；延长生育间隔；减少乳腺癌和卵巢癌的发生；经济方便。

9. 产科病房母乳喂养的规定包括：①早吸吮；②24 小时母婴同室；③按需哺乳；④不用奶瓶；⑤开奶前不喂食；⑥帮助母亲使婴儿正确含接；⑦建立母亲喂奶的信心。

10. 子宫内膜异位症的主要临床症状为：①下腹痛；②继发性进行加剧的痛经；③不孕，子宫内膜异位症病人不孕率高达 40%；④月经异常有15%～30%的病人有经量和经期的改变。

§6.6 儿科学试卷

§6.6.1 儿科学试卷（一）

一、选择题（每题1分，共20分）

【A型题】

1. 小儿体重计算公式正确的是 （ ）
   A. 1岁以内婴儿体重＝出生时体重（kg）＋月龄×0.25 kg　　B. 7～12月龄婴儿体重＝6 kg＋月龄×0.25 kg　　C. 2岁以后小儿体重＝年龄×2＋7或8（kg）　　D. 小于6个月龄婴儿体重＝出生时体重（kg）＋月龄×0.6 kg　　E. 2岁以前小儿体重＝出生时体重（kg）＋月龄×0.25 kg

2. 关于颅骨的发育，下述哪项错误 （ ）
   A. 颅缝闭合时间为生后6～8周　　B. 后囟在出生时已很小或已闭合 C. 前囟在1～1.5岁时闭合　　D. 前囟早闭见于小头畸形　　E. 面部骨骼发育较颅骨晚

3. 婴儿佝偻病发病的主要原因是 （ ）
   A. 甲状旁腺功能不全　　B. 维生素D缺乏　　C. 钙缺乏　　D. 食物中钙磷比例不当　　E. 婴儿生长发育快

4. 下列哪项不是维生素D缺乏性佝偻病初期的临床表现 （ ）
   A. 易激惹　　B. 睡眠不安　　C. 多汗　　D. 枕秃　　E. 惊厥

5. 下述哪项不是引起高钾血症的原因 （ ）
   A. 碱中毒　　B. 重度溶血反应　　C. 胰岛素缺乏　　D. 肾衰竭 E. 输注库存血

6. 下列哪项不是初乳的特点 （ ）
   A. 质略稠而带黄色，比重较高　　B. 维生素、牛磺酸和矿物质的含量颇丰富　　C. 加热后不易凝固　　D. 初乳量少，每天250～500 mL　　E. 含脂肪较少而蛋白质较多

7. 5岁小儿，下列何者不正常 （ ）
   A. 体重20 kg　　B. 身长105 cm　　C. 乳牙20颗　　D. 腕部骨化中心6

个　　E. 上部量与下部量相等

8. 新生儿败血症最常见的并发症是 （　　）

　　A. 肺炎　　B. 胸膜炎　　C. 化脓性脑膜炎　　D. 骨髓炎　　E. 肝脓肿

9. 新生儿寒冷损伤综合征复温至正常的时间为 （　　）

　　A. 1～3 小时　　B. 4～6 小时　　C. 6～12 小时　　D. 12～24 小时

　　E. 36～48 小时

【X 型题】

10. 新生儿期发生惊厥应考虑哪些原因 （　　）

　　A. 新生儿颅内出血　　B. 先天性代谢异常　　C. HIE　　D. 化脓性脑膜

　　炎　　E. 高热惊厥

11. 小儿能力测验筛查包括下列哪几种方法 （　　）

　　A. 丹佛发育筛查法　　B. Bayley 婴儿发育量表　　C. Gesell 发育量表

　　D. 绘人测试　　E. 图片词汇测试

12. 关于小儿神经精神发育，下述哪些正确 （　　）

　　A. 1 岁时能弯腰拾东西　　B. 18 个月能表示大小便　　C. 9 个月能模仿

　　成人的动作　　D. 2 岁能双脚跳　　E. 3 岁能穿脱简单衣服

13. 佝偻病初期可有以下哪些症状与体征 （　　）

　　A. 鸡胸　　B. 多汗　　C. 枕部脱发　　D. 手镯征　　E. 颅骨软化

14. 维生素 D 缺乏性佝偻病活动期（激期）的治疗正确的是 （　　）

　　A. 苯巴比妥肌内注射　　B. 维生素 D_3 30 U 肌内注射　　C. 口服维生素

　　D 400 U/d，连服 1 个月　　D. 口服维生素 D 4000 U/d，连服 1 个月

　　E. 口服维生素 D 4000 U/d，连服 2 个月

15. 导致锌缺乏的原因有 （　　）

　　A. 长期素食　　B. 慢性腹泻　　C. 肾病综合征　　D. 大面积烧伤

　　E. 长期多汗

16. 正常足月新生儿期应进行的预防接种有 （　　）

　　A. 乙型肝炎疫苗　　B. 百白破疫苗　　C. 卡介苗　　D. 乙型脑炎疫苗

　　E. 脊髓灰质炎糖丸

17. 关于 Rh 血型不合溶血病说法以下哪些正确 （　　）

　　A. 多在出生后 24 小时内出现黄疸　　B. 母亲为 Rh 阳性不会发生 Rh 溶

　　血　　C. 溶血程度较 ABO 溶血病轻　　D. 很少在第一胎发生溶血

　　E. 进入胎儿的为抗 RhD 抗体 IgM

18. 下列哪些因素与染色体畸变有关 （ ）
   A. 孕母年龄过大　　B. 放射线　　C. 病毒感染　　D. 化学药物
   E. 遗传因素

19. 下列哪些疾病属于染色体病 （ ）
   A. 21 三体综合征　　B. Turner 综合征　　C. 血红蛋白病（海洋性贫血）
   D. 遗传性球形红细胞增多症　　E. 红细胞葡萄糖 - 6 - 磷酸脱氢酶缺乏症

20. 免疫重建包括 （ ）
   A. 胎肝移植　　B. 骨髓移植　　C. 基因治疗　　D. 输注免疫球蛋白
   E. 输注胸腺素

二、填空题（每空 1 分，共 20 分）

1. 小儿生长发育最快的时期是_____、_____。

2. 小儿会大笑，能伸手取物，能独坐，该小儿最小为_____月。

3. 骨龄落后见于_____、_____、_____，骨龄超前见于_____、_____。

4. 极低出生体重儿是指出生 1 小时内体重低于_____g；超低出生体重儿是指出生 1 小时内体重低于_____g。

5. 根据 Apgar 评分，_____分为轻度窒息，_____分为重度窒息。

6. 免疫缺陷病的诊断应包括：_____；_____；_____。

7. 出牙延迟见于_____、_____、_____、_____。

8. 联合免疫缺陷病开始出现反复感染的时间是生后_____。

三、判断题（每题 1 分，共 10 分；正确的在括号内标"＋"，错误的标"－"）

1. 新生儿期是指从出生至 30 天。 （ ）

2. 新生儿患感染性疾病时，常表现为发热，并有明确的定位症状和体征。
 （ ）

3. 低钙惊厥常见于新生儿期。 （ ）

4. 2 岁小儿乳牙应为 8～12 颗。 （ ）

5. 营养不良伴慢性腹泻的患儿常出现低渗性脱水。 （ ）

6. 产生第一次哺乳时间应不迟于产后 2 小时。 （ ）

7. 维生素 A 缺乏病最早出现的症状是皮肤干燥。 （ ）

8. 铁和钙均属人体需要的微量元素。 （ ）

9. 胎龄超过 26 周而不足 37 周出生的婴儿称为早产儿。 （ ）

10. 足月新生儿的血压平均为 60/40 mmHg。 （ ）

四、名词解释（每题 2 分，共 10 分）

1. 计划免疫

2. 小儿肥胖症

3. 生理性黄疸

4. 缺氧缺血性脑病

5. 免疫重建

五、问答题（每题 4 分，共 40 分）

1. 简述预防接种的禁忌证有哪些。

2. 简述液体疗法的基本方法。

3. 试述小儿辅食添加原则。

4. 简述锌缺乏症的临床表现。

5. 唐氏综合征的特殊外观有哪些？

6. 儿童 AIDS 的预防措施有哪些？

7. 简述小儿药物代谢特点。

8. 母乳为何具有增进婴儿免疫力的作用？

9. 试述小儿体液平衡的特点。

10. 试述新生儿呼吸窘迫综合征的诊断要点。

参考答案

一、选择题

1. B	2. A	3. B	4. E	5. A	6. C
7. E	8. C	9. C	10. ABCD	11. ADE	12. ABDE
13. BC	14. BD	15. ABCDE	16. AC	17. ABD	18. ABCDE
19. AB					
20. ABCE					

二、填空题

1. 婴儿期　　青春期
2. 6
3. 生活激素缺乏症　　甲状腺功能减退症　　肾小管酸中毒　　中枢性性早熟　　先天性肾上腺皮质增生症
4. 1500　　1000
5. 4～7　　0～3
6. 是否有免疫缺陷　　原发性或继发性、持续性的或暂时性的免疫缺陷　　免疫系统缺陷的部位与程度
7. 严重营养不良　　佝偻病　　甲状腺功能减退症　　唐氏综合征
8. 数月内

三、判断题

1. −	2. +	3. −	4. −	5. +	6. +
7. −	8. −	9. +	10. −		

四、名词解释

1. 计划免疫：根据小儿的免疫特点和传染病发生的情况制定免疫程序，有计划地使用生物制品进行预防接种，以提高人群的免疫水平，达到控制和消灭传染病的目的。
2. 小儿肥胖症：体重超过同年龄、同性别、同身高正常儿均值20%以上者。
3. 生理性黄疸：常于出生后 2～3 天出现，4～5 天达高峰；一般情况良好，足月儿在 2 周内消退，早产儿可延迟到 3～4 周消退；血清胆红素浓度的最高值为 205.2～256.5 $\mu mol/L$（12～15 mg/dL），以未结合胆红素为主，结合胆红素＜26 $\mu mol/L$（1.5 mg/dL）。
4. 缺氧缺血性脑病：是指由于围生期各种因素引起的缺氧和脑血流减少或暂停而导致胎儿和新生儿的脑损伤，为缺氧缺血性脑病。
5. 免疫重建：通过免疫器官或组织移植术使病人恢复免疫功能的方法，称为免疫重建。

五、问答题

1. 预防接种的禁忌证如下：①患自身免疫性疾病、免疫缺陷病者；②有明确过敏史者禁接种白喉类毒素、破伤风类毒素、麻疹疫苗（特别是鸡蛋过敏者）、脊髓灰质炎糖丸疫苗（牛奶或奶制品过敏）、乙型肝炎疫苗（酵母过敏或疫苗中任何成分过敏）；③患有结核病、急性传染病、肾炎、心脏病、湿疹及其他皮肤病者不予接种卡介苗；

④在接受免疫抑制药治疗期间，发热、腹泻和急性传染病期忌服脊髓灰质炎疫苗；⑤因百日咳菌苗偶可产生神经系统严重并发症，故本人及家庭成员患癫痫、神经系统疾病有抽搐史者禁用百日咳菌苗；⑥患有肝炎、急性传染病或其他严重疾病者不宜进行免疫接种。

2. 液体疗法包括补充累积损失量、继续损失量和生理需要量3个部分。

（1）补充累积损失量：轻度脱水约 50 mL/kg；中度脱水 50～100 mL/kg；重度脱水 100～120 mL/kg；先按 2/3 量给予，学龄前期及学龄期小儿体液组成已接近成人，补液量应酌减 1/4～1/3。定输液种类，低渗性脱水应补给 2/3 张含钠液；等渗性脱水补 1/2 张含钠液；高渗性脱水补给 1/5～1/3 张含钠液。临床上判断脱水性质有困难时，可先按等渗脱水补充。定输液速度，补液速度取决于脱水程度，原则上先快后慢。重度脱水病儿开始应快速输入等渗含钠液，按 20 mL/kg（总量不超过 300 mL）于 30 分钟至 1 小时内静脉输入，其余累积损失量于 8～12 小时内完成。

（2）补充继续损失量，一般按每 10～40 mL/kg 计算，用 1/3～1/2 张含钠液均匀地于 24 小时内静脉滴入。

（3）补充生理需要量：供给液量为 70～90 mL/kg。生理需要量应尽量口服补充，不能口服或口服量不足者可静脉滴注 1/5～1/4 张含钠液。

3. 小儿辅食添加应遵循以下原则：①由少到多；②由稀到稠；③由细到粗；④由一种到多种；⑤应于婴儿健康、消化功能正常时逐步添加。

4. 锌缺乏症的临床表现为：①消化功能减退；②生长发育落后；③免疫功能降低；④智力发育延迟；⑤反复口腔溃疡、创伤愈合延缓及夜盲症。

5. 唐氏综合征的特殊外观为：眼距宽，眼裂小，眼外侧上斜，有内眦赘皮；鼻梁低平，外耳小，硬腭窄小，舌常伸出口外，流涎多；头围小于正常，身材矮小，出牙延迟且常错位，头发细软且少，四肢短，关节可过度弯曲，手指粗短，小指向内弯曲。此外还有通贯手、atd 角增大、第 4 及第 5 指桡箕增多、脚拇指球胫侧弓形纹和第 5 指只有一条指褶纹等皮纹特点。

6. 预防 AIDS 病除了一般措施外，儿童 AIDS 病的预防应特别注意以下几点：①严格禁止高危人群献血，在供血员中必须除外 HIV 抗体阳性者。②严格控制血液及各种血制品的质量。不从国外进口Ⅷ因子等血制品。③加强宣传教育，普及 AIDS 知识，尤其对育龄期女性，让她们懂得自我保护，做好卫生消毒工作。④HIV 感染者避免妊娠。⑤HIV 抗体阳性母亲及其新生儿应服用 AZT，以降低母婴传播。

7. 小儿药物代谢特点如下：①药物在体内的分布因年龄而异，如巴比妥类、吗啡、四环素在幼儿脑浓度明显高于年长儿。②不同年龄对药物的反应不同。吗啡对新生儿呼吸中枢的抑制作用明显高于年长儿；麻黄碱对未成年儿升高血压的作用很弱。③肝脏的解毒功能不足。特别是新生儿和早产儿，肝脏酶系统发育不成熟。④肾脏的排泄功能不足。新生儿特别是未成年儿的肾功能不成熟，排泄功能差。⑤家庭中有遗传病史的患儿要慎用某些药物。

8. 母乳增进免疫力的因素包括：

（1）母乳含有 SIgA，尤以初乳为高，有抗肠道感染及抗过敏作用。

（2）母乳富含乳铁蛋白，可抑制大肠埃希菌和白假丝酵母菌的生长。

（3）母乳含双歧因子，可促进乳酸杆菌生长，抑制大肠埃希菌，减少肠道感染。

（4）母乳含溶菌酶、补体、低聚糖等，对预防小儿肠道及全身感染均具有一定的作用。

（5）母乳富含各种细胞：巨噬细胞粒细胞、B 淋巴细胞、T 淋巴细胞。

9. 小儿体液平衡的特点如下：

（1）体液总量与分布：年龄越小，体液总量相对越多。年龄越小，主要是间质液比例较高。

（2）体液组成：小儿体液电解质组成与成人相似，但出生数天的新生儿，血钾、氯、磷及乳酸偏高，血钠、钙和碳酸氢盐偏低。

（3）水的交换：每天所需水量与热量消耗成正比。每消耗热量 418.4 kJ（100 kcal），需水 120～150 mL。除初生数天的新生儿外，年龄越小，水的出入量相对越多。婴儿水的交换率快，对缺水的耐受力比成人差，较易发生脱水。

（4）体液调节功能差：缓冲系统、肺、肾及神经内分泌的调节功能均不如成人。

10. 新生儿呼吸窘迫综合征的诊断要点如下：

（1）多见于早产儿，胎龄愈小发病率愈高。糖尿病孕妇的小儿，发病率也高。

（2）出生后 6 小时内出现症状，最晚不超过 12 小时。

（3）主要表现为进行性呼吸困难及青紫，伴呼气性呻吟。可因肺不张逐渐加重导致呼吸衰竭，重者 3 天内死亡。

（4）实验室检查：PaO_2 降低，$PaCO_2$ 增高，BE 减少，代谢性和呼吸性酸中毒，血钠偏低，血钾、氯偏高。胃液泡沫试验（－）。

（5）X 线检查：生后 24 小时 X 线有特征性表现：两侧肺野普遍性透明度减低，内有均匀细小颗粒和网状阴影，支气管充气征，伸展至节段细支气管，类似秃叶分叉的树枝，重者呈"白肺"。心边界不清。

§6.6.2　儿科学试卷（二）

一、选择题（每题 1 分，共 30 分）

【A 型题】

1. 关于新生儿生理性黄疸，下面哪项错误　　　　　　　　　　　　（　　）

A. 出生后 2～3 天出现黄疸　　B. 足月新生儿出生后 2 周内黄疸消退
C. 足月新生儿血清总胆红素不超过 205.2 μmol/L　　D. 以结合胆红素为
主　　E. 一般情况好，不伴有其他症状

2. 足月儿，因胎儿宫内窘迫产钳助产出生，出生后一直有嗜睡，肌张力高，
前囟隆起，张力高。该患儿最可能的诊断为　　　　　　　　　　（　　）
A. 新生儿缺氧缺血性脑病　　B. 新生儿低血糖　　C. 新生儿败血症
D. 新生儿颅内感染　　E. 新生儿甲状腺功能减退

3. 风湿热时最常受侵犯的瓣膜是　　　　　　　　　　　　　　　（　　）
A. 主动脉瓣　　B. 肺动脉瓣　　C. 二尖瓣　　D. 三尖瓣　　E. 主动脉
瓣和二尖瓣

4. 风湿热急性期应用青霉素的目的是　　　　　　　　　　　　　（　　）
A. 制止风湿活动的进展　　B. 控制急性心力衰竭　　C. 减少心瓣膜病的
发生　　D. 防止病程中继发感染　　E. 清除链球菌感染病灶

5. 关于麻疹的流行病学下述哪项不正确　　　　　　　　　　　　（　　）
A. 麻疹的传染源包括麻疹病人和健康带菌者　　B. 感染后可获终生免疫
C. 婴儿可以从胎盘得到母亲的抗体　　D. 前驱期传染性最强　　E. 出疹
后 5 天传染性消失

6. 下列哪项不是中毒性痢疾的临床表现　　　　　　　　　　　　（　　）
A. 惊厥　　B. 神志不清　　C. 休克　　D. 呼吸衰竭　　E. 皮疹

7. 结核菌素试验呈假阴性者如下述，但哪项应除外　　　　　　　（　　）
A. 重症粟粒性肺结核　　B. 重度营养不良　　C. 机体免疫功能低下
D. 急性传染病后　　E. 接种卡介苗 8 周时

8. 小儿重症肺炎最常见的酸碱平衡失调是　　　　　　　　　　　（　　）
A. 代谢性酸中毒　　B. 呼吸性酸中毒　　C. 代谢性碱中毒　　D. 呼吸性
碱中毒　　E. 混合性酸中毒

9. 6 个月男婴，牛奶喂养，未加辅食，平时多汗，夜惊，今突然出现抽搐 4
次，抽后神志清醒，活泼如常，有枕秃。该患儿最可能的诊断是　　（　　）
A. 婴儿痉挛症　　B. 低血糖症　　C. 婴儿维生素 D 缺乏性手足搐搦症
D. 低镁血症　　E. 高热惊厥

10. 婴儿腹泻伴水、电质紊乱时，下列哪项叙述不正确　　　　　　（　　）
A. 腹泻时由于排钾过多致缺钾　　B. 酸中毒时易致低血钾　　C. 血钾低
于 3.5 mmol/L 时，临床出现低钾症状　　D. 补液后钾由尿排出引起缺

钾　　E. 补液后血液被稀释，血钾相对减少

11. 男，7 岁，发热 10 天，咳嗽 7 天，左胸痛 1 天，曾用青霉素 3 天无改善，体温 40 ℃，心率 110 次/min，呼吸 32 次/min，咽充血明显，左背上方呼吸音略低，未闻及啰音，心音强，血白细胞计数 $9.1×10^9/L$，中性细胞占 0.6，胸片示左肺中部云雾状阴影。该患儿最可能的诊断是　　　　（　　）
A. 金黄色葡萄球菌肺炎　　B. 肺炎支原体肺炎　　C. 呼吸道合并病毒性肺炎　　D. 腺病毒肺炎　　E. 原发综合征

12. 风湿热急性期应用青霉素的目的是　　　　　　　　　　　　（　　）
A. 控制急性心力衰竭　　B. 减少心瓣膜病的发生　　C. 清除链球菌感染灶　　D. 制止风湿活动的进展　　E. 以上都不是

13. 女，4 岁，发热 10 天，伴头痛，呕吐，嗜睡。查体：昏睡，颈项强直，克氏征阳性，左侧肢体痉挛性瘫，PPD 10 mm×10 mm，脑脊液清亮，细胞数 500，单核大于多核，糖 2.01 mmol/L，蛋白质 2.5 g/L，涂片检菌阴性。该患儿最可能的诊断是　　　　　　　　　　　　（　　）
A. 化脓性脑膜炎　　B. 病毒性脑膜炎　　C. 结核性脑膜炎　　D. 颅内肿瘤　　E. 新生隐球菌脑膜炎

14. 1 岁小儿腹泻 2 天，每天水样便 10 余次，呕吐 4～5 次/d，尿量明显减少，眼窝凹陷，皮肤弱性差，血钠 128 mmol/L。首先应选用哪种液体　　（　　）
A. 2/3 张含钠液　　B. 1/3 张含钠液　　C. 1/4 张含钠液　　D. 1/5 张含钠液　　E. 1/2 张含钠液

15. 男，7 岁，水肿、尿少 3 天，血压 135/100 mmHg，眼睑及下肢水肿，尿蛋白（＋＋），红细胞满视野/高倍镜，抗"O" 1000 U。下列哪种病最可能出现上述临床表现　　　　　　　　　　　　　　（　　）
A. 急性肾小球肾炎　　B. 急进性肾小球肾炎　　C. 慢性肾小球肾炎　　D. 肾炎性肾病　　E. 单纯性肾病

【B 型题】

问题 16～19
A. 出生后即出现青紫，呼吸困难，吸氧后症状不缓解
B. 口吐泡沫，体温正常或不升，早期肺部常无异常体征
C. 有窒息史，复苏后出现呼吸不规则或气促
D. 多在出生后 6 小时内出现呼吸困难或青紫，进行性加剧
E. 多在出生后数小时出现呼吸增快，可有唇周发绀，但一般状况好

16. 新生儿肺炎常见的临床表现是 （　　）

17. 新生儿肺透明膜病常见的临床表现是 （　　）

18. 新生儿湿肺常见的临床表现是 （　　）

19. 严重的先天性心脏病常见的临床表现是 （　　）

　　问题 20～23

　　A. 生理性黄疸

　　B. 新生儿溶血病

　　C. 先天性胆道闭锁

　　D. 新生儿败血症

　　E. 母乳性黄疸

20. 出生后 24 小时内出现黄疸应为 （　　）

21. 一般情况良好，1～3 个月黄疸消退应为 （　　）

22. 进行性加重的黄疸，大便陶土样应为 （　　）

23. 黄疸退而复现，反应差，体温不升应为 （　　）

【X 型题】

24. 关于缺血缺氧性脑病（HIE）的预后，下列哪些叙述是正确的 （　　）
A. 频繁惊厥不能控制者，预后差　　B. 神经症状持续 1 周仍未减轻或消失者，预后差　　C. 脑电图持续异常者预后差　　D. 血清 CPK-BB 持续增高者预后不良　　E. 预后与窒息程度及抢救措施有关

25. 新生儿药物应用下述哪些是正确的 （　　）
A. 衣原体感染首选红霉素　　B. 巨细胞病毒感染应用更昔洛韦　　C. 先天性梅毒应用青霉素　　D. 破伤风应用庆大霉素　　E. HIE 用青霉素

26. 关于 Ig 的叙述正确的有 （　　）
A. IgG_1 主要针对病毒、细菌、外毒素等蛋白质抗原　　B. IgG_2 主要针对多糖抗原　　C. 出生时 IgM 增高，表明胎儿在宫内已受过感染　　D. 出生时 IgA 增高提示宫内感染可能　　E. IgE 易通过胎盘，与Ⅰ型变态反应有关

27. 关于水痘，下列说法哪些正确 （　　）
A. 水痘是一种传染性非常强的出疹性传染病　　B. 与带状疱疹为同一病毒感染所致　　C. 皮肤和黏膜相继出现斑丘疹、水疱疹和结痂同时存在　　D. 皮疹呈向心性分布　　E. 感染水痘后一般无永久免疫力

28. 百日咳常见并发症有 （　　）

A. 肺炎　　B. 百日咳脑病　　C. 结核病恶化　　D. 感染性休克

E. 肝脓肿

29. 先天性肥厚型幽门狭窄的典型症状和体征包括　　　　　　　　（　　）

A. 喷射性呕吐　　B. 胃蠕动波　　C. 消瘦　　D. 脱水、电解质紊乱

E. 左上腹可扪及肿块

30. 小儿腹泻的治疗原则包括　　　　　　　　　　　　　　　　（　　）

A. 调整饮食，合理用药　　B. 应用广谱抗生素积极治疗　　C. 预防和纠

正脱水　　D. 禁食至腹泻停止　　E. 保护肠黏膜

二、填空题（每空 1 分，共 20 分）

1. ABC 复苏方案中，_____是根本，_____是关键。

2. 新生儿缺氧缺血性脑病的治疗原则是_____、_____、_____。

3. 水痘患儿应隔离至_____为止。

4. 脊髓灰质炎的主要传染源是_____及_____病人；传播途径为_____及_____。

5. 蛔虫病的主要并发症是_____、_____。

6. 脑肿瘤的临床表现可分为_____和_____两类症状。

7. 注意缺陷障碍以_____、_____、_____。

8. 血友病甲为_____因子缺乏，血友病乙为_____因子缺乏，血友病丙为_____因子缺乏。

三、判断题（每题 1 分，共 10 分；正确的在括号内标"＋"，错误的标"－"）

1. 小儿泌尿道感染最常见的致病菌是金黄色葡萄球菌。　　　　　（　　）

2. 小儿白细胞总数接近成人水平的年龄是 5 岁左右。　　　　　（　　）

3. 我国小儿恶性肿瘤中以白血病发病率最高。　　　　　　　　（　　）

4. 化脓性脑膜炎患儿有颅内压增高、脑疝症状时，首先应予 20% 甘露醇静脉注射。　　　　　　　　　　　　　　　　　　　　　　　（　　）

5. 引起病毒性脑膜炎、脑炎最常见的病毒是单纯疱疹病毒。　　　（　　）

6. 继发性癫痫多可发现原发性疾病。　　　　　　　　　　　　（　　）

7. 小儿脑性瘫痪均有进行性中枢性运动障碍和姿势异常。　　　（　　）

8. 注意力缺陷多动症患儿一般均伴有不同程度的智力低下。　　（　　）

9. 小儿脑肿瘤中最常见的是神经胶质细胞瘤。　　　　　　　　（　　）

10. 先天性甲状腺功能减退最主要的原因是甲状腺不发育或发育不全。（　　）

四、名词解释（每题2分，共10分）

1. 气管持续正压呼吸（CPAP）
2. 围生期
3. 先天性脚气病
4. 高危儿
5. 早产儿

五、问答题（每题3分，共30分）

1. 简述新生儿机械通气的应用指征。
2. 小儿风湿热临床主要表现有哪些？
3. 肠套叠患儿空气灌肠的注意事项有哪些？
4. 试述左→右分流先天性心脏病的共同临床表现。
5. 试述肾病综合征的四大临床特点。
6. 试述非典型急性肾炎的临床表现。
7. 试述小儿风湿热的特点。
8. 试述小儿原发型肺结核的特点。
9. 试述脊髓灰质炎的传染源及预防。
10. 简述各型急性白血病基本相同的主要临床表现。

参考答案

一、选择题

1. D	2. A	3. C	4. E	5. A	6. E
7. E	8. E	9. C	10. B	11. B	12. C
13. C	14. A	15. A	16. B	17. D	18. E
19. A	20. B	21. E	22. C	23. D	24. ABCDE
25. ABC	26. ABCD	27. ABCD	28. ABC	29. AB	30. ACE

二、填空题

1. A　　通气

2. 支持治疗　　控制惊厥　　治疗脑水肿

3. 皮疹全部结痂

4. 隐性感染　　轻症瘫痪型　　飞沫　　粪便

5. 胆道蛔虫病　　蛔虫性肠梗阻

6. 颅内压增高　　脑浆局灶症状

7. 多动　　注意力不集中　　参与事件的能力差

8. Ⅷ　　　　Ⅸ　　　　Ⅺ

三、判断题

1. −　　　2. −　　　3. +　　　4. +　　　5. −　　　6. +

7. −　　　8. −　　　9. +　　　10. +

四、名词解释

1. 气管持续正压呼吸（CPAP）：其作用机制是使有自主呼吸的婴儿在整个呼吸周期中都接受高于大气压（正压）的气体，在呼气末可防止小的气管和肺泡塌陷，并可使一部分塌陷的肺泡扩张，从而改善通气，提高动脉血氧分压。可用于新生儿肺透明膜病、肺水肿、肺不张、湿肺及早产儿频发呼吸暂停，并可用于撤离呼吸机的过渡。

2. 围生期：从胎龄满 28 周（体重≥1000 g）到出生后足 7 天。

3. 先天性脚气病：由于孕母缺乏维生素 B_1 导致新生儿出生时全身水肿、体温低、呼吸无力、肢体柔软、反复呕吐、嗜睡、哭声无力，给予牛奶或健康人乳后症状逐渐消失。

4. 高危儿：是指已经发生或可能发生危重疾病而需要特殊监护的新生儿。

5. 早产儿：是指在妊娠满 28 周至不足 36 周（196～258 天）时出生的婴儿。早产儿有 15% 在新生期死亡。

五、问答题

1. 新生儿机械通气的指征有：①频繁呼吸暂停，严重呼吸困难，呼吸节律不规则；②严重高碳酸血症，$PaCO_2 > 70$ mmHg（9.3 kPa）；③严重低氧血症，在 CPAP 下吸入氧浓度 $>60\%$，或压力 >8 cmH$_2$O（0.78 kPa）时，PaO_2 仍 <50 mmHg（6.67 kPa）；④已诊断 RDS 的早产儿；⑤肺出血；⑥各种原因引起的呼吸、心搏骤停经复苏后仍未建立有规则的自主呼吸。

2. 小儿风湿热主要有以下临床表现：①心肌炎；②游走性多发性关节炎；③舞蹈症；④皮下结节；⑤环形红斑。

3. 肠套叠空气灌肠时应注意：①全身情况差，肠套叠已超过 48 小时，有明显腹胀不宜空气灌肠；②年龄愈小，肠壁愈薄，愈易引起穿孔，对 3～4 个月婴儿应特别谨慎；③试用空气灌肠时，如逐步加压而肠叠阴影不移动、形态不变者放弃空气灌肠改为手术治疗；④空气灌肠前应肌注解痉剂。

4. 左→右分流先天性心脏病的共同临床表现如下：

(1) 一般情况下无青紫色，并发肺动脉高压时刻出现青紫/差异性青紫，有时扩张的肺动脉压迫喉返神经引起声嘶。

(2) 肺循环充血，易患呼吸道疾病。

(3) 体循环减少，生长发育落后，周围血管征。

5. 肾病综合征的四大临床特点如下：

(1) 大量蛋白尿：尿蛋白（＋＋＋）～（＋＋＋＋）持续 2 周以上，24 小时尿蛋白总量大于 0.1 g/kg。

(2) 低蛋白血症：血浆清蛋白低于 30 g/L。

(3) 高脂血症：血胆固醇高于 5.7 mmol/L（220 mg/dL）。

(4) 明显水肿。

以上 4 项条件中以大量蛋白尿及低蛋白血症为必备条件。

6. 非典型急性肾炎的临床表现如下：

(1) 无症状性急性肾炎：为亚临床病例，患儿仅有镜下血尿或仅有血 C_3 降低而无其他临床表现。

(2) 肾外症状性急性肾炎：有的患儿水肿，高血压明显，甚至有严重循环充血及高血压脑病，此时尿改变轻微或尿常规检查正常，但有链球菌前驱感染和血 C_3 水平明显降低。

(3) 以肾病综合征表现的急性肾炎：少数患儿以急性肾炎起病，但水肿和蛋白尿突出并伴有轻度高胆固醇血症和低蛋白血症，临床表现似肾病综合征。

7. 小儿风湿热的特点如下：

(1) 多见于学龄儿童。

(2) 心脏病变较突出，心肌、心内膜及心包均可受累。

(3) 瓣膜病病人有心力衰竭时示风湿活跃。

(4) 关节症状轻，主要为关节痛，少有关节炎。

(5) 舞蹈症是小儿风湿热的主要表现之一。

(6) 小儿风湿热易复发，每复发 1 次，则心瓣膜损害加重 1 次。

(7) 小儿风湿性心脏病往往问不出急性风湿热的既往史。

8. 小儿原发型肺结核的特点如下：

(1) 主要临床类型为原发综合征和支气管淋巴结结核。

(2) 起病缓，临床症状不明显，肺部体征少。

（3）周围淋巴结可有不同程度的肿大。

（4）有时可出现结节性红斑或疱疹性结膜炎。

（5）原发病灶吸收快，形成钙化灶。但幼婴、营养不良、免疫功能低下者易发生血行播散。

9.（1）脊髓灰质炎的传染源：脊髓灰质炎病人、隐性感染者及轻型瘫痪型的病人为本病的传染源，后两者为最危险的传染源。

（2）脊髓灰质炎的预防：加强卫生宣教，正确地使用脊髓灰质炎减毒活疫苗糖丸是预防本病的重要措施。一般首次免疫从 2 个月开始使用三价疫苗糖丸，每 4~6 周 1 次，共 3 次。4 岁时再加强免疫 1 次。对密切接触者应严密检疫 20 天，本病流行期间，小儿应暂时避免一切不亟需的肌内注射及手术；对未服过疫苗糖丸的密切接触者，特别是婴幼儿，应立即肌内注射丙种球蛋白。一旦发现病人，应自起病日起至少隔离 40 天。

10. 各型急性白血病的主要临床表现为：①起病多较急，骨关节痛；②发热；③贫血；④出血；⑤有白血病细胞浸润的症状和体征。

§6.7 耳鼻咽喉科学试卷

§6.7.1 耳科疾病试卷

一、选择题（每题1分，共20分）

【A 型题】

1. 人耳能感觉到的声波频率范围为 （　　）
   A. 20~1000 Hz　　B. 20~2000 Hz　　C. 20~4000 Hz　　D. 20~8000 Hz　　E. 20~20000 Hz

2. 周围性眩晕一般不伴有 （　　）
   A. 听力下降　　B. 耳鸣　　C. 水平眼震　　D. 意识丧失　　E. 面色苍白、出汗、恶心、呕吐

3. 下列哪种抗生素不具耳毒性 （　　）
   A. 链霉素　　B. 庆大霉素　　C. 卡那霉素　　D. 红霉素　　E. 新霉素

4. 噪声性聋早期听力损害主要频率为 （　　）
   A. 1000 Hz　　B. 2000 Hz　　C. 3000 Hz　　D. 4000 Hz　　E. 8000 Hz

5. 已有正常语言能力的较大儿童，双侧重试耳聋发生后多长时间开始逐渐丧失语言能力 （　　）
   A. 数月　　B. 数周　　C. 数天　　D. 半年　　E. 1 年

   【B 型题】

   问题 6~25
   A. 传导性聋
   B. 感音性聋
   C. 神经性聋
   D. 混合性聋
   E. 中枢性聋

6. 听神经瘤可出现 （　　）

7. 内耳病变可出现 （　　）

8. 中耳病变可出现 （　　）

9. 中内耳病变可出现 （　　）

10. 中枢病变可出现 （　　）

【C 型题】

问题 11～13

A. 眩晕

B. 听力减退

C. 两者均有

D. 两者均无

11. 迷路炎的症状是 （　　）

12. 前庭神经炎的症状是 （　　）

13. 耳硬化症的症状是 （　　）

【X 型题】

14. 咽鼓管的生理功能包括 （　　）

A. 保持中耳压力平衡　　B. 引流作用　　C. 对声刺激的保护作用
D. 防声作用　　E. 防止逆行性感染的功能

15. 耳源性颅内并发症包括 （　　）

A. 脑膜炎　　B. 迷路炎　　C. 脑脓肿　　D. 面瘫　　E. 癫痫

16. 感音神经性聋的防治要点是 （　　）

A. 以目前的科学水平而言，预防比治疗更重要，也更有效　　B. 加强孕产期的妇幼保健，开展和提高对先天性聋的产前诊断，避免孕、产期耳毒性药物暴露，是预防的重要方面　　C. 对感音神经性聋，目前尚无特效疗法，助听器和人工耳蜗植入是目前较有希望的听觉康复方法　　D. 药物疗法主要用于发病初期，对部分病人有效　　E. 高水平的听觉语言训练可使一些较严重的感音神经性聋患儿避免成为聋哑人的命运

17. 对于急性化脓性中耳炎的叙述，下述哪些是正确的 （　　）

A. 是中耳黏膜的急性化脓性炎症　　B. 好发于儿童　　C. 病前多有上呼吸道感染病史　　D. 主要临床表现往往是听力下降　　E. 主要临床表现往往是耳痛

18. 关于急性乳突炎的叙述，下述哪些是正确的 （　　）

A. 是乳突气房黏膜及其骨质的急性化脓性炎症　　B. 多由急性化脓性中耳炎发展而来，故中耳炎和乳突炎常同时存在　　C. 乳突部皮肤轻度肿胀，耳后沟红肿压痛　　D. 全身症状反而不重　　E. 为局部炎症，不会

引起颅内、外并发症

19. 儿童易发生急性化脓性中耳炎或乳突炎的原因有 （　　）

A. 与成人比较，咽鼓管相对短、宽、平、直　　B. 咽部淋巴组织丰富，常增生肥大，因而易藏匿细菌和病毒　　C. 中耳局部的免疫功能发育不全　　D. 中耳、乳突结构畸形　　E. 机体抵抗力较差，患各种上呼吸道传染病的机会较多

20. 关于外耳道异物的叙述，下述哪些是正确的 （　　）

A. 外耳道异物多见于儿童　　B. 异物刺激外耳道或鼓膜，可引起反射性的咳嗽或眩晕　　C. 对活的昆虫类异物，应该先用乙醇或乙醚麻醉后再取出　　D. 被水泡胀的豆类异物，应该先用碱性溶液将其溶解或软化后再取出　　E. 只要没有症状，外耳道异物也可不取出

二、填空题（每空 1 分，共 20 分）

1. 耳聋根据其病变部位及临床特点可分为 _____、_____、_____ 3 型。

2. 外耳道疖常见的发病原因是 _____。

3. 外耳道疖最主要的临床表现是 _____。

4. 慢性化脓性中耳炎有三大临床表现特点，即 _____、_____ 和 _____。

5. 最容易导致颅内、外并发症的慢性化脓性中耳炎属 _____ 型。

6. 根据耳聋的性质，可将耳聋分为下列 5 类，即 _____、_____、_____、_____、_____。

7. 临床最常见的耳毒性抗生素是 _____ 类抗生素，其代表药物为 _____ 和 _____。

8. 声波通过鼓膜、听骨链传入内耳的传导方式叫称为 _____；声波通过振动颅骨，将能量直接传入内耳的传导方式称为 _____；声波振动颅骨后，一部分能量通过振动鼓膜和听骨链的方式再传入内耳，称为 _____。

三、判断题（每题 1 分，共 10 分；正确的在括号内标"＋"，错误的标"－"）

1. 气管切开术后发生严重皮下气肿应立即拆除伤口缝线，以利气体逸出。

（　　）

2. 中耳炎并发乙状窦血栓性静脉炎者，应以非手术治疗为主，包括足量抗生

素及支持疗法。 （　　）

3. 梅尼埃病发作期，病人除有眩晕、耳鸣、耳闷胀感等症状外，常伴有短暂性意识障碍。 （　　）

4. 听神经瘤最常发生部位是在内听道段前庭神经的神经膜细胞。 （　　）

5. 急性化脓性中耳炎常为急性上呼吸道感染或急性传染病的并发症。 （　　）

6. 单纯型慢性化脓性中耳炎一般均应考虑行乳突根治术，以清除病灶。 （　　）

7. 胆脂瘤型中耳炎的重要诊断依据是听力改变。 （　　）

8. 迷路炎和面瘫属耳源性颅内并发症。 （　　）

9. 程度严重的耳聋称为"重听"。 （　　）

10. "头昏"是指涉及头部的除头痛、头晕以外的任何不适感。 （　　）

四、名词解释（每题 2 分，共 10 分）

1. 咽鼓管

2. 耵聍

3. 急性乳突炎

4. 梅尼埃病

5. 感音神经性聋

五、问答题（每题 4 分，共 40 分）

1. 简述听功能检查的主要类型及其所包含的主要检查项目。

2. 简述梅尼埃病的常见临床症状。

3. 简述国内传统的耳聋分级标准和世界卫生组织 1980 年推出的国际耳聋分级标准。

4. 试述急性化脓性中耳炎的临床特点和处理原则。

5. 简述慢性中耳炎的处理原则。

6. 试述耳源性脑脓肿的临床特点。

7. 试述耳源性脑脓肿的处理原则。

8. 简述耳源性眩晕的常见病因和临床特点。

9. 试述耳聋的分类和临床分型。

10. 简述声音从外耳到内耳，最后形成听觉的主要途径。

参考答案

一、选择题

1. E	2. D	3. D	4. D	5. A	6. C
7. B	8. A	9. D	10. E	11. C	12. A
13. B	14. ABDE	15. AC	16. ABCDE	17. ABCE	18. ABC
19. ABCE	20. ABC				

二、填空题

1. 传音性（传导性）聋　　感音性聋　　混合性聋
2. 挖耳
3. 剧烈耳痛
4. 耳内长期或间歇性流脓　　鼓膜穿孔　　听力下降
5. 胆脂瘤
6. 传导性聋　　感音神经性聋　　混合性聋　　功能性聋　　伪聋
7. 氨基酸苷　　链霉素　　庆大霉素
8. 空气传导　　骨传导　　骨-鼓径路传导

三、判断题

1. +	2. −	3. −	4. +	5. +	6. −
7. −	8. −	9. −	10. +		

四、名词解释

1. 咽鼓管：沟通鼓室与鼻咽的管道，成人全长约 35 mm，是维持中耳气压与外界一致的重要通道。
2. 耵聍：外耳道皮肤耵聍腺分泌的一种淡黄色黏稠液体，有抑菌和保护外耳道皮肤的作用。
3. 急性乳突炎：乳突气房黏膜及其骨质的急性化脓性炎症，多由急性化脓性中耳炎发展而来。
4. 梅尼埃病：以膜迷路积水为基本病理改变，以发作性眩晕、耳聋、耳鸣和耳胀满感为临床特征的特发性内耳疾病。

5. 感音神经性聋：因声波感受与分析径路（包括中枢的神经传导径路）即内耳、听神经和听中枢病变导致的呼力损害。

五、问答题

1. 听功能检查包括主观测听法和客观测听法两大类。

（1）主观检查的主要项目：有语音检查法、表试验、音叉试验、纯音听阈及阈上功能测试、Bekesy 自描听力计检查、语言测听、儿童的行为测听等。

（2）客观检查的主要项目：有声导抗检查、听觉诱发电位检查、耳声发射检查等。

2. 梅尼埃病的常见症状为：①眩晕；②耳鸣；③耳聋；④其他症状。

3. 国内传统耳聋分级标准：以语言频率平均听阈为分级依据。听力损失＜30 dB 者为轻度耳聋；30～60 dB 为中度耳聋；60～90 dB 为重度耳聋；＞90 为全聋。

世界卫生组织推出的分级标准：以语言频率平均听阈为分级依据。听力损失 26～40 dB 为轻度聋；41～55 dB 为中度聋；56～70 dB 为中重度聋；71～90 dB 为重度聋；＞91 dB 为极度聋。

4. (1) 急性化脓性中耳炎的临床特点：①好发于婴幼儿，因其咽鼓管短、宽、平直，致病菌易直接侵入中耳。常见致病菌为肺炎链球菌、链球菌属、葡萄球菌等。②急性上呼吸道感染细菌侵入中耳。③急性传染病如麻疹、猩红热等，可通过咽鼓管途径并发中耳炎。④急性化脓期全身症状重，小儿可有高热、抽搐、剧烈耳痛、听力减退、烦躁不安等，鼓膜穿破流脓后，发热和耳痛迅即减轻或消失，其他症状亦改善。

（2）急性化脓性中耳炎的处理原则：使用足量抗生素，或按药敏试验选用药物，对小儿不宜用耳毒性药物，并应注意全身支持疗法。鼓膜充血、膨出显著或鼓膜已穿孔流脓，但引流不畅者，应及时行鼓膜切开，以帮助引流，并用抗生素滴耳液滴耳。

5. 慢性中耳炎的处理原则是控制炎症，通畅引流，清除病灶，防治并发症，尽可能保存或改善听力，对于单纯型或病变轻微的骨疡型可先行保守处理，改善引流，控制炎症。对于胆脂瘤型应尽早手术清除病灶，防止并发症，尽量保存或改善听力。

6. 耳源性脑脓肿是指中耳乳突感染侵入颅内引起的脑脓肿，脓肿多位于颞叶，小脑次之。其临床特点如下：

（1）初期（起病期）：常有畏寒发热、头痛（偏患耳侧）、恶心呕吐、精神委靡、嗜睡、颈部轻度强直等症状。周围血常规示中性粒细胞增多，左移。脑脊液中细胞数及蛋白含量轻度或中度增高。

（2）潜伏期（隐匿期）：一般历时数周，症状常不明显，可有间歇性头痛、低热、食欲减退、嗜睡、反应迟钝等症状。

（3）显症期：脓肿逐渐增大，即可出现颅内压增高、剧烈头痛、呕吐、意识障碍、缓脉、视盘水肿等。颞叶脓肿时可出现运动性、命名性或感觉性失语，同侧偏盲，对侧面部或上下肢偏瘫。小脑脓肿则出现同侧肌张力减低、行走不稳、共济失调、轮替运动障碍、中枢性眼震等症状。

(4) 终末期：脓肿破裂或形成脑疝，颞叶脓肿可引起小脑幕切迹疝，小脑脓肿可引起枕骨大孔疝，病人大多死亡。

7. 耳源性脑脓肿的处理原则如下：

(1) 抗炎处理：应及早选用足量、有效、可通过血-脑屏障的抗生素。特别是抗革兰阴性菌及抗厌氧菌药物联合静脉滴注。

(2) 手术处理：治疗耳源性脑脓肿关键是迅速手术引流脓液，如病情危重，颅内压增高，应先考虑在 CT 定位脓肿后钻颅抽脓减压，病情稳定后再行乳突病灶清除。如病情允许，也可先行乳突根治手术，经术腔穿刺抽脓。

(3) 处理脑疝：出现脑疝症状应立即静脉推注脱水剂，气管插管，辅助呼吸，急做脑脓肿穿刺引流或脓肿切除等。

(4) 降低颅内压。

(5) 调节水、电解质代谢平衡。

(6) 支持疗法。

8. 耳病（主要是内耳疾病）引起的眩晕统称为耳源性眩晕。引起眩晕的常见耳病有良性直立性眩晕、梅尼埃病、前庭神经炎、迷路炎或迷路瘘管、迷路外伤、迷路膜破裂、药物性前庭耳蜗损害、听神经瘤、运动病等。耳源性眩晕的临床特点为：①常为突然起病，眩晕剧烈，持续数小时至数天，可自然缓解，常反复发作；②病人感自身或外物旋转性眩晕，常伴耳鸣、耳聋、恶心、呕吐、冷汗、面色苍白、血压下降等自主神经症状，但无意识障碍和其他脑神经症状；③发作期一般都有强弱不等的水平性或旋转性自发性眼震，眼震有快相和慢相，方向固定；④前庭功能检查：功能减退，可有前庭重振现象。

9. 根据耳聋发生的时间，可分为先天性聋（聋哑症）和后天性聋两大类；根据病变部位及临床特点可分为传音性（传导性）聋、感音性聋和混合性聋 3 类。

(1) 先天性聋：①遗传因素，可以为显性遗传，也可以为隐性遗传和伴性遗传。部分病人常有内耳结构不发育或发育不全或伴有外耳、中耳畸形；②孕产期因素，如妊娠期 3 个月以内病毒感染、耳毒性药物、早期先天性梅毒、妊娠后期毒血症、分娩时外伤、胎儿窒息等。

(2) 后天性聋：①传导性聋，由于外耳或中耳病变，传使至内耳声能量出现不同程度的减低，使毛细胞神经末梢所感受的刺激减弱，相应产生的神经冲动亦相对减弱，听力出现不同程度的减退。常见原因有外耳道畸形、外耳道感染肿胀、外耳道肿瘤、外耳及中耳外伤、中耳急慢性炎症、中耳结核、梅毒、鼓室球体瘤、外伤鼓膜破裂、听骨链中断、耳咽管阻塞等。②感音神经性聋，由耳蜗螺旋器、听神经或大脑听区病变引起，而其中最常见的是螺旋器的损害。常见原因有噪声损害、内耳病毒感染、耳毒性药物、颅脑外伤、听神经瘤、小脑桥脑角病变、突发性聋、老年性聋。③混合性聋，如严重中耳乳突炎会损害中耳及内耳结构。

10. 声波传入至形成听觉的主要途径为：声波经外耳道到达鼓膜，通过鼓膜和听骨链的传声和变压作用，将声能传导到耳蜗外淋巴液中，形成外、内淋巴液的液体波动。位于膜迷路中的耳蜗 Corti 器随淋巴液的波动而发生剪式活动，毛细胞纤毛与盖膜之间发生的相对运动使纤毛弯曲而触发毛细胞膜的去极化，由此产生了可扩布的兴奋性突触后电位，即听神经动作电位。听神经动作电位经多级传入神经元将听觉信息向听觉中枢传导，经中枢的整合分析，最后产生主观可感受的听觉。

§6.7.2 鼻科疾病试卷

一、选择题（每题 1 分，共 20 分）

【A 型题】

1. 鼻疖禁挤压的主要原因是   （ ）
   A. 鼻部血管丰富   B. 鼻部淋巴丰富   C. 静脉无瓣膜、回流至海绵窦
   D. 感染易扩散   E. 细菌毒力强

2. 鼻出血部位大多在   （ ）
   A. 鼻腔上壁   B. 鼻腔下壁   C. 鼻中隔   D. 鼻腔外壁   E. 鼻腔顶壁

3. 鼻外伤引起的脑脊液鼻漏的处理，下述哪项不正确   （ ）
   A. 降低颅内压   B. 鼻腔内药物腐蚀疗法   C. 鼻腔填塞   D. 预防感染   E. 保守治疗无效者应手术治疗

4. 急性鼻窦炎的临床表现，下述哪项是错误的   （ ）
   A. 处理以全身用抗生素为主   B. 全身症状明显   C. 头痛重，有时间规律   D. 常为多窦感染   E. 立即做上颌窦根治术及筛窦开放术

5. 有关鼻腔鼻窦恶性肿瘤临床特点，下述哪项是错误的   （ ）
   A. 好发于 40～60 岁年龄组   B. 病理以鳞癌为主   C. 大多数为蝶窦癌   D. 以原发为主   E. 就诊时晚期病人多

6. 上颌窦癌较为有效的治疗方案为   （ ）
   A. 手术治疗   B. 放射治疗   C. 化学治疗   D. 手术治疗＋放射治疗   E. 手术治疗＋化学治疗

7. 鼻骨骨折复位最迟不应超过伤后 　　　　　　　　　　（　　）

    A. 3 天　　B. 1 周　　C. 2 周　　D. 3 周　　E. 1 个月

8. 变应性鼻炎属哪型超敏反应 　　　　　　　　　　　　（　　）

    A. Ⅰ型　　B. Ⅱ型　　C. Ⅲ型　　D. Ⅳ型　　E. 以上都不是

【B 型题】

问题 9～13

    A. 头痛上午重

    B. 头痛下午重

    C. 枕部头痛重

    D. 持续性头痛伴面部麻木

    E. 无规律、无定位的头部胀痛

9. 急性额窦炎的症状是 　　　　　　　　　　　　　　　（　　）

10. 急性上颌窦炎的症状是 　　　　　　　　　　　　　　（　　）

11. 急性蝶窦炎的症状是 　　　　　　　　　　　　　　　（　　）

12. 慢性全鼻窦炎的症状是 　　　　　　　　　　　　　　（　　）

13. 上颌窦癌 　　　　　　　　　　　　　　　　　　　　（　　）

【X 型题】

14. 双侧性流水样鼻涕首先应考虑的疾病有 　　　　　　　（　　）

    A. 急性鼻炎　　B. 变应性鼻炎　　C. 鼻腔异物　　D. 脑脊液鼻漏

    E. 鼻腔鳞状细胞癌

15. 嗅觉减退或丧失可见于 　　　　　　　　　　　　　　（　　）

    A. 鼻息肉　　B. 颅前窝骨折　　C. 鼻骨骨折　　D. 萎缩性鼻炎

    E. 鼻中隔穿孔

16. 鼻源性头痛的特点包括 　　　　　　　　　　　　　　（　　）

    A. 多为钝痛、隐痛　　B. 多伴有鼻腔、鼻窦的病变　　C. 鼻腔收缩后疼痛可减轻　　D. 有时间和部位规律　　E. 疼痛的部位常和受累的鼻窦有关

17. 眶底爆折可有 　　　　　　　　　　　　　　　　　　（　　）

    A. 眼部受钝器伤，眼内压骤增，使眶底骨折，眼内软组织疝入上颌窦内　　B. 骨折多发生于眶下沟后部内侧　　C. 可产生复视和眼球固定　　D. 眶上神经分布区麻木　　E. X 线拍片可见眶底下移、骨折处"天窗"影

18. 下列处理鼻出血的方法中哪些是正确的 　　　　　　　（　　）

A. 找不到出血点时可先用鼻孔填塞　　B. 凡有鼻出血均用鼻后孔填塞
C. 轻微出血可采用局部止血法　　D. 有明确出血点可用烧灼法　　E. 局部止血同时全身可适当应用止血药

19. 鼻出血的主要局部原因包括　　　　　　　　　　　　　　　（　　）
A. 鼻和鼻窦外伤　　B. 鼻中隔疾病　　C. 鼻腔炎症　　D. 肿瘤
E. 变应性鼻炎

20. 鼻腔的神经包括　　　　　　　　　　　　　　　　　　　（　　）
A. 嗅神经　　B. 感觉神经　　C. 运动神经　　D. 交感神经　　E. 副交感神经

二、填空题（每空 1 分，共 20 分）

1. 鼻窦囊肿包括_____、_____及_____ 3 种。
2. 鼻血管瘤在病理上分为_____和_____两类。
3. 鼻疖最严重的并发症是_____。
4. 变应性鼻炎以鼻痒、_____、_____和_____为主要特征。
5. 鼻中隔偏曲的临床症状表现为鼻塞、_____、_____、_____。
6. 儿童鼻出血部位大多发生在_____，过去认为中老年病人鼻出血部位多见于鼻腔后部的_____出血，现在发现_____动脉出血也多见。
7. 急性鼻窦炎的局部症状有_____、_____和_____。
8. 单侧进行性脓血鼻涕和鼻塞，应警惕_____。单侧面颊部疼痛或麻木感和单侧上磨牙疼痛或松动应警惕_____。

三、判断题（每题 1 分，共 10 分；正确的在括号内标"＋"，错误的标"－"）

1. 变应性鼻炎属 II 型超敏反应。　　　　　　　　　　　　　（　　）
2. 上颌窦穿刺过程中，若疑发生气栓，应急置病人头低位和左侧卧位，以免气栓进入颅内血管和冠状动脉。　　　　　　　　　　　　（　　）
3. 海绵窦栓塞是鼻疖的严重并发症。　　　　　　　　　　　（　　）
4. 由于鼻窦开口解剖位置彼此邻近，因此一窦感染常累及多窦。　（　　）
5. 变应性鼻炎可分为常年性及季节性两型，季节性鼻炎又称花粉性鼻炎，且较常见。　　　　　　　　　　　　　　　　　　　　　（　　）
6. 鼻腔、鼻窦恶性肿瘤以鳞癌为主，肉瘤较少见。　　　　　（　　）
7. 鼻腔、鼻窦恶性肿瘤以原发为主，因部位隐蔽，早期症状少，就诊者多为

晚期。　　　　　　　　　　　　　　　　　　　　（　　）

8. 鼻腔良性肿瘤最常见的是血管瘤。　　　　　　　（　　）

9. 上颌窦穿刺最严重的并发症是出血。　　　　　　　（　　）

10. 鼻出血部位大多在鼻腔顶壁。　　　　　　　　　（　　）

四、名词解释（每题 2 分，共 10 分）

1. 脑脊液鼻漏

2. 特发性鼻出血

3. 鼻中隔偏曲

4. 假性鼻阻塞

5. 酒渣鼻

五、问答题（每题 3 分，共 30 分）

1. 试述鼻部外伤的临床特点及处理原则。

2. 试述急性鼻窦炎的临床特点。

3. 试述急性鼻窦炎的处理原则。

4. 试述慢性鼻窦炎的临床特点。

5. 试述慢性鼻窦炎的处理原则。

6. 试述变应性鼻炎的临床特点和处理原则。

7. 试述常见的鼻腔、鼻窦恶性肿瘤的临床特点和处理原则。

8. 试述上颌窦恶性肿瘤的临床表现。

9. 试述鼻内镜手术的并发症。

10. 试述鼻源性头痛的特点。

参考答案

一、选择题

1. C	2. C	3. C	4. E	5. C	6. D
7. C	8. A	9. A	10. B	11. C	12. E
13. D	14. AB	15. ABD	16. ABCDE	17. ABCE	18. ACDE
19. ABCD	20. ABDE				

二、填空题

1. 黏液囊肿　　黏膜囊肿　　牙源性囊肿
2. 毛细血管瘤　　海绵状血管瘤
3. 海绵窦栓塞
4. 阵发性喷嚏　　大量水样鼻涕　　　鼻塞
5. 鼻出血　　头痛　　　邻近器官症状
6. 鼻中隔前下方　　　鼻-鼻咽静脉丛　　　鼻中隔后部
7. 多脓涕　　鼻塞　　头痛或局部疼痛
8. 鼻-鼻窦恶性肿瘤　　　上颌窦恶性肿瘤

三、判断题

1. －　　　　2. ＋　　　　3. ＋　　　　4. ＋　　　　5. －　　　　6. ＋
7. ＋　　　　8. ＋　　　　9. －　　　　10. －

四、名词解释

1. 脑脊液鼻漏：脑脊液经颅前窝底、颅中窝底或其他部位的先天性或外伤性骨质缺损、破裂或变薄处，流入鼻腔，称为脑脊液鼻漏。
2. 特发性鼻出血：临床上有部分病人，在疾病的全过程均找不到鼻出血的确切病因，但鼻出血控制后未再出血，将此类鼻出血称为特发性鼻出血。
3. 鼻中隔偏曲：是指鼻中隔偏向一侧或两侧，或局部有突起，并引起鼻腔通气障碍或产生症状者。
4. 假性鼻阻塞：萎缩性鼻炎引起的鼻阻塞，主要由鼻腔内干脓痂所致，有时虽无脓痂，鼻腔通畅，但因鼻腔宽大，呼吸气流压力降低和鼻黏膜感觉神经萎缩，仍自觉通气不畅，故有"假性鼻阻塞"或功能性鼻阻塞之称。
5. 酒渣鼻：为中老年人外鼻常见的慢性皮肤损害，以鼻尖及鼻翼处皮肤红斑和毛细血管扩张为其特征，通常伴有痤疮。发病原因不清。

五、问答题

1. 鼻部外伤的临床特点和处理原则如下：
　　（1）临床特点：①外鼻突出于面部，易受碰撞、打击等外伤，表现为鼻肿痛、鼻出血及鼻畸形；②外伤程度决定于外力的强度及方向，以撕裂伤和鼻骨骨折多见，并常伴有鼻中隔损伤，严重者可同时有筛骨及眶壁骨折、颅底骨折及脑膜撕裂等，并可发生脑脊液鼻漏。

（2）处理原则：①伤口处理。以止痛、止血、伤口缝合及预防感染为主；②骨折修复。对鼻骨骨折的复位应有整复外形和恢复鼻功能双重要求。尽早在外伤后 2～3 小时内处理，不宜超过 14 小时，以免畸形愈合；③处理脑脊液鼻漏。合并有鼻漏时，取头部抬高卧位。应注意控制感染。鼻腔填塞物不可太紧或尽可能不做填塞。应避免咳嗽、打喷嚏、捏鼻和鼻腔滴药。一般 2 周内鼻漏可自行停止，严重者，则需行修补术。

2. 急性鼻窦炎的临床特点如下：

（1）急性鼻窦炎常为急性鼻炎的并发症，变态反应性体质、传染病、全身慢性疾病常为其诱因。其中以上颌窦的发病率最高，筛窦次之，额窦又次之，蝶窦少见。

（2）由于前后组鼻窦的开口彼此邻近，一窦感染可累及多窦，因此临床常见为多鼻窦炎症。

（3）常见致病菌有肺炎链球菌、葡萄球菌、卡他布兰汉菌和流感嗜血杆菌等。真菌感染较为少见。

（4）鼻窦炎常继发于上呼吸道感染和急性鼻炎，一般成人较轻，儿童较重，可有畏寒、发热、食欲不振、周身不适的全身症状。

（5）局部症状以鼻塞、流脓涕和头痛为主，急性额窦炎多为前额及眶内上角疼痛，有时累及面颊或球后，呈明显周期性，晨起及上午重，下午缓解。

3. 急性鼻窦炎的处理原则如下：

（1）非手术处理为主。原则是积极控制感染，尽快改善鼻窦引流和对症处理。抗生素的应用在可能条件下应做药敏试验，选择有效药物。

（2）局部处理一般包括用 1% 麻黄碱呋喃西林及短期鼻内激素滴鼻，同时可配合理疗和中药。有过敏因素者，应配合抗过敏治疗。

4. 慢性鼻窦炎的临床特点如下：

（1）慢性鼻窦炎常继发于急性鼻炎，但牙源性上颌窦炎和部分筛窦炎可呈慢性经过而发病。

（2）临床多窦炎较单独一个鼻窦炎为多见。

（3）致病菌以流感嗜血杆菌及链球菌属为多见。

（4）慢性鼻窦炎和变态反应常有密切关系，在处理中值得引起重视。

（5）临床症状以流脓性涕、持续鼻塞、头痛及嗅觉减退为主，全身症状不明显，有时可有易倦、头昏、记忆力减退等。

5. 慢性鼻窦炎的处理原则如下：

（1）病因处理：在加强病因处理的同时，要注意提高机体抵抗力及对变态反应的处理。积极改善鼻和鼻窦的通气引流，鼻内应用减充血剂和糖皮质激素，以期黏膜恢复正常。

（2）保守处理为主，手术主要为解决通气引流和清除不可逆性病变组织。

（3）对全组鼻窦炎可采用变压置换疗法，利用鼻窦压力改变将药液引入鼻窦内。对上颌窦炎，可采用上颌窦穿刺冲洗。对穿刺处理无效者，可采用鼻内镜下手术。

6. 变应性鼻炎的临床特点和处理原则如下：

（1）变应性鼻炎是机体对某些过敏原敏感性增高而出现的以鼻腔黏膜病变为主的Ⅰ型变态反应，并常伴有变应性鼻窦炎，可分为常年性及季节性两型。常年性变应性鼻炎较常见，季节性又称花粉性鼻炎，常与某一季节的花粉致敏有关，我国以前者居多。本病可发生于任何年龄，但以青壮年多见。

（2）常年变应性鼻炎的致敏原可以是室内粉尘、真菌、羽毛、皮毛、尘螨、工业粉尘、鱼虾、海产品、牛奶、磺胺药、抗生素、水杨酸类药物以及肥皂、化妆品、油漆、胶水、消毒剂，如苯扎溴铵、乙醇、碘酊等。

（3）临床典型症状常为阵发性鼻痒，连续喷嚏，流大量清水样涕，且有鼻塞、嗅觉减退、头痛、头昏、头胀、耳鸣等，常在与致敏原接触后突然发作，发作时间持续长短与致敏原密切有关。

（4）处理原则：避免接触变应原，局部应用减充血剂及糖皮质激素或口服抗组胺药及免疫疗法。

7. 常见的鼻腔、鼻窦恶性肿瘤的临床特点和处理原则如下：

（1）鼻腔、鼻窦恶性肿瘤好发于 40～60 岁年龄组，男：女为 3：1。

（2）病理学特点：癌多于肉瘤，癌中又以未分化癌和鳞癌为主，约占 80%。

（3）原发于鼻窦的恶性肿瘤多于鼻腔恶性肿瘤，鼻窦恶性肿瘤中半数以上发生于上颌窦，筛窦次之，额窦及蝶窦少见。

（4）临床特点：以原发性恶性肿瘤为主，因鼻邻近眼眶及颅底，且部位隐蔽，早期症状少，就诊时常为晚期病人。

（5）上颌窦恶性肿瘤多见于中年男性，早期症状不明显，侵入鼻腔则出现鼻塞、流血涕；侵入眶内，可使眼球向上向前突出；侵入翼腭窝，压迫上颌神经和累及翼内肌，可出现神经痛和张口困难；侵犯牙槽骨，可引起同侧牙槽骨破坏，牙痛及牙齿松动脱落，同侧硬腭亦可隆起或破烂。面颊部疼痛或麻木可为首发症状。

（6）筛窦恶性肿瘤，向眼眶发展则眼球向前、下、外方突出，产生复视或视力减退，侵入球后眶尖则出现眶尖综合征，向上破坏筛顶可累及硬脑膜及侵入颅内。

（7）原发于上颌窦、筛窦间角的恶性肿瘤，如肿瘤始发于筛窦而向上颌窦发展，则兼有上颌窦和筛窦恶性肿瘤的症状，并常早期出现眶内症状。

（8）原发于蝶窦的恶性肿瘤较少，但可因鼻咽、鼻腔、后组筛窦和颅内恶性肿瘤发展而被累及。

（9）鼻腔、鼻窦恶性肿瘤的处理方法，应根据肿瘤的病理类型，局部侵犯情况，病人体质全面考虑。目前一般多采用综合处理，单纯手术或单纯化学治疗或单纯放射治疗均难获满意效果。即使是采用根治手术效果也难满意。放射处理术前、术后均可采用，视具体情况而定。

8. 上颌窦恶性肿瘤的临床表现为：早期肿瘤较小，只限于窦腔内的某一部位，多无明显临床表现。随着肿瘤的发展则出现以下临床表现。①单侧脓血鼻涕：晚期可有恶臭味；②单侧面颊部疼痛或麻木感：肿瘤侵犯眶下神经所致；③单侧鼻塞：多为进行性，肿瘤推压鼻腔外侧壁内移或破坏鼻腔外侧壁侵入鼻腔所致；④单侧上列磨牙疼痛或松动：肿瘤向下侵及牙槽所致。

肿瘤进而破坏窦壁，侵入邻近结构和器官则引起以下临床表现。①面颊部隆起或进而发生瘘管或溃烂：是肿瘤压迫和破坏前壁，并进一步侵犯面颊部软组织所致；②眼部症状如泪溢、眼球向上移位、眼肌麻痹、眼球运动受限和复视、眶下缘变钝或饱满等：是肿瘤压迫鼻泪管和向上压迫和破坏眶底，并侵入眶内所致；③硬腭隆起甚至溃烂、牙槽变形、增厚和牙齿松动或脱落：是肿瘤向下发展压迫或破坏硬腭和牙槽所致；④顽固性神经痛和张口困难：是肿瘤破坏后壁侵入翼腭窝和翼内肌所致；⑤颞部隆起，头痛，耳痛，内眦部隆起等：提示肿瘤已侵犯颞下窝抵达颅中窝底和颅前窝底；⑥颈淋巴结肿大：晚期发生，多见于同侧颌下淋巴结。

9. 鼻内镜手术的并发症如下：

（1）眶并发症：如视神经损伤、眶内血肿、内直肌损伤、泪道损伤等，导致失明、复视和溢泪。

（2）颅内并发症：如损伤颅底导致脑脊液鼻漏、脑膜炎、脑脓肿、颅内血肿。

（3）大出血：损伤颈内动脉、筛前动脉和蝶腭动脉。

（4）其他并发症：如鼻腔粘连、眶周瘀斑和气肿等相对较常见的轻微并发症。

10. 鼻源性头痛的特点为：①一般都有鼻部病变，如鼻塞、脓涕等，多在窦内脓性物排出后缓解；②鼻急性炎症时加重；③多为深部头痛；④鼻腔黏膜收缩或使用表面麻醉剂后，头痛可以减轻；⑤头痛有一定部位和时间。

§6.7.3 咽喉科疾病试卷

一、选择题（每题1分，共20分）

【A 型题】

1. 关于腺样体肥大，以下哪项说法是错误的 （ ）

A. 可引起耳、鼻、咽喉等症状　　B. 多发生于 3～5 岁的儿童，成人少见

C. 位于鼻咽顶后壁中线处，为咽淋巴环外环的一部分　　D. 严重者可出现腺样体面容　　E. 可行腺样体切除术

2. 引起急性脓毒性咽炎的是 （　　）

　　A. 副流感病毒　　B. A组乙型溶血性链球菌　　C. 肺炎链球菌　　D. 柯萨奇病毒　　E. 葡萄球菌

3. 急性扁桃体炎的主要致病菌是 （　　）

　　A. 甲型溶血性链球菌　　B. 乙型溶血性链球菌　　C. 肺炎链球菌

　　D. 腺病毒　　E. 厌氧菌

4. 急性扁桃体炎的主要局部症状是 （　　）

　　A. 下颌角淋巴结肿大　　B. 吞咽困难　　C. 咽痛　　D. 放射性耳痛

　　E. 呼吸困难

5. 鼻咽纤维血管瘤的致命危险是 （　　）

　　A. 颅中底的骨质破坏　　B. 大出血　　C. 局部压迫　　D. 吞咽障碍

　　E. 呼吸障碍

6. 鼻咽癌的处理首先应选择 （　　）

　　A. 手术疗法　　B. 化学治疗　　C. 放射治疗　　D. 对症处理　　E. 中药处理

7. 对小儿喉、气管、支气管炎施行气管切开的适应证为 （　　）

　　A. Ⅰ度呼吸困难　　B. Ⅱ度呼吸困难　　C. Ⅲ度呼吸困难　　D. Ⅳ度呼吸困难　　E. 严重声嘶、咳嗽

【B型题】

问题 8～11

　　A. 急性腺样体炎

　　B. 急性化脓性扁桃体炎

　　C. 腺样体肥大

　　D. 慢性扁桃体炎

　　E. 鼻咽癌

8. 鼻咽咽隐窝有结节状隆起，表面粗糙不平，易出血者可能患 （　　）

9. 咽部黏膜弥漫性充血，腭扁桃体肿大，其表面有黄白色脓点者患 （　　）

10. 咽部黏膜为暗红色，扁桃体表面可见瘢痕，凸凹不平，与周围组织有粘连者患 （　　）

11. 腺样体充血肿大，表面有渗出物，鼻腔和口腔有不同程度的急性炎症者患

（　　）

【C型题】

问题 12～14

　A. 呼气性呼吸困难

　B. 吸气性呼吸困难

　C. 两者均有

　D. 两者均无

12. 喉源性呼吸困难表现为　　　　　　　　　　　　　　　　（　　　）

13. 支气管哮喘表现为　　　　　　　　　　　　　　　　　　（　　　）

14. 中枢性呼吸困难表现为　　　　　　　　　　　　　　　　（　　　）

【X 型题】

15. 咽的生理功能包括以下哪几项　　　　　　　　　　　　　（　　　）

　A. 言语形成　　　B. 呼吸功能　　　C. 吞咽功能　　　D. 防疫保护功能

　E. 调节中耳气压功能

16. 急性咽炎的临床表现有　　　　　　　　　　　　　　　　（　　　）

　A. 可有咽部疼痛感　　　B. 咽部干燥感　　　C. 全身症状一般较重

　D. 咽痛可放射到耳部　　　E. 可引起鼻窦炎等并发症

17. 喉部常见症状有　　　　　　　　　　　　　　　　　　　（　　　）

　A. 声嘶　　　B. 喉喘鸣　　　C. 吸气性呼吸困难　　　D. 喉痛　　　E. 咯血

18. 鼻咽癌的发病特点为　　　　　　　　　　　　　　　　　（　　　）

　A. 无地域分布及种族分布特点　　　B. 黄种人鼻咽癌发病率高　　　C. 鼻咽癌高发于少年　　　D. 鼻咽癌与 EB 病毒感染有密切关系　　　E. 鼻咽癌与饮酒有密切关系

19. 治疗白喉可选择下列哪些抗生素　　　　　　　　　　　　（　　　）

　A. 青霉素　　　B. 四环素　　　C. 红霉素　　　D. 链霉素　　　E. 林可霉素

20. 下列哪些属于腺样体的说法　　　　　　　　　　　　　　（　　　）

　A. 属咽淋巴环内环的组成部分　　　B. 位于鼻咽顶后壁中线　　　C. 6～7 岁时发育至最大　　　D. 青春期后逐渐萎缩　　　E. 6～7 岁后逐渐萎缩

二、填空题（每空 1 分，共 20 分）

1. 喉癌病理类型以 _____ 为主，根据癌肿起源部位可分为 _____，_____ 和 _____ 3 型。

2. 喉梗阻常见病因是 _____、_____、_____、_____、_____。

3. 小儿气管、支气管异物最典型的症状是 _____ 和 _____。

4. 目前认为鼻咽癌的发生与_____、_____、_____等有关。

5. 急性喉阻塞临床特点以_____为主，伴有_____和_____，多数还伴有_____。

6. 声嘶常见原因是_____和_____。

三、判断题（每题 0.5 分，共 5 分；正确的在括号内标"＋"，错误的标"－"）

1. 临床诊断为鼻咽纤维血管瘤的病人都应做病理学活检，以求获得确切诊断。
（　　）

2. 喉癌的病因可能与严重吸烟、饮酒、空气污染、病毒感染及癌前期病变有关。
（　　）

3. 鼻咽癌放射治疗后局部残灶或复发者可采取手术治疗。（　　）

4. 扁桃体恶性肿瘤应采取手术治疗。（　　）

5. 右侧支气管较粗短，且与气管纵轴成 20°～25°角，故异物易进入右侧支气管。
（　　）

6. 食管腐蚀伤狭窄期常发生在外伤后 1～2 周。（　　）

7. 由炎症引起的三度喉阻塞应立即行气管切开术。（　　）

8. 对多次发作的扁桃体周围脓肿，应在炎症消退后尽早行扁桃体切除术。
（　　）

9. 慢性咽后脓肿一旦确诊应及早行切开排脓。（　　）

10. 气管切开术应在第 3～第 4 环处切开气管。（　　）

四、名词解释（每题 2 分，共 10 分）

1. 慢性咽炎
2. 鼻咽纤维血管瘤
3. 喉阻塞
4. 喉痉挛
5. 喉喘鸣

五、问答题（每题 3 分，共 45 分）

1. 简述病灶型扁桃体炎的诊断依据。
2. 试述咽后脓肿的临床特点和处理原则。
3. 简述气管切开术的适应证和并发症。

4. 试述鼻咽纤维血管瘤的处理原则。

5. 试述鼻咽癌的临床特点。

6. 试述鼻咽癌的处理原则。

7. 试述急性喉、气管、支气管炎的临床特点。

8. 试述急性喉、气管、支气管炎的处理原则。

9. 试述急性喉梗阻的临床特点和处理原则。

10. 简述气管、支气管异物的临床特点。

11. 简述气管、支气管异物的处理原则。

12. 试述阻塞性睡眠呼吸暂停低通气综合征的临床特点。

13. 试述阻塞性睡眠呼吸暂停低通气综合征的处理原则。

14. 试述艾滋病在耳鼻咽喉-头颈部的临床特点。

15. 关于颈部肿块的性质，Skandalakis 总结 4 个 80% 是什么？

参考答案

一、选择题

1. C 2. B 3. B 4. C 5. B 6. C
7. C 8. E 9. B 10. D 11. A 12. A
13. B 14. C 15. ABCDE 16. ABDE 17. ABCDE 18. BD
19. AC 20. ABCD

二、填空题

1. 鳞癌　声门上型　声门型　声门下型
2. 各种喉部急性炎症及特异性慢性炎症　喉外伤　喉部肿瘤　喉、气管异物　过敏性喉水肿
3. 阵发性咳嗽　吸气性喘鸣
4. 遗传因素　病毒因素　环境因素
5. 吸气性呼吸困难　喉鸣　三凹征　声嘶
6. 支配声带运动神经受损　喉部本身病变

三、判断题

1. －　2. ＋　3. －　4. －　5. ＋　6. －

7. —   8. ＋   9. —   10. ＋

四、名词解释

1. 慢性咽炎：为咽部黏膜、黏膜下及淋巴组织的弥漫性炎症，常为上呼吸道慢性炎症的一部分，多见于成人。病程长，症状顽固，较难治愈。

2. 鼻咽纤维血管瘤：为鼻咽部最常见的良性肿瘤，与一般纤维瘤不同，为致密结缔组织、大量弹性纤维和血管组成，常发生于 10～25 岁青年男性，故又称"男性青春期出血性鼻咽血管纤维瘤"。病因不明。

3. 喉阻塞：系因喉部或其邻近组织的病变，使喉部通道发生阻塞，引起呼吸困难，是耳鼻喉科常见的急症之一，若不速治，可引起窒息死亡。由于幼儿喉腔较小，黏膜下组织疏松，神经系统不稳定，故发生喉阻塞的机会较成人多。引起喉阻塞。

4. 喉痉挛：系喉内痉挛性疾病，多见于 2～3 岁婴幼儿，也可见于成人。小儿喉痉挛可能与血钙过低有关。多发生于营养不良、体弱，或佝偻病的儿童。成人喉痉挛与局部刺激、神经系统疾病有关。

5. 喉喘鸣：是由于喉或气管发生阻塞，病人用力呼吸，气流通过喉或气管狭窄处发出的特殊声音。在临床上听到病人有吸气性喉喘鸣声，提示该病人有喉阻塞。

五、问答题

1. 病灶型扁桃体炎的诊断依据如下：
   (1) 有反复急性发作史。
   (2) 如有心脏受累，则心电图可显示心律失常，偶有电压改变。
   (3) 白细胞总数升高，淋巴细胞增高，可见浆细胞，60％的病例红细胞沉降率增高。
   (4) 局部检查可见舌腭弓充血，呈暗红色，腭扁桃体有瘢痕及粘连，陷窝浅小，挤压有脓栓和脓液溢出，下颌角淋巴结肿大。
   (5) 应用机械的、物理的和酶类直接或间接刺激扁桃体进行诱发试验，可观察到一系列反应，如风湿病的疼痛反应，肾炎的尿蛋白、管型、红细胞改变，心电图的改变等。
   (6) 抗链球菌溶血素"O"反应一般偏高。
   (7) 每当扁桃体发炎后可出现上述各项检查异常反应。

2. (1) 咽后脓肿的临床特点：①由咽后间隙淋巴结感染而引起，婴幼儿咽后间隙内淋巴结未萎缩，故本病多发于 3 岁以下婴儿。②临床常先有上呼吸道感染，若未能及时处理，病情发展，可出现发热、咽痛、拒食、反呛等症状，并可有不同程度的呼吸困难和语言含糊，似口中含物。③病儿常头稍后仰偏向患侧，颈淋巴结肿大，压痛。④检查可见口咽或喉咽后壁隆起，局部黏膜充血，脓肿偏咽后壁一侧。检查时动作宜轻巧，以防脓肿突然破裂，脓液吸入呼吸道而导致窒息。⑤颈侧位 X 线片检查，示颈椎前软组织隆起。颈椎结核引起者，可有骨质破坏征象。

（2）咽后脓肿的处理原则：①全身应用抗生素和支持疗法。可经口切开引流：病人应取仰卧头低位，在直视和有效抽吸下，先穿刺抽到脓液后，做纵形 1 cm 切开，用血管钳扩张切口，抽尽脓液。②脓肿抽尽后，若呼吸困难仍无好转，可行气管切开。③成人咽后脓肿多为结核性，发生于椎前间隙内，可采用多次穿刺抽脓，同时注入抗结核药，不可在咽部切开。

3.（1）气管切开术的适应证：①喉阻塞；②下呼吸道分泌物阻塞；③某些手术的前置手术。

（2）气管切开术的并发症：①皮下气肿；②纵隔气肿；③气胸；④出血；⑤拔管困难。

4. 鼻咽纤维血管瘤的处理原则如下：

（1）术前 CT、MRI 检查，可了解瘤体基底部位及累及范围。DSA 可了解肿瘤的血供及其范围，并行血管栓塞治疗。

（2）不应在无准备条件下做活体组织检查，以防引起严重大出血。

（3）处理原则以手术切除为主，术时可先结扎颈外动脉或行 DSA 血管栓塞和施行控制性低血压，以减少失血量。

5. 鼻咽癌的临床特点如下：

（1）鼻咽癌有明显的地域分布及种族分布特点，我国南方广东、广西、湖南、福建、江西和台湾是世界鼻咽癌高发区，欧洲、美洲、大洋洲等国家少见。

（2）鼻咽癌高发年龄组为 40～50 岁，男性发病率为女性的 2～3 倍。

（3）鼻咽癌的发生与遗传、病毒及环境因素等有关，特别是鼻咽癌与 EB 病毒感染有密切关系，表现在鼻咽癌病人血清对 EB 病毒各种特异性抗原（壳抗原 VCA、早期抗原 EA、膜抗原 MA、核抗原 EBNA 等）有抗体反应，其几何平均滴度随病情的变化而波动大，因此临床应用 VCA-IgA 及 EA-IgA 作为鼻咽癌诊断及预后观测指标之一。

（4）98％的鼻咽癌属低分化鳞癌，恶性程度高，发展快，短期内即可出现颈部淋巴结转移和脑神经侵犯，且常为病人首次就诊的症状。

（5）鼻咽癌发病部位隐蔽，早期病变常不易被发现。对痰中带血或涕血，一侧耳闭，听力下降，或颈深上段淋巴结肿大，或出现复视、三叉神经痛等病人，一定要详细做鼻咽部检查。

6. 鼻咽癌处理以放射处理为首选，可辅以鼻咽腔内后装（内照射）处理。对放射治疗后残灶或局部复发可考虑手术、化学治疗或光辐射（激光加光敏剂）处理。

7. 急性喉、气管、支气管炎的临床特点如下：

（1）本病是一种喉、气管及支气管黏膜的急性弥漫性炎症，多发于冬季，多见于2岁以下儿童。小儿在患麻疹、流行性感冒、猩红热等急性传染病过程中可并发此病。

（2）急性发作，全身症状明显，常有高热，除有声嘶及哮吼性干咳外，因下呼吸道黏稠分泌物和炎症使支气管及细支气管受阻，患儿开始为吸入性呼吸困难，继而出现吸气、呼气均有困难。

（3）肺部呼吸音粗糙，有干、湿啰音。X线胸片有助诊断。

8. 急性喉、气管、支气管炎的处理原则如下：

（1）应用足量、广谱抗生素控制感染。为减轻喉阻塞症状，可加用糖皮质激素。

（2）有明显喉阻塞症状或下呼吸道分泌物不易咳出时，应及时行气管切开术，并可滴入抗生素和糜蛋白酶，并采用超声雾化吸入或蒸气吸入以助抗炎和分泌物的排出。

（3）注意全身支持疗法，注意调节水、电解质代谢平衡，注意心脏情况。

9. 因喉部或其邻近组织病变引起声门区阻塞或狭窄，出现呼吸困难，称为喉梗阻。

（1）喉梗阻的临床特点：①以吸气性呼吸困难为主，伴有喉喘鸣和三凹征；②病变位于声带则伴有声嘶；③发绀。

（2）喉梗阻的处理原则：①维持呼吸道通畅。Ⅰ度呼吸困难（安静时无喉阻塞症状）和Ⅱ度呼吸困难（安静时有轻度喉阻塞症状），可在严密观察下进行对症处理。Ⅲ度呼吸困难（喉阻塞症状明显）应先行气管切开改善呼吸，再配合相应处理。Ⅳ度呼吸困难应行紧急气管切开，抢救生命。②在处理呼吸困难同时，应特别注意病因处理及全身支持疗法。炎症引起者应使用足量有效抗生素及糖皮质激素，同时要注意监测心肺功能。

10. 气管、支气管异物的临床特点如下：

（1）5岁以下儿童喉保护功能尚不健全，且常有置物于口中的习惯，在进食时易哭、易笑，故易发生气管、支气管异物梗阻。全身麻醉或昏迷病人也可将异物吸入气管。

（2）气管异物多于支气管异物。而右侧支气管因管腔较大，且其气管轴线角度小于左侧，所以右侧支气管异物比左侧支气管异物多3～4倍。

（3）气管、支气管异物所引起的局部反应决定于异物的性质、大小、粗糙程度和停留时间。植物性异物反应最重，铁、铜等金属异物次之，玻璃、石子、塑料引起的异物反应则较轻。

（4）刺激性咳嗽、呼吸功能障碍及呼吸道感染是呼吸道异物特征。

（5）由于抗生素的广泛使用，症状多不典型。因此，对疑有异物史的儿童，应全面、仔细进行体格检查及X线检查。

11. 气管、支气管异物的处理原则如下：

（1）不同性质异物引起的反应不同。对植物性异物病儿，应注意全身支持疗法及抗感染处理，注意监测心、肺功能，及时纠正失水、酸中毒。

(2) 处理原则：都应经口取出，可采用直接喉镜下取出法和支气管镜内取出法。若异物过大或形状不规则而不易通过声门区时，可考虑行气管切开取出异物。

(3) 异物取出后，应密切观察病儿。有肺不张者，应了解肺不张改善情况，并应注意病儿呼吸情况。若术后呼吸困难改善不明显，应确定有否气胸或异物残留。

12. 阻塞性睡眠呼吸暂停低通气综合征的临床特点如下：

(1) 上呼吸道狭窄或堵塞，主要部位在鼻和鼻咽、口咽和软腭，以及舌根部。

(2) 肥胖、舌体肥厚及软腭与咽侧壁脂肪沉积。

(3) 内分泌功能紊乱，如肢端肥大症、甲状腺功能减退症等病人。

(4) 诊断标准：多导睡眠描记仪检查，成人 7 小时夜间睡眠时间内，有 30 次以上呼吸暂停，每次口、鼻气流停止流通大于 10 秒或呼吸指数（AI）大于 5。

13. 阻塞性睡眠呼吸暂停低通气综合征的处理原则如下：

(1) 诊断阻塞性睡眠呼吸暂停低通气综合征时，应注意排除中枢性及混合性睡眠呼吸暂停。

(2) 非手术处理：采用侧卧睡眠姿势，减肥，禁烟酒，用呼吸器行经鼻持续正压通气。

(3) 手术处理：可行腭垂腭咽成形术或腭咽成形术，对同时患有鼻息肉、鼻中隔偏曲、扁桃体炎、腺样体肥大者应先行处理，再行腭咽成形术。

14. 40%~70%的艾滋病在耳鼻咽及喉头颈部有病征表现，严重影响呼吸和吞咽功能。

(1) 艾滋病的耳部表现：外耳出现紫红色 Kaposi 肉瘤，感染卡氏肺孢菌、发生鼓室积液及机会性感染性中耳炎等。可出现耳鸣、眩晕，感音神经性聋及面瘫等症状。

(2) 艾滋病的鼻及鼻窦表现：可发生疱疹病毒感染，产生外鼻巨大溃疡，引发鼻部 Kaposi 肉瘤、淋巴瘤及机会性感染性严重鼻炎与鼻窦炎。

(3) 艾滋病的口腔及咽喉部表现：42%的 HIV 感染病人伴有口腔及咽部假丝酵母菌感染及 Kaposi 肉瘤，如波及喉部，则导致声嘶、喉喘鸣及喉阻塞；如波及食管，则产生吞咽痛及吞咽困难。

(4) 艾滋病的颈部表现：可引发 Kaposi 肉瘤、非霍奇金淋巴瘤及分枝杆菌感染，出现颈部淋巴结迅速增大的颈部肿块。常发生头颈部鳞状细胞癌。

15. 关于颈部肿块的性质，Skandalakis 总结为 4 个 80%，是指：①80%为肿瘤；②80%为恶性；③80%为淋巴结转移；④80%来自锁骨上。

§6.8 眼科学试卷

§6.8.1 眼科学试卷（一）

一、选择题（每题1分，共40分）

【A型题】

1. 泪道冲洗时，水由下泪小点进入，自上泪小点流出，未见脓性分泌物，其诊断为 （　）
   A. 泪小管阻塞　　B. 泪小点阻塞　　C. 泪小管炎　　D. 慢性泪囊炎
   E. 鼻泪管阻塞

2. 急性虹膜睫状体炎时，局部治疗首先应该点用 （　）
   A. 抗生素　　B. 抗病毒药　　C. 麻痹扩瞳剂　　D. 抗生素加抗病毒药
   E. 抗真菌药

3. 急性闭角型青光眼的瞳孔开大是由于高眼压使 （　）
   A. 瞳孔括约肌麻痹　　B. 瞳孔开大肌兴奋　　C. 副交感神经抑制
   D. 交感神经兴奋　　E. 交感及副交感神经功能失调

4. 沙眼的病原体是 （　）
   A. 细菌　　B. 病毒　　C. 真菌　　D. 衣原体　　E. 螺旋体

5. 交感性眼炎一般发生在穿透性眼外伤后 （　）
   A. 2周　　B. 2~8周　　C. 1周　　D. 2~8个月　　E. 2~8天

6. 虹膜炎继发性青光眼是由于 （　）
   A. 虹膜周边前粘连、瞳孔闭锁　　B. 房水分泌过多　　C. 血-房水屏障功能破坏　　D. 玻璃体大量炎症细胞　　E. 炎症反复发作使房角后退

7. 下列哪项不属视觉电生理检查 （　）
   A. EOG　　B. ERG　　C. VEP　　D. 多焦视觉诱发电位　　E. FM-100色觉检查

8. 眼球钝挫伤的常见原因不包括下列哪项 （　）
   A. 砖、石块及拳头　　B. 球类打击、跌撞　　C. 交通事故　　D. 离子辐射性损伤　　E. 爆炸伤的冲击波

9. 晶状体半脱位时，临床检查可见　　　　　　　　　　　　　（　　）

A. 晶状体向悬韧带断裂的相对方向移位　　B. 晶状体向悬韧带断裂方向一致移位　　C. 虹膜震颤、前房一致性变深　　D. 在瞳孔区可见360°范围的晶状体赤道部　　E. 在前房可见油珠状物

10. 酸性物质所致眼伤的原因为　　　　　　　　　　　　　　　（　　）

A. 使组织蛋白凝固坏死　　B. 使角膜上皮坏死脱落　　C. 与组织的类脂质起皂化作用　　D. 使组织溶解　　E. 使组织细胞分解坏死

11. 急性前葡萄膜炎导致瞳孔缩小的最重要因素是　　　　　　　（　　）

A. 交感神经兴奋　　B. 副交感神经兴奋　　C. 瞳孔开大肌麻痹　　D. 睫状肌痉挛和瞳孔括约肌持续性收缩　　E. 睫状肌麻痹

12. 影响眼压的因素不包括下列哪项　　　　　　　　　　　　　（　　）

A. 房水排出率　　B. 房水生成率　　C. 房水排出受阻　　D. 眼内容物的体积　　E. 视网膜的血流量

13. 急性闭角型青光眼的眼压、前房及瞳孔变化是　　　　　　　（　　）

A. 眼压升高、前房浅、瞳孔散大　　B. 眼压升高、前房深、瞳孔散大　　C. 眼压升高、前房浅、瞳孔缩小　　D. 眼压升高、前房深、瞳孔缩小　　E. 以上都不是

14. 治疗闭角型青光眼的首选药物是　　　　　　　　　　　　　（　　）

A. 1％阿托品　　B. 0.5％庆大霉素　　C. 0.5％可的松　　D. 1％普鲁卡品　　E. 呋塞米

15. 导致角膜水肿的最重要因素是　　　　　　　　　　　　　　（　　）

A. 全身的水平衡　　B. 角膜上皮功能　　C. 角膜内皮功能　　D. 房水的渗透压　　E. 角膜间质炎

16. 下列哪种药物为缩瞳药　　　　　　　　　　　　　　　　　（　　）

A. 毛果芸香碱　　B. 噻吗洛尔　　C. 阿托品　　D. 贝他根　　E. 托吡卡安

17. 关于睑板腺囊肿的手术治疗，正确的是　　　　　　　　　　（　　）

A. 在睑结膜面行一个与睑缘垂直的切口　　B. 在睑结膜面行一个与睑缘平行之切口　　C. 在皮肤表面行切口　　D. 术中用小匙刮去内容物及创口缝合　　E. 以上都不是

18. 病人于2 m处才能看清0.1视标，其视力为　　　　　　　　（　　）

A. 0.08　　B. 0.04　　C. 0.02　　D. 0.06　　E. 0.1

19. 以下哪条眼外肌不受动眼神经支配   (   )
   A. 下直肌   B. 上直肌   C. 下斜肌   D. 上斜肌   E. 内直肌

20. 40 岁以上的成人查眼底、扩瞳用   (   )
   A. 1%阿托品   B. 2%后马托品   C. 5%新福林   D. 0.5%东莨菪碱
   E. 托吡卡安

【B型题】

问题 21~22

   A. 视网膜中央动脉阻塞

   B. 视网膜中央静脉阻塞

   C. 糖尿病性视网膜病变

   D. 高血压视网膜病变

   E. 视网膜血管炎

21. 男,50 岁,视力略减退,眼外检查无异常。眼底检查:可见静脉曲张,动脉变细,乳头面上可见以乳头为中心的大片状火焰状出血,视网膜反光增强,可出现黄白色类脂质变性及出血。该病人最可能的诊断是   (   )

22. 如视力突然骤减,只有光感,伴头痛头昏。眼底检查:视网膜血管变细,后极部视网膜呈急性贫血,为乳白色混浊,黄斑,还有一樱桃红斑点。该病人最可能的诊断是   (   )

问题 23~24

   A. 虹膜后粘连

   B. 瞳孔闭锁

   C. 虹膜膨隆

   D. 瞳孔残膜

   E. 瞳孔膜闭

23. 裂隙灯下检查在瞳孔区有丝状、索状或网膜,自虹膜卷缩轮开始可贯过瞳孔面至对侧,一般不影响视力。发现的体征是   (   )

24. 右眼视力为眼前 0.33 m(1 尺)手指数,有红、痛史。裂隙灯检查可见瞳孔不规则,瞳孔缘全周与晶体前囊有粘连,晶体表面可见膜样渗出物覆盖,眼底看不见。发现的体征是   (   )

问题 25~26

   A. 瞳孔变形、缩小

   B. 瞳孔无变化

    C. 瞳孔扩大

    D. 眼前黑幕感

    E. 视物变形

25. 急性闭角型青光眼的临床特点之一是　　　　　　　　（　　）

26. 急性结膜炎的临床特点之一是　　　　　　　　　　　（　　）

    问题 27～29

    A. 角膜浅点状混浊

    B. 角膜上皮擦伤

    C. 角膜基质层水肿、增厚及混浊、后弹力层皱褶

    D. 角膜为边界清楚的局限白色混浊

    E. 角膜深层混浊伴睫状充血

27. 角膜上皮缺损区荧光素着色见于　　　　　　　　　　（　　）

28. 角膜深层炎可见　　　　　　　　　　　　　　　　　（　　）

29. 角膜白斑可见　　　　　　　　　　　　　　　　　　（　　）

【C 型题】

    问题 30～32

    A. 在调节静止时，平行光线经眼的屈光系统后聚焦在视网膜黄斑中心凹

    B. 在调节放松时，平行光线经眼球屈光系统后聚焦在视网膜前

    C. 在调节放松时，平行光线经眼球屈光系统后聚焦在视网膜后

    D. 眼球在不同子午线上屈光力不同

30. 正视眼　　　　　　　　　　　　　　　　　　　　　（　　）

31. 近视眼　　　　　　　　　　　　　　　　　　　　　（　　）

32. 远视眼　　　　　　　　　　　　　　　　　　　　　（　　）

    问题 33～35

    A. 眼压高，角膜后有羊脂状 KP

    B. 眼压高，角膜后为灰白色点状 KP

    C. 眼压高，角膜后为色素性 KP

    D. 眼压高，角膜透明

33. 青光眼睫状体炎综合征表现为　　　　　　　　　　　（　　）

34. 急性闭角型青光眼表现为　　　　　　　　　　　　　（　　）

35. 虹膜炎所致的继发性青光眼表现为　　　　　　　　　（　　）

【X 型题】

36. 交感性眼炎的病因未明，但其诱因有 （　　）

　　A. 眼球穿孔伤　　B. 眼眶骨折　　C. 眼内出血　　D. 眼球挫伤

　　E. 眼内异物残留

37. 泪腺的生理作用包括 （　　）

　　A. 润滑眼球表面　　B. 防止角结膜干燥　　C. 保持角膜光学特性

　　D. 杀死病原菌　　E. 抵御眼球表面异物和微生物

38. 可出现向心性视野缩小的疾病有 （　　）

　　A. 视网膜色素变性　　B. 青光眼晚期　　C. 垂体病　　D. 球后视神经

　　炎　　E. 癔症

39. 玻璃体积血引起的并发症有 （　　）

　　A. 视网膜毒性作用　　B. 血影细胞性青光眼　　C. 玻璃体视网膜的增殖

　　性病变　　D. 牵拉性视网膜脱离　　E. 角膜血染

40. 视网膜中央动脉阻塞的临床特征包括 （　　）

　　A. 一眼突然发生无痛性完全失明　　B. 常见视网膜出血　　C. 樱桃红斑

　　D. 视网膜动脉变细　　E. 视网膜混浊水肿

二、填空题（每空 1 分，共 15 分）

1. 急性闭角型青光眼的病程可分为 _____、_____、_____、_____、_____ 5 个阶段。

2. 眼的屈光系统包括 _____、_____、_____ 以及 _____。

3. 视觉电生理检查常用的有 _____、_____ 以及 _____。

4. 动脉硬化分为 _____ 硬化、_____ 硬化以及 _____ 硬化 3 种。

三、判断题（每题 1 分，共 10 分；正确的在括号内标"＋"，错误的标"－"）

1. 沙眼Ⅲ期（按我国分期法）表明沙眼严重，具有传染性。 （　　）

2. 睑板腺囊肿就是慢性睑板腺炎。 （　　）

3. 眼底检查时，每差 3 个屈光度约等于 1.5 mm。 （　　）

4. 树枝状角膜炎可以使用皮质类固醇滴眼剂。 （　　）

5. 毛果芸香碱可以抑制房水产生，从而降低眼压。 （　　）

6. 原发性视网膜色素变性是一种具有遗传倾向的慢性、进行性视网膜色素上皮及光感受器变性的疾病。 （　　）

7. 45 岁病人需做眼底检查，可用 2% 后马托品扩瞳。 （　）

8. 视网膜脱离是指视网膜与脉络膜分离。 （　）

9. 虹膜炎时，瞳孔括约肌受到刺激，而使瞳孔扩大。 （　）

10. 进行性翼状胬肉在症状控制后于静止期进行手术。 （　）

四、名词解释（每题 2 分，共 10 分）

1. 弱视

2. 轴性近视

3. 原发性视网膜脱离

4. 青光眼斑

5. 泪溢

五、问答题（每题 5 分，共 25 分）

1. 试述视功能包括哪些检查。

2. 试述感染性角膜炎的病因和治疗原则。

3. 试述老年性白内障的分类和治疗。

4. 列表说明急性闭角型青光眼与急性虹膜睫状体炎的鉴别诊断。

5. 试述眶内肿瘤的诊断要点。

参考答案

一、选择题

1. E	2. C	3. A	4. D	5. B	6. A
7. E	8. D	9. A	10. A	11. D	12. E
13. A	14. D	15. C	16. A	17. A	18. B
19. D	20. C	21. B	22. A	23. D	24. E
25. C	26. B	27. B	28. E	29. D	30. A
31. B	32. C	33. A	34. C	35. B	36.•AE
37. ABCE	38. ABDE	39. BCD	40. ACDE		

二、填空题

1. 临床前期及先兆期　急性发作期　缓解期　慢性期　绝对期

2. 角膜　房水　晶状体　玻璃体

3. 眼电图　视网膜电图　视觉诱发电位

4. 动脉粥样　老年性纤维性　高血压增殖性

三、判断题

1. −　　　2. −　　　3. −　　　4. −　　　5. −　　　6. +

7. −　　　8. −　　　9. −　　　10. −

四、名词解释

1. 弱视：眼球内部和外部无任何器质性病变，而矫正视力不能达到正常（<0.8）者称为弱视。

2. 轴性近视：是指眼轴较长而眼的屈光力正常，这种近视最多见。

3. 原发性视网膜脱离：常有裂孔存在，故又称孔源性视网膜脱离。多见于中老年人，大多数病人有近视。发病诱因有视网膜周边的格子状和囊样变性、玻璃体液化、萎缩和收缩引起玻璃体后脱离，这些诱因又和年龄、遗传、近视、外伤、无晶体等因素有关。玻璃体的牵引在发病机制上更显得重要。

4. 青光眼斑：在急性闭角型青光眼急性发作期，晶状体前囊下有时可见小片状白色混浊，称为青光眼斑。

5. 泪溢：泪液排出受阻，这种流泪称为泪溢。

五、问答题

1. 视功能检查包括两方面：

（1）视觉心理物理检查：①视力，远视力及近视力；②视野，中心视野及周边视野；③色觉，色盲本及 FM-100 色觉检查；④暗适应检查；⑤对比敏感度检查。

（2）视觉电生理检查：包括眼电图（EOG）、视网膜电图（ERG）、视觉诱发电位（VEP）、多焦视网膜电图及多焦视觉诱发电位。

2. 感染性角膜炎的病因和治疗原则如下：

（1）病因：①细菌感染，常见有肺炎链球菌、乙型溶血性链球菌、变形杆菌及铜绿假单胞菌等；②真菌感染，常见有曲霉、镰刀菌、白假丝酵母菌等；③病毒感染，常见有单纯疱疹病毒1型、水痘-带状疱疹病毒等。

（2）治疗原则：①病因治疗，根据病因选用抗生素、抗真菌药或抗病毒药。局部滴药及球结膜下注射是用药的合理途径，严重者亦可合并全身用药。②皮质激素，对上皮未愈合，荧光素染色阳性者，不宜轻易使用。在能肯定病因治疗完全有效时，可慎用。③麻痹扩瞳剂，并发虹膜睫状体炎者应早使用，以防后粘连及促进虹膜睫状体炎及溃疡的痊愈。④角膜不透明体的治疗，早期积极退翳治疗，治疗半年仍无效并严重妨碍视力者，可考虑手术治疗，采用光学虹膜切除或角膜移植术。

3. 老年性白内障的分类和治疗如下：

(1) 老年性白内障的分类：可分为皮质性、核性、后囊下性三大类。

(2) 老年性白内障的治疗：①早期或暂不适于手术的病人，可行保守治疗。全身治疗可用维生素 C、维生素 E、维生素 B_2、障眼明、眼生素等。局部滴药可用法可林、卡他灵、谷胱甘肽等。但迄今尚无特效药物。②老年性白内障成熟或近成熟期，以及视力减退至一定程度影响生活与工作时，可施行手术摘除。常用手术为显微囊外摘除术及超声乳化术。白内障摘除术后，如无禁忌证可安放人工晶体；未安放人工晶体者，术后应重新配镜。

4. 急性闭角型青光眼与急性虹膜睫状体炎的鉴别诊断见下表：

急性闭角型青光眼与急性虹膜睫状体炎鉴别表

	急性闭角型青光眼	急性虹膜睫状体炎
症状	眼剧烈胀痛，恶心、呕吐	轻度眼痛，畏光、流泪
视力	高度减退	不同程度减退
充血	混合充血	睫状充血或混合充血
角膜	水肿呈雾状混浊	透明，角膜后有沉着物
瞳孔	散大，常呈垂直卵圆形	缩小，常呈不规则形
前房	浅，房水轻度混浊	深度正常，房水混浊明显
眼压	明显升高	多数正常，偏低或稍升高

5. 眶内肿瘤的诊断要点如下：①眼球突出，突眼多为单侧。②突眼方向常与肿瘤位置有关，突眼朝肿瘤相反方向发展。肌圆锥内的肿瘤使眼球向正前方突出，且触摸不到肿块；泪腺肿瘤使眼球向鼻下方突出，在眶上外方常可摸到肿块；由上颌窦扩展到眶内的肿瘤使眼球向外上方或内上方突出。③眼球运动障碍和复视，视力下降。④眼底检查一般正常，如见视盘水肿和视网膜皱褶，表示眼球后部受压。⑤X 线摄片可发现眶腔扩大或骨质增生、吸收或破坏。⑥特殊检查，如超声检查、CT 检查等有助诊断。

§6.8.2　眼科学试卷（二）

一、选择题（每题 1 分，共 40 分）

【A 型题】

1. 前房角是指　　　　　　　　　　　　　　　　　　　　　　　　　　（　　）

　　A. 虹膜之后与睫状体之间的间隙　　B. 角膜之后的周边部分　　C. 巩、

角膜与虹膜睫状体之间的隐窝　　　D. 角膜与虹膜睫状体之夹角　　　E. 巩膜与虹膜睫状体之夹角

2. 关于结膜炎的治疗哪项是错误的　　　　　　　　　　　　（　　）

　　A. 冲洗结膜囊　　B. 冷敷　　C. 局部点用抗生素　　D. 全身应用抗生素

　　E. 遮盖患眼

3. 以下治疗青光眼的药物中，哪一种的降压机制是使阻塞房角开放　（　　）

　　A. 醋唑磺胺　　　B. 甘露醇　　　C. 噻吗心安　　　D. 甘油盐水　　　E. 毛果芸香碱

4. 细菌性角膜溃疡中最严重的致病菌是　　　　　　　　　　（　　）

　　A. 金黄色葡萄球菌　　　B. 肺炎链球菌　　　C. 溶血性链球菌　　　D. 铜绿假单胞菌　　　E. 流感嗜血杆菌

5. 视网膜硬性渗出物是由于　　　　　　　　　　　　　　　（　　）

　　A. 局部缺血坏死所致　　　B. 视网膜深层出血所致　　　C. 神经胶质细胞增殖所致　　　D. 脂质与变性巨噬细胞所致　　　E. 炎症所致

6. 关于沙眼的后遗症与并发症下列哪项是错误的　　　　　　（　　）

　　A. 睑内翻及倒睫　　　B. 眼干燥症　　　C. 慢性泪囊炎　　　D. 虹膜后粘连

　　E. 角膜溃疡

7. 老年皮质性白内障的最佳手术期是　　　　　　　　　　　（　　）

　　A. 未成熟期　　　B. 成熟期　　　C. 初发期　　　D. 过熟期　　　E. 膨胀期

8. 角膜损伤最常见的临床表现是　　　　　　　　　　　　　（　　）

　　A. 角膜上皮擦伤、基质层水肿　　　B. 角膜后羊脂状 KP　　　C. 角膜血染

　　D. 角膜后色素沉着　　　E. 角膜为浅点状混浊

9. 虹膜根部离断最常见的原因是　　　　　　　　　　　　　（　　）

　　A. 虹膜睫状体挫伤　　　B. 睫状体剥离术后　　　C. 房角后退　　　D. 虹膜周边切除术后　　　E. 先天虹膜缺损

10. 碱性烧伤的特点为　　　　　　　　　　　　　　　　　（　　）

　　A. 使组织蛋白凝固　　　B. 使组织坏死　　　C. 能溶解脂肪和蛋白质，使细胞分解坏死　　　D. 角膜上皮点状脱落　　　E. 破坏内皮细胞的脂肪外膜

11. 急性前葡萄膜炎的治疗首选的药物是　　　　　　　　　（　　）

　　A. 1%阿托品眼膏　　　B. 2%后马托品眼膏　　　C. 5%去氧肾上腺素

　　D. 0.1%肾上腺素　　　E. 1%阿托品眼药水

12. 开角型青光眼可以　　　　　　　　　　　　　　　　　（　　）

A. 无任何症状、不知不觉中失明　　B. 头痛、恶心、呕吐、眼压升高而失明　　C. 晚上看电视后眼发胀、视力下降　　D. 眼胀、虹视、恶心、呕吐、眼压升高　　E. 以上都不是

13. 下述哪项不会导致恶性青光眼　　　　　　　　　　　　　　（　　）

A. 后房水不能进入前房，聚积在玻璃体内　　B. 晶状体或玻璃体与水肿的睫状环相贴　　C. 多见于内眼手术后　　D. 后房压力大，将晶状体及虹膜向前推　　E. 继发于视网膜静脉阻塞

14. 正常人眼压是　　　　　　　　　　　　　　　　　　　　　（　　）

A. 6～18 mmHg　　B. 10～21 mmHg　　C. 12～20 mmHg　　D. 14～24 mmHg　　E. 20～30 mmHg

15. 下列哪项不能作为诊断急性闭角型青光眼急性发作期的依据　　（　　）

A. 视力急剧下降　　B. 恶心、呕吐　　C. 眼压升高、眼球坚硬如石　　D. 混合充血、角膜水肿、瞳孔散大　　E. 眼底可见明显青光眼杯

16. 眼局部长期应用皮质类固醇，可引起的不良反应是　　　　　　（　　）

A. 结膜炎　　B. 点状角膜炎　　C. 视神经炎　　D. 角膜溃疡　　E. 青光眼

17. 外睑腺炎的手术治疗正确的是　　　　　　　　　　　　　　　（　　）

A. 在皮肤上作与睑缘平行之切口　　B. 在皮肤上作与睑缘垂直之切口　　C. 在睑结膜面作与睑缘平行之切口　　D. 在睑结膜面作与睑缘垂直之切口　　E. 在局部皮肤上作任意切口

18. 化学性眼外伤急救处理原则首选　　　　　　　　　　　　　　（　　）

A. 球结膜下注射止血　　B. 扩瞳　　C. 冲洗结膜囊　　D. 抗感染　　E. 理疗

19. 下列哪项不是共同性斜视的特点　　　　　　　　　　　　　　（　　）

A. 渐进发病　　B. 眼球运动无异常　　C. 第二斜视角大于第一斜视角　　D. 无复视　　E. 无代偿头位

20. 中心性浆液性脉络膜视网膜病变不应该使用　　　　　　　　　（　　）

A. 维生素　　B. 激素　　C. 肌苷　　D. 三磷腺苷　　E. 50%葡萄糖注射液

【B型题】

问题 21～23

A. 单纯疱疹性角膜炎

B. 铜绿假单胞菌性角膜炎

C. 真菌性角膜溃疡

D. 匐行性角膜溃疡

E. 蚕食性角膜溃疡

下列角膜病变形态最可能的诊断是上述哪项

21. 角膜溃疡表面有大量黄绿脓性分泌物，发展迅速，很快出现大面积穿孔
（　　）

22. 角膜溃疡面多呈圆形，表面有灰黄色脓液，边缘卷曲，向四周或深层迅速发展
（　　）

23. 角膜呈树枝状或地图状角膜溃疡 （　　）

问题 24～26

A. 单纯远视散光

B. 单纯近视散光

C. 复性远视散光

D. 复性近视散光

E. 混合散光

下列验光检影所见是哪种类型散光

24. 一个经线为正视，与其垂直的经线为远视 （　　）

25. 两个互相垂直的经线均为近视，但两者的屈光程度不同 （　　）

26. 两个互相垂直的经线屈光状态不相同，即一个经线为近视，另一个经线为远视
（　　）

问题 27～29

A. 细菌、真菌、病毒、寄生虫、立克次体直接侵犯

B. 视网膜 S 抗原、黑色素相关抗原

C. 特写的 HLA 抗原

D. 白三烯炎症介质

E. 氧自由基代谢产物大量增加

27. 眼内炎症的病因是 （　　）

28. 机体免疫功能紊乱时，出现免疫反应引起的葡萄膜炎的病因是 （　　）

29. 关节强直性脊椎炎伴发的葡萄膜炎的病因是 （　　）

【C 型题】

问题 30~32

    A. 毛果芸香碱

    B. 地匹福林

    C. 噻吗洛尔

    D. 乙酰唑胺

30. 属拟副交感神经药   (   )

31. 属 β 肾上腺能受体阻滞药   (   )

32. 属碳酸酐酶抑制药   (   )

问题 33~35

    A. 使蛋白质凝固变性、角膜上皮坏死脱落

    B. 引起辐射性白内障、放射性视网膜病变、角膜炎

    C. 外环境物理性因素改变，如气压变化、噪声、加速度等所致眼损伤，表现为视力下降、视野缩小

    D. 皮肤烧伤和白内障，后极部视网膜损伤

33. 紫外线眼损伤可致   (   )

34. 离子辐射性眼损伤可   (   )

35. 应激性眼损伤是指   (   )

【X 型题】

36. 麻痹性斜视的特点包括   (   )

    A. 骤然发病   B. 向麻痹肌动作方向障碍   C. 第二斜视角小于第一斜视角   D. 无复视   E. 无代偿头位

37. 同侧复视提示哪条肌肉麻痹   (   )

    A. 外直肌   B. 上直肌   C. 下直肌   D. 上斜肌   E. 下斜肌

38. 甲状腺相关性眼病可包括下列哪些   (   )

    A. 上睑退缩   B. 回落延迟   C. 睑闭不合   D. 眼外肌肥大   E. 复视

39. 皮质性白内障按其发展过程分哪几期   (   )

    A. 初发期   B. 膨胀期   C. 进展期   D. 成熟期   E. 过熟期

40. 弱视病因或诱因有   (   )

    A. 视网膜母细胞瘤   B. 高度屈光不正   C. 屈光参差   D. 角膜斑翳   E. 青光眼

二、填空题（每空 1 分，共 15 分）

1. 中国人眼球突出度的正常值为 _____ mm，两眼相差一般不超过 _____ mm。

2. 皮质性白内障初发期晶状体皮质内出现_____、_____和_____。

3. 急性卡他性结膜炎发病潜伏期为_____，发病后_____是病情达到高潮，其自然病程为_____。

4. 泪膜由 3 层组成，即表层_____、中层_____、深层_____。

5. 视网膜母细胞瘤在临床上可分为_____、_____、_____和_____ 4 个阶段。

三、判断题（每题 1 分，共 10 分；正确的在括号内标"＋"，错误的标"－"）

1. 由于视盘没有感光细胞，所以形成了生理盲点。 （　　）

2. 眶上裂主要有第 Ⅱ、Ⅲ、Ⅳ、Ⅴ、Ⅵ 对脑神经通过。 （　　）

3. 眼压计分为压陷式和压平式两大类。 （　　）

4. 最常见的泪腺瘤是泪腺混合瘤。 （　　）

5. 核性白内障病人视力低于 0.1 以下，即可行手术治疗。 （　　）

6. 前房积脓性虹膜炎、口腔黏膜溃疡及外生殖器溃疡为毕夏病的三大主症。

（　　）

7. 眼底视盘边缘模糊称为视盘水肿。 （　　）

8. 眼内铜性异物常表现在角膜后弹力层棕黄色色素沉着，有时晶体前囊呈葵花状混浊，称为铜屑沉着症。 （　　）

9. 生理盲点是虚性相对性暗点。 （　　）

10. 树枝状角膜炎多为混合性细菌感染，故多用广谱抗生素治疗。 （　　）

四、名词解释（每题 2 分，共 10 分）

1. 虹膜膨隆
2. 屈光性近视
3. 圆锥角膜
4. 视野
5. 继发性视网膜脱离

五、问答题（每题5分，共25分）

1. 试述视觉形成的主要过程。
2. 试述眼部有关肌肉的神经支配。
3. 试述如何诊断和治疗沙眼。
4. 试述单纯疱疹性角膜炎的临床表现和治疗。
5. 试述我国主要致盲眼病有哪些。

参考答案

一、选择题

1. C	2. E	3. E	4. D	5. D	6. D
7. A	8. A	9. A	10. C	11. B	12. A
13. E	14. B	15. E	16. E	17. A	18. C
19. C	20. B	21. B	22. D	23. A	24. A
25. D	26. E	27. A	28. B	29. C	30. A
31. C	32. D	33. A	34. B	35. C	36. ABDE
37. ADE	38. ABCDE	39. ABDE	40. BCD		

二、填空题

1. 12~14　　2
2. 空泡　　水裂　　板层分离
3. 1~3天　　3~4天　　10~14天
4. 单分子脂质层　　水液层　　糖蛋白黏液层
5. 眼内期　　青光眼期　　眼外蔓延期　　转移期

三、判断题

1. +	2. −	3. +	4. +	5. +	6. +
7. −	8. +	9. −	10. −		

四、名词解释

1. 虹膜膨隆：是指虹膜后粘连广泛，前后房交通受阻，房水积蓄于后房，将虹膜推向前方呈膨隆状。

2. 屈光性近视：是指眼轴正常但眼的屈光力增强。产生眼屈光力增强的原因，除角膜弯曲度大（如圆锥角膜）、晶体弯曲度增大（如白内障）外，还有一个重要原因是眼调节痉挛，调节痉挛与用眼过度有关。这种近视属假性近视。它是目前青少年中常见的一种近视。

3. 圆锥角膜：是一种先天性角膜发育异常，表现为角膜中央部进行性变薄向前呈圆锥状突出。

4. 视野：是将眼球向正前方固视不动时所见的空间范围。

5. 继发性视网膜脱离：视网膜多无裂孔存在。主要是由于眼的严重炎症、眼部或全身循环障碍、脉络膜或眶部肿瘤等造成。如果病因得到控制，脱离视网膜多可以复位。

五、问答题

1. 视觉形成的主要过程为：外界物体的形态经过眼球屈光系统（包括角膜、房水、晶体及玻璃体）聚焦于视网膜上，使感光细胞（包括视锥与视杆细胞）外节膜盘中的感光色素（包括视紫红质、视紫蓝质、视紫质、视青质等）被漂白而产生电位变化，形成神经冲动。此冲动在视网膜内由感光细胞通过双极细胞传到神经节细胞，再经过视神经（由神经节细胞之轴突组成）、视交叉、视束、外侧膝状体、视放射，最后到达大脑枕叶的视觉中枢，经过其分析、识别、综合而形成了视觉。

2. 眼部有关肌肉的神经支配如下：面神经支配眼轮匝肌。动眼神经支配上睑提肌、上直肌、下直肌、内直肌、下斜肌。外展神经支配外直肌。滑车神经支配上斜肌。交感神经支配穆勒肌（睑板肌）及瞳孔开大肌。副交感神经支配瞳孔括约肌及睫状肌。

3. 沙眼的诊断和治疗如下：

   (1) 诊断：早期沙眼诊断较困难，当上穹隆附近结膜出现充血及少量乳头增生或滤泡形成，而又排除了其他结膜炎者，可诊断为沙眼。按照中华医学会眼科学会（1979 年）决定，沙眼诊断依据为：①上穹窿部和上睑结膜血管模糊充血，乳头增生或滤泡形成，或两者兼有；②用放大镜或裂隙灯检查可见角膜血管翳；③上穹窿或（和）上睑结膜出现瘢痕；④结膜刮片有沙眼包涵体。在第一项基础上，兼有其他三项之一者可诊断为沙眼。

   (2) 治疗：对沙眼的治疗主要采用局部点眼药治疗，4～6 次/d，持续 2 个月以上为好。常用眼药有 10%～30% 磺胺醋酰钠、0.25% 氯霉素、0.1% 利福平、0.1% 酞丁胺等。对于重症病人可合并全身用药，如口服磺胺类药、多西环素等。对沙眼的后遗症及并发症，多需手术治疗。

4. 单纯疱疹性角膜炎的临床表现和治疗如下：

   (1) 临床表现：起病前常有感冒史。病人主诉与一般角膜炎相同。检查时可见睑状充血，角膜在早期可呈小点状混浊，继而形成小水疱，水疱破裂并相互连接形成树枝状的表浅溃疡，荧光素染色阳性，角膜知觉减退。如进一步发展，溃疡变成不规则地图状并继发虹膜睫状体炎。有前房积脓提示有细菌混合感染。少数病人由于免疫反应，呈现角膜实质层、后弹力层水肿并伴有轻度虹膜睫状体炎，但角膜表面仅呈现浅点状散在染色，称为盘状角膜基质炎。

(2) 治疗要点：①本病滴用抗病毒药是最主要的治疗。常用药物包括 0.1% 碘苷（疱疹净）、0.1% 阿昔洛韦（无环鸟苷）、0.1% 三氟胸腺嘧啶等。②为增强免疫力，可滴用丙种球蛋白、干扰素或自身血清。③对药物效果欠佳者，可考虑化学药物烧灼溃疡面，但应慎用，以免产生更多的瘢痕。④皮质激素在溃疡未愈合前（荧光素染色阳性）应禁用。对浅表溃疡已痊愈和深层非溃疡性病变可在使用抗病毒药的同时合并使用，如盘状角膜基质炎者。⑤对合并细菌感染者可加用相应有效的抗生素。⑥对伴有虹膜睫状体炎者，应用麻痹扩瞳药及热敷等。

5. 我国主要致盲眼病有白内障、角膜病、青光眼、眼外伤和职业病、沙眼及遗传性眼病等。

§6.9 口腔科学试卷

一、选择题（每题1分，共40分）

【A型题】

1. 口腔颌面部局部麻醉的并发症是 （ ）

   A. 牙根折断　　B. 颌骨骨折　　C. 晕厥、过敏、中毒　　D. 上颌窦损伤

   E. 牙龈撕裂

2. 急性牙髓炎最有效的治疗方法是 （ ）

   A. 拔除患牙　　B. 开髓引流　　C. 相应牙龈处分开引流　　D. 去腐蚀

   E. 消炎止痛

3. 正中咬合时，上颌第一磨牙的近中颊尖咬于下颌第一磨牙与下颌第二磨牙

   之间，称为 （ ）

   A. 近中错𬌗　　B. 远中错𬌗　　C. 锁𬌗　　D. 正中𬌗位　　E. 深覆𬌗

4. 桩冠的冠桩长度要求 （ ）

   A. 根长的1/2　　B. 牙根全长　　C. 相当于该牙冠的长度　　D. 相当于

   该牙冠1/2长度　　E. 根长的1/3

5. 15岁病人，前牙拥挤，牙周情况良好，准备采用拔牙减数矫治，一般应拔

   除哪个牙 （ ）

   A. 尖牙　　B. 切牙　　C. 第一前磨牙　　D. 第二前磨牙　　E. 第一

   磨牙

6. 牙列缺失时，其牙槽骨吸收的速度与哪种因素无关 （ ）

   A. 缺牙时间　　B. 缺牙原因　　C. 骨质致密度　　D. 全身健康状况

   E. 温度

7. 引起牙体楔状缺损的主要原因是 （ ）

   A. 牙体材料疲劳　　B. 牙周病　　C. 牙颈部的结构　　D. 酸的作用

   E. 刷牙

8. 猛性龋与下列因素有关，但应除外 （ ）

   A. 接受头颈部放射治疗后　　B. Sjögren 综合征病人　　C. 唾液中变异链

   球菌计数高　　D. 口腔卫生良好　　E. 唾液缓冲能力差

9. 口腔中的主要致龋菌是 （　）
  A. 韦荣菌　　B. 丙酸杆菌　　C. 放线菌　　D. 血链球菌　　E. 变异链球菌

10. 牙髓病最主要的致病因素是 （　）
  A. 物理性创伤　　B. 细菌　　C. 化学刺激　　D. 特发性因素　　E. 机械、电流刺激

11. 急性化脓性根尖周炎症状最严重的阶段是 （　）
  A. 根尖肿脓阶段　　B. 骨膜下脓肿阶段　　C. 黏膜下肿脓阶段
  D. 皮下脓肿阶段　　E. 形成窦道阶段

12. 复发性口疮目前认为病因是 （　）
  A. 细菌感染　　B. 病毒感染　　C. 营养不良　　D. 多种因素　　E. 局部刺激

13. 我国内地口腔黏膜下纤维性变多见于哪个省 （　）
  A. 广西　　B. 湖南　　C. 湖北　　D. 四川　　E. 河南

14. 从牙体剖面观察，以下哪项不是牙体的组成部分 （　）
  A. 牙釉质　　D. 牙骨质　　C. 牙本质　　D. 牙髓腔　　E. 牙髓

15. 舌后 1/3 的味觉由下列哪条神经支配 （　）
  A. 面神经鼓索支　　B. 舌下神经　　C. 舌神经鼓索支　　D. 舌咽神经
  E. 迷走神经喉内支

16. 拔牙术中的并发症不包括 （　）
  A. 出血　　B. 牙折断　　C. 干槽症　　D. 颞下颌关节脱位　　E. 牙根进入上颌窦

17. 女，50 岁，上唇肿胀，剧痛 2 天。体格检查：上唇中部见紫红色肿块，局部可见 1 个脓头，诊断为唇痈。该病人最危险的并发症是 （　）
  A. 眶下间隙感染　　B. 海绵窦血栓性静脉炎　　C. 败血症　　D. 高热
  E. 鼻旁脓肿

18. 慢性化脓性腮腺炎多数是由哪种感染途径引起 （　）
  A. 牙源性　　B. 血源性　　C. 逆行性　　D. 外伤　　E. 医源性

19. 颈部肿块病人出现声嘶，舌偏患侧，最可能哪些神经末梢受侵犯 （　）
  A. 第X、第XI脑神经　　B. 第IX、第X脑神经　　C. 第VI、第X脑神经
  D. 第X、第XII脑神经　　E. 第IX、第XII脑神经

20. 颌面部创口初期缝合允许最长时限为 （　）

A. 6 小时　　B. 12 小时　　C. 24 小时　　D. 48 小时　　E. 只要没有明显化脓创口，48 小时或更长，在清创后仍可作初期缝合

【B 型题】

问题 21～25

A. 急性浆液性牙髓炎

B. 急性化脓性牙髓炎

C. 急性牙髓充血

D. 慢性闭锁性牙髓炎

E. 慢性溃疡性牙髓炎

下述临床表现最可能患有何种疾病

21. 当牙受到温度刺激立刻引起尖锐疼痛，但去除后很快缓解　　　　　（　　）

22. 牙有自发性阵发性剧痛，间隔几小时，温度刺激，夜间疼痛加重，探有深龋，未穿髓，无叩痛　　　　　（　　）

23. 牙有自发性阵发性剧痛，间隔几分钟，不能平卧，冷水刺激可缓解，有叩痛，有深龋未穿髓　　　　　（　　）

24. 进食或遇温度刺激时有严重疼痛，可持续一段时间，探查有深龋，未穿髓，过去有自发痛史　　　　　（　　）

25. 进食或遇温度刺激时有严重疼痛，可持续一段时间，探查有深龋，有穿髓，过去有自发痛史　　　　　（　　）

问题 26～30

A. 应迅速用手指掏出或用塑料管吸出堵塞物，改变体位，取头低侧卧位

B. 应用粗线穿过舌体将其牵拉到口腔外

C. 用筷子或木棒置于两侧双尖牙部位，加力上提上颌骨

D. 从口腔或鼻腔插入通气管

E. 15 号以上粗针头作环甲膜穿刺，随即行气管切开术

26. 因舌后坠引起窒息应如何处理　　　　　（　　）

27. 因上颌骨骨折下垂移位而窒息者应如何处理　　　　　（　　）

28. 因血块或分泌物阻塞咽喉部时应如何处理　　　　　（　　）

29. 咽部肿胀压迫呼吸道时应如何处理　　　　　（　　）

30. 咽部肿胀压迫呼吸道，插管无效时应如何处理　　　　　（　　）

【C 型题】

问题 31～35

A. 自身免疫性疾病

B. 免疫功能减退

C. 两者均是

D. 两者均否

31. 细菌性口炎的发生是由于　　　　　　　　　　　　　　　（　　）

32. 扁平苔藓的发生是由于　　　　　　　　　　　　　　　　（　　）

33. 口疮的发生是由于　　　　　　　　　　　　　　　　　　（　　）

34. 盘状红斑狼疮的发生是由于　　　　　　　　　　　　　　（　　）

35. 口腔假丝酵母菌病的发生是由于　　　　　　　　　　　　（　　）

【X型题】

36. 牙周组织包括　　　　　　　　　　　　　　　　　　　　（　　）

A. 牙龈　　B. 牙本质　　C. 牙槽骨　　D. 牙骨质　　E. 牙周膜

37. 口腔颌面部局部麻醉的并发症有　　　　　　　　　　　　（　　）

A. 晕厥　　B. 超敏反应　　C. 感染　　D. 注射针折断　　E. 暂时性面瘫

38. 固定义齿由哪几部分组成　　　　　　　　　　　　　　　（　　）

A. 固位体　　B. 桥体　　C. 连接体　　D. 基牙　　E. 固位器

39. 乳牙龋治疗的目的有包括　　　　　　　　　　　　　　　（　　）

A. 终止病变发展　　B. 保护牙髓正常活力　　C. 避免因龋引起的并发症

D. 恢复牙体外形，维持牙列完整　　E. 保护乳牙正常替换

40. 口腔颌面部感染常见原因有　　　　　　　　　　　　　　（　　）

A. 牙源性　　B. 腺源性　　C. 外伤后　　D. 血源性　　E. 传染性

二、填空题（每空1分，共15分）

1. 当牙本质因磨损、龋病暴露时，则造成造牙本质细胞受到程度不等的
_____，造牙本质细胞将发生_____，并继续形成_____。

2. 活髓切断术是切除病变的_____，而保存其正常的_____。

3. 由于牙的存在，下颌骨骨折的症状之一为牙齿_____紊乱，骨折的正确
复位，必须表现在正常_____的恢复。

4. 急性眶下间隙蜂窝织炎，在脓肿形成后，一般多从口内在上颌_____或
_____区的_____黏膜皱褶处作切口。

5. 乳磨牙早期缺失的处理是制作_____。

6. 恶性肿瘤的化学治疗方法中，抗肿瘤药的主要作用是抑制_____的增殖，特别是干扰_____的代谢。

7. 金属嵌体可以修复个别牙的_____，同时也可以作_____的固位体。

三、判断题（每题1分，共10分；正确的在括号内标"＋"，错误的标"－"）

1. 乳牙早失需作间隙保持器，其要求只需保持缺隙的近远中距离。 （　　）

2. 修复性牙本质是造牙本质细胞在受损处相应髓壁上新形成的牙本质。

（　　）

3. 覆盖义齿的主要优点是保留了患牙的牙根，保存了牙周膜本体感受器。

（　　）

4. 颌骨中央性骨髓炎多由于急性冠周炎所致。 （　　）

5. 髁状突滑出关节窝以外，向前越过关节结节，称为颞下颌关节强直。

（　　）

6. 牙源性角化囊肿镜下所见表层的角化主要是不全角化，呈波状或皱纹状。

（　　）

7. 在拔除下颌阻生第三磨牙时必须进行阻力分析。 （　　）

8. 乳牙龋病治疗的目的是终止病变的发展，保持乳牙的正常替换。 （　　）

9. 牙周炎X线片见齿槽骨多呈垂直吸收，牙周创伤X线片见齿槽骨多呈水平吸收。 （　　）

10. 植牙术包括牙再植术、牙移植术和牙种植术。 （　　）

四、名词解释（每题2分，共10分）

1. 修复性牙本质

2. 活髓切断术

3. 固定义齿的固位体

4. 颞下颌关节强直

5. 智齿冠周炎

五、问答题（每题5分，共25分）

1. 简述髓腔解剖特点对牙髓炎的意义。

2. 简述全冠的种类。

3. 试述龋病治疗可能发生的意外情况。

4. 试述拔除左下颌第一磨牙需要阻滞麻醉的3条神经。

5. 简述全口义齿的固位原理。

参考答案

一、选择题

1. C	2. B	3. A	4. C	5. C	6. E
7. E	8. D	9. E	10. B	11. B	12. D
13. B	14. D	15. D	16. C	17. B	18. C
19. D	20. E	21. C	22. A	23. B	24. D
25. E	26. B	27. C	28. A	29. D	30. E
31. D	32. C	33. C	34. A	35. B	36. ACE
37. ABCDE	38. ABCD	39. ABCDE	40. ABCD		

二、填空题

1. 损伤　　变性　　牙本质

2. 冠髓　　根髓

3. 咬合关系　　咬合关系

4. 前牙　　前磨牙　　口腔前庭

5. 间隙保持器

6. 肿瘤细胞　　核酸

7. 牙体缺损　　固定义齿

三、判断题

1. —	2. +	3. +	4. —	5. —	6. +
7. +	8. +	9. —	10. +		

四、名词解释

1. 修复性牙本质：牙本质因磨损、酸蚀、龋病等因素而暴露时，则造成牙本质细胞不同程度地受到损伤，在受损相对应的髓腔壁上形成新的牙本质以保护牙髓，称为修复性牙本质。

2. 活髓切断术：对不具备盖髓术条件的未感染或感染轻微能部分恢复健康的牙髓，切除其有局限病变的冠髓，保存其正常根髓的方法称为活髓切断术。

3. 固定义齿的固位体：是在基牙上制作的嵌体或冠，与桥体相连，使桥体借固位体与基牙连接在一起，桥体所受牙合力通过固位体传给基牙。

4. 颞下颌关节强直：因关节及关节周围组织器质性病变造成开口困难或完全不能开口者称为颞下颌关节强直。

5. 智齿冠周炎：第三磨牙萌出过程中，牙冠周围软组织发生的炎症，常见于 18～25 岁青年，故称为"智齿冠周炎"。

五、问答题

1. 髓腔解剖特点对牙髓炎的意义如下：①髓腔位于牙齿内层，周围被矿化高的牙本质包围，通过窄小的根尖孔与根尖组织相连；②牙髓发炎时血管扩张，渗出液聚集，通过狭小的根尖孔引流不畅，供血不良，造成牙髓营养障碍，导致全牙髓坏死；③炎症封闭在无弹性的硬质腔中，致髓腔压力增高压迫神经，可产生剧烈疼痛，一旦穿髓，使渗出液引流，髓腔压力下降，疼痛骤然缓解，这是治疗急性牙髓炎时牙髓减压的解剖依据。

2. 全冠的种类有：①金属全冠，铸造全冠和锤造全冠；②非金属全冠，塑料全冠和烤瓷全冠；③金属与非金属联合全冠。

3. 龋病治疗可能发生的意外情况有：①意外穿破牙髓，引起牙髓炎，牙髓坏死；②充填后发生继发龋，充填物脱落或折裂；③牙齿折断；④损伤牙周组织，引起疼痛；⑤无咬合关系或食物嵌塞。

4. 拔除左下颌第一磨牙需要阻滞麻醉的 3 条神经是：①左下牙槽神经；②左颊神经；③左舌神经。

5. 全口义齿的固位原理如下。①吸附力作用：包括附着力和内聚力。全口义齿的基托组织面与黏膜紧密贴合，其间有一层薄层唾液，基托组织面与唾液、唾液与黏膜之间产生附着力，唾液本身分子之间产生内聚力，而使全口义齿获得固位。②大气压力的作用：全口义齿基托与支持组织紧密贴合，基托边缘与周围组织始终保持紧密的接触，形成良好的边缘封闭，使空气不能进入基托与黏膜之间，形成了负压。在大气压力下，基托与黏膜密贴而使义齿固位。

§6.10 神经内科学试卷

一、选择题（每题 1 分，共 20 分）

【A 型题】

1. 一病人呼之不应，压眶有反应，呼吸平稳，腹壁反射消失，瞳孔对光反射及腱反射存在，其意识状态为　　　　　　　　　　　　　　　（　）
   A. 清醒　　B. 嗜睡　　C. 浅昏迷　　D. 中昏迷　　E. 深昏迷

2. 双眼颞侧偏盲，病变在　　　　　　　　　　　　　　　　　　　　（　）
   A. 视束　　B. 视辐射　　C. 视神经　　D. 视交叉　　E. 视皮质

3. 关于周围性眩晕错误的是　　　　　　　　　　　　　　　　　　　（　）
   A. 眩晕持续时间短，头位改变症状加重，闭目后减轻　　B. 眼震与眩晕发作同时存在，多为水平性或垂直性眼震　　C. 有平衡障碍　　D. 有严重的恶心、呕吐等自主神经症状　　E. 常伴有明显耳鸣、听力减退

4. 关于周围性面瘫，下列哪项叙述不正确　　　　　　　　　　　　　（　）
   A. 同侧闭目无力　　B. 同侧鼻唇沟浅　　C. 同侧额纹消失　　D. 张口时口角歪向同侧　　E. 同侧 Bell 现象阳性

5. 根据哪方面的临床表现区别中枢性瘫痪和周围性瘫痪　　　　　　　（　）
   A. 肌力的大小　　B. 有无感觉障碍　　C. 有无病理反射　　D. 有无大小便障碍　　E. 有无意识障碍

6. 下列情况中不符合急性脊髓炎的临床表现为　　　　　　　　　　　（　）
   A. 病前常有呼吸道感染症状　　B. 损害平面以下传导束型感觉障碍　　C. 大小便障碍　　D. 损害平面以下运动障碍　　E. 急性起病，早期出现肌张力增高，腱反射亢进

7. 短暂性脑缺血发作的临床特征中不应出现　　　　　　　　　　　　（　）
   A. 发作突然　　B. 恢复较快，一般仅遗留较轻的神经功能缺损　　C. 持续时间短暂，症状和体征在 24 小时内应完全消失　　D. 常反复发作　　E. 用小剂量阿司匹林治疗有效

8. 治疗脑血栓形成最好的方法是　　　　　　　　　　　　　　　　　（　）
   A. 急性期慎用血管扩张药　　B. 抗凝治疗　　C. 降纤治疗　　D. 小剂量

阿司匹林　　E. rt-PA 静脉溶栓治疗

【X 型题】

9. 脑血栓形成急性期的治疗方法包括　　　　　　　　　　　　　（　　）

　　A. 抗血小板黏附聚集　　B. 尼莫地平拮抗细胞内钙超载　　C. 头部或全身亚低温治疗　　D. 降纤酶降纤治疗　　E. 用依达拉奉清除氧自由基

10. 深昏迷的临床表现包括　　　　　　　　　　　　　　　　　（　　）

　　A. 肌肉松弛　　B. Babinski 征阳性　　C. 生命体征无变化　　D. 角膜反射消失　　E. 腱反射存在

11. 下述哪些是根性感觉障碍的表现　　　　　　　　　　　　　　（　　）

　　A. 受损范围呈带状　　B. 出现感觉分离　　C. 投射性疼痛　　D. 症状在病变对侧　　E. 受损范围呈节段性

12. 腰穿的禁忌证包括　　　　　　　　　　　　　　　　　　　（　　）

　　A. 小脑肿瘤　　B. 病毒性脑膜炎　　C. 腰椎外伤畸形并颅内感染　　D. 蛛网膜下腔出血　　E. 腰部局部皮肤发炎

13. 坐骨神经痛的临床表现有　　　　　　　　　　　　　　　　（　　）

　　A. 沿坐骨神经经路的典型放射性疼痛　　B. 疼痛位于臀部，并向股后部、小腿后外侧、足外侧放射　　C. 呈持续性钝痛，并有阵发性加剧　　D. 可为刀割样或灼样痛，夜间常加重　　E. 病变多为单侧性

14. 原发性三叉神经痛的临床表现有　　　　　　　　　　　　　（　　）

　　A. 多发生于中老年人，女略多于男　　B. 疼痛限于三叉神经分布区的一支或两支，以第二、第三支最多见，三支同时受累者极为罕见　　C. 通常无预兆，开始和停止都很突然，间歇期可完全正常　　D. 病程可呈周期性，每次发作期可为数天、数周或数月不等　　E. 神经系统检查一般无阳性体征

15. 急性脊髓炎的临床表现包括　　　　　　　　　　　　　　　（　　）

　　A. 病前常有感染或疫苗接种史　　B. 急性起病，较早出现脊髓休克　　C. 损害平面以下传导束型感觉障碍　　D. 脑脊液压力增高明显　　E. 可有大小便功能障碍

16. 以下对脑血栓形成的描述不正确的有哪些　　　　　　　　　（　　）

　　A. 活动中发病较多　　B. 发病年龄多在 60 岁以上　　C. 脑脊液无色透明　　D. 颅内压增高明显　　E. 因其起病速度较快，故多数病人意识障碍较重

17. 下述对高血压动脉硬化性脑出血急性期血压处理哪些是正确的 （　　）
    A. 首选氯丙嗪注射　　B. 快速降压　　C. 缓慢降压　　D. 降至正常血压数值　　E. 降压速度不宜过快，根据情况确定最佳水平

18. 血栓形成性脑梗死和脑出血具有鉴别意义的是包括 （　　）
    A. 发病年龄　　B. 起病状态　　C. 起病速度　　D. 有无高血压病史
    E. 神经体征

19. 病毒性脑膜炎常见的症状有 （　　）
    A. 发热　　B. 头痛　　C. 脑膜刺激征　　D. 全身中毒症状　　E. 严重的脑实质受损的症状

20. 原发性癫痫的特点包括 （　　）
    A. 病年龄较小　　B. 脑内未发现器质性病变　　C. 以全面性发作为主
    D. 以部分性发作为主　　E. 因大脑半球病变引起的癫痫发作

二、填空题（每空1分，共20分）

1. 脑膜刺激征的检查方法包括_____、_____和_____。

2. 影响意识最重要的结构是_____。

3. 意识障碍分为_____、_____、_____、_____和_____五级。

4. 按0～5级分级法检查时，病人的肢体能对抗地心引力而抬离床面，但不能对抗阻力者，肌力为_____级。

5. 治疗三叉神经痛的首选药物为_____。

6. 脑出血的病因主要是_____。

7. 强直阵挛发作之癫痫在发作时瞳孔_____，角膜反射_____。

8. 癫痫持续状态的药物治疗首选_____。

9. 重症肌无力的治疗药物中，常用的抗胆碱酯酶药有_____。

10. 脑电图检查对_____的诊断最有价值。

11. 发病最急的脑血管病是_____。

12. 脑组织的能量来源主要依赖于_____。

13. 神经梅毒的首选治疗药物是_____。

三、判断题（每题1分，共10分；正确的在括号内标"＋"，错误的标"－"）

1. 影响意识最重要的脑结构是脑干上行网状激动系统。 （　　）

2. 原发性三叉神经痛为闪电样疼痛，每次发作时间仅数秒钟至2分钟，常伴

有其他脑神经麻痹的症状和体征。　　　　　　　　　　　（　　）

3. 多发性神经病是指主要表现为四肢对称性末梢型感觉障碍、下运动神经元瘫痪及自主神经障碍的临床综合征。　　　　　　　　　（　　）

4. 脑血栓形成最常见的病因为脑动脉粥样硬化。　　　　　（　　）

5. 脑出血多在活动时发病，逐渐出现肢体无力等神经系统定位症状和体征，多在1周后达高峰。　　　　　　　　　　　　　　　　（　　）

6. 蛛网膜下腔出血病人的主要体征为脑膜刺激征。　　　　（　　）

7. 震颤性麻痹病人肌张力呈齿轮样增高。　　　　　　　　（　　）

8. 多数性硬化是一种中枢神经系统脱髓鞘疾病。　　　　　（　　）

9. 偏头痛发作时口服非甾体消炎镇痛药有效。　　　　　　（　　）

10. 有无偏瘫是区别蛛网膜下腔出血和脑出血的重要体征。　（　　）

四、名词解释（每题2分，共10分）

1. 脑卒中

2. 多发性硬化

3. 癫痫持续状态

4. 三偏征

5. 皮质盲

五、问答题（每题4分，共40分）

1. 试述昏迷的常见原因及其鉴别诊断。

2. 试述周围性面神经麻痹和中枢性面神经麻痹的区别要点。

3. 继发性三叉神经痛和原发性三叉神经痛有何区别？

4. 试述短暂性脑缺血发作的临床特征和意义。

5. 脑血栓形成应如何治疗？

6. 试述脑出血的临床表现。

7. 试述脑出血的手术适应证。

8. 简述蛛网膜下腔出血的临床表现和常见并发症。

9. 试述帕金森病的主要临床表现。

10. 结合病理生理机制来阐述脑血栓形成超早期治疗的临床意义和治疗方法。

参考答案

一、选择题

1. C   2. D   3. B   4. D   5. C   6. E

7. B   8. E   9. ABCDE   10. AD   11. AC   12. ACE

13. ABCDE   14. ABCDE   15. ABCDE   16. ADE   17. CE   18. BC

19. ABCD   20. ABCD

二、填空题

1. 屈颈试验   克匿格征   布鲁津斯基征

2. 脑干上行网状激动系统

3. 嗜睡   昏睡   浅昏迷   中昏迷   深昏迷

4. 3

5. 卡马西平

6. 高血压

7. 散大   消失

8. 静脉注射地西泮

9. 溴吡斯的明

10. 癫痫

11. 脑栓塞

12. 糖的有氧代谢

13. 青霉素 G

三、判断题

1. +   2. —   3. +   4. +   5. —   6. +

7. +   8. +   9. +   10. +

四、名词解释

1. 脑卒中：是指急性起病、迅速出现局限性或弥漫性脑功能缺失征象的脑血管性临床事件。

2. 多发性硬化：是以 CNS 白质脱髓鞘病变为特点，在遗传易感个体与环境因素作用下发生的自身免疫性疾病。多在成年早期发病，女性稍多于男性。主要临床特征为病灶的多发性和病程中的缓解和复发交替出现的脑、脊髓和视神经损害，主要累及脑室周围的白质、视神经、脊髓、脑干和小脑等。

3. 癫痫持续状态：是指癫痫连续发作之间意识尚未恢复又频繁再发，或癫痫发作持续30分钟以上不自行停止。

4. 三偏征：见于一侧内囊病变，可损害一侧整个锥体束，以及锥体束之后的丘脑辐射和视辐射，出现对侧均等性偏瘫、对侧偏身感觉减退及对侧同向性偏盲，称为三偏征。

5. 皮质盲：双侧视中枢病变所致的视力障碍又称皮质盲，与视神经病变引起的视力障碍不同，皮质盲不伴有瞳孔散大，光反射也不消失。

五、问答题

1. 昏迷的常见原因及其鉴别如下：

（1）脑膜刺激征阳性，无局灶性脑定位体征时：①突然起病，以剧烈头痛为前驱症状者，常为蛛网膜下腔出血；②以发热为前驱症状者，常为各型脑膜炎。

（2）脑膜刺激征阴性，无局灶性脑定位体征时：①尿有异常者，要考虑尿毒症、糖尿病、急性尿卟啉症；②处于休克状态者，多为低血糖、心肌梗死、肺梗死、大出血；③有明确中毒原因者，多为酒精、安眠药、一氧化碳、有机磷等中毒；④有黄疸者，多为肝性脑病；⑤有发绀者，多为肺性脑病；⑥有高热者，多为重症感染、中暑、甲状腺危象；⑦有体温过低者，多为休克、黏液性水肿、冻伤；⑧有气味者，多为糖尿病、肝性脑病、酒精中毒、尿毒症；⑨昏迷短暂者，多为癫痫、晕厥、脑震荡。

（3）有局灶性脑定位体征，脑膜刺激征阳性或阴性时：①突然起病者，多为脑出血、脑血栓形成、脑栓塞；②以发热为前驱症状者，多为脑炎、脑脓肿、脑脊髓炎、脑血栓性静脉炎；③与外伤有关者，多为颅脑外伤、硬膜外血肿、硬膜下血肿；④缓慢起病者，多为颅内肿瘤、慢性硬膜下血肿。

2. 周围性面神经麻痹和中枢性面神经麻痹的区别如下：

（1）周围性面神经麻痹：面神经支配的全部面肌如额肌、眼轮匝肌、表情肌、颊肌和口轮匝肌瘫痪，表现为患侧额部皱纹变浅或消失、眼裂变大、鼻唇沟变浅、口角下垂、口角偏向健侧，皱额、皱眉、闭眼、露齿、吹口哨、鼓腮等动作不能，表情动作完全丧失，多见于面神经炎。

（2）中枢性面神经麻痹：仅病灶对侧眼裂以下面肌瘫痪，表现为鼻唇沟变浅、口角下垂、口角偏向健侧。额支支配的面神经无瘫痪（系由两侧中枢支配），故皱额、皱眉和闭眼动作皆无障碍，但常合并有病灶对侧中枢性舌下瘫（皮质延髓束）及偏瘫

（皮质脊髓束），多见于脑血管病、肿瘤等。

3. 继发性三叉神经痛和原发性三叉神经痛的区别如下：

（1）继发性三叉神经痛：是指因各种病变侵犯三叉神经根、三叉神经节或神经干而引起其支配区域内的疼痛，表现面部持续性疼痛和痛觉减退、角膜反射迟钝等，常伴其他颅神经麻痹的症状和体征。

（2）原发性三叉神经痛：为闪电样疼痛，每次发作时间仅数秒钟或 1～2 分钟，间歇期完全正常。疼痛消失后，不出现脑神经麻痹的症状和体征。

4. 短暂性脑缺血发作（TIA）的临床表现根据缺血部位和范围不同而多种多样，但有共同的临床特征：①发作突然；②持续时间短暂，发作持续数分钟或十余分钟后缓解，最长不超过 24 小时；③恢复完全，一般不遗留神经功能缺损；④常反复发作，每次发作症状相似，提示每次发作均涉及相同的某一动脉供应的脑功能区。近期频繁 TIA 是脑梗死的高危因素。

5. 脑血栓形成的治疗如下：

（1）对症治疗：①控制血压：血压升高通常不需紧急处理，维持血压在 170～180/95～100 mmHg。②意识障碍和呼吸道感染者宜选用适当抗生素控制感染。保持呼吸道通畅，吸氧。预防肺炎、尿路感染和压疮等。③控制脑水肿：可选用甘露醇、呋塞米、白蛋白等。④卧床病人可用低分子肝素预防肺栓塞和深静脉血栓形成。⑤发病 3 天内进行心电监护。⑥血糖控制在 6～9 mmol/L，并维持电解质平衡。⑦及时控制癫痫发作，处理卒中后病人抑郁或焦虑障碍。

（2）超早期溶栓疗法：在发病后 6 小时内选用 rt-PA、尿激酶、链激酶等溶栓。用 rt-PA 静脉溶栓时，rt-PA 一次用量为 0.9 mg/kg，其中 10% 的剂量先静脉注射，余下 90% 的剂量在约 60 分钟内持续静脉滴注。

（3）脑保护治疗：选用纳洛酮阻断阿片受体，尼莫地平防止钙超载。头部或全身亚低温以保护脑组织。

（4）用低分子肝素抗凝。

（5）用巴曲酶、降纤酶、蚓激酶等降纤。

（6）用肠溶阿司匹林抗血小板治疗。

（7）急性期不宜使用或慎用血管扩张药。

（8）尽早康复治疗。

（9）大面积脑梗死有脑疝形成时可外科治疗。

（10）有条件的地方建立卒中单元。

6. 脑出血的临床表现主要包括：①好发于 50～70 岁，多有高血压病史；②常于活动、精神紧张或体力劳动时突然发病，症状在数分钟至数小时达高峰；③50% 病人出现剧烈头痛，常见呕吐，血压明显增高；④神经系统的局灶性定位症状和体征明显，依出血部位和出血量不同而异，基底核、丘脑、内囊出血引起轻偏瘫是常见的早期症状；⑤10%病例可出现痫性发作，常为局灶性；⑥重症者迅速转入意识模糊或昏迷。

7. 脑出血的手术适应证如下：

(1) 脑出血病人颅内压增高伴脑干受压的体征，如心率变慢、血压升高、呼吸变慢、意识障碍加深等。

(2) 小脑半球血肿量＞10 mL 或蚓部＞6 mL，血肿破入第四脑室或脑池受压消失，出现脑干受压症状或出现梗阻性脑积水征象者。

(3) 重症脑室出血导致梗阻性脑积水。

(4) 脑叶出血，特别是 AVM 所致和占位效应明显者。

8. (1) 蛛网膜下腔出血的临床表现：各年龄组均可发病，起病时突然剧烈头痛、呕吐，伴或不伴意识模糊，脑膜刺激征阳性，一般无偏瘫等局灶性定位体征，脑脊液呈均匀一致血性，头部 CT 示脑沟、裂、鞍上池和脑干周围高密度影。

(2) 蛛网膜下腔出血的并发症：①再出血，约 20%的动脉瘤病人病后 10～14 天发生再出血，使死亡率增加 1 倍；②脑血管痉挛，病后 10～14 天为迟发性血管痉挛的高峰期，1/3 以上病例出现脑实质缺血致轻偏瘫等局灶性损害，是死亡和伤残的重要原因；③急性或亚急性脑积水，系蛛网膜下腔脑脊液吸收障碍所致，发生于当天或数周后，头部 CT 或 MRI 示脑室扩大。

9. 帕金森病的临床表现如下：

(1) 静止性震颤：常为首发症状，在紧张时加重，做随意动作减轻，睡眠时消失。

(2) 肌强直：屈肌和伸肌张力同时增高，呈"铅管样强直"，若伴随震颤可呈"齿轮样强直"。

(3) 运动迟缓：随意动作减少、主动运动缓慢，可出现"面具脸"或"写字过小征"。

(4) 姿势步态异常：特殊屈曲体姿和慌张步态。

(5) 可出现自主神经功能紊乱，认知功能障碍，甚至出现精神症状。

10. 脑血栓形成是一种急症，如想获得最佳疗效应力争超早期溶栓治疗，其临床意义为：

(1) 脑组织对缺血和缺氧特别敏感，阻断血流后 30 秒脑代谢就会发生改变，1 分钟后神经元功能活动停止，脑动脉闭塞致供血区缺血超过 5 分钟即可出现脑梗死，因此使闭塞的血管再通越早越好。

(2) 急性脑梗死病灶是由中心坏死区及周围的缺血半暗带组成。中心坏死区由于严重的完全性缺血，脑细胞已死亡；而缺血半暗带内因有侧支循环，可获得部分血液供应，尚有大量的神经元存活，如果血流迅速恢复，损伤仍是可逆的，脑代谢障碍可得到恢复，神经细胞仍可存活并恢复功能，但缺血半暗带只在一定的时间内存在动态变化过程，当血流尽快再通时，该区可转化为正常灌注区，但如若血流持久不通则缺血半暗带区转化为梗死区。

（3）脑血流再通后并非脑组织缺血损伤一定能得到恢复，其存在一个有效的时间即再灌注时间窗问题。如果脑血流的再通超过了再灌注时间窗时限，则可以通过自由基的过度形成及"瀑布式"自由基连锁反应、神经细胞内钙超载、兴奋性氨基酸的细胞毒作用和酸中毒等一系列代谢影响，导致神经细胞的损伤加重。因此应积极地在治疗时间窗时限内尽快使血管再通，以减少再灌注损伤。

综上可以看出脑血栓形成的超早期溶栓治疗在减轻脑缺血后神经元的损伤及损伤的加重以及抢救缺血半暗带和阻止坏死区向半暗带的扩大过程中均具有重大的意义。

目前临床常用的溶栓药物包括尿激酶、链激酶和重组的组织型纤溶酶原激活剂，用法分别如下。①尿激酶：目前我国应用最多的溶栓药。常用量是 25 万～100 万 U，加入 5% 葡萄注射液或 0.85% 生理盐水中静脉滴注，30 分钟至 2 小时滴完，剂量应根据病人的具体情况来定，也可采用 DSA 监视下行超选择性介入动脉溶栓。②重组的组织型纤溶酶原激活剂：有较高的选择性和有效性，每次用量是 0.9 mg，总量小于 90 mg，该药的使用应在发病 3 小时内进行。另外要积极、合理地使用神经元保护剂阻止缺血区的病理发展过程，为溶栓争取时间。

§6.11 精神科学试卷

一、选择题（每题1分，共40分）

【A型题】

1. 精神分裂症最常见的幻觉形式是 （　　）
   A. 视幻觉　　B. 听幻觉特别是语言性幻听　　C. 嗅幻觉与味幻觉
   D. 内脏性幻觉　　E. 触幻觉

2. 错觉是 （　　）
   A. 对未经历过的事物有熟悉感　　B. 对客观事物能认知，但对其部分属性产生错误的感知和体验　　C. 对已知的事物有陌生感　　D. 是对客观事物的歪曲知觉　　E. 没有客观事物作用于感官时出现的知觉体验

3. 下列哪项属于精神科危机干预的范围 （　　）
   A. 木僵状态　　B. 幻觉妄想　　C. 自杀、自伤、伤人、毁物、纵火、逃跑　　D. 情感淡漠　　E. 意志减退

4. 关于戒酒综合征，错误的说法是 （　　）
   A. 与长期、大量饮酒有关　　B. 症状出现于突然停止饮酒后48～96小时
   C. 可有情绪障碍、思维障碍、意识障碍等表现　　D. 为慢性中毒的表现形式之一　　E. 可导致病人死亡

5. 男，34岁，近半年来情绪低落，对任何事物不感兴趣，对工作学习无信心，整天闷闷不乐，面无笑容，有时长吁短叹，自感身体乏力，不愿活动，纳差、早醒，经常责备自己成了废人，加重了家里负担，曾有厌世念头，曾上吊未遂，系统检查未见异常。该病人诊断应考虑为 （　　）
   A. 神经衰弱　　B. 精神分裂症　　C. 抑郁症　　D. 痴呆　　E. 人格障碍

6. 精神科使用氯丙嗪主要是针对 （　　）
   A. 抑郁　　B. 兴奋躁动、幻觉妄想、思维障碍　　C. 衰弱无力、精神委靡　　D. 情感淡漠、精神衰退　　E. 记忆力减退、智能障碍

7. 病人拇指和示指围成一圈，说这表示大家都团结一致，这是 （　　）
   A. 关系妄想　　B. 思维破裂　　C. 象征性思维　　D. 知觉障碍

E. 语词新作

8. 下列哪项最常见于脑器质性精神障碍 （ ）

    A. 情绪高涨   B. 思维奔逸   C. 内感性不适   D. 情绪欣快

    E. 被害妄想

9. 情感高涨与欣快症的区别点，下列哪项是错误的 （ ）

    A. 前者对任何事都感兴趣，表现出轻松愉快，洋洋自得；后者给人以呆傻、愚蠢的印象   B. 前者有较大的感染力；后者缺乏感染力，不能与正常人产生共鸣   C. 前者对知识和智力的利用增加；后者则下降   D. 前者与环境的协调性保持完整；后者与环境保持不协调   E. 前者是情感性精神病的症状之一；后者是精神分裂症症状之一

10. 某女，一般在细微的外界刺激甚至无明显外因的影响下情感容易引起波动，常因无关重要的事情而感动得伤心流泪或兴奋激动。该病人的症状属于 （ ）

    A. 情感脆弱   B. 易激惹   C 焦虑   D. 病理性激情   E. 病理性心境恶劣

11. 危害行为发生率最高的精神疾病是 （ ）

    A. 精神分裂症   B. 躁狂症   C. 抑郁症   D. 反应性精神病

    E. 偏执性精神病

12. Alzheimer 病病人外出不知回家，属于 （ ）

    A. 行为紊乱   B. 记忆障碍   C. 意识清晰程度下降   D. 意志减退

    E. 错觉

13. 下列哪项不属于假性痴呆的特点 （ ）

    A. 有明显的心理因素   B. 精神刺激后急性发病   C. 多有癔症性格特征   D. 智能障碍的严重程度与日常生活有分离现象，症状有夸张做作表现   E. 多有神经系统体征

14. 酒精性震颤谵妄为 （ ）

    A. 一次大量饮酒出现的精神障碍   B. 长期饮酒后出现幻觉妄想状态   C. 慢性酒精中毒突然停饮后出现的急性精神障碍   D. 慢性酒精中毒后出现的 Korsakov 综合征   E. 慢性酒精中毒后出现的 Wernick 脑病

15. 电休克的禁忌证不包括 （ ）

    A. 急性全身感染、发热   B. 昏迷   C. 严重心、肝、肾及呼吸系统疾病   D. 木僵   E. 骨关节病、青光眼、视网膜脱离

16. 17 岁病人，近半年来头痛、头昏、无力，学习成绩下降，经常闭门思索"人尾巴的退化与大脑的发达有什么必然联系"的问题，拟著书立说，且对其母身患癌症毫不在意。病人被其父强迫来就诊，最可能的诊断为 （　　）

A. 强迫症　　B. 神经衰弱　　C. 早期精神分裂症　　D. 抑郁症

E. 神经症

17. 下述哪条不属强迫症状 （　　）

A. 出门后反复检查门是否锁好　　B. 穿衣服时需先穿毛衣、外衣，再穿袜子、裤子，如次序打乱就烦躁不安　　C. 总是怀疑自己听错了老师布置的作业，需反复向同学、老师验证才放心　　D. 总是怀疑自己有病，虽经各种化验证实无病，仍不放心　　E. 反复洗手，害怕手上有乙型肝炎病毒

【B 型题】

问题 18～21

A. 智商在 20 分以下

B. 智商在 20～39 分

C. 智商在 35～49 分

D. 智商在 50～69 分

E. 智商在 70～89 分

18. 轻度精神发育迟滞 （　　）

19. 重度精神发育迟滞 （　　）

20. 边缘智力 （　　）

21. 极重度精神发育迟滞 （　　）

问题 22～25

A. 顺行性遗忘

B. 错构

C. 似曾相识

D. 逆行性遗忘

22. 某病人于街上被汽车撞倒，神志不清 10 余分钟，醒后不知自己如何来到街上。该病人属于 （　　）

23. 某病人脑出血昏迷 10 天，醒后不知如何来到医院。该病人属于 （　　）

24. 某病人将抗美援朝的经历说成是今年发生的事。该病人属于 （　　）

25. 某病人发病后被送到从未到过的医院，但其认为以前来过，对医师们感到很熟。该病人属于 （ ）

问题 26~29

A. 情感淡漠

B. 情绪低落

C. 焦虑

D. 情感倒错

26. 某病人愁眉苦脸，唉声叹气，兴趣索然，少语，动作减少，自责自罪。该病人属于 （ ）

27. 某病人对家人亲友冷漠，对工作缺乏信心，对个人遭遇漠不关心。该病人属于 （ ）

28. 某病人喜笑颜开告诉别人，她的母亲已患癌症；而痛哭流涕地说哥哥今年考上了清华大学。该病人属于 （ ）

29. 某病人在无任何原因下表现为过分紧张恐惧，顾虑重重，搓手顿足，坐卧不安，感大祸临头，惶惶不可终日。该病人属于 （ ）

【C型题】

问题 30~31

A. 情绪高涨，思维奔逸，动作增多

B. 情感淡漠，行为退缩，思维贫乏

C. 两者均有

D. 两者均无

30. 情感性精神病的躁动症，可表现为 （ ）

31. 精神分裂症单纯型，可表现为 （ ）

问题 32~35

A. 精神分裂症

B. 癔症

C. 两者均是

D. 两者均无

32. 在强烈因素刺激下突然发病，该病人可能是 （ ）

33. 症状与心理因素密切相关，该病人可能是 （ ）

34. 去除心理因素后症状仍迁延不愈，该病人可能是 （ ）

35. 缓解后仍有残缺症状，该病人可能是 （ ）

【X型题】

36. 神经衰弱的主要临床表现包括 （ ）

A. 精神易兴奋，脑力易疲劳 B. 头昏、头痛、睡眠障碍 C. 多种躯体不适感和焦虑的情绪 D. 有不同程度的意识障碍 E. 人格的障碍

37. 器质性精神障碍的特点包括 （ ）

A. 有明确的器质性病因 B. 有明显的病理形态学改变 C. 有智能、记忆、人格、意识障碍 D. 精神刺激常是主要病因 E. 可包括脑外伤性精神障碍、躯体疾病所致的精神障碍、中毒性精神障碍等

38. 下列哪些症状属广泛性焦虑症 （ ）

A. 过分的紧张、恐惧、心慌意乱，惶惶不可终日 B. 局促不安、来回走动、搓手顿足、坐卧不宁 C. 思维迟缓、反应迟钝、无进取心 D. 胸闷、气促、尿频、尿急、口干、出汗、面红耳赤、胡思乱想 E. 反复洗手、关门

39. 下列哪些是精神分裂症预后差的影响因素 （ ）

A. 阳性家族史 B. 且有分裂样的性格特征（敏感多疑、依赖性大、离群孤独、固执任性） C. 发病年龄较早 D. 起病隐袭、反复发作 E. 早期发现、早期治疗

40. 精神分裂症青春型的特点有 （ ）

A. 思维奔逸、情绪高涨、动作增多 B. 思维破裂离奇，令人难以理解 C. 情绪不稳、喜怒无常、行为紊乱、动作愚蠢 D. 性格改变、智力减退 E. 定向障碍

二、填空题（每空1分，共15分）

1. 医师问病人：你住在什么地方？ 答：我眼睛不好，有两个问题不懂，参加运动会手指甲长了，爷爷坐飞机走了，对门是杏林商店，计算机病毒不知是谁搞的鬼。该病人此症状是_____，多见于_____。

2. 女，24岁，与人争吵后突然精神失常，一阵哭，一阵笑，见人便叫叔叔、阿姨好，并声称自己才4岁……是幼儿园的小宝宝。该病人此症状是_____。

3. 某病人对于任何人要他执行的各种动作均不予理睬，给他做被动活动时仍坚持原状。该病人此症状是_____。

4. 某演员与队员口角后，突然不能发声，只能用手示意，去耳鼻咽喉科检查声带活动良好，情绪焦急。该病人此症状是_____，多见于_____。

5. 某病人觉得周围的人都在议论他，报纸和广播的内容也是讲他的情况。该病人此症状是_____。

6. 精神分裂症最常见的幻觉形式是_____。

7. 精神分裂症的病前性格特征是_____、_____。

8. 病人终日面对窗户呆望，面无表情，不吃不喝，口涎外流，不主动解大小便，但意识保持清楚，这种症状称为_____。

9. 神经症主要包括焦虑症、强迫症、恐惧症、疑病症、神经衰弱和_____。

10. 某病人在发病时觉得马路变得凸凹不平、波浪起伏，电线杆倾斜，此症状是_____。

11. 精神分裂症可分为单纯型、青春型、紧张型和_____。

12. 人的正常精神活动包括认知活动、情感活动、意志和_____活动。

三、判断题 （每题1分，共10分；正确的在括号内标"＋"，错误的标"－"）

1. 病人本身没动却感到被人推动或自己动起来了，此症状是感知综合障碍。

        （　　）

2. 脑瘤病人住院后常找不到自己的床位与厕所，也记不得当天进食的内容，此症状是逆行性遗忘。（　　）

3. 病人肢体经人摆布成极不舒服的姿势而长时间维持不变，此症状是蜡样屈曲。（　　）

4. 病人某夜回家把房前的小树看成是有人在监视他，此症状是幻觉。（　　）

5. 某病人常抱暖气管说是与工人阶级相结合，此症状称为病理性象征性思维。

        （　　）

6. 三环类抗抑郁药的主要不良反应是锥体外系反应。（　　）

7. 强迫观念常见于精神分裂症，而强制性思维则常见于强迫性神经症。

        （　　）

8. 治疗剂量与中毒剂量很接近的药物是碳酸锂。（　　）

9. 路易体是位于细胞内的异常包涵体。（　　）

10. Pick病的早期症状是人格障碍。（　　）

四、名词解释（每题 2 分，共 10 分）

1. 感知觉综合障碍

2. 逆行性遗忘

3. 象征性思维

4. 人格障碍

5. 柯萨可夫综合征

五、问答题（每题 5 分，共 25 分）

1. 简述真性痴呆和假性痴呆的鉴别要点。

2. 列表说明癔症痉挛发作和癫痫大发作的鉴别要点。

3. 试述谵妄状态的临床特点。

4. 试述长期使用抗精神病药所致的迟发性运动障碍的临床表现和处理方法。

5. 试述精神分裂症的临床诊断标准。

参考答案

一、选择题

1. B	2. D	3. C	4. B	5. C	6. B
7. C	8. D	9. E	10. A	11. A	12. B
13. E	14. C	15. D	16. C	17. D	18. D
19. B	20. E	21. A	22. A	23. D	24. B
25. C	26. B	27. A	28. D	29. C	30. A
31. B	32. B	33. B	34. A	35. A	36. ABC
37. ABCE	38. ABD	39. ABCD	40. BC		

二、填空题

1. 思维破裂　　精神分裂症

2. 童样痴呆

3. 违拗症

4. 癔症性失音　　癔症

5. 关系妄想

6. 听幻觉特别是言语性幻听

7. 内向孤僻   敏感多疑

8. 木僵

9. 癔症

10. 视物变形

11. 妄想型

12. 行为

三、判断题

1. —   2. —   3. +   4. —   5. +   6. —

7. —   8. +   9. +   10. +

四、名词解释

1. 感知觉综合障碍：是指病人对客观事物能感知，但对某些个别属性如大小、形状、颜色、距离、空间、位置等产生错误的感知，多见于癫痫，亦见于精神分裂症，常见的感知综合障碍有视物变形症、空间知觉障碍、时间感知综合障碍、非真实感等。

2. 逆行性遗忘：是指病人回忆不起疾病发生之前某一阶段的事件，多见于脑外伤、脑卒中发作后。

3. 象征性思维：属于概念转换，以无关的具体概念代替某一抽象概念，不经病人解释，旁人无法理解，多见于精神分裂症。

4. 人格障碍：是指明显偏离正常且根深蒂固的行为方式，具有对环境适应不良的特点，其人格在内容上、性质上或整个人格方面异常。由于上述原因，病人自己遭受痛苦和（或）使他人遭受痛苦，给个人和社会带来不良影响。

5. 柯萨可夫综合征：又称器质性遗忘综合征，发生于长期饮酒的人，起病缓慢，或紧接着震颤谵妄后发生。其临床特点为近事遗忘，常伴错构和虚构，定向障碍和欣快感，病人常记不住自己的房号和床位，对刚发生的事和见过的人转身即忘，但表情怡然自得，神经系统方面常伴有不同程度的多发性神经炎。

五、问答题

1. 真性痴呆和假性痴呆的鉴别要点如下：真性痴呆是指大脑发育基本成熟，智能发育正常者，由于后天各种有害因素，如感染、中毒、头部外伤、内分泌异常或缺氧等因素引起大脑器质性损害，导致智能、记忆和人格的全面受损，抽象、理解、判断推理能力下降，记忆力、计算力下降，后天所获得的知识技能丧失，甚至生活都不能自理，并伴有行为和精神症状，但这类病人没有意识障碍；假性痴呆是指在强烈的精神创伤后产生一种类似痴呆的表现，而大脑组织结构无任何器质性损害，如刚塞综合征、童样痴呆等，多见于癔症及反应性精神障碍。

2. 癔症痉挛发作和癫痫痉挛发作的鉴别见下表：

癔症痉挛发作与癫痫痉挛发作鉴别表

	癔症痉挛发作	癫痫痉挛发作
病前因素	多在精神刺激下发病	不明显
发作形式	呈四肢强直性乱动无意识障碍，无大小便失禁，无发绀无跌伤，发作时间大多持续数十分钟至数小时	呈四肢强直性握拳样抽搐，意识丧失，发绀，大小便失禁，常有跌伤，咬破唇舌，发作时间大多为数分钟
神经系统体征	无	发作时瞳孔对光反应消失，病理反射阳性
脑电图检查	正常	多有癫痫放电波存在
诱导疗法	有效	无效

3. 谵妄状态是一种特殊形式的意识障碍，可出现在症状性精神病（如躯体疾病所致精神障碍及中毒性精神病）时，发作时有以下特点：①意识模糊，大量的错觉或鲜明生动具有恐怖性场面性视幻觉；②不协调精神运动性兴奋；③思维不连贯，喃喃自语；④情绪不稳，紧张恐惧；⑤病情呈昼轻夜重的表现；⑥精神症状常随原发疾病的消长而平行；⑦意识恢复后对病中症状可有部分遗忘或全部遗忘。

4. 迟发性运动障碍是一种常见的锥体外系反应，持续使用抗精神病药几年或几个月后发生。用药时间越长，发生率越高，女性多于男性，以不自主的、有节律的刻板式运动为特征。最早的体征常是口、舌、唇轻微震颤，渐渐出现肢体不自主、无目的地抽动，全身躯干运动不协调，姿势古怪或颈肌、腰肌无力，不能抬头，行走时迈不开步等，其严重程度波动不定，睡眠时消失，情绪激动时加重。目前尚无有效治疗药物，关键在于预防，使用最低有效量或换用锥体外系反应低的药物如氯氮平。抗胆碱药会促进和加重迟发性运动障碍，应避免使用。早期发现，早期处理，有可能逆转迟发性运动障碍。

5. 精神分裂症的诊断标准如下：

（1）症状标准：在排除了器质性和情感性精神障碍外，需具有下述症状中的至少两项。①联想障碍：明显的思想松弛或思维破裂，逻辑倒错，病理性象征性思维；②妄想：原发性妄想或妄想内容自相矛盾，荒谬离奇，两个或两个以上妄想同时存在；③情感障碍：情感淡漠，情感倒错，或情感不协调；④常以评论性、争论性、命令性幻听的存在，或思维化声，或持续1个月以上的真性或假性幻听；⑤行为障碍：紧张症候群或怪异愚蠢；⑥意志减退、孤僻、离群、懒散、思想贫乏、情感淡漠；⑦有被控制感、被洞悉感或思维被破散；⑧有思维被插入、被撤走、思维中断或强制性思维。

（2）严重程度标准：自知力丧失、不完整，至少有下述情况之一者。①社会功能明显受损；②现实检验能力受损；③无法与病人进行有效交谈。

（3）病程标准：精神症状至少要持续3个月以上。

（4）排除标准：①上述症状并非由器质性精神障碍，也不是躯体疾患、精神活性物质和非依赖性物质所引起的精神障碍；②若症状同时符合情感性精神障碍的诊断标准，则分裂性症状的病程至少要长于情感性疾病的病程2周以上，方可诊断为精神分裂症。

§6.12 放射治疗学试卷

一、选择题（每题 2 分，共 40 分）

【A 型题】

1. 下列哪项不是近距离后装治疗宫颈癌病人的护理措施 （ ）
   A. 治疗前用 1∶1000 苯扎溴铵溶液冲洗阴道　　B. 有疼痛者不宜立即处理　　C. 清洁会阴部　　D. 宫颈癌出血者，用无菌纱布填塞　　E. 治疗后留观 1~2 小时，观察不良反应

2. 预防放射性肺炎的重要措施是 （ ）
   A. 大剂量博来霉素　　B. 避免癌细胞扩散，禁用激素　　C. 大剂量联合化学治疗　　D. 少用抗生素　　E. 大面积照射时，放射剂量应控制在 30 Gy 以下

3. 下列哪项不是放射性皮肤损伤的临床表现 （ ）
   A. 红斑　　B. 干性脱屑、水疱、瘙痒　　C. 湿性脱皮溃疡　　D. 剥脱性皮炎、坏死　　E. 皮疹

4. 处理放射治疗所致的喉源性呼吸困难的方法中，错误的是 （ ）
   A. 吸氧　　B. 安静休息　　C. Ⅱ度呼吸困难者先化学治疗后气管切开　　D. 放射量以小剂量开始，逐渐增大　　E. Ⅲ度呼吸困难者紧急气管切开

5. 对放射治疗出现皮肤反应病人的护理方法，下列哪项是错误的 （ ）
   A. 用肥皂清洗，保持皮肤清洁　　B. 不用刺激性的药物　　C. 防止皮肤摩擦　　D. 不要强行撕扯皮肤的脱屑　　E. Ⅲ级皮炎停止放射治疗

6. 下列哪项不是放射性直肠炎的临床表现 （ ）
   A. 大便次数增多　　B. 里急后重　　C. 排便困难　　D. 慢性贫血　　E. 水样腹泻

7. 下列哪项不是放射治疗的并发症 （ ）
   A. 皮肤炎　　B. 膀胱炎　　C. 直肠炎　　D. 血小板增加　　E. 肺炎

8. 下列哪项不是处理放射性直肠炎的措施 （ ）
   A. 大剂量使用抗生素　　B. 高蛋白、高维生素、少渣饮食　　C. 局部使用地塞米松　　D. 口服碳酸氢钠　　E. 口服复方樟脑酊

9. 放射治疗价值不大的肿瘤为 （ ）

    A. 恶性淋巴瘤   B. 神经母细胞瘤   C. 鼻咽癌   D. 宫颈癌

    E. 脂肪肉瘤

10. 护理近距离后装直肠癌病人时不妥的是 （ ）

    A. 治疗前 2 天嘱病人进半流质   B. 治疗结束后嘱病人休息 20～30 分钟

    C. 施源器放入病变部位后须固定好   D. 嘱病人收缩腹部以防施源器下

    移   E. 放施源器前应两次清洁灌肠

11. 处理放射治疗引起高热的病人不妥的措施是 （ ）

    A. 卧床休息   B. 流质或半流质饮食   C. 39 ℃以上暂停放射治疗

    D. 多饮水   E. 使用退热药

【B 型题】

问题 12～14

    A. 直线加速器

    B. 模拟定位器

    C. X 线治疗机

    D. ^{60}Co 治疗机

    E. 放射治疗计划分流

12. 对皮肤损伤较重的外照射治疗机有 （ ）

13. 现已普遍使用，但始建于 1951 年的是 （ ）

14. 具有能量高、深度大、皮肤反应低等优点的是 （ ）

【C 型题】

问题 15～17

    A. 后装治疗

    B. 电子线治疗

    C. 两者均可

    D. 两者均否

15. 皮肤癌可采用 （ ）

16. 直肠癌可采用 （ ）

17. 鼻咽癌可采用 （ ）

【X 型题】

18. 放射性肺炎的防治措施包括 （ ）

    A. 限制放射量   B. 限制放射面积   C. 避免用大剂量博来霉素

D. 应用大剂量抗生素　　　E. 应用大剂量皮质激素

19. 放射性膀胱炎的处理措施为　　　　　　　　　　（　　）

A. 多饮水　　B. 使用抗生素　　C. 口服苏打　　D. 口服复方樟脑酊

E. 使用局部地塞米松乳剂

20. 恶性肿瘤全身转移的治疗包括　　　　　　　　　（　　）

A. 化学治疗　　B. 手术治疗　　C. 免疫治疗　　D. 放射治疗　　E. 中医药治疗

二、填空题（每空1分，共15分）

1. 放射治疗按治疗方式分为_____和_____。

2. 放射治疗的放射源有3类，即_____、_____和_____。

3. 根据肿瘤组织来源和分化程度可将肿瘤按其对放射线的敏感程度分为_____、_____和_____。

4. 急性放射性肺炎通常发生在放射治疗后_____个月。

5. 放射治疗前拔牙者，需拔牙_____天后才能进行放射治疗；放射治疗后_____不宜拔牙。

6. 近距离后装治疗肺癌病人治疗_____小时后方可进食。

7. 肺组织接受_____以上照射剂量时，可出现放射性肺炎。

8. 对由肿瘤引起的发热可应用_____和_____药物。

三、判断题（每题1分，共10分；正确的在括号内标"＋"，错误的标"－"）

1. 放射治疗病人喉源性呼吸困难Ⅲ度以上者宜作紧急气管切开。（　　）

2. 放射治疗时出现Ⅱ级皮炎时，应停止放射治疗。（　　）

3. 近距离后装治疗食管癌病人治疗当天及治疗后禁食24小时。（　　）

4. 放射治疗前拔牙者，需拔牙后1周才能放射治疗。（　　）

5. 术前放射治疗可以使肿瘤缩小，减少癌性粘连和肿瘤转移，以提高手术成功率。（　　）

6. 放射性膀胱炎很少合并泌尿道感染。（　　）

7. 放射治疗可导致青光眼。（　　）

8. 直线加速器能产生高能电子束、高能 X 线和 γ 射线。（　　）

9. 放射性脑损伤潜伏期为1～7年。（　　）

10. 放射治疗后出现湿疹脱皮时，可在局部用药（如 2％硼酸软膏）情况下，

继续放射治疗。　　　　　　　　　　　　　　　　　　（　　）

四、名词解释（每题 2 分，共 10 分）

1. 放射治疗

2. 远距离治疗

3. 近距离治疗

4. 半衰期

5. 姑息性放射治疗

五、问答题（每题 5 分，共 25 分）

1. 试述近距离后装治疗直肠癌的护理措施。

2. 试述肿瘤组织的放射敏感性。

3. 影响放射治疗的临床因素有哪些？

4. 放射治疗后常见的皮肤和黏膜放射反应表现如何？

5. 试述皮肤和黏膜放射反应的处理方法。

参考答案

一、选择题

1. B	2. E	3. E	4. C	5. A	6. E
7. D	8. D	9. E	10. D	11. C	12. C
13. D	14. A	15. B	16. A	17. C	18. ABCDE
19. ABC	20. ACE				

二、填空题

1. 近距离治疗　　远距离治疗

2. 放射线核素　　X 线　　加速器

3. 高度敏感　　中度敏感　　放射抗拒

4. 1～3

5. 10～14　　1 年内

6. 1

7. 30 Gy

8. 抗肿瘤药　　激素类

三、判断题

1. +　　　　2. −　　　　3. −　　　　4. −　　　　5. +　　　　6. −

7. −　　　　8. −　　　　9. +　　　　10. −

四、名词解释

1. 放射治疗：使用放射线来治疗癌症病人，通过放射治疗使癌细胞被消灭，而正常的组织和细胞能得到康复。

2. 远距离治疗：又称外照射，是指放射源位于体外一定距离，集中照射人体的某一部位。

3. 近距离治疗：又称组织间隙放射治疗和腔内放射治疗，是将放射源直接放入病变组织或人体的天然管道内如舌、鼻咽、食管、子宫颈等部位进行照射。

4. 半衰期：放射性核素其原子核数目衰变到原来数目一半所需的时间称为放射性核素的半衰期（$t_{1/2}$）。

5. 姑息性放射治疗：晚期肿瘤或放射治疗抗拒的肿瘤，通过放射治疗改善临床症状，达到止痛、止血、缓解肿瘤压迫，减轻痛苦，抑制肿瘤生长的目的。姑息性放射治疗一般只给予肿瘤根治量的 1/3～1/2 的剂量。

五、问答题

1. 近距离后装治疗直肠癌的护理措施是：①治疗前 2 天嘱病人进半流质和少渣饮食；②放施源器前进行两次清洁洗肠，肌内注射阿托品 0.5 mg，交代治疗时注意事项，嘱治疗时放松腹肌，以防施源器下移；③扩张肛门后，将圆筒形施源器送进直肠病变部位，再用固定器进行固定；④治疗结束后轻轻取出施源器进行消毒处理，嘱病人卧床休息 20～30 分钟。

2. 根据肿瘤组织来源和肿瘤分化程度可将肿瘤组织的放射敏感性分为 3 类。

（1）高度敏感的肿瘤：恶性淋巴瘤、精原细胞瘤、白血病、肾母细胞瘤、神经母细胞瘤、无性细胞瘤等。放射量 35～40 Gy/（4～6 w）则能杀灭肿瘤。

（2）中等度敏感的肿瘤：大多数上皮性肿瘤属这一类，例如鳞状上皮癌、未分化癌、低分化腺癌等。放射量需 50～70 Gy/（5～7 w）才能杀灭肿瘤。

（3）放射抗拒的肿瘤：细胞高度分化的肿瘤，如软组织肉瘤、骨肉瘤、大多数神经源性肿瘤等。这类肿瘤宜手术治疗，但可配合术后放射治疗，亦可进行近距离腔内和插植放射治疗，使肿瘤局部达到高剂量，而邻近的正常组织由于辐射剂量随距离增加而急剧下降，不会造成严重损伤，从而使正常器官得到保护。

3. 影响放射治疗的临床因素如下：

(1) 全身情况：营养不良或贫血会降低敏感度，恶病质更无法耐受全部疗程。

(2) 年龄：年轻人肿瘤敏感性高，但转移机会多；老年人肿瘤敏感性低，耐受性差。

(3) 肿瘤分化程度：成熟细胞的分化程度高，其放射治疗敏感性低；反之，分化程度低，放射治疗就较敏感。

(4) 肿瘤部位和瘤床组织：宫颈癌和食管癌同是鳞状细胞癌，因宫颈癌的周围组织耐受量高，给予大量放射治疗较少损害，治疗效果好；食管周围组织耐受力低，易造成食管穿孔，治疗效果就差。

(5) 肿瘤的大小和分型：肿瘤过大势必影响效果。肿瘤大体分为糜烂型、菜花型、结节型、溃疡型，其疗效也按上述顺序逐次下降。

(6) 肿瘤的临床期别及有无合并症：肿瘤早期较晚期敏感，有合并症特别是合并感染时使放射敏感性下降。

4. 恶性肿瘤放射治疗时对正常组织会引起一定损害，称为放射反应，包括：

(1) 皮肤反应：红斑、色素沉着、干性脱皮、湿性脱皮及坏死。常规治疗时不应该出现皮肤坏死，只有在 6 周之内皮肤接受超出 75 Gy 时，皮肤局部才可能出现坏死。放射治疗几个月或几年后皮肤可出现远期反应，表现为毛细血管扩张、皮肤萎缩、皮下组织增生和纤维化等。

(2) 黏膜反应：最初表现为黏膜充血水肿，局部疼痛，继而出现黏膜上皮脱落糜烂，出现纤维性渗出物，形成白膜。

5. 皮肤和黏膜放射反应的处理如下：干性脱皮和瘙痒时可给予 1% 冰片滑石粉。出现湿性脱皮时应立即停止放射治疗，局部涂抹 2% 硼酸软膏、四环素可的松软膏，也可清洁换药后干燥暴露，经上述处理一般 10~14 天可痊愈。

鼻咽、鼻腔、口腔和喉部的黏膜反应可致局部干燥和疼痛，宜保持口腔清洁，用复方氯己定含漱液或朵贝液或 4% 碳酸氢钠溶液漱口，生理盐水鼻咽冲洗，复方薄荷油或淡鱼肝油滴鼻，口服维生素 B_2 片及中药导赤散。

§6.13 中医学试卷

§6.13.1 中医学试卷（一）

一、**选择题**（每题1分，共40分）

【A 型题】

1. 能够说明阴阳之间协调平衡关系的是　　　　　　　　　　　　（　　）
   A. 阴消阳长　　B. 阴长阳消　　C. 阴损及阳　　D. 阳损及阴　　E. 阴平阳秘

2. 下列脏腑哪项属奇恒之腑　　　　　　　　　　　　　　　　　　（　　）
   A. 心、肺　　B. 肝、肾　　C. 膀胱、三焦　　D. 脑、髓　　E. 大肠、小肠

3. 能将水谷化为精微，并将精微转输至全身，由何脏所主　　　　（　　）
   A. 心　　B. 肝　　C. 脾　　D. 肺　　E. 肾

4. 为全身阳气之本的是　　　　　　　　　　　　　　　　　　　（　　）
   A. 心阳　　B. 脾阳　　C. 肾阳　　D. 肝阳　　E. 宗气

5. 固摄血液，防止其逸出脉外是通过气的哪种作用实现的　　　　（　　）
   A. 推动作用　　B. 固摄作用　　C. 温煦作用　　D. 防御作用　　E. 气化作用

6. 具有储藏血液，调节血量功能的脏腑是　　　　　　　　　　　（　　）
   A. 心　　B. 脾　　C. 肺　　D. 肾　　E. 肝

7. 推动人体生长发育及脏腑功能活动的是　　　　　　　　　　　（　　）
   A. 中气　　B. 营气　　C. 卫气　　D. 元气　　E. 宗气

8. 寒邪的性质和致病特点是　　　　　　　　　　　　　　　　　（　　）
   A. 易伤阳气　　B. 耗气伤津　　C. 善行数变　　D. 其性重浊　　E. 其性炎上

9. 位于人体前正中线上、脐下3寸的穴位是　　　　　　　　　　（　　）
   A. 关元　　B. 中极　　C. 气海　　D. 天枢　　E. 中脘

10. 督脉生理功能的正确说法是　　　　　　　　　　　　　　　　（　　）

A. 总调一身之阳经　　B. 总调一身之阴经　　C. 总调奇经八脉

D. 调节人体的睡眠　　E. 为十二经脉之海

11. 望诊面部呈黑色对诊断下列哪种病证最有意义　　　　　　　　（　　）

A. 热证　　B. 寒证、痛证、淤血和痛风　　C. 虚证、湿证　　D. 虚证、脱血　　E. 肾虚、水饮和淤血

12. 脉象轻取不应，重按始得，属　　　　　　　　　　　　　　　（　　）

A. 浮脉　　B. 沉脉　　C. 数脉　　D. 迟脉　　E. 濡脉

13. 中医在诊疗疾病中主要注重于　　　　　　　　　　　　　　　（　　）

A. 症状　　B. 体征　　C. 证候　　D. 主诉　　E. 检验

14. 虚证的疼痛特点是　　　　　　　　　　　　　　　　　　　　（　　）

A. 隐痛　　B. 胀痛　　C. 刺痛　　D. 钻顶痛　　E. 剧烈疼痛

15. 下列哪项与热证有关　　　　　　　　　　　　　　　　　　　（　　）

A. 胖嫩舌　　B. 裂纹舌　　C. 淡白舌　　D. 白苔　　E. 白腻苔

16. 表寒证的治疗原则是　　　　　　　　　　　　　　　　　　　（　　）

A. 解表散寒　　B. 温中散寒　　C. 补阳驱寒　　D. 益气散寒　　E. 温补肾阳

17. 治疗风热犯表证的代表方剂是　　　　　　　　　　　　　　　（　　）

A. 桑菊饮　　B. 麻杏石甘汤　　C. 麻黄汤　　D. 桂枝汤　　E. 银翘散

18. 肺气虚咳喘的特点为　　　　　　　　　　　　　　　　　　　（　　）

A. 咳喘气急，呼多吸少　　B. 咳喘气粗，鼻翼扇动　　C. 咳喘骤作，痰黄质稠　　D. 咳喘气短，动则益甚　　E. 咳喘少痰，盗汗咽干

19. 病人头晕眼花，目干肢麻，视力减退，闭经、面、唇、甲色淡，脉细，证属　　　　　　　　　　　　　　　　　　　　　　　　　（　　）

A. 心血虚　　B. 肝血虚证　　C. 心脾两虚证　　D. 肾阴虚证　　E. 肝阴虚证

20. 营分热盛可见　　　　　　　　　　　　　　　　　　　　　　（　　）

A. 舌紫暗　　B. 舌紫干　　C. 舌红绛　　D. 舌淡红　　E. 舌淡紫

【B型题】

问题 21～24

A. 心

B. 肝

C. 脾

  D. 肺

  E. 肾

21. 人体的"先天之本"是指   （ ）

22. 人体的"后天之本"是指   （ ）

23. "生痰之源"是指   （ ）

24. "储痰之器"是指   （ ）

  问题 25～26

  A. 宗气

  B. 营气

  C. 元气

  D. 卫气

  E. 中气

25. 司腠理开合等功能的气是   （ ）

26. 推动呼吸和血行功能的气是   （ ）

  问题 27～28

  A. 头面部

  B. 手足末端

  C. 胸腹部位

  D. 项背部

  E. 肘膝关节以下

27. 十二经脉中，阴经与阴经的交接部位是   （ ）

28. 十二经脉中，阴经与阳经的交接部位是   （ ）

  问题 29～30

  A. 风热袭表证

  B. 风寒湿阻证

  C. 湿困脾胃证

  D. 肝胆湿热证

  E. 膀胱湿热证

29. 身目发黄，发热口苦，胁肋胀痛，纳呆呕恶，厌食油腻，脉滑数，证属

                （ ）

30. 小便频数，急迫灼热，涩痛，发热口渴，舌红苔黄腻，脉滑数，证属

                （ ）

【C 型题】

问题 31～32

A. 五脏

B. 六腑

C. 两者均是

D. 两者均否

31. "满而不能实"的生理特点是指　　　　　　　　　　　（　　）

32. "实而不能满"的生理特点是指　　　　　　　　　　　（　　）

问题 33～35

A. 高热

B. 汗出

C. 两者均是

D. 两者均否

33. 热邪伤人可见　　　　　　　　　　　　　　　　　　（　　）

34. 燥邪伤人可见　　　　　　　　　　　　　　　　　　（　　）

35. 风邪伤人可见　　　　　　　　　　　　　　　　　　（　　）

【X 型题】

36. 促进人体生长发育的基本物质有　　　　　　　　　　（　　）

A. 气　　B. 血　　C. 精　　D. 津液　　E. 髓

37. 肺主人一身之气，主要体现在　　　　　　　　　　　（　　）

A. 主呼吸之气　　B. 肺主宣发　　C. 参与气的生成　　D. 调节全身气机　　E. 布散精微和津液到全身

38. 瘀血致病的一般特点有　　　　　　　　　　　　　　（　　）

A. 刺痛　　B. 面色无华　　C. 肌肤甲错　　D. 肿块部位固定

E. 眩晕

39. 与脉象形成有关的脏腑有　　　　　　　　　　　　　（　　）

A. 心　　B. 肺　　C. 脾　　D. 肝　　E. 肾

40. 里热证中的热盛动风证的主要表现有　　　　　　　　（　　）

A. 高热口渴　　B. 四肢抽搐　　C. 角弓反张　　D. 舌红苔黄　　E. 脉沉迟

二、填空题（每空1分，共15分）

1. 十二经别的循行特点根据其先后次序可以概括为＿＿＿＿、＿＿＿＿、＿＿＿＿、＿＿＿＿。

2. 浮脉主＿＿＿＿，亦主＿＿＿＿；沉脉主＿＿＿＿；迟脉主＿＿＿＿；数脉主＿＿＿＿。

3. 虚证的治疗原则为＿＿＿＿，＿＿＿＿。

4. 六味地黄丸的配伍特点是＿＿＿＿，＿＿＿＿。

5. 肌肤按之凹陷，不能即起者为＿＿＿＿，举手即起者为＿＿＿＿。

三、判断题（每题1分，共10分；正确的在括号内标"＋"，错误的标"－"）

1. 阴邪易伤人体阴液，阳邪易伤人体的阳气。（ ）

2. 广义之神是整个人体生命活动的总称。（ ）

3. 脑为髓海，有"中精之府"之称。（ ）

4. 在中医学中，气是指构成人体和维持人体生命活动的最基本物质。（ ）

5. 经络系统是由神经和血管组成。（ ）

6. 脾主升发，具有促进卫气和津液输布全身的作用。（ ）

7. 浮脉主表证，也主里证。（ ）

8. 寒证以恶寒喜热，口不渴，面白，肢冷，溲清便溏，舌淡苔白，脉迟或紧为主要临床表现。（ ）

9. 因血能生成气，所以大出血时可导致气脱。（ ）

10. 自汗恶风，易于感冒，舌淡苔白，脉虚，证属肺气虚。（ ）

四、名词解释（每题2分，共10分）

1. 奇恒之腑

2. 腧穴

3. 六淫

4. 异病同治

5. 心脾两虚

五、问答题（每题5分，共25分）

1. 试述中医"症"与"证"的主要区别。

2. 简述腐苔和腻苔的特点和病机。
3. 简述寒证、热证的鉴别要点。
4. 试述脾不统血证与脾气下陷证有何异同。
5. 试述痰饮产生的机制及其类型。

参考答案

一、选择题

1. E	2. D	3. C	4. C	5. B	6. E
7. D	8. A	9. A	10. A	11. E	12. B
13. C	14. A	15. B	16. A	17. E	18. D
19. B	20. C	21. E	22. C	23. C	24. D
25. D	26. A	27. C	28. B	29. D	30. E
31. A	32. B	33. C	34. D	35. B	36. ABCD
37. CD	38. ACD	39. ABCDE	40. ABCD		

二、填空题

1. 离   入   出   合
2. 表证   虚证   里证   寒证   热证
3. 虚者补之   损者益之
4. 补中有泻   以泻为主
5. 水肿   气肿

三、判断题

1. −	2. +	3. −	4. +	5. −	6. −
7. −	8. +	9. −	10. +		

四、名词解释

1. 奇恒之腑：脑、髓、骨、脉、胆、女子胞六者合称"奇恒之腑"。奇恒之腑，形多中空，与腑相近，内藏精气，又类于脏，似脏非脏，似腑非腑，故称"奇恒之腑"。
2. 腧穴：是指人体脏腑经络之气输注于体表的部位。
3. 六淫：是指风、寒、暑、湿、燥、火 6 种外感病邪。

4. 异病同治：是指不同的疾病在其发展过程中，出现相同的病机，表现为相同的证，则应采取相同的方法进行治疗。

5. 心脾两虚：是指由于脾气虚弱，生血不足，或统摄无权，血溢脉外所致的脾气虚证和心血虚证共见的证候，临床常表现为心悸、神疲、食少、腹胀、便溏、舌淡、脉虚弱。

五、问答题

1. 中医"症"与"证"的主要区别为：症状是疾病的外在表现，是辨证的主要依据；证候是疾病的本质反映，是机体在疾病过程中某一阶段出现的各种症状所反映的病理机制的概括，是辨证所得出的结论。证比症更全面、更深刻、更确切地反映着疾病的本质。

2. 腐苔和腻苔的特点和病机如下：颗粒粗大，苔厚疏松，状如豆腐渣，边中皆厚，易于刮脱者为腐苔，多因实热蒸化脾胃湿浊所致；颗粒细小，致密而黏，中厚边薄，揩之不去，刮之不脱者为腻苔，多为湿浊内蕴，阳气被遏所致。

3. 寒证、热证的鉴别要点主要在寒热、口渴、面色、四肢、二便、舌脉。寒证：恶寒喜热，口不渴，面色白，四肢冷，大便稀溏，小便清长，舌淡苔白腻，脉迟。热证：恶热喜冷，渴喜冷饮，面红赤，四肢热，大便干结，小便短赤，舌红苔黄，脉数。

4. （1）脾不统血证与脾气下陷证的相同点：两者均有脾气虚证的表现，即脾失健运和气虚证的表现，如食少腹胀、纳呆便溏、神疲乏力、少气懒言、舌淡苔白、脉弱。

（2）脾不统血证与脾气下陷症的不同点：脾不统血证是指脾气亏虚不能统摄血液，致使血溢脉外所表现的证候，除脾气虚证的表现外，还应有气不摄血所导致的各种出血症状，如便血、尿血、崩漏下血、月经量多等。脾气陷证是因脾气虚弱，升举功能减弱，脾气不升反降所致，因此除脾气虚证的表现外，还应有脘腹重坠作胀，肛门重坠，甚或脱肛、子宫脱垂等脏器下垂的表现。

5. 痰饮产生的机制及其类型如下：痰饮多由外感六淫或饮食、劳倦、七情内伤等，使肺、脾、肾、三焦等脏腑气化功能失常，水液输布运化障碍，停积于某些部位而致。广义的痰饮是诸饮的总称，狭义的痰饮是诸饮中的一个类型。根据水饮停积的部位不同分为痰饮、悬饮、溢饮、支饮4类，即饮停胃肠者为痰饮，水流胁下者为悬饮，饮溢肢体者为溢饮，支撑胸肺者为支饮。

§6.13.2　中医学试卷（二）

一、选择题（每题1分，共40分）

【A型题】

1."阴平阳秘，精神乃治"是指　　　　　　　　　　　　　　　（　　）

A. 阴阳对立制约关系正常　　　B. 阴阳互根关系正常　　　C. 阴阳消长平衡关系正常　　　D. 阴阳相互转化关系正常　　　E. 阴阳交感相错关系正常

2. 益火补土法中的"火"是指　　　　　　　　　　　　　　　（　　）

　　A. 心火　　　B. 命门之火　　　C. 脾阳　　　D. 肝火　　　E. 肺火

3. 脾病影响及肝属于　　　　　　　　　　　　　　　　　　（　　）

　　A. 相乘　　　B. 母病及子　　　C. 子病犯母　　　D. 相侮　　　E. 相克

4. 具有主宰人体五脏六腑、神志活动生理功能的是　　　　　（　　）

　　A. 心　　　B. 脑　　　C. 肾　　　D. 肝　　　E. 胆

5. 与气的生成关系最密切的脏是　　　　　　　　　　　　　（　　）

　　A. 肺、脾、肾　　　B. 肺、脾、心　　　C. 肺、脾、肝　　　D. 脾、肾、心
　　E. 肝、脾、肾

6. 既属六腑，又属奇恒之腑的是　　　　　　　　　　　　　（　　）

　　A. 脉　　　B. 胆　　　C. 髓　　　D. 女子胞　　　E. 三焦

7. 人体水液代谢与哪一脏腑无关　　　　　　　　　　　　　（　　）

　　A. 肾　　　B. 胆　　　C. 膀胱　　　D. 肺　　　E. 脾

8. 具有推动呼吸和血行功能的气是指　　　　　　　　　　　（　　）

　　A. 心气　　　B. 宗气　　　C. 肺气　　　D. 营气　　　E. 中气

9. 肺的经脉名称是　　　　　　　　　　　　　　　　　　　（　　）

　　A. 足太阴　　　B. 手阳明　　　C. 手太阴　　　D. 手厥阴　　　E. 手少阴

10. 在奇经八脉中，具有"十二经脉之海"之称的是　　　　　（　　）

　　A. 督脉　　　B. 任脉　　　C. 冲脉　　　D. 带脉　　　E. 阳维脉

11. 所谓"六淫"是指　　　　　　　　　　　　　　　　　　（　　）

　　A. 风、寒、暑、湿、燥、火　　　B. 六气　　　C. 6 种不同的气候变化
　　D. 6 种外感病邪的统称　　　E. 6 种情感的变化

12. 面色青的主要形成原因是　　　　　　　　　　　　　　　（　　）

　　A. 寒凝　　　B. 气虚　　　C. 湿阻　　　D. 痰滞　　　E. 阳虚

13. 心火上炎多见　　　　　　　　　　　　　　　　　　　　（　　）

　　A. 舌尖红赤　　　B. 舌边有斑点　　　C. 舌中苔厚腻　　　D. 舌根部苔剥
　　E. 舌质淡红

14. 风热袭表所致表热证的脉象是　　　　　　　　　　　　　（　　）

　　A. 浮紧　　　B. 浮数　　　C. 浮缓　　　D. 洪数　　　E. 滑数

15. 关于寒证辨证要点的错误说法是　　　　　　　　　　　　（　　）

A. 恶寒畏寒　　B. 溲清便溏　　C. 舌淡苔白　　D. 脉迟或紧　　E. 面红耳赤

16. 气分证的代表方剂是　　　　　　　　　　　　　　　　　　（　　）

A. 清营汤　　B. 白虎汤　　C. 麻杏石甘汤　　D. 犀角地黄汤　　E. 桑菊饮

17. 胃烷灼痛，喜冷，发热口渴，或口臭，牙龈肿痛，齿衄，便结尿黄，舌红苔黄，脉数。中医辨证为　　　　　　　　　　　　　　　（　　）

A. 大肠实热　　B. 小肠实火　　C. 胃火炽盛　　D. 肝胃不调　　E. 三焦实热

18. 血分证的治则是　　　　　　　　　　　　　　　　　　　　（　　）

A. 清营解毒，透热养阴　　B. 清热解毒，凉血散瘀　　C. 活血散瘀
D. 清热凉血　　E. 清热止痉

19. 病人心悸头晕，失眠多梦，健忘唇淡，面色萎黄，舌淡脉细。中医辨证为　　　　　　　　　　　　　　　　　　　　　　　　　　（　　）

A. 心气虚证　　B. 心脾两虚证　　C. 心阳虚证　　D. 心阴虚证
E. 心血虚证

20. 与痰证有关的脏腑是　　　　　　　　　　　　　　　　　　（　　）

A. 肺、脾、肾　　B. 心、肝、脾　　C. 心、脾、肾　　D. 肺、肝、脾
E. 肺、心、肾

【B型题】

问题 21～22

A. 齿

B. 爪

C. 发

D. 髓

E. 唇

21. 血之余为　　　　　　　　　　　　　　　　　　　　　　　（　　）

22. 骨之余为　　　　　　　　　　　　　　　　　　　　　　　（　　）

问题 23～24

A. 心

B. 肝

C. 脾

D. 肺

E. 肾

23. 对津液输布起主宰作用的脏是　　　　　　　　　　（　　）

24. 血液的运行与哪脏关系不密切　　　　　　　　　　（　　）

问题 25～26

A. 督脉

B. 任脉

C. 冲脉

D. 带脉

E. 阳维脉

25. 在奇经八脉中，具有"阳脉之海"之称的是　　　　（　　）

26. 在奇经八脉中，具有"血海"之称的是　　　　　　（　　）

问题 27～28

A. 风邪

B. 寒邪

C. 暑邪

D. 湿邪

E. 燥邪

27. 最易侵犯人体上部和肌腠的是　　　　　　　　　　（　　）

28. 最易侵犯人体下部的是　　　　　　　　　　　　　（　　）

问题 29～30

A. 气滞血瘀证

B. 气虚血瘀证

C. 寒凝血瘀证

D. 热结血瘀证

E. 外伤瘀滞证

29. 血府逐瘀汤治疗的主证是　　　　　　　　　　　　（　　）

30. 补阳还五汤治疗的主证是　　　　　　　　　　　　（　　）

【C 型题】

问题 31～32

A. 肝与肾

B. 心与肾

C. 两者均是

D. 两者均否

31. "水火既济"说的是哪两个脏腑的关系 （ ）

32. "精血同源"指的是哪两个脏腑的关系 （ ）

问题 33～35

A. 水牛角

B. 生地黄

C. 两者均是

D. 两者均否

33. 清营汤的组成中有 （ ）

34. 犀角地黄汤的组成中有 （ ）

35. 清胃散的组成中有 （ ）

【X 型题】

36. 下列属阳的特征有 （ ）

A. 温热　　B. 兴奋　　C. 滋润　　D. 推动　　E. 潜藏

37. 气的推动作用体现在 （ ）

A. 促进津液的生成　　B. 推动水液代谢　　C. 促进血行　　D. 促进人体的生长发育　　E. 激发脏腑的功能活动

38. 六淫致病有明显的季节性，下列哪些是正确的 （ ）

A. 春多热病　　B. 夏多暑病　　C. 秋多风病　　D. 冬多寒病　　E. 长夏多湿病

39. 寒证包括 （ ）

A. 表寒　　B. 里寒　　C. 虚寒　　D. 实寒　　E. 恶寒

40. 肺热壅盛证的主要表现是 （ ）

A. 发热口渴　　B. 胃脘部灼痛　　C. 咳嗽气喘　　D. 鼻扇气灼

E. 舌红苔白

二、填空题（每空 1 分，共 15 分）

1. 寸口脉分为寸、关、尺三部，每部又有 ＿＿＿＿、＿＿＿＿、＿＿＿＿ 三候。

2. 五脏的生理功能主要是 ＿＿＿＿ 和 ＿＿＿＿；六腑的生理功能主要是 ＿＿＿＿ 和 ＿＿＿＿。

3. 腧穴的治疗作用主要有_____、_____和特殊作用3个方面。

4. 广义的痰饮根据水饮停积部位的不同可分为_____、_____、_____、_____。

5. 脾气虚的治疗原则为_____，代表方剂是_____。

三、判断题（每题1分，共10分；正确的在括号内标"十"，错误的标"一"）

1. 中医学认为不同的疾病有时亦可采用相同的治疗原则。 （ ）

2. 脏象学说的主要内容包括五脏、六腑和奇恒之腑3类。 （ ）

3. 元气的功能是推动肺的呼吸和贯心脉以行气血。 （ ）

4. 在脏腑中，气机升降之枢纽指脾胃。 （ ）

5. 脾为阴，故喜湿而恶燥；胃为阳，故喜燥而恶湿。 （ ）

6. 任脉与妇女的月经有密切关系，故又称"血海"。 （ ）

7. 溢饮是水肿的一个证候。 （ ）

8. 迟脉主寒证，也可见于热证。 （ ）

9. 身热、汗出、口渴、咳喘、舌红苔黄证属邪热壅肺。 （ ）

10. 胃脘部隐隐灼痛，饥不欲食，口燥咽干，大便干结为胃火炽盛，伤津化燥所致。 （ ）

四、名词解释（每题2分，共10分）

1. 脏象
2. 奇经八脉
3. 内伤七情
4. 泻南补北法
5. 四气五味

五、问答题（每题5分，共25分）

1. 何谓"同病异治"? 试举例说明。
2. 简述询问病人寒热时应了解的情况。
3. 简述阴虚证与阳虚证的临床表现。
4. 何谓淋证? 简述各类淋证的临床特征。
5. 简述中风与厥证临床表现的异同。

参考答案

一、选择题

1. C	2. B	3. D	4. A	5. A	6. B
7. B	8. B	9. C	10. C	11. D	12. A
13. A	14. B	15. E	16. B	17. C	18. B
19. E	20. A	21. C	22. A	23. E	24. E
25. A	26. C	27. A	28. D	29. A	30. B
31. B	32. A	33. C	34. C	35. B	36. ABD
37. ABCDE	38. BDE	39. ABCD	40. ACD		

二、填空题

1. 浮　　中　　沉
2. 化生　　储藏精气　　受纳　　传化水谷
3. 近治作用　　远治作用
4. 痰饮　　悬饮　　支饮　　溢饮
5. 健脾益气　　四君子汤

三、判断题

1. +	2. −	3. −	4. +	5. −	6. −
7. −	8. −	9. +	10. −		

四、名词解释

1. 脏象：又称藏象。藏指深藏于体内的脏腑组织器官；象指脏腑组织器官的功能在机体外部的表现和征象。
2. 奇经八脉：是指别道奇行的 8 条经脉，包括督脉、任脉、冲脉、带脉、阳维脉、阴维脉、阳跷脉、阴跷脉。
3. 内伤七情：喜、怒、忧、思、悲、恐、惊 7 种情志活动，是内伤病的主要致病因素之一，又称精神致病因素。
4. 泻南补北法：又称泻火补水法或滋阴泻火法。是指泻心火以滋肾水的治疗方法，适用于肾阴不足，心火偏亢之证。

5. 四气五味：是中药药性基本理论之一。四气指寒热温凉 4 种不同的药性，又称四性；五味是指药物有酸、苦、甘、辛、咸 5 种不同的味道。

五、问答题

1. 同病异治是指同一种疾病由于发病的时间、地区以及病人的反应不同，或处于不同的发展阶段，其表现出的证不同，因而应采取不同的治法加以治疗。如同为感冒，病因有风寒与风热的不同，治疗有辛温解表与辛凉解表之分。又如麻疹，由于病理发展的阶段不同，治疗方法就不一样，初起麻疹未透，宜发表透疹；中期多肺热明显，常须清肺；后期多为余热未尽，肺胃阴伤，须以养阴清热为主。

2. 问寒热应注意恶寒、发热的性质，恶寒和发热同时出现多为外感病的初期，是表证的特征；但热不寒，多为里热炽盛；但寒不热，为里寒证；寒热往来为正邪交争的半表半里证。

3. （1）阴虚证：表现为两颧红赤、形体消瘦，潮热盗汗，五心烦热，咽干口燥，舌红少苔，脉细数。

   （2）阳虚证：表现为畏寒肢冷，神疲乏力，气短，口淡不渴，或喜热饮，尿清便溏，或尿少浮肿，面白，舌质淡胖，脉沉迟无力。

4. 淋证是指小便频数短涩，滴沥刺痛，欲出未尽，小腹拘急，或痛引腰腹的病症，也是诸淋的共同特征。石淋以小便排出沙石为主证；膏淋以小便混浊如米泔水或滑腻如脂膏为主证；血淋以溺血而痛为主证；气淋以少腹胀痛，小便艰涩疼痛，尿有余沥为主证；热淋以小便灼热刺痛为主证；劳淋以小便淋漓不已，遇劳即发为主证。

5. 中风与厥证临床表现的异同如下：两者均可出现昏仆，不省人事。中风是以猝然昏仆，不省人事，口眼㖞斜，半身不遂，语言不利，或不经昏仆而仅以㖞僻不遂为主证的一种疾病；厥证昏迷时多见面色苍白，四肢厥冷，无口眼㖞斜、半身不遂等症。

§6.14 康复科学试卷

一、选择题（每题2分，共40分）

【A 型题】

1. 康复医学是一门 （ ）

 A. 研究残疾人和病人的行为学 B. 研究残疾人和病人的社会心理学 C. 是一门语言矫治学 D. 是一门有关促进病、伤、残者恢复身体、精神和社会生活功能为目标的学科 E. 是一门有关促进残疾人恢复的特殊教育学

2. 康复的对象是 （ ）

 A. 截瘫、偏瘫病人 B. 智力低下、语言障碍的病人 C. 各种功能障碍的病人 D. 心肺功能障碍的病人 E. 脊髓灰质炎、精神病病人

3. 下列哪项不是康复护理的主要内容 （ ）

 A. 改善功能障碍的护理 B. 功能训练的护理 C. 心理护理 D. "替代护理" E. 专业技术护理

4. 康复评估的特点是 （ ）

 A. 重点是与生活自理、学习、劳动有关的综合功能评估 B. 重点是运动能力的评估 C. 主要是医学心理学的检查 D. 职业能力的评估 E. 针对病因的评估

5. 矫形器的使用目的是 （ ）

 A. 主要是预防或矫正畸形，减轻疼痛，补偿功能活动，支承体重，稳定肢体 B. 主要是防止骨折和扭伤 C. 主要是为了加强肌力训练，发展肌肉 D. 主要是用于各种手术的保护 E. 主要用于纠正足下垂

6. 运动疗法的禁忌证是 （ ）

 A. 脑血管意外 B. 截瘫 C. 急性心肌梗死 D. 颅脑外伤 E. 严重衰弱病人

7. 下列哪项不是超短波疗法的绝对禁忌证 （ ）

 A. 月经期下腹部 B. 使用足够剂量抗肿瘤药的癌症病人 C. 带有人工心脏起搏器 D. 机体极度衰弱者 E. 高热病人

【B型题】

问题 8～9

A. 神经痛

B. 小儿骨骺部

C. 冠心病

D. 关节僵直

E. 带有心脏起搏器者

8. 超声治疗法的禁忌证为　　　　　　　　　　　　　　　（　　）

9. 超短波疗法的禁忌证为　　　　　　　　　　　　　　　（　　）

问题 10～11

A. 残障

B. 残疾

C. 残损

D. 感官残疾

E. 心肺残疾

10. 男，9岁。幼时患小儿麻痹后遗症，表现为右下肢无力跛行，右下肢较左下肢短缩2 cm，肌肉轻度萎缩，肌力减退，肌力均在3～4级，但仍能独自行走、上下楼梯稍费力、生活自理。该病人属以上何种类型（　　）

11. 男，54岁。4年前因患脑出血而致右侧肢体偏瘫，虽经积极治疗，现仍需扶杖步行，上下楼梯有困难，吃饭、穿衣、洗漱需要家人照料。语言交往不利，听、视力功能可。该病人属以上何种类型（　　）

问题 12～13

A. 一级预防

B. 二级预防

C. 三级预防

D. 防截肢

E. 防精神障碍

12. 认真进行预防接种，预防小儿麻痹症的发生。向广大群众和医务人员说明小儿麻痹症的发生发展过程，以便尽早发现、及时治疗，预防疾病的发展而引起的残疾属于（　　）

13. 对小儿麻痹后遗症的病人早期采用适当的矫形手术治疗，防止畸形的加重属于（　　）

问题 14～15

A. 急性创伤

B. 红斑狼疮

C. 烧伤

D. 结核

E. 湿疹

14. 超短波疗法的禁忌证为 （   ）

15. 紫外线治疗的禁忌证为 （   ）

【C 型题】

问题 16～17

A. 恶性肿瘤

B. 活动性结核

C. 两者均是

D. 两者均否

16. 超声治疗法的禁忌证为 （   ）

17. 超短波疗法的禁忌证为 （   ）

【X 型题】

18. 常用的康复治疗方法有 （   ）

A. 物理疗法　　B. 作业疗法　　C. 言语疗法　　D. 心理辅导　　E. 药物治疗

19. 恶性肿瘤康复治疗的主要目的包括 （   ）

A. 增进食欲　　B. 延长存活时间　　C. 消除心理障碍　　D. 改善功能　　E. 提高生活质量

20. 磁场的主要治疗作用包括 （   ）

A. 消炎作用　　B. 消肿作用　　C. 镇痛、镇静作用　　D. 止咳、平喘作用　　E. 磁处理后的水有排石作用

二、填空题（每空 1 分，共 15 分）

1. 功能障碍分为器官水平的_____，个体水平的_____和社会水平的_____。

2. 据世界卫生组织统计，当前全世界残疾人占总人口的_____%左右。

3. 残疾预防的分级中，一级预防的目的是减少各种_____的发生，二级预

防的目的是限制或逆转由病损造成的_____，三级预防的目的是防止残疾转化为_____。

4. 下肢功能评定以_____评定、_____为主要内容。

5. 现代医学体系有预防、保健、_____与_____，它们都是必要组成部分，而且是相互联系的统一整体。

6. 结核、恶性肿瘤在_____情况下，可以进行高频电疗。

7. 残疾的三级预防：一级预防是_____，二级预防是_____，三级预防是_____。

三、判断题 （每题1分，共10分；正确的在括号内标"＋"，错误的标"－"）

1. 康复护理方法有"替代护理"和"自我护理"，但应以用"替代护理"方法为主。 （ ）

2. 康复护理技术应包括基础护理技术和康复护理专业技术。康复护士只有康复护理的知识是不够的，还必须学习运动疗法、作业疗法、心理疗法等方面的知识。 （ ）

3. 康复护理程序包括收集资料，建立病案，制定计划、实施计划、评价再计划。 （ ）

4. 早期预防并发症的护理技术只包括体位处理、呼吸功能训练、排尿及排大便能力的训练以及预防发生压疮、呼吸道感染、泌尿道感染，不包括关节活动功能的训练和预防关节挛缩畸形及肌萎缩的训练。 （ ）

5. 女性病人月经期不是超短波的禁忌证。 （ ）

6. 被动运动是全靠外力帮助来完成的运动。 （ ）

7. 助力运动是以助力为主，主动运动为辅的运动。 （ ）

8. 被动运动时，运动要达到有疼痛才能起到治疗效果。 （ ）

9. 矫形器的使用目的只是为了预防畸形，而不能作为补偿功能活动。 （ ）

10. 目前认为激光对生物体的作用主要有热效应、电磁效应、光化效应、机械效用。 （ ）

四、名词解释 （每题2分，共10分）

1. 自我护理训练

2. 康复护理

3. 作业治疗

4. 社区康复

5. 职业康复

五、问答题（每题 5 分，共 25 分）

1. 试述康复医学的定义。

2. 试述康复医学的特点。

3. 试述康复医学与临床医学的关系。

4. 简述康复医学的内容。

5. 试述康复护理的原则和特点。

参考答案

一、选择题

1. D   2. C   3. D   4. A   5. A   6. E

7. B   8. B   9. E   10. B   11. A   12. A

13. B   14. D   15. B   16. C   17. C   18. ABCD

19. BCDE   20. ABCDE

二、填空题

1. 病损   残疾   残障

2. 10

3. 病损   残疾   残障

4. 步行能力   步态分析

5. 医疗   康复

6. 应用足够量的抗结核药和抗肿瘤药

7. 减少各种病损残的发生   限制或逆转伤、病、残发展造成的残疾   防止残疾发展为严重残障

三、判断题

1. －   2. ＋   3. ＋   4. －   5. ＋   6. ＋

7. －   8. －   9. －   10. ＋

四、名词解释

1. 自我护理训练：如协助病人进食，指导饮食动作。帮助和训练病人独立完成日常生活活动动作，如假肢、矫形器、辅助工具的使用指导及训练技术。掌握康复的其他有关技术，如运动疗法、作业疗法、心理疗法、语言矫治等。

2. 康复护理：是指在康复过程中，根据总的康复医疗计划，围绕全面康复的目标，紧密配合康复医师和其他康复专业人员的工作，对伤、残、病者和慢性病者进行护理。康复护理的内容包括护理评估、护理措施和健康教育。

3. 作业治疗：是一门指导病人参与选择性活动的科学和艺术。目的是消除病态，保持健康，增强病人参与社会、适应环境、创造生活的能力。

4. 社区康复：是以社区为基地，依靠社区内自身的力量，包括残疾者本人、残疾者的家庭以及社会的力量和技术，在基层具体条件下，以简便实用的方式向残疾人提供必要的医疗、教育或职业康复等方面的服务。

5. 职业康复：残疾后需要重新就业时，必须通过对残疾后的职业能力进行评价，并根据残疾者所从事的职业进行就业前训练，按照训练结果决定何种就业方式，并协助安排就业。职业康复是以促使残疾人能在职业上自立为目的的康复服务。

五、问答题

1. 康复医学是一门促进病、伤、残病人康复的医学学科。具体说，康复医学是研究有关功能障碍的预防、诊断和评估、治疗、训练及处理，促进病、伤、残病人全面康复的一门医学。

2. 现代康复医学与保健、预防、临床医学比较，具有以下特点：其主要对象是残疾者、慢性病和老年病且有功能障碍者，应按照"功能训练、全面康复、重返社会"三原则指导康复工作。康复医学大量使用有关功能方面的评估、训练、代替、补偿、增强和适应等技术和心理学、社会学的方法，并采用科际间康复协作的工作方法，对病人进行康复治疗。康复的最终目的是使有功能障碍者有能力参加社会生活，即意识清楚，有辨人、辨时、辨向的能力，个人生活能自理，可以行动（步行或乘坐交通工具或利用轮椅），可进行家务劳动或消遣性作业，可进行社交活动，有就业能力，以求经济上能自给。

3. 在现代医学体系中，保健、预防、医疗和康复都是必要的组成部分，它们相互联系组成统一体。在实践中，康复医学与临床医学相互渗透的形式是：

   (1) 利用临床手段矫治或预防残疾（如小儿麻痹后遗症矫治手术）。

   (2) 从临床处理的早期起就引入康复治疗。康复医师及治疗师参与临床治疗计划的制订和实施。

（3）临床医师与康复医务人员组成"康复协作组"进行跨科协作。

（4）把康复护理列为临床常规护理内容之一，以利于病人身心功能障碍的防治。

（5）在临床专科设置康复医护人员或康复病床，开展专科康复治疗。

4. 康复医学主要内容为康复诊断（包括对运动、感觉、知觉、言语、认知、职业、心理、社会生活等方面功能的评估），物理疗法（包括运动疗法、物理因子治疗），作业疗法，语言矫治，心理治疗，假肢及矫形器装配、康复工程、康复护理、文娱疗法、就业咨询及职业前训练、社会服务等，其他如矫形手术、药物治疗、气功、饮食疗法等也占有一定的地位。

5. 一般护理以"替代护理"为主，康复护理则更侧重于"自我护理"和"协同护理"。根据不同疾病、功能障碍程度，在康复护理评估后，即在病情允许的条件下，通过耐心的引导、鼓励、帮助和训练残疾病人，充分发挥其潜能，使他们部分或全部地照顾自己，同时鼓励家属参与，以适应新的生活，为重返社会创造条件。

§6.15 高压氧科学试卷

一、选择题（每题2分，共40分）

【A型题】

1. 高压氧治疗的含义是 （ ）
A. 在常压下呼吸纯氧 B. 在超过常压的环境下呼吸50%以下浓度的氧气 C. 在超过1个大气压的密闭环境下，呼吸高浓度的氧气以治疗疾病的一种方法 D. 在1个绝对压的环境下呼吸氧气与二氧化碳的混合气体 E. 在高压环境下呼吸空气

2. 高压氧治疗时临床上常用的压力单位是 （ ）
A. 大气压 B. 表压 C. 绝对压 D. 附加压 E. 氧压

3. 标准大气压是指下列哪种条件下物体在单位面积上所承受的压力 （ ）
A. 在纬度为45°的海平面上，温度为0 ℃ B. 在赤道海平面上，温度为0 ℃ C. 在赤道海平面上，温度为4 ℃ D. 在海平面上，温度为4 ℃ E. 在纬度为45°的海平面上，温度为4 ℃

4. 在紧急情况下，工作人员快速减压出舱后出现皮肤瘙痒、关节剧痛、肢体屈曲等症状，此时应如何处理 （ ）
A. 舱旁观察6～8小时 B. 舱旁吸氧观察4小时 C. 给予镇静药以及大剂量维生素E D. 重新进舱加压治疗 E. 在减压各停留站吸氧

5. 高压氧治疗一氧化碳中毒的主要机制是 （ ）
A. 血液中物理溶解氧量增加 B. 血液中结合氧量增加 C. 血液中血红蛋白增加 D. 氧和血红蛋白的亲和力增加 E. 机体的摄氧能力增强

6. 在高压氧舱内输液有发生气栓症的危险，主要发生在 （ ）
A. 加压过程中 B. 减压过程中 C. 高压氧治疗整个过程中均可发生 D. 0.3 MPa以上的高压氧治疗中 E. 0.2 MPa以下的高压氧治疗中

7. 每次治疗完毕，舱内的紫外线空气消毒时间是 （ ）
A. 10分钟 B. 20分钟 C. 30分钟 D. 1小时 E. 1.5小时

8. 高压氧治疗时临床上常用的压力单位是 （ ）
A. 大气压 B. 表压 C. 绝对压 D. 附加压 E. 氧压

【B型题】

问题 9~11

A. 从开始加压至减压完毕的时间

B. 从稳压结束至减压完毕时间

C. 从稳压开始至减压开始的时间

D. 从开始加压至开始稳压的时间

E. 从开始加压至减压的时间

9. 加压时间为　　　　　　　　　　　　　　　　　（　　）

10. 稳压时间为　　　　　　　　　　　　　　　　　（　　）

11. 减压时间为　　　　　　　　　　　　　　　　　（　　）

问题 12~13

A. 0.4 MPa

B. 0.2 MPa

C. 0.13 MPa

D. 0.3 MPa

E. 标准大气压

12. 水下 30 m 深处的压力相当于　　　　　　　　　（　　）

13. 温度为 0 ℃，纬度为 45°的每平方厘米的海平面上所承受的压力为　（　　）

【X型题】

14. 医用氧气的质量标准为　　　　　　　　　　　　（　　）

A. 无杂质、无有害气体　　B. 氧浓度不小于 99.5%　　C. 二氧化碳浓度不高于 0.01%　　D. 水气不高于 5 mL/瓶　　E. 温度不高于 22 ℃

15. 气体与液体接触时，气体向液体内溶解的速度和量决定于　（　　）

A. 气体性质　　B. 液体的性质　　C. 气体分压的高低　　D. 环境温度　　E. 气体的溶解系数

16. 凡确诊为破伤风、气性坏疽等厌氧菌感染的病人，高压氧治疗后的消毒措施是　　　　　　　　　　　　　　　　　　　　　（　　）

A. 75%乙醇擦拭消毒　　B. 用紫外线消毒 30 分钟后即可开舱　　C. 空气消毒：以每 100 m³ 体积用乳酸 12 mL 熏蒸 30 分钟后通风，再用紫外线消毒 30 分钟，1~3 次/d　　D. 所用敷料均彻底烧毁　　E. 用 0.2%~0.5% 84 消毒液抹舱体

17. 高压氧治疗气性坏疽的指征有　　　　　　　　　（　　）

A. 一经确诊, 简单清创后即行高压氧治疗　　B. 对疑似病例也可作预防性治疗　　C. 应同时使用广谱抗生素及注射抗毒血清　　D. 截肢后再行高压氧治疗　　E. 治疗次数不得少于 15 次

18. 影响减压病发生的因素包括　　　　　　　　　　　　　　　( )

A. 机体所受压力大小　　B. 高压下暴露时间　　C. 减压速度　　D. 环境温度　　E. 精神紧张、操作误差或失控

19. 医用氧气的质量标准应达到　　　　　　　　　　　　　　( )

A. 无杂质, 无有害气体　　B. 氧浓度不少于 99.5%　　C. 水汽不高于 5 mL/瓶　　D. 温度不高于 22 ℃　　E. 二氧化碳浓度不高于 0.05%

20. 在高压氧下哪些细菌生长会受抑制　　　　　　　　　　( )

A. 厌氧菌　　B. 某些兼性厌氧菌　　C. 某些需氧菌　　D. 各种细菌　　E. 各种耐药菌

二、填空题 (每空 1 分, 共 15 分)

1. 引起高压氧舱火灾的三要素包括_____、_____、_____。

2. 高压氧舱内灭火装置禁用_____和_____灭火器, 最适宜用_____灭火装置。

3. 储存氧气瓶时, 温度必须小于_____, 离明火的距离要大于_____。

4. 按国家标准, 以空气加压的高压氧舱内氧浓度不能超过_____%。

5. 高压氧治疗时由于方法不当, 加压时可能使病人患_____, 稳压时可能使病人患_____, 减压时可能使病人患_____。

6. 氧中毒的类型有_____、_____和_____。

三、判断题 (每题 1 分, 共 10 分; 正确的在括号内, 标"+", 错误的标"-")

1. 高压氧下可使心率增快, 心排血量增加。　　　　　　　　( )

2. 气性坏疽病人应尽早进行高压氧治疗。　　　　　　　　　( )

3. 高压氧对恶性肿瘤无直接杀灭作用, 而是增加瘤细胞对化学治疗、放射治疗的敏感性。　　　　　　　　　　　　　　　　　　　　　( )

4. 对于减压病, 加压治疗是唯一有效的病因治疗方法。　　　( )

5. 空气加压舱降低舱内氧浓度的有效方法是通风换气。　　　( )

6. 高压氧舱内最理想的灭火设备是二氧化碳灭火器。　　　　( )

7. 减压时, 舱内病人身上的引流管都要关闭。　　　　　　　( )

8. 高压氧治疗时，采用间歇吸氧是为了防止减压病。 （　　）

9. 随着血氧张力的不断提高，血中的氧合血红蛋白量也不断增加。 （　　）

10. 妊娠者发生中度以上一氧化碳中毒时，原则上应做高压氧治疗。 （　　）

四、名词解释（每题2分，共10分）

1. 高压氧疗法

2. 高压氧舱

3. 附加压

4. 绝对压

5. 标准大气压

五、问答题（每题5分，共25分）

1. 试述高压氧治疗的作用机制。

2. 高压氧治疗病人在入舱前要做哪些准备？

3. 试述高压氧治疗的不安全因素。

4. 试述高压氧舱内发生火灾时的处理程序。

5. 试述高压氧治疗的禁忌证。

参考答案

一、选择题

1. C　　　　2. C　　　　3. A　　　　4. D　　　　5. A　　　　6. B

7. C　　　　8. C　　　　9. D　　　　10. C　　　　11. B　　　　12. A

13. E　　　14. ABCD　　15. ABCDE　　16. ACDE　　17. ABC　　18. ABCD

19. ABCE　　20. ABC

二、填空题

1. 火种　　易燃物　　高浓度的氧

2. 二氧化碳　　四氯化碳　　高压喷水

3. 50 ℃　　10 m

4. 23

5. 气压伤　　氧中毒　　减压病

6. 肺型氧中毒　　　眼型氧中毒　　　脑型氧中毒

三、判断题

1. —　　　2. +　　　3. +　　　4. +　　　5. +　　　6. —

7. —　　　8. —　　　9. —　　　10. +

四、名词解释

1. 高压氧疗法：是指将病人置于超过 1 个大气压的密闭的特殊环境中，呼吸高浓度的氧气进行疾病治疗的一种方法。

2. 高压氧舱：创造高气压环境和向舱内供氧的设备，称为高压氧舱。高压氧舱由金属或有机玻璃制成。为了保证在高压氧舱内的安全、有效治疗，高压氧舱有一系列复杂装置，包括供氧供气系统、排氧通风系统、医疗监护系统，以及通讯照明、空气调节、消防灭火系统等，此外还有操作控制系统、氧气供应系统等。

3. 附加压：是指在大气压的基础上人为增加的压力，压力表上所显示的数值就是附加压，又称表压。附加压是绝对压减去常压的数值。

4. 绝对压：是指单位面积上实际所承受的压强。

5. 标准大气压：0 ℃条件下，在纬度 45°的海平面上的大气压称为标准大气压。经测量，标准大气压为 760 mmHg/cm²，即每平方厘米承受 760 mmHg（约 1 kg）的压力。

五、问答题

1. 高压氧治疗的作用机制有：①提高血氧分压、氧含量，增加血氧弥散距离；②收缩血管，减少渗出，防治水肿；③抑制厌氧菌生长；④增加肿瘤细胞对化学治疗、放射治疗的敏感性；⑤加速组织内气泡的溶解和吸收。

2. 高压氧治疗病人在入舱前要做如下准备：

（1）在每次进舱前主动向高压氧舱医务人员反映病情变化，进行必要的观察、检查或治疗。

（2）了解高压氧舱内注意事项，严禁将火柴、打火机和汽油等易燃物品以及电动、闪光玩具、爆竹等带入舱内，有以上物品者，入舱前必须交给工作人员保管。另外，机械手表、钢笔、助听器等也不宜带入舱内，以免加压后损坏。

（3）单人纯氧舱严禁穿易产生静电火花的服装（氯纶、腈纶、尼龙、膨体等化学纤维织物）入舱。

（4）服从医务人员指导，掌握适应高压环境的配合动作，如咽鼓管咽口开张动作及如何有效吸氧等。

（5）除非紧急情况，一般不宜在饱餐后、酒后及疲劳状态下立即入舱。入舱前解好大小便。

3. 高压氧治疗的不安全因素如下：

(1) 减压病：系治疗中减压方法不当所致，发生率很低。

(2) 气压伤：系治疗中加压或减压操作不当，致使体内腔窦器官产生不均匀受压所致，包括中耳气压伤、鼻旁窦气压伤、肺气压伤等。

(3) 氧中毒：机体吸入高分压氧或高浓度氧超过一定时限，氧气使机体产生某些功能性或器质性损害，称为氧中毒。氧中毒可分为神经型（酷似癫痫大发作）、肺型和眼型氧中毒，临床应尽力避免。

4. 高压氧舱发生火灾时的处理程序为：①迅速关闭舱内供气、供氧阀门和电源总开关；②打开排氧阀和应急排气阀，拉起安全阀手柄快速减压；③打开舱门，救出病人，进行应急处理；④打开灭火器，将余火熄灭；⑤通知医院相关科室进行抢救（如发生减压病应设法再加压救治）；⑥立即如实报告上级；⑦保护现场；⑧查清起火事故原因；⑨及时总结并向高压氧医学分会报告，以便在学术界进行通报，吸取教训。

5. 高压氧治疗的禁忌证如下：

(1) 绝对禁忌证：①未经处理的气胸、纵隔气肿；②活动性内出血及出血性疾病；③有氧中毒史；④结核性空洞形成并咯血。

(2) 相对禁忌证：①重症上呼吸道感染；②重度肺气肿、肺大疱、支气管扩张症；③重度鼻窦炎；④高碳酸血症；⑤二度以上心脏传导阻滞；⑥脑血管瘤、畸形；⑦未经处理的恶性肿瘤；⑧视网膜脱离；⑨病态窦房结综合征，心动过缓（<50 次/min）；⑩化脓性中耳炎（鼓膜未穿孔者）；⑪咽鼓管阻塞；⑫血压过高者。

§6.16 急诊医学和急救技术试卷

§6.16.1 急诊医学和急救技术试卷（一）

一、选择题（每题1分，共40分）

【A型题】

1. 休克早期的表现应除外 （　　）
   A. 皮肤苍白　　B. 呼吸加快　　C. 烦躁不安　　D. 脉压<20 mmHg
   E. 恶心、呕吐

2. 下列哪项引起右心室后负荷增加 （　　）
   A. 主动脉瓣关闭不全　　B. 房间隔缺损　　C. 慢性阻塞性肺气肿
   D. 三尖瓣关闭不全　　E. 室间隔缺损

3. 急性肺水肿X线检查的典型改变是 （　　）
   A. Kerley B线　　B. 右下肺动脉增宽　　C. 肺门舞蹈　　D. 两肺弥散性
   小片状影　　E. 肺门蝶形密度增高影

4. 三度房室阻滞时，下列哪项心电图改变一般不出现 （　　）
   A. 心室夺获　　B. 房室分离　　C. P波与QRS波无关　　D. 室性逸搏
   心律　　E. PR间期<RR间期

5. 易发生心肌梗死的部位依次为下列哪项 （　　）
   A. 左冠状动脉回旋支、左冠状动脉主干、右冠状动脉、左冠状动脉前降支
   B. 左冠状动脉主干、左冠状动脉前降支、右冠状动脉、左冠状动脉回旋支
   C. 左冠状动脉前降支、右冠状动脉、左冠状动脉回旋支、左冠状动脉主干
   D. 左冠状动脉主干、左冠状动脉前降支、右冠状动脉、左冠状动脉回旋支
   E. 右冠状动脉、左冠状动脉前降支、右冠状动脉、左冠状动脉回旋支、左
   冠状动脉主干

6. 男，52岁，突发心前区闷痛，四肢厥冷，出汗而就诊。查：血压90/
   65 mmHg（12.0/9.0 kPa），脉搏106次/min，尿相对密度1.024，CVP
   31 mmHg（4.1 kPa）。治疗首先使用的药物应是 （　　）
   A. 呋塞米　　B. 硝普钠　　C. 毛花苷C　　D. 右旋糖酐40　　E. 间

羟胺

7. 尿毒症性高钾血症最有效的治疗方法是 （ ）

    A. 静脉滴注碳酸氢钠   B. 静脉滴注葡萄糖酸钙   C. 静脉滴注高渗葡萄糖和胰岛素   D. 血液透析   E. 口服钠型阳离子交换树脂

8. 提示难于撤机的呼吸浅快指数值应为 （ ）

    A. <80   B. >80   C. >100   D. >105   E. >110

9. 毒蛇咬伤后易致失血性休克的最常见毒蛇是 （ ）

    A. 金环蛇   B. 蝮蛇   C. 五步蛇   D. 眼镜蛇   E. 海蛇

10. 关于心肺复苏,下列叙述哪项不正确 （ ）

    A. 目击病人发生心脏停搏即可先行胸外心脏按压   B. 基础生命支持的常规操作程序是先行开放呼吸道,然后行人工呼吸   C. 心搏骤停者均应予胸外心脏按压   D. 心肺复苏术 30 分钟后无心肌活动者可终止抢救   E. 有条件时对心脏停搏者应首先实施心脏电击除颤

11. 徒手心肺复苏时,心脏按压与人工呼吸的频率比例宜为 （ ）

    A. 5∶1   B. 5∶2   C. 10∶1   D. 15∶1   E. 15∶2

12. 急性吗啡类中毒的特效解毒药是 （ ）

    A. 安易醒   B. 解氟灵   C. 纳洛酮   D. 硫代硫酸钠   E. 亚硝酸异戊酯

13. 急性下壁心肌梗死的心电图改变主要表现在下列哪些导联 （ ）

    A. $V_1 \sim V_3$ B. Ⅱ、Ⅲ、aVF   C. $V_1 \sim V_5$ D. Ⅰ、AVL、V_5 E. $V_2 \sim V_4$

14. 下列疾病出现心绞痛发作时,何者不宜用硝酸甘油 （ ）

    A. 主动脉瓣关闭不全   B. 主动脉瓣狭窄   C. 梗阻性肥厚型心肌病   D. 稳定型心绞痛   E. 变异型心绞痛

15. 重度有机磷农药中毒病人发生急性肺水肿,最重要的抢救措施是 （ ）

    A. 机械通气 PEEP 治疗   B. 静脉注射呋塞米   C. 静脉注射阿托品   D. 静脉注射解磷定   E. 静脉缓慢注射毛花苷 C

16. 男,52 岁,因昏迷 1 天入院。实验室检查:血清钠 150 mmol/L,血清钾 5 mmol/L,血清氯 102 mmol/L,BUN 10.2 mmol/L,血糖 34 mmol/L,血 pH7.24,尿蛋白(＋),尿酮体(＋)。急诊首要治疗是 （ ）

    A. 皮下注射胰岛素 50 U,静脉滴注 50 U   B. 小剂量胰岛素＋5％葡萄糖注射液静脉滴注   C. 小剂量胰岛素＋低渗盐水静脉滴注   D. 小剂

量胰岛素＋等渗盐水静脉滴注　　E. 5％碳酸氢钠静脉滴注纠正酸中毒

17. 院前急救中,早期电除颤要求在下列哪项时限内完成　　　　　（　　）

A. 病人发病后5分钟内　　B. 目击者发现病人5分钟内　　C. 急救医师到达现场5分钟内　　D. 接到求救后5分钟内　　E. 开始救助后5分钟内

18. 在急性肺动脉栓塞的诊断中,下列哪项检查意义最大　　　　（　　）

A. CK 增高　　B. CK-MB 增高　　C. AST 增高　　D. LDH 增高

E. D-Dimer 增高

19. 女,30岁,患急性化脓性扁桃体炎在某医院注射室注射青霉素后突发呼吸困难,喉头喘鸣,嘴唇发绀。医务人员立即给予肾上腺素皮下注射的同时,缓解呼吸困难的措施宜首选　　　　　　　　　　　　（　　）

A. 鼻导管吸氧　　B. 面罩吸氧　　C. 放置口咽管　　D. 环甲膜穿刺

E. 气管内插管

20. 下列哪项不属于外科急腹症　　　　　　　　　　　　　　（　　）

A. 急性胆囊炎　　B. 急性胰腺炎　　C. 急性胃炎　　D. 急性阑尾炎

E. 急性肠梗阻

【B型题】

问题 21～25

A. 氟马西尼

B. 乙酰胺

C. 纳洛酮

D. 阿托品

E. 4-甲基吡唑

21. 急性氨基甲酸酯农药中毒使用　　　　　　　　　　　　（　　）

22. 急性甲醇中毒使用　　　　　　　　　　　　　　　　（　　）

23. 急性安定中毒使用　　　　　　　　　　　　　　　　（　　）

24. 急性甲胺磷农药中毒使用　　　　　　　　　　　　　（　　）

25. 急性氟乙酰胺中毒使用　　　　　　　　　　　　　　（　　）

问题 26～30

A. 指压法

B. 加压包扎法

C. 屈曲肢体加垫止血法

  D. 止血带止血法

  E. 填塞止血法

26. 控制一般中小动、静脉损伤出血的方法是 （ ）

27. 适用于四肢大动脉出血的止血方法是 （ ）

28. 较大面积组织渗血的止血方法是 （ ）

29. 适用于肘膝关节出血的止血方法是 （ ）

30. 表浅血管出血的临时止血方法是 （ ）

【C 型题】

  问题 31～33

  A. 胆碱酯酶复能剂

  B. 抗胆碱药

  C. 两者均可

  D. 两者均否

31. 急性有机磷农药中毒可用 （ ）

32. 急性氨基甲酸酯类农药中毒可用 （ ）

33. 急性有机氮农药中毒可用 （ ）

  问题 34～35

  A. 端坐体位

  B. 血性痰液

  C. 两者均有

  D. 两者均无

34. 急性呼吸窘迫综合征病人有 （ ）

35. 急性心源性肺水肿病人有 （ ）

【X 型题】

36. 脑复苏的治疗包括 （ ）

  A. 维持动脉血压 B. 维持机体正常体温 C. 降低颅内压 D. 避免或减轻使脑代谢需求增加的因素 E. 减轻脑组织的再灌注损伤

37. 洗胃术在下列哪些病人中不能施用 （ ）

  A. 有食管胃底静脉曲张者 B. 有食管或贲门狭窄或梗阻者 C. 口服强酸或强碱中毒者 D. 有幽门梗阻者 E. 有严重心肺功能障碍者

38. 糖皮质激素在 AIL 和 ARDS 的治疗中具有下列哪些作用 （ ）

  A. 防止或减轻高呼吸道压对肺的损伤 B. 减少肺泡毛细血管内膜损伤

C. 减少肺微血管内血栓形成　　D. 拮抗肺内炎症　　E. 促使肺间质液吸收并抑制后期肺纤维化

39. 急性上消化道出血是指发生在下列哪些器官部位的急性出血　　　（　　）

　　A. 食管　　B. 胃十二指肠　　C. 回肠　　D. 胰腺　　E. 胆道

40. 较适合胸、腹部伤口包扎的急救材料是　　　　　　　　　　　（　　）

　　A. 纱布　　B. 四头带　　C. 绷带　　D. 三角巾　　E. 伤员衣裤撕成的布条

二、填空题（每空 1 分，共 15 分）

1. 休克时微循环的障碍常分为_____、_____以及_____。

2. 心脑肺复苏分为_____、_____和_____ 3 个阶段。

3. 急性右心梗死所致急性右心衰，不宜使用_____药物和_____药物。

4. 根据毒蛇对人体的损害，毒蛇咬伤的临床症状可分为_____、_____和_____。

5. 急性左心衰主要的临床表现为_____，突出的症状为_____。

6. 心室颤动一旦发生，最简单的除颤方法是_____。

7. 全身炎症反应综合征（SIRS）是感染或非感染因素刺激宿主触发_____的结果。

三、判断题（每题 1 分，共 10 分；正确的在括号内标"＋"，错误的标"－"）

1. 休克的实质是组织器官处于灌注不足的状态。　　　　　　　　（　　）

2. 大咯血病人宜高流量给氧以改善缺氧、防止窒息。　　　　　　（　　）

3. 急性肺损伤病人出现肺间质水肿时，宜及早给予利尿药。　　　（　　）

4. 触摸大动脉搏动消失即意味着心脏停搏，据此应予 CPR。　　　（　　）

5. 血浆溶栓二聚体（D-Dimer）正常，可基本排除肺栓塞。　　　（　　）

6. ARDS 病人因缺氧而有肺血管收缩，肺动脉楔压（PAWP）常显著高于正常。　　　　　　　　　　　　　　　　　　　　　　　　　（　　）

7. 对于非心室颤动和非室性心动过速心律失常，电除颤不应作为首选。

　　　　　　　　　　　　　　　　　　　　　　　　　　　　　　（　　）

8. 颅内压增高时往往伴有体循环血压降低和脉搏增快。　　　　　（　　）

9. 用 PEEP 治疗严重 AIL 病人时的气压伤多与所应用的 PEEP 呼吸道压过高有关。　　　　　　　　　　　　　　　　　　　　　　　　（　　）

10. 上消化道出血停止的最可靠指标是排出的大便由黑色转呈黄色。 （　　）

四、名词解释（每题 2 分，共 10 分）

1. 全身炎症反应综合征（SIRS）
2. 多发伤
3. 呼气末正压通气（PEEP）
4. 高血压危象
5. 仰头举颏法

五、问答题（每题 5 分，共 25 分）

1. 试述感染性休克的抢救原则。
2. 试述心脏停搏的临床表现。
3. 试述复苏失败的原因。
4. 试述机械通气的主要作用。
5. 试述使用呼吸机的主要并发症及其产生原因。

参考答案

一、选择题

1. D	2. C	3. E	4. A	5. C	6. D
7. D	8. D	9. C	10. C	11. E	12. C
13. B	14. C	15. C	16. D	17. D	18. E
19. D	20. C	21. D	22. E	23. A	24. D
25. B	26. B	27. D	28. E	29. C	30. A
31. C	32. B	33. D	34. B	35. C	36. ACDE
37. ABCE	38. BCDE	39. ABDE	40. BD		

二、填空题

1. 缺血期　　淤滞期　　衰竭期（或不可逆期）
2. 基础生命支持　　进一步生命支持　　延期生命支持
3. 利尿　　扩血管
4. 血循毒类症状　　神经毒类症状　　混合毒类症状

5. 急性肺水肿　　呼吸困难

6. 心前区叩击

7. 炎症过度反应

三、判断题

1. +　　　　2. −　　　　3. −　　　　4. −　　　　5. +　　　　6. −

7. +　　　　8. −　　　　9. −　　　　10. +

四、名词解释

1. 全身炎症反应综合征（SIRS）：是由感染或非感染因素刺激宿主触发炎症过度反应的结果，这些因素刺激免疫系统，释放体液和细胞因子，对血管张力和渗透性产生影响，导致微循环障碍、休克或器官衰竭，即多器官功能障碍综合征（MODS）。

2. 多发伤：是指在同一伤因打击下，人体同时或相继有两个以上的解剖部位或脏器受到严重损伤，且其中至少一处危及生命。

3. 呼气末正压通气（PEEP）：是指呼气末时，呼吸道内压未下降到零，而是达到所需的预定正压水平，人为地使呼气末呼吸道、肺泡内压高于大气压。

4. 高血压危象：是指在原发性或继发性高血压疾病过程中，周围小动脉发生暂时性强烈痉挛，引起以收缩压升高为主的血压急骤升高，出现一系列临床表现的危急状态。

5. 仰头举颏法：为心肺复苏时畅通呼吸道的方法，即救治者将一手置于病人前额使头部后仰，另一手的示指与中指置于下颌骨近下颏处，使病人下颏抬起。

五、问答题

1. 感染性休克的抢救原则如下：①补充有效循环血量；②适当使用血管活性药物；③积极控制感染；④早期应用糖皮质激素；⑤纠正水、电解质代谢及酸碱平衡失调；⑥防治并发症及支持治疗。

2. 心脏停搏的临床表现有：①心音消失；②大动脉脉搏触不到、血压测不出；③意识突然丧失或伴有短阵抽搐，抽搐常为全身性，持续时间长短不一，可长达数分钟；④呼吸断续，叹息样，继之呼吸停止；⑤瞳孔散大。

3. 复苏失败的原因有：①现场抢救不及时；②BLS 操作不正确；③ALS 应用不当；④病人属于终末期的心脏停搏类型；⑤存在不能纠正的影响复苏的因素，如气胸、心包内大量积液、病人心脏原安装有人工瓣膜、胸外按压时打不开人工瓣膜、胸廓严重畸形、呼吸道内存在大量堵塞物等。

4. 机械通气的主要作用有：①改善通气功能，维持适当肺泡通气，纠正严重的呼吸性酸中毒；②改善气体交换功能，维持有效的气体交换，使用呼吸机可延长吸气或呼气时间，改善通气/血流比值，减少分流，从而改善换气功能；③减少呼吸功的消耗，使呼吸肌疲劳得以缓解；④预防性机械通气，用于疾病状态或术后呼吸衰竭和肺不张的预防。

5. 使用呼吸机的主要并发症及其产生原因如下：①有效通气量不足，表现为低氧血症和高碳酸血症；②通气过度，多由于潮气量过大或呼吸频率过快所致的通气量过大，表现为低碳酸血症；③呼吸道阻塞，多为分泌物阻塞呼吸道或气管导管固定不当导致单肺通气，表现为呼吸道压力异常升高；④肺部感染，为呼吸机治疗期间最常见的并发症；⑤气压伤，多由于呼吸机使用不当或呼吸道压力太高导致肺大疱、气胸、皮下气肿、纵隔气肿等。

§6.16.2 急诊医学和急救技术试卷（二）

一、选择题（每题 1 分，共 40 分）

【A 型题】

1. 人体内有效循环血量的丧失达下列哪项时，机体将无法代偿而出现休克的临床症状 （　）
   A. >5%　　B. >8%　　C. >10%　　D. >20%　　E. >40%

2. 室性心动过速与室上性心动过速的鉴别，下列哪项最有意义 （　）
   A. 心室率>160 次/min　　B. 心电图 QRS 宽大畸形　　C. 既往发现室性早搏　　D. 心电图示心室夺获及室性融合波　　E. 心脏增大

3. 急性心肌梗死早期（24 小时内）的死亡原因主要是 （　）
   A. 心源性休克　　B. 心律失常　　C. 心力衰竭　　D. 心脏破裂
   E. 心肌梗死后心绞痛

4. 尿毒症病人在纠正酸中毒过程中常易发生抽搐，其主要原因是 （　）
   A. 常口服氢氧化铝凝胶致钙吸收减少　　B. 尿毒症肠炎腹泻致血钙下降
   C. 血磷增高致血钙相对降低　　D. 血浆清蛋白降低致血钙减少　　E. 碱性环境中游离血钙降低

5. 毒蛇咬伤早期局部最佳用药为 （　）
   A. 中草药局部外敷　　B. 胰蛋白酶局部注射　　C. 高锰酸钾溶液冲洗
   D. 0.5%普鲁卡因局部及套式封闭　　E. 季德胜蛇药片局部外敷

6. 混合毒类毒蛇是 （　）
   A. 银环蛇　　B. 竹叶青　　C. 五步蛇　　D. 眼镜王蛇　　E. 蝮蛇

7. 临床死亡的概念应除外 （　）

A. 呼吸停止　　B. 瞳孔缩小　　C. 脑电图静止　　D. 面色发绀

E. 脉搏消失

8. 目前认为，一般经口摄入毒物几小时之内仍应洗胃　　　　　　　　（　　）

A. 6 小时　　B. 12 小时　　C. 18 小时　　D. 24 小时　　E. 36 小时

9. 急性亚硝酸盐类中毒的特效解毒药是　　　　　　　　　　　　　　（　　）

A. 美蓝　　B. 纳洛酮　　C. 氟马西尼　　D. 乙酰胺　　E. 二巯丙磺

酸钠

10. 临床上最常见的心肌梗死类型是　　　　　　　　　　　　　　　　（　　）

A. 急性前壁心肌梗死　　B. 急性下壁心肌梗死　　C. 急性心尖区心肌梗

死　　D. 急性前间壁心肌梗死　　E. 急性心内膜下心肌梗死

11. 男，54 岁，反复咳嗽、咳痰 6 年，常发于冬春季及受凉感冒后，近 2 年出

现活动后气促，1 周来咳脓痰并有低热。体格检查：T 38 ℃，双肺呼吸音

低，有散在干啰音及粗湿啰音，WBC 11.4×10^9/L，N 0.83。该病人应诊

断为　　　　　　　　　　　　　　　　　　　　　　　　　　　　　（　　）

A. 支气管扩张　　B. 支气管哮喘合并肺部感染　　C. 慢性支气管炎并阻

塞性肺气肿　　D. 慢性支气管炎急性发作　　E. 慢性肺脓肿

12. 女，38 岁，患风湿性心脏病二尖瓣狭窄，经常出现呼吸困难、咳嗽，偶咯

血痰等症状。在当地反复治疗 2 年后，上述症状逐渐减轻，但出现食欲不

振、肝区胀痛、水肿，这提示　　　　　　　　　　　　　　　　　　（　　）

A. 内科治疗有效　　B. 二尖瓣狭窄程度加重　　C. 合并二尖瓣关闭不全

D. 出现风湿活跃　　E. 右心室受累

13. 男，57 岁，教师，近半月常于夜间有发作性心前区疼痛，每次持续约 15

分钟，但白天仍上班，昨夜又突然发作而痛醒，出冷汗，今来院急诊。心

电图示 $V_3 \sim V_6$ 导联 ST 段抬高。该病人可诊断为　　　　　　　　（　　）

A. 急性前壁心肌梗死　　B. 卧位性心绞痛　　C. 中间综合征　　D. 变

异型心绞痛　　E. 心内膜下心肌梗死

14. 女，48 岁，既往病史不详，过劳后突发呼吸困难，咳粉红色泡沫痰。体格

检查：两肺满布湿啰音，心尖部舒张期隆隆样杂音，心电图示窦性节律，

心率 120 次/min，右心室肥厚。急诊处置下列哪项不宜采用　　　　（　　）

A. 吗啡　　B. 呋塞米　　C. 硝普钠　　D. 普萘洛尔　　E. 毛花苷 C

15. 急性肺动脉栓塞的血栓来源主要是　　　　　　　　　　　　　　　（　　）

A. 上肢静脉　　B. 肾静脉　　C. 右心房　　D. 盆腔静脉　　E. 下肢深

静脉

16. 呼吸复苏的首选方法是 （　　）

　　A. 口对口呼吸　　B. 气囊面罩　　C. 经口气管内插管　　D. 经鼻气管内插管　　E. 气管切开

17. 诊断肺动脉栓塞最敏感的无创检查方法是 （　　）

　　A. 肺动脉造影　　B. 放射性核素肺通气灌注扫描　　C. MRI　　D. 螺旋 CT　　E. DSA

18. 急性胰腺炎发作时，下列哪项检查结果不可能增高 （　　）

　　A. WBC　　B. LDH　　C. 血糖　　D. 血钙　　E. 血清淀粉酶

19. 老年病人，反复咳嗽、咳痰 10 多年，近 2 年气促明显，活动后加重，就诊当天上午上厕所时突感气促加重，伴胸痛。体格检查：双肺呼吸音减弱，叩诊呈过清音，左上肺似呈鼓音。急诊检查首选下列哪项 （　　）

　　A. 胸部透视　　B. 心电图　　C. 血气分析　　D. 肺功能检查　　E. 血常规

20. 多发伤的紧急处理程序应为 （　　）

　　A. 控制出血→抗休克→解除窒息→封闭胸腔开放伤口→骨折固定

　　B. 解除窒息→抗休克→控制出血→封闭胸腔开放伤口→骨折固定

　　C. 骨折固定→解除窒息→控制出血→封闭胸腔开放伤口→抗休克

　　D. 封闭胸腔开放伤口→控制出血→抗休克→解除窒息→骨折固定

　　E. 解除窒息→控制出血→封闭胸腔开放伤口→抗休克→骨折固定

【B 型题】

　　问题 21～23

　　A. 6 小时内

　　B. 8 小时内

　　C. 12 小时内

　　D. 24 小时内

　　E. 14 天内

21. 食物中毒最佳洗胃时间是 （　　）

22. 急性心肌梗死溶栓时间窗是 （　　）

23. 急性肺栓塞溶栓时间窗是 （　　）

　　问题 24～25

　　A. 环甲膜穿刺术

    B. 口咽管放置术

    C. 经鼻气管内插管术

    D. 经口气管内插管术

    E. 气管切开术

24. 解除舌根后坠堵塞呼吸道的简便方法是 （　　）

25. 需较长时间人工通气时建立人工呼吸道的方法是 （　　）

    问题 26～28

    A. CaO_2

    B. PvO_2

    C. PaO_2

    D. SaO_2

    E. $P(A-a)O_2$

26. 反映缺氧的敏感指标是 （　　）

27. 作为组织氧合作用的指标是 （　　）

28. 综合性衡量肺内气血交换功能的指标是 （　　）

    问题 29～30

    A. 双侧对称性浅反射减弱

    B. 深反射亢进或消失

    C. 双侧腱反射不对称

    D. 出现病理反射

    E. 浅反射由减弱至消失

29. 提示昏迷程度加重的是 （　　）

30. 提示脑局限性病变的是 （　　）

    【C型题】

    问题 31～33

    A. 急性腹痛

    B. 休克

    C. 两者均有

    D. 两者均无

31. 急性心包炎有 （　　）

32. 胃十二指肠溃疡穿孔 （　　）

33. 肺炎链球菌肺炎 （　　）

问题 34~35

A. 四肢瘫痪

B. 心搏骤停

C. 两者均可

D. 两者均否

34. 高钾血症可出现 （　　）

35. 低钾血症可出现 （　　）

【X 型题】

36. 急性心肌梗死的并发症包括 （　　）

A. 急性左心衰　　　B. 乳头肌功能失调或断裂　　　C. 心律失常　　　D. 心脏破裂　　　E. 栓塞

37. 急性有机磷农药中毒的洗胃方法下列哪些正确 （　　）

A. 敌百虫用 2% 碳酸氢钠　　　B. 甲胺磷用 3% 碳酸氢钠　　　C. 对硫磷(1605) 用 0.02% 高锰酸钾　　　D. 乐果用 0.05% 高锰酸钾　　　E. 敌敌畏用 2% 碳酸氢钠

38. 急性心源性肺水肿与 ARDS 具有鉴别意义的是前者具有 （　　）

A. 端坐体位　　　B. 发绀明显　　　C. X 线胸片呈毛玻璃样改变

D. PAWP 显著增高　　　E. 利尿药使用效果较好

39. 对中毒毒物的抗毒能力多遵循下列哪些规律 （　　）

A. 老年、儿童低于青、中年成人　　　B. 女性常低于男性　　　C. 身体衰弱、疾病罹病人低于身体强健者　　　D. 机体免疫能力差者低于免疫能力强者　　　E. 对某一毒物而言，敏感者抗毒能力低于不敏感者

40. 外伤经现场处理后暂不宜立即转送的情况有 （　　）

A. 生命体征不稳定　　　B. 颅脑外伤可能出现脑疝　　　C. 颈部损伤存在呼吸功能障碍　　　D. 骨折未复位　　　E. 外露内脏尚未妥善处理

二、填空题 (每空 1 分，共 15 分)

1. 失血性休克最重要的治疗措施是_____。

2. 目前 ALI 和 ARDS 的治疗最重要的两个方面包括_____和_____。

3. 急性肾衰竭时产生高血压的因素是_____和_____。

4. 呼吸机与病人连接方式有_____、_____、_____。

5. 心肺脑复苏的三大基本要素是_____、_____和_____。

6. 为提高除颤效果,应先使用_____药物将细颤转变为粗颤,然后再行电除颤。

7. 中心静脉压(CVP)过高说明_____、_____,过低说明_____。

三、判断题 (每题1分,共10分;正确的在括号内标"+",错误的标"-")

1. 休克期纠正代谢性酸中毒的最根本措施在于及时监测动脉血压和补充碱液。（　）

2. 常温下,心搏骤停超过3～4分钟脑细胞即有不可逆损害。（　）

3. 肟类复能剂能与甲酰基的碳原子相结合而起到解毒作用。（　）

4. ARIAS病人因缺氧而有肺血管收缩,PAWP常显著高于正常。（　）

5. GCS得分分值越高,示病情越重。（　）

6. 哮喘严重发作时多表现为极度呼吸困难,呼吸音明显减低,哮鸣音消失。（　）

7. 咯血时防治窒息比大咯血失血休克的抢救更重要。（　）

8. 严重颅脑损伤的病人当地无条件手术时应及时转送。（　）

9. 创伤失血过多时,为防治ARDS应尽量补足胶体溶液,以保持血容量正常。（　）

10. 两种或两种以上毒物接触,其毒性表现为相加或协同,使临床中毒表现加重。（　）

四、名词解释 (每题2分,共10分)

1. 急性肺栓塞
2. 昏迷
3. 氧合指数
4. 高血压脑病
5. 中毒时限

五、问答题 (每题5分,共25分)

1. 试述急性左心衰血管扩张药的选用原则。
2. 试述复苏有效的指征。
3. 试述在哪些情况下可终止CPR。
4. 试述多发伤的临床特点。

5. 试述急性中毒的一般治疗原则和方法。

参考答案

一、选择题

1. C	2. D	3. B	4. E	5. B	6. D
7. B	8. D	9. A	10. B	11. D	12. E
13. D	14. E	15. E	16. A	17. B	18. D
19. A	20. E	21. A	22. A	23. E	24. B
25. E	26. C	27. B	28. E	29. E	30. C
31. B	32. C	33. C	34. C	35. C	36. BDE
37. BDE	38. ADE	39. ABCE	40. ABCE		

二、填空题

1. 止血
2. 治疗病因　　纠正缺氧
3. 肾素分泌增多　　水容量负荷过多
4. 面罩　　气管内插管　　气管切开
5. 胸外心脏按压　　人工呼吸　　电击除颤
6. 肾上腺素
7. 心功能不全　　容量负荷过重　　血容量不足

三、判断题

1. −	2. +	3. −	4. −	5. −	6. +
7. +	8. −	9. −	10. −		

四、名词解释

1. 急性肺栓塞：是指内源性或外源性栓子阻塞肺动脉主干和（或）其分支引起急性肺循环功能障碍为主要临床表现的临床综合征。
2. 昏迷：是指觉醒状态和意识内容均出现严重障碍的一种病理状态。
3. 氧合指数：是指病人动脉血氧分压与其吸氧指数的比值。
4. 高血压脑病：是指高血压病程中发生急性脑血液循环障碍，引起脑水肿和颅内压增高而产生的系统临床表现。

5. 中毒时限：毒物进入人体后到临床救治开始的这一段时间范围称为中毒时限。

五、问答题

1. 急性左心衰血管扩张药的选用原则如下：①肺充血、肺水肿为主而无明显周围循环灌注不足时，选静脉扩张药；②心排血量减低、有明显周围循环灌注不足，但肺充血并不严重，选用小动脉扩张药；③若两者兼有，则宜选用动、静脉扩张药；④用药期间应注意血流动力学监测，防止药物的不良反应。

2. 复苏有效的指征为：①心电图出现交接区、房性或窦性心律并能听到规则而持续的心脏搏动音；②有可触之的大动脉搏动；③收缩压在 60 mmHg 以上；④面、口唇颜色由发绀转为红润；⑤瞳孔变化由大变小，对光反应逐渐恢复；⑥出现脑功能恢复的迹象，如病人手脚开始抽动、挣扎、肌张力增加、吞咽动作出现和自主呼吸恢复等。

3. 可终止 CPR 的情况有：①已正确进行 CPR30 分钟以上仍无心电曲线的心电图表现，且无脉搏搏动。②已出现脑死亡的病人。③对于心搏骤停的病人，下述条件可作为是否停止复苏的参考指标。病人年龄＞75 岁；心搏骤停发作至接受 CPR 时间延缓达 10 分钟以上；心搏骤停发作初的心律不是室性心动过速或心室颤动。

4. 多发伤的临床特点有：①应激反应严重、伤情变化快、死亡率高；②伤势重、休克发生率高；③低氧血症发生率高；④损伤部位多；⑤表面伤情易掩盖潜在的危重情况；⑥伤后发症和感染发生率高。

5. 急性中毒的一般治疗原则和方法如下。①现场急救：应使病人迅速脱离中毒环境，脱除污染衣物等，维持基本生命体征。②清除毒物：清除体表污染毒物，以清洗为主，要求彻底；清除胃肠道毒物，包括催吐、洗胃、导泻和灌肠，使用毒物吸附、沉淀、中和、氧化剂，使用利尿、血液透析、血液灌流等方法。③合理使用有效解毒药物。④对症及支持治疗：包括生命支持、保护重要脏器功能。

§6.16.3　急诊医学和急救技术试卷（三）

一、选择题（每题 1 分，共 40 分）

【A 型题】

1. 反映早期休克比较敏感的指标是 　　　　　　　　　　　　　（　　）

   A. 血压　　　B. 脉搏　　　C. 皮肤温度　　　D. 意识　　　E. 尿量

2. 糖皮质激素的抗休克作用应除外 　　　　　　　　　　　　　（　　）

   A. 稳定细胞膜和溶酶体膜　　　B. 增加心排血量，降低外周阻力　　　C. 维

持血管壁的完整性，降低毛细血管壁通透性　　D. 抑制花生四烯酸代谢产
物　　E. 促进垂体 β-内啡肽的分泌

3. 神经毒类毒蛇咬伤后所致呼吸衰竭最佳治疗为　　　　　　　　　（　　）

    A. 及时清理伤口　　B. 大剂量呼吸兴奋药　　C. 血液透析　　D. 机械辅
助通气　　E. 血浆置换

4. 呼气末正压通气（PEEP）的作用是　　　　　　　　　　　　　（　　）

    A. 使肺泡扩张，减少肺泡气压伤　　B. 增加肺内分流，提高动脉氧分压
C. 增加肺泡通气量，增加肺泡气-动脉血氧分压差　　D. 提高肺顺应性，
增加功能残气量　　E. 降低呼吸作功，增加心排血量

5. 急性心肌梗死急性期要慎用洋地黄的原因是　　　　　　　　　（　　）

    A. 减慢心率　　B. 降低血压使组织灌注不足　　C. 加重肺淤血，使缺氧
更明显　　D. 增加心肌耗氧，加重心肌缺氧　　E. 增加心室壁张力，使心
肌收缩力增加

6. 下列哪种情况属于急诊血液透析的禁忌证　　　　　　　　　　（　　）

    A. BUN＞30 mmol/L　　B. Cr＞908 μmol/L　　C. 血钾＞6.5 mmol/L
D. 严重酸中毒　　E. 休克

7. 混合毒类毒蛇咬伤后最危险的情况是　　　　　　　　　　　　（　　）

    A. 呼吸衰竭　　B. 急性肾衰竭　　C. 心力衰竭　　D. DIC　　E. 败血症

8. 急性呼吸窘迫综合征的治疗，下述哪项错误　　　　　　　　　（　　）

    A. 应针对病因积极治疗　　B. 应尽量提高吸氧浓度，以纠正呼吸窘迫
C. 严格控制补液量　　D. 尽量予晶体液以维持血容量基本正常　　E. 类
固醇激素应早期大量使用

9. 对心搏骤停的成人病人施行首次电除颤时一般除颤电能为　　　（　　）

    A. ＜200 J　　B. 200 J　　C. 300 J　　D. 360 J　　E. ＞360 J

10. 一氧化碳中毒病人发生昏迷应尽早给予　　　　　　　　　　　（　　）

    A. 高压氧治疗　　B. 高流量氧治疗　　C. 鼻导管吸氧　　D. 脱水降颅
内压　　E. 盐皮质激素

11. 机械通气时潮气量的选择常用　　　　　　　　　　　　　　　（　　）

    A. 5 mL/kg　　B. 10 mL/kg　　C. 15 mL/kg　　D. 20 mL/kg
E. 25 mL/kg

12. 男，25 岁，1 天前突起畏寒发热，体温达 39.8 ℃，并出现咳嗽，痰中带
血，左胸刺痛放射到左肩部。体格检查：左肺呼吸音低，无啰音。为明确

诊断，最有意义的检查是 （ ）

    A. 血常规   B. 血培养   C. 心电图   D. X线胸片   E. 痰涂片

13. 女，60岁，突感心前区疼痛，血压 70/50 mmHg，经用右旋糖酐 40、多巴胺、间羟胺等处理后血压仍不升，中心静脉压 18 cmH$_2$O，四肢厥冷且发绀。应给予以下哪项处理 （ ）

    A. 硝普钠   B. 去甲肾上腺素   C. 毛花苷 C   D. 异丙肾上腺素

    E. 呋塞米

14. 神经-体液活化对充血性心力衰竭的影响下述哪项错误 （ ）

    A. 心肌收缩活动增强   B. 心肌耗氧分压增加   C. β受体上调

    D. 心室肥厚扩张   E. 心肌细胞凋亡

15. 肺动脉栓塞病人血清酶学检查时下列哪项增高一般不明显 （ ）

    A. CK   B. CK-MB   C. AST   D. LDH   E. ALT

16. 在血浆胶体渗透压正常时，心源性肺水肿是否出现取决于下列哪种因素

    （ ）

    A. 肺动脉压（PAP）   B. 心排血量（CO）   C. 肺毛细血管楔压（PCWP）   D. 心排血指数（CI）   E. 右心房压

17. 男，56岁，因急性腹痛诊断为"急性肠梗阻"，入院时血压 60/40 mmHg。急诊处理原则包括 （ ）

    A. 非手术内科保守治疗   B. 立即外科手术治疗   C. 积极内科治疗，病情好转后择期手术治疗   D. 积极抗休克，血压稳定后紧急手术

    E. 边抗休克边手术治疗

18. 多发伤后最常见的并发症有 （ ）

    A. 感染或败血症   B. 脏器破裂   C. 脏器衰竭   D. 出血

    E. 骨折

19. 下述疾病中最易导致休克的有 （ ）

    A. 急性阑尾炎   B. 急性胰腺炎   C. 胆道感染   D. 急性胃十二指肠溃疡穿孔   E. 脾破裂出血

20. 现场急救时对扎入体内的异物应按下述哪项处理 （ ）

    A. 立即将扎入体内的异物拔出   B. 将露出体外的异物外端去除后包扎

    C. 将扎入体内的异物消毒后缓慢拔除   D. 将扎入体内的异物与身体一并包扎固定   E. 将扎入体内的异物与身体皮肤缝合固定

【B 型题】

问题 21～23

    A. 利多卡因

    B. 电复律

    C. 异丙肾上腺素

    D. 人工心脏起搏

    E. 体外除颤

21. 急性心肌梗死产生的室性期前收缩治疗方法是   （ ）

22. 终止室性心动过速最有效的方法是   （ ）

23. 尖端扭转型室性心动过速常首选   （ ）

问题 24～27

    A. 纳洛酮

    B. 亚甲蓝

    C. 解氟灵

    D. 安易醒

    E. 亚硝酸钠

24. 急性苯二氮䓬类中毒的解毒药是   （ ）

25. 急性亚硝酸盐中毒的解毒药是   （ ）

26. 急性阿片类中毒的解毒药是   （ ）

27. 急性氰化物中毒的解毒药是   （ ）

问题 28～29

    A. 控制性氧疗

    B. 中等浓度氧疗

    C. 高浓度氧疗

    D. 高压氧疗

    E. 机械辅助通气

28. 心肺复苏后短期内使用   （ ）

29. 急性左心衰所致的肺水肿使用   （ ）

【C 型题】

问题 30～32

    A. 瞳孔缩小

    B. 瞳孔扩大

    C. 两者均可

D. 两者均否

30. 有机磷农药中毒抢救过程中可有 （ ）

31. 阿片类中毒可有 （ ）

32. 阿托品中毒可有 （ ）

问题 33～35

A. 辅助通气

B. 控制通气

C. 两者均可

D. 两者均否

33. 急性左心衰者呼吸困难可用 （ ）

34. 心搏骤停病人抢救过程中可用 （ ）

35. 胸、腹部手术后预防肺不张可用 （ ）

【X型题】

36. 心搏骤停的临床表现有 （ ）

A. 意识丧失　　B. 大动脉搏动消失　　C. 反射消失　　D. 瞳孔散大
E. 呼吸停止

37. 下述有关 ARDS 的治疗哪些正确 （ ）

A. 积极有效地治疗其基础疾病　　B. 积极纠正组织器官的缺氧　　C. 及
早使用利尿药，以改善肺水的异常分布　　D. 提高血浆胶渗压，减少肺
水肿生成　　E. 尽早短期使用糖皮质激素有助于防止肺纤维化发生

38. PEEP 治疗 ARDS 的有利作用有 （ ）

A. 降低吸氧浓度　　B. 减少肺内分流　　C. 改善肺的顺应性　　D. 减
少呼吸肌作功　　E. 增加心排血量

39. 使用橡皮止血带止血时应注意的事项包括 （ ）

A. 使用后要记录上止血带的具体时间　　B. 持续绑扎不得超过 1 小时
C. 上止血带位置应远离伤口　　D. 每隔 1 小时应至少松解止血带 1 次
E. 松带时要做好防止出血的准备

40. 机械辅助通气的作用有 （ ）

A. 纠正严重呼吸性酸中毒　　B. 维持有效的气体交换　　C. 减少肺内分
流　　D. 缓解呼吸肌疲劳　　E. 预防术后肺不张

二、填空题（每空1分，共15分）

1. 休克发生后最重要的治疗措施是_____。

2. 心脏停搏病人的心电图表现分为_____、_____以及_____。

3. 多发伤中可迅速致死又可迅速逆转的3种情况是_____、_____和_____。

4. 机械通气时使用反比通气有利于肺泡复张和气体弥散，有类似_____的作用。

5. 全身炎症反应综合征（SIRS）是感染或非感染因素刺激宿主触发_____的结果。

6. 阿片类急性中毒后可出现_____、_____和_____三联征表现。

7. 急性心肌梗死后溶栓治疗的时间窗为_____。

8. SIRS时由于物质代谢的变化使机体具有应激状态的特点，即_____和_____。

三、判断题（每题1分，共10分；正确的在括号内标"＋"，错误的标"－"）

1. 低血容量性休克发生后首要的治疗措施是纠正休克发生的原因。　　　（　　）

2. 急性心力衰竭由右心梗死引起者，治疗的主要措施是溶栓、缩小梗死范围。（　　）

3. 急性心肌梗死后溶栓治疗的时间窗为12小时。　　　（　　）

4. 心搏骤停的主要依据是意识丧失、反射消失。　　　（　　）

5. 急性肺动脉栓塞的心电图典型改变为 $S_I Q_{II} T_{III}$。　　　（　　）

6. 张力性气胸病人抢救的首要措施是气管内插管、上呼吸机。　　（　　）

7. 临床诊断急性肺损伤和ARDS应以排除左心功能不全所致低氧血症为基础。（　　）

8. NF-kβ通过激活细胞因子连锁反应及其他促炎症介质的生成，对急性炎症反应起主导作用。　　　（　　）

9. 新鲜创伤的伤口应尽可能予以急诊清创。　　　（　　）

10. 颅内压增高时往往伴有体循环血压降低和脉搏增快。　　（　　）

四、名词解释（每题2分，共10分）

1. 心脏性猝死

2. 代偿性抗炎症反应综合征（CARS）

3. 反常性高碳酸血症

4. 休克指数

5. 肺梗死

五、问答题（每题 5 分，共 25 分）

1. 简述胸外心脏按压的机制。

2. 试述脑死亡的诊断要点。

3. 试述胃肠道毒物清除的方法。

4. 试述机械辅助通气的适应证。

5. 试述 SIRS 发生的一般过程。

参考答案

一、选择题

1. B	2. E	3. D	4. D	5. D	6. E
7. B	8. B	9. B	10. A	11. B	12. E
13. A	14. C	15. E	16. C	17. E	18. E
19. E	20. D	21. A	22. B	23. C	24. D
25. B	26. A	27. E	28. C	29. A	30. C
31. A	32. B	33. D	34. B	35. A	36. ABDE
37. ABE	38. ABCD	39. ABDE	40. ABCDE		

二、填空题

1. 补充有效循环血量

2. 心室颤动　心室停顿　心脏电-机械分离

3. 通气障碍　循环障碍　未控制的大出血

4. PEEP

5. 炎症过度反应

6. 呼吸抑制　昏迷　瞳孔缩小

7. 6 小时

8. 高代谢　低白蛋白血症

三、判断题

1. —	2. —	3. —	4. ＋	5. —	6. —
7. ＋	8. —	9. ＋	10. —		

四、名词解释

1. **心脏性猝死**：是指由于疾病或意外的伤害因素造成心搏突然停止而引起的死亡。

2. **代偿性抗炎症反应综合征（CARS）**：是指细菌感染、创伤、休克等损伤，使机体产生的可引起免疫功能降低和感染易感性增加的内源性抗炎症反应。

3. **反常性高碳酸血症**：是指成功复苏后，因呼吸停止或呼吸抑制而蓄积在肺前血管床和组织的二氧化碳转至血液循环而未及时运至肺部，血液中的二氧化碳明显增高。

4. **休克指数**：是指脉搏与收缩血压的比值。

5. **肺梗死**：是指内源性或外源性栓子阻塞肺动脉和（或）其分支，引起急性肺循环功能障碍并伴有肺出血或肺坏死的临床综合征。

五、问答题

1. 胸外心脏按压的机制常用"胸泵"机制和"心泵"机制来解释：

   （1）"胸泵"机制：是指胸外心脏按压时胸膜腔内压增高，胸内大血管、左心室等受到基本相同的胸膜腔内压而将血液挤出。因胸腔入口处大静脉的压陷与颈静脉瓣的作用阻止了血液的反流，加之动脉壁较静脉为厚、管腔相对较小，抗血管萎陷的能力大于静脉，因而保持开放，按压时血液只能从动脉向前流动，主动脉压明显增高，推动血液向胸膜腔外大动脉流动。按压放松时，胸膜腔内压回复到按压前，静脉受压松解而管腔开放，体循环血液又可从静脉返回心脏，但动脉血受主动脉瓣的阻挡不能回心，部分流入冠状动脉保持心脏供血。

   （2）"心泵"机制：是指胸外心脏按压的压力施于心脏，将心脏压向坚硬的脊柱，使心脏内血液被排出而流向动脉，按压松弛后，心脏在恢复原状时将静脉血被动吸回心脏。胸外心脏按压时，二尖瓣和三尖瓣关闭，主动脉瓣开放，放松时则二尖瓣和三尖瓣开放，主动脉瓣关闭，从而使血液正向流动。

2. 脑死亡的诊断要点包括：①深度昏迷（GCS 记分为 3 分）；②无自主呼吸；③瞳孔散大固定；④脑电图呈一直线；⑤脑干反射消失。

3. 胃肠道毒物的清除方法如下：

   （1）催吐：目前一般采用喝洁净清水加舌根刺激方法催吐。每次喝水量 300～500 mL 为宜，以免造成喝水量超过胃的容积性舒张能力而导致毒物被冲入肠道。吐根糖浆具有较好的催吐效果，但多数药房已不备药。阿扑吗啡不良反应较多，目前已被淘汰。昏迷病人、腐蚀性毒物中毒者、食管静脉曲张病人、主动脉瘤病人、孕妇等均不能使用催吐方法。

（2）洗胃：目前认为，一般经口摄入毒物 6 小时之内仍应洗胃。洗胃时可向病人胃内注入清水约 500 mL，然后放出液体。洗胃应力求洗净，直至洗出清澈、无味的液体为止，一般需要 3～5 L 的液体量。洗胃液主要为洁净清水，温度以不高于 37 ℃为宜。

（3）导泻和灌肠：洗胃后或经口摄入超过 6 小时者可采用此法。导泻可用 50％硫酸镁溶液约 25 g 或 10％硫酸钠溶液 15～30 g。

4. 机械辅助通气的适应证有：①心脑肺复苏；②各种中枢神经系统疾病所致的呼吸衰竭；③神经肌肉疾病引起的呼吸衰竭；④ARDS 等非心源性肺水肿及肺炎、支气管哮喘等引起的呼吸衰竭；⑤慢性呼吸衰竭等慢性阻塞性肺疾病；⑥胸部外伤；⑦围手术期用于预防呼吸衰竭和肺不张。

5. SIRS 发生的一般过程为：机体遭受感染或非感染因素等损伤的作用后发生内毒素炎症反应，从而激活 PNM、单核吞噬细胞系统及淋巴细胞等免疫细胞，导致组织细胞或免疫细胞本身产生细胞消化，使机体发生全身性炎症反应并过度释放 TNF-α、ILs、PAF 及氧自由基等炎性介质，对血管张力和渗透性产生影响，导致微循环障碍、休克或多器官功能障碍综合征（MODS），并进一步引起多器官功能衰竭（MSOF）。

§7 临床医技基本知识试卷

§7.1　临床检验学试卷

一、选择题（每题 1 分，共 20 分）

【A 型题】

1. 下列情况可做红细胞增多，哪项不是由于血液浓缩　　　　　　（　　）
   A. 连续呕吐　　B. 高山居民　　C. 反复腹泻　　D. 出汗过多　　E. 大面积烧伤

2. 化脓性细菌感染时，血常规不会出现　　　　　　　　　　　　（　　）
   A. 白细胞总数增多　　B. 中性粒细胞中度左移及毒性变化　　C. 嗜酸性粒细胞增加　　D. 淋巴细胞减少　　E. 中性粒细胞增多

3. 周围血液中不可能发现　　　　　　　　　　　　　　　　　　（　　）
   A. 血吸虫　　B. 弓形虫　　C. 微丝蚴　　D. 疟原虫　　E. 回归热螺旋体

4. 混浊尿液加热后混浊消失是　　　　　　　　　　　　　　　　（　　）
   A. 磷酸盐　　B. 碳酸盐　　C. 尿酸盐　　D. 草酸盐　　E. 无定形磷酸盐

5. 甲胎蛋白（AFP）增高在下述哪项中最多见　　　　　　　　　（　　）
   A. 生殖细胞肿瘤　　B. 胰腺癌　　C. 原发性肝癌　　D. 肝硬化　　E. 胃癌

6. 静脉血的血浆（清）二氧化碳结合力正常值为　　　　　　　　（　　）
   A. 15～20 mmol/L　　B. 20～25 mmol/L　　C. 30～40 mmol/L　　D. 23～27 mmol/L　　E. 40～45 mmol/L

7. 采集精液标本，错误的是　　　　　　　　　　　　　　　　　（　　）
   A. 不完整的精液标本，不宜进行精液分析　　B. 采集标本前必须禁欲 3～5 天　　C. 体外排精是最佳的采集方法　　D. 标本采集后应装在洁净、消毒的塑料试管　　E. 标本采集后立即保温送检，不得超过 1 小时

8. 刺激机体产生类风湿因子的抗原是　　　　　　　　　　　　　（　　）
   A. 变性 IgG　　B. 变性 IgM　　C. 变性 IgA　　D. 变性 IgD　　E. 变性 IgE

【B型题】

问题 9~11

A. 缺氧

B. 代偿性

C. 血浆容量增加，血液被稀释

D. 大量失水，血液浓缩

E. 原因未明的克隆性多能造血干细胞

9. 妊娠中后期红细胞减少是因为 （　　）

10. 新生儿红细胞增多是因为 （　　）

11. 真性红细胞增多是因为 （　　）

问题 12~15

A. 铁锈色痰

B. 粉红色泡沫痰

C. 大量脓痰

D. 白色黏液泡沫状痰

E. 红棕色黏稠痰

12. 大叶性肺炎痰液呈 （　　）

13. 支气管扩张痰液呈 （　　）

14. 肺水肿痰液呈 （　　）

15. 慢性支气管炎痰液呈 （　　）

【X型题】

16. 2型糖尿病的特点是 （　　）

A. 多见于40岁以上的肥胖者　　B. 可不依赖胰岛素治疗　　C. 与组织相容性抗原有关　　D. 较少发生酮症　　E. 多无明显症状

17. 下列叙述哪些是正确的 （　　）

A. 误差是测量值与均值之间的差异　　B. 均值是所有测量值的平均值 C. 标准差是指测定值与均值的离散程度　　D. 变异系数是标准差与均值之比

18. 脑脊髓液中淋巴细胞增高可见于 （　　）

A. 中枢神经系统病毒感染　　B. 中枢神经系统真菌感染　　C. 结核性脑膜炎　　D. 急性脑膜白血病　　E. 化脓性脑膜炎

19. 诊断急性心肌梗死常用的血清酶有 （　　）

A. 肌酸激酶　　B. 肌酸激酶同工酶　　C. 乳酸脱氢酶　　D. 淀粉酶
E. 碱性磷酸酶

20. 能使尿中 HCG（绒毛膜促性腺激素）增高的有　　　　　　　（　　）
A. 恶性葡萄胎　　B. 绒毛膜上皮癌　　C. 妊娠　　D. 睾丸畸胎瘤
E. 异位妊娠

二、填空题（每空 1 分，共 20 分）

1. 尿量多少主要取决于_____。

2. 弥散性血管内凝血的高凝状态时，_____时间缩短。

3. 血浆葡萄糖浓度正常值是_____，高血糖指空腹血糖浓度大于_____。

4. 室内质量控制主要是控制分析的_____；室间质量评价则是控制分析的_____。

5. 免疫的三大功能是_____、_____和_____。

6. 细菌可分为_____、_____、_____和_____等 4 种基本形态。

7. 世界卫生组织推荐的药物敏感试验方法为_____法。

8. 上消化道出血_____，即可肉眼见到柏油样便。如柏油样便持续_____天，说明出血量至少为_____。

9. 痰镜检可发现_____、_____、_____等。

三、判断题（每题 1 分，共 10 分；正确的在括号内标"＋"，错误的标"－"）

1. 为鉴别贫血类型应同时测定血红蛋白和计数红细胞。　　　　　（　　）

2. 孕妇分娩时因产痛白细胞计数结果不会超过 20×10^9/L。　　（　　）

3. 类白血病反应可出现类似白血病表现的血常规反应。　　　　　（　　）

4. 正常人在普通膳食条件下随机尿液 pH 值为 4.5～8.0。　　　　（　　）

5. 尿液妊娠试验阳性不一定就是怀孕。　　　　　　　　　　　　（　　）

6. 班迪试验测定葡萄糖，对乳糖、果糖都可产生反应。　　　　　（　　）

7. 高血糖是胰岛素分泌的主要生理刺激因子。　　　　　　　　　（　　）

8. 大肠埃希菌不会引起腹泻。　　　　　　　　　　　　　　　　（　　）

9. 变态反应实质上是一种异常的或病理性的免疫反应。　　　　　（　　）

10. 供体组织抗体引起受者免疫系统激活，导致机体内发生一系列免疫反应，是影响移植物存活的主要障碍。　　　　　　　　　　　　（　　）

四、名词解释（每题2分，共10分）

1. 尿渗透量
2. 尿管型
3. 漏出液
4. 渗出液
5. 室内质量控制

五、问答题（每题2分，共40分）

1. 临床检验各项报告如何将惯用单位改为国际单位（SI）制？
2. 试述血液的一般理化性质。
3. 造血干细胞从何发育而成？有何特征？
4. 什么是造血干细胞移植（HSCT）？有哪几种移植？
5. 什么是出血时间？简述出血时间的测定方法及临床意义。
6. 哪些生理因素可引起红细胞和血红蛋白增加或减少？
7. 简述白细胞计数增减的临床意义。
8. 什么情况可引起淋巴细胞增减？
9. 嗜酸性粒细胞在什么病理情况下增多或减少？嗜酸性粒细胞计数可动态观察哪些疾病？
10. 嗜碱性粒细胞增多有何临床意义？
11. 试述红细胞沉降率测定的临床意义。
12. 尿相对密度测定有何临床意义？
13. 简述常见的各种蛋白尿的形成原因。
14. 简述尿胆原、尿胆红素在黄疸中的鉴别意义。
15. 尿液"妊娠试验"阳性是否即为妊娠？目前常用哪些方法作妊娠试验？
16. 什么是镜下血尿和肉眼血尿？
17. 试述血浆蛋白的生理功能。
18. 何谓痛风？
19. 诊断胰腺疾病的主要血清酶有哪些？
20. 糖尿病性糖耐量降低有哪些表现？

参考答案

一、选择题

1. B	2. C	3. A	4. C	5. C	6. D
7. C	8. A	9. C	10. A	11. E	12. A
13. C	14. B	15. D	16. ABDE	17. BCDE	18. ABC
19. ABC	20. ABCDE				

二、填空题

1. 肾小球滤过率、肾小管重吸收和浓缩与稀释功能

2. 凝血

3. 3.9～6.1 mmol/L　　6.9 mmol/L

4. 精密度　　准确度

5. 免疫防御　　免疫自稳（稳定）　　免疫监视

6. 球状　　杆状　　弧形（弧菌、弯曲菌）　　螺旋体（螺菌、螺旋体）

7. Kirby-Bauer（K-B）

8. 50～75 mL　　2～3　　500 mL

9. 肺吸虫卵　　蛔虫卵　　阿米巴原虫

三、判断题

1. +	2. −	3. +	4. +	5. +	6. +
7. +	8. −	9. +	10. +		

四、名词解释

1. 尿渗透量：简称尿渗量，是指尿中具有渗透活性的全部溶质微粒的总数量，反映溶质和水的相对排泄速度。电解质和尿素是起决定作用的溶质。测定尿渗量比测定尿相对密度测定尿更能确切地反映肾脏浓缩能力，是反映肾脏浓缩功能的重要指标。

2. 尿管型：管型为尿沉渣中有重要意义的成分，它的出现往往提示有肾实质性损害。它是尿液中的蛋白质、细胞及其崩解产物在肾小管、集合管内凝固而形成的蛋白凝聚圆柱状物，故又称圆柱体。

3. 漏出液：血管内的水分伴同营养物，通过毛细血管而滤出，这种在组织间隙或体腔

内积聚的非炎症性组织液称为滤出液或漏出液。其形成常见的原因为：①血管内胶体渗透压下降；②毛细血管流体静脉压升高；③淋巴回流受阻；④水钠潴留引起细胞外液增多。

4. 渗出液：由于炎症病灶内血管中的液体成分和细胞成分通过血管壁渗出，而进入组织或体腔的炎性积液称为渗出液。这是由于炎症时病原微生物的毒素、缺氧以及炎症介质作用使血管内皮细胞受损，血管通透性增加，致使血管内大分子物质如清蛋白甚至球蛋白和纤维蛋白原都能通过血管壁而渗出。

5. 室内质量控制：系各实验室为了监测和评价本室工作质量，以决定常规检验报告能否发出所采取的一系列检查、控制手段，旨在检测和控制本室常规工作的精密度，并检测其准确度的改变，以提高本室常规工作中批间和日间标本检测的一致性。

五、问答题

1. 临床检验结果将惯用单位改为国际单位，一般有下面几种变换方法：

（1）凡一价元素（如 K^+、N^+、Cl^-）原来以 mEq/L 报告者，改为 mmol/L，其值不变。如多价者，即"mEq/L÷价数＝mmol/L"。

（2）除蛋白质（包括血红蛋白）及酶以外，所有临床化学项目，均以"mol/L"（因数值不一，可用"mmol/L"或"μmol/L"）报告。其换算方法是：

$$SI制单位＝惯用单位×换算系数^*$$

$$惯用单位＝SI制单位÷换算系数^*$$

$$换算系数^*＝\frac{1}{相对分子质量}×10$$

如葡萄糖相对分子质量为180，则葡萄糖换算系数为：

$$\frac{1}{180}×10≈0.0555$$

（3）蛋白质类使用"g/L"或"mg/L"报告方式。

（4）凡使用"％"者改为"0.××"。如白细胞分类中"N 60％"改为"N 0.60"。其他如蛋白电泳等均改为"0.××"。

（5）血细胞和体液细胞计数过去报告为××/mm^3（或 μL），现改为1升（1 L）中细胞数，分子以$×10^X$表示，如：

WBC 5600/mm^3 改为 $5.6×10^9$/L；

RBC 520万/mm^3 改为 $5.2×10^{12}$/L；

血小板20.5万/mm^3 改为 $20.5×10^9$/L。

2. 血液是由血细胞和血浆两部组成的红色黏稠混悬液，血浆约占55％，血细胞约占45％。血细胞包括红细胞、白细胞和血小板。血浆是一种复杂的胶体溶液，组成非常恒定，其中固体成分占8％～9％，水分占91％～92％。固体成分包括各种血浆蛋白、营养成分、无机盐、维生素和代谢终产物等。

血液 pH 值为 7.35～7.45，相对密度为 1.050～1.060，相对黏度为 4～5，血浆渗量（渗透压）为 300 mOms/kgH$_2$O，血液离体后数分钟即自行凝固。

3. 骨髓中存在两类干细胞，即造血干细胞和骨髓间质干细胞。造血干细胞由胚胎干细胞发育而来，它是所有血细胞最原始的起源细胞。

造血干细胞有以下一般特征：一是有高度自我更新能力，亦称自我维持。它只进行不对称有丝分裂，一个干细胞分裂为两个子细胞后，有一个子细胞保持干细胞的全部特性不变，因而造血干细胞的数量始终维持在一定水平；二是有多向分化能力，它在体内多种调控因子作用下，可分化形成红细胞、粒细胞、单核细胞、血小板和淋巴细胞等多种细胞的祖细胞。

4. 造血干细胞移植（HSCT）的基本原理是将正常造血干细胞输入有关病人，替代其异常的造血干细胞，以重建病人的造血功能和免疫功能。

HSCT 可采取骨髓移植（BMT）、外周血干细胞移植、脐血干细胞移植及胎干细胞移植等，发展较快的是外周血干细胞移植。

根据造血干细胞来源不同，又可分为异基因骨髓移植和自体造血干细胞移植。

5. 将皮肤毛细血管刺破后，血液自然流出到自然停止所需的时间称为出血时间（BT）。BT 的长短主要受血小板数量和功能以及血管壁的通透性和脆性的影响，而血浆凝血因子影响较小。

BT 测定，以前用的 Duke 法，因其虽操作简单，但穿刺深度、宽度难以标准化，且受穿刺部位毛细血管分布及血管收缩程度的影响，致使实验的敏感性很差，已停止使用。Ivy 法虽较 Duke 法敏感，但操作繁琐，皮肤切口大，不仅难以标准化，且创伤性大，影响因素也较多，因而难以推广。若临床怀疑血管异常所致出血性疾病（如血管性血友病、单纯性紫癜、过敏性紫癜等），应使用模板式刀片法（TBT）测定出血时间。模板式刀片法参考值为（6.9±2.1）分钟。

BT 延长见于：①血小板明显减少，如原发性或继发性血小板减少性紫癜；②血小板功能异常，如血小板无力症和巨大血小板综合征；③严重缺乏血浆某些凝血因子所致疾病，如 vWD、DIC；④血管异常，如遗传性出血性毛细血管扩张症；⑤药物干扰，如服用阿司匹林、双嘧达莫等。

6. 引起红细胞和血红蛋白增减的生理因素如下：

（1）年龄和性别：新生儿期红细胞与血红蛋白均明显增高，出生 2 周后逐渐下降到正常水平。女性由于月经、内分泌等因素，21～35 岁者红细胞和血红蛋白均维持最低水平，以后又逐渐升高与男性水平相近。

（2）精神因素：感情冲动、兴奋、恐惧、寒冷等刺激均可使肾上腺素过多分泌，导致红细胞和血红蛋白增加。

（3）高山居民和登山运动员可因缺氧而导致红细胞和血红蛋白增高。

（4）长期多次献血者红细胞可代偿性增加。

（5）妊娠中后期、某些老年人及 6 个月至 2 岁婴儿均可出现生理性贫血。

7.（1）白细胞增多的临床意义：大部分化脓性细菌尤其是各球菌所引起的感染，均可使白细胞升高；其次如中毒（尿毒症、糖尿病酮症酸中毒、汞中毒、铅中毒）、急性出血、急性溶血、术后、恶性肿瘤、粒细胞白血病等，白细胞亦可增加。

（2）白细胞减少的临床意义：某些传染病包括病毒感染及某些血液病，如再生障碍性贫血、少部分急性白血病、粒细胞缺乏症、化学药品及放射损害，以及脾功能亢进等，白细胞数均可减少。

8.（1）致淋巴细胞增多的因素：可见于某些病毒或细菌所致的急性传染病、某些慢性感染、急性淋巴细胞白血病及淋巴细胞性淋巴肉瘤、再生障碍性贫血及粒细胞缺乏症（淋巴细胞相对增多）、组织移植术后（排异前期）。

（2）致淋巴细胞减少的因素：主要见于接触放射线及应用肾上腺皮质激素或促肾上腺皮质激素者，亦可见于严重化脓性感染病人。由于中性粒细胞显著增多，淋巴细胞百分率减低，但绝对值仍在正常范围。

9.（1）嗜酸性粒细胞增多：嗜酸性粒细胞绝对值 $>0.5\times10^9$/L 为增多。在变态反应、某些皮肤病、寄生虫病及血液病等时增多，其他如猩红热、X 线照射、脾切除及传染病恢复期等因素亦可使之增多。

（2）嗜酸性粒细胞减少：嗜酸性粒细胞少于 0.05×10^9/L 为减少，主要见于传染病急性感染期、严重组织损伤时及应用肾上腺皮质激素、垂体或肾上腺功能亢进等。计算嗜酸性粒细胞还可用于观察急性传染病和估计手术及烧伤病人的预后，以及测定肾上腺皮质功能。

10. 嗜碱性粒细胞增加的临床意义：外周血嗜碱性粒细胞 $>0.1\times10^9$/L 为增多，可见于过敏性反应及某些炎症和感染性疾病。如溃疡性结肠炎、荨麻疹、结核病、骨髓增殖性疾病，嗜碱性粒细胞白血病及糖尿病等内分泌疾病，亦可见于重金属中毒及放射线照射等。

11. 红细胞沉降率测定的临床意义如下：

（1）生理性增高：妇女月经期和妊娠 3 个月以上至产后 1 个月，以及 60 岁以上老人，红细胞沉降率增高，此为生理性的。

（2）病理性增高可见于：①各种炎症；②恶性肿瘤；③高胆固醇血症；④组织损伤及坏死，如较大手术创伤和心肌梗死；⑤各种原因导致的高球蛋白血症，如亚急性感染性心内膜炎、系统性红斑狼疮等；⑥贫血。贫血病人红细胞数减少，下沉时受到摩擦阻力减少，致红细胞沉降率增高。

（3）红细胞沉降率减慢：意义较小，可因红细胞数明显增多或纤维蛋白原严重减低，见于各种原因所致的脱水血浓缩、真性红细胞增多症和弥散性血管内凝血等。

12. (1) 尿相对密度增高的临床意义：见于脱水、蛋白尿、糖尿、惊厥、肾脂肪变性、急性肾小球肾炎、心力衰竭、高热、周围循环衰竭、使用造影剂等。

(2) 尿相对密度减低的临床意义：见于慢性肾炎、急性肾炎多尿期、尿毒症多尿期、胶原疾患、使用利尿药等。

尿相对密度易受生理、病理、药物甚至混浊度影响，故用于对肾功能估计时连续测定比一次测定更有意义。测定尿相对密度还对鉴别糖尿病与尿崩症有意义。

13. 各种蛋白尿形成的原因如下：

(1) 生理性蛋白尿或无症状性蛋白尿：是指由于各种体内外环境因素对机体影响而导致的尿蛋白增多，可分为以下几种。①功能性蛋白尿：多见于青少年期，尿蛋白一般不超过（＋），定量＜0.5 g/24 h；②体位性蛋白尿：尿定性可达（＋＋）～（＋＋＋），卧床时则为阴性；③偶然性蛋白尿：又称假性蛋白尿。由于尿中混入生殖系统排泄物，如精液、月经以及血液、脓汁等，导致尿蛋白定性试验阳性，肾脏本身并无损害。

(2) 肾小球性蛋白尿：因肾小球滤过膜受到炎症、免疫、代谢等损害引起，尿蛋白常＞2 g/24 h，为常见的一种蛋白尿。根据滤过膜损伤程度及尿蛋白的组分，可分为选择性蛋白尿和非选择性蛋白尿。

(3) 肾小管性蛋白尿：因炎症或中毒引起近曲小管对相对低分子质量蛋白质的重吸收能力减退而出现以低相对分子质量蛋白质为主的蛋白尿，常见于肾小管损害疾病。尿蛋白含量较低，通常为（＋）～（＋＋），一般＜（1～2 g）/24 h。

(4) 混合性蛋白尿：肾脏病变同时或相继累及肾小球及肾小管，低相对分子质量的β2M 及中分子质量清蛋白同时增多，大分子质量的蛋白质较少。

(5) 溢出性蛋白尿：肾小球滤过和肾小管重吸收均正常，主要指血液循环中出现大量低相对分子质量蛋白质或阳性电荷蛋白如本周蛋白、肌红蛋白等，超过肾小管重吸收的极限，以致出现于尿中。溢出性蛋白尿常见于多发性骨髓瘤，尿蛋白定性为（＋）～（＋＋）。

(6) 组织性蛋白尿：主要由泌尿道炎症或药物刺激泌尿系统分泌引起，以 T－H 糖蛋白为主，尿蛋白定性（±）～（＋），定量（0.5～1.0 g）/24 h。

14. 正常人及不同类型黄疸病人尿中尿胆原及胆红素反应情况列表比较见下表：

正常人及不同类型黄疸病人尿中"三胆"比较表

	尿颜色	尿胆原	尿胆素	尿胆红素
正常人	浅黄	阴性（1：20）	阴性	阴性
溶血性黄疸	加深	强阳性	阳性	阴性
肝细胞性黄疸	加深	阳性	阳性	阳性
阻塞性黄疸	加深	阴性	阴性	阳性

15. 尿液妊娠试验的方法及准确性如下：目前的尿液"妊娠试验"实际上是检查尿中绒毛膜促性腺激素（HCG）。妊娠时，胎盘绒毛膜产生大量 HCG，释放入血液，致使血中 HCG 浓度增高，由于其相对分子质量小，能通过肾小球的滤过屏障从尿中排出，以此诊断妊娠。但恶性葡萄胎、绒毛膜上皮癌及男性睾丸畸胎瘤等病人尿中HCG 含量亦很高，故对这些疾病，亦可用检测尿中 HCG 协助诊断。此外肺癌、胃癌、肝癌、宫颈癌等的血液和尿中 HCG 亦可增高，因此解释阳性结果时，应结合临床分析。

　　检查尿中 HCG，曾经用生物学方法，如雄蟾蜍或雄青蛙做试验，此法已被淘汰。目前用免疫学方法，如胶乳凝集抑制试验、血凝抑制试验、电化学发光法、放射免疫试验、酶联免疫吸附试验、放射受体试验、β-HCG 试验及单克隆抗体胶体金纸片法等。单克隆抗体胶体金法操作简便，灵敏度高，特异性强，是较理想的早早孕诊断法。

16. 随机尿不经离心沉淀，镜下难以见到红细胞。离心浓缩后，高倍视野可偶见。如每个高倍视野可见 1～2 个，即红细胞增多。如每个高倍视野＞3 个，而尿不显红色，称镜下血尿。如 1 L 尿中有 1 mL 以上的血量，且肉眼可见到尿呈红色，称为肉眼血尿。

17. 血浆蛋白的生理功能如下：

　　（1）维持正常的胶体渗透压：正常人血浆的渗透压由电解质、葡萄糖、脲等小分子物质所形成的晶体渗透压及血浆蛋白大分子所形成的胶体渗透压两部分来维持。

　　（2）运输体内物质：体内许多物质与血浆蛋白结合在血流中运转，这是血浆蛋白的一种重要生理功能。

　　（3）调节体内某些物质：血浆蛋白与一些物质结合后能调节被结合物质的生理作用。如激素与蛋白结合后不具活性，从而起到调节激素的作用，许多药物也都有类似情况。有些毒性物质，如游离铁具有较大的毒性，与血浆运铁蛋白结合后即失去毒性。

　　（4）缓冲作用：血浆蛋白的等电点在 pH4.0～7.3。正常情况下血液的 pH 为7.35～7.45，大于蛋白质的等电点。故在生理 pH 值下，血浆蛋白带负电，为弱酸性，一部分以酸的形式存在，一部分则形成弱酸盐，能接受氢离子或释放氢离子而起缓冲作用。

18. 痛风是长期嘌呤代谢障碍，血尿酸浓度增高所致组织损伤的一组疾病，其特点是高尿酸血症、急性关节炎反复发作、痛风石的形成等。在血浆 pH7.4 时，尿酸以单钠尿酸盐的形式存在，当其浓度大于 0.42 mmol/L 时，即出现高尿酸血症。尿酸盐以结晶形式沉积于关节腔、肌腱、韧带以及肾锥体的间质组织等软组织处。如沉积在关节腔中，则尿酸钠的结晶被细胞吞噬，破坏溶酶体膜，使溶酶体内的酶释放出来，由此损伤白细胞及周围组织，从而引起关节炎症，表现为剧烈的关节疼痛，即所谓痛风。

19. 诊断胰腺疾病的血清酶主要有 α-淀粉酶和脂肪酶。α-淀粉酶是诊断急性胰腺炎最常用的指标,一般在发病后 2~12 小时血清 α-淀粉酶活力开始上升,12~72 小时达高峰,4 天左右恢复正常。血清 α-淀粉酶升高常伴有尿淀粉酶增高,而且尿淀粉酶阳性率和升高程度都可高于血清淀粉酶,维持时间也较长。急性胰腺炎时,血清脂肪酶活力升高,其增高程度可大于淀粉酶,可高于正常上限 10 倍以上,且持续时间较长,特异性较高。

20. 糖尿病性糖耐量降低的表现有:①空腹葡萄糖浓度>8 mmol/L;②葡萄糖峰值>10 mmol/L 并出现糖尿;③延迟(2 小时后)才回复到空腹水平。

§7.2 血型和临床输血学试卷

一、选择题（每题 1 分，共 20 分）

【A 型题】

1. 目前引起输血后肝炎的主要肝炎病毒为 （ ）
   A. 甲型肝炎病毒　　B. 乙型肝炎病毒　　C. 丙型肝炎病毒　　D. 戊型肝炎病毒　　E. 庚型肝炎病毒

2. 下列病原物与输血感染无关的是 （ ）
   A. 梅毒螺旋体　　B. 疟原虫　　C. 弓形虫　　D. HTLV　　E. 钩端螺旋体

3. 溶血性输血反应主要是 （ ）
   A. 由 HLA 抗原抗体反应所致　　B. 由 Ig 聚合体或抗原抗体反应所致
   C. 由红细胞血型不合所致　　D. 由输入 HLA 不合的 T 细胞所致
   E. 由于血浆蛋白过敏所致

4. 保存温度对血小板活性影响很大，适宜温度为 （ ）
   A. 4 ℃～6 ℃　　B. 8 ℃～10 ℃　　C. 室温　　D. 18 ℃～22 ℃
   E. 20 ℃～24 ℃

5. 血小板输注无效的最重要原因是 （ ）
   A. 病人有发热　　B. 免疫性破坏　　C. 病人有严重感染　　D. 病人脾大
   E. 病人有消化道疾病

6. ABO 血型不合的新生儿溶血病患儿换血首选 （ ）
   A. O 型红细胞＋AB 型血浆　　B. 与患儿同型的全血　　C. AB 型红细胞＋O 型血浆　　D. 与母亲同型的全血　　E. O 型洗涤红细胞＋AB 型血浆

7. 输全血不适宜于 （ ）
   A. 大手术　　B. 大创伤　　C. 大出血　　D. 粒细胞严重减少
   E. 换血

8. 非溶血性发热性输血反应首先考虑 （ ）
   A. Rh 血型不合　　B. ABO 血型不合　　C. 血小板抗原抗体所致
   D. 白细胞抗原抗体所致　　E. 血浆蛋白所致

9. 全血保存期的标准是根据输注 24 小时体内红细胞存活率为 （　）

　　A. 40％　　B. 50％　　C. 60％　　D. 70％　　E. 90％

【B 型题】

问题 10～12

　　A. 全血

　　B. 浓缩红细胞

　　C. 血浆

　　D. 三洗红细胞

　　E. 冰冻红细胞

10. 老人和小孩贫血输血宜选 （　）

11. 自身免疫溶血性贫血输血宜选 （　）

12. 稀有血型输血或自身输血宜选 （　）

问题 13～15

　　A. 非溶血性发热反应引起

　　B. 超敏反应

　　C. 溶血反应

　　D. 输血后紫癜

　　E. 感染

13. HLA 抗原抗体反应引起 （　）

14. 由于 Ig 聚合体或 Ig 抗原抗体反应引起 （　）

15. 由于红细胞血型不合引起 （　）

【C 型题】

问题 16～17

　　A. 冷沉淀输注

　　B. 凝血酶原复合物

　　C. 两者均可

　　D. 两者均否

16. 血友病甲输血宜选 （　）

17. 血友病乙输血宜选 （　）

【X 型题】

18. 成分输血的优点包括 （　）

　　A. 减少输血反应　　B. 减少病人心脏负担　　C. 提高治疗效果

　　D. 节约血源　　E. 减低输血传染病的发生

19. 下列哪些情况血小板输注剂量需增加至 1.5 U/10 kg　　　　（　　　）

　　A. 感染　　B. 脾大　　C. 肝大　　D. 全身水肿　　E. DIC 高凝阶段

20. ABO 血型物质可以　　　　　　　　　　　　　　　　　　　（　　　）

　　A. 输助鉴定血型　　B. 中和"天然"抗体　　C. 预测胎儿 ABO 血型

　　D. 存在于每人唾液中　　E. 血浆混合中，互相中和了相应抗体

二、填空题（每空1分，共15分）

1. 对有输血史、妊娠史或短期内需接受多次输血病人应做_____试验。

2. 受血者配血试验的血标本必须是输血前_____天之内的。

3. 产生 Rh 抗体一般有 3 条途径，包括_____、_____以及_____。

4. Rh 抗体主要是通过_____和_____产生的。

5. 输注血浆的不良反应包括_____、_____、_____和_____。

6. B 亚型血很易误判为_____型。

7. 输注血浆的禁忌证包括_____和_____的病人。

8. Rh 阴性者接受 Rh 阳性血，可产生 Rh 抗体，如果再次接受 Rh 阳性血，即可产生严重的_____。

三、判断题（每题1分，共5分；正确的在括号内标"＋"，错误的标"－"）

1. 孕妇血液中存在 IgG 血型抗体即有可能引起新生儿溶血病。　　（　　　）

2. 自身免疫性溶血性贫血病人如必须输血应是少白细胞红细胞或洗涤红细胞。
　　　　　　　　　　　　　　　　　　　　　　　　　　　　（　　　）

3. 临床常把血浆用于扩容、补充清蛋白和增强免疫力。　　　　（　　　）

4. 一个人的血型在一生中不会改变，但因某些疾病可使血型抗原发生"暂时"变化。　　　　　　　　　　　　　　　　　　　　　　　　（　　　）

5. 成分输血能最大限度地降低输血反应和疾病的传播。　　　　（　　　）

四、名词解释（每题2分，共10分）

1. 血型亚型

2. 交叉配血试验

3. 红细胞血型抗体筛选试验

4. 成分输血

5. 人类白细胞抗原（HLA）

五、问答题（每题 2.5 分，共 50 分）

1. 红细胞有多少血型抗原？
2. 什么是 Rh 血型？
3. 血型是否只指 ABO 血型？
4. 如何区分 ABO 血型？
5. 何谓免疫性抗体？有些什么性质？
6. 何谓 ABO 血型正定型和反定型？
7. 新生儿溶血病是如何发生的？
8. 粒细胞抗原和抗体有何临床意义？
9. 血液中各种有形成分和凝血因子在 ACD 保存液中保存期各为多久？
10. 为什么说全血并不"全"？
11. 为什么不提倡输全血？
12. 在什么情况下可以输全血？
13. 哪些病人不宜输用全血？
14. 输注血浆有些什么不良反应？
15. 为什么浓缩白细胞的应用日益减少？
16. 输注粒细胞的适应证有哪些？
17. 简述血小板输注的适应证。
18. 自身输血主要有哪些方式？
19. 可以经输血感染的疾病有哪些？
20. 输血反应有哪些？

参考答案

一、选择题

1. C	2. E	3. C	4. E	5. B	6. E
7. D	8. D	9. D	10. B	11. D	12. E
13. A	14. B	15. C	16. A	17. B	18. ABCDE
19. AB	20. ABCE				

二、填空题

1. 抗体筛选
2. 3
3. 输血　　妊娠　　注射
4. 输血　　妊娠免疫
5. 传播病毒的危险　　多种免疫反应　　过敏反应　　循环超负荷
6. O
7. 对血浆过敏　　严重心、肾功能不全
8. 溶血性输血反应

三、判断题

1. ＋　　　2. ＋　　　3. －　　　4. ＋　　　5. ＋

四、名词解释

1. 血型亚型：是指属于同一血型抗原，但抗原的结构、功能和抗原位点数有一定差异的血型。

2. 交叉配血试验：是将受血者血清与供血者红细胞和供血者血清与受血者红细胞分别进行抗原、抗体反应。交叉配血用的病人血清应是输血前 3 天以内的血标本，如反复多次输血病人，应采取输血后的血标本而且是冷藏且无污染者。

3. 红细胞血型抗体筛选试验：输血前对病人进行血型抗体筛选试验，以发现有临床意义的不规则抗体，避免溶血性输血反应；必要时对供血者血清进行抗体筛选，可以减少不规则抗体进入受血者体内而发生反应。

4. 成分输血：将全血中各种有效成分用物理方法分离成高纯度、高浓度的制品，根据病人的具体情况，选择输用。这种更有效、更合理的输血方法，称成分输血。

5. 人类的细胞抗原（HLA）：组织移植过程中，引起移植排斥的抗原，称为移植抗原，亦称组织相容性抗原。引起快而强的排斥应答的抗原系统，称为主要组织相容性系统（MHS）。编码 MHS 的基因称为主要组织相容性复合物（MHC）。人类的 MHC 通常称为 HLA 基因或 HLA 基因复合体，其编码产物为 HLA 分子或 HLA 抗原，即人类白细胞抗原（HLA）。

五、问答题

1. 红细胞血型至少已发现有 29 个血型系统，还有高频率血型抗原组、低频率血型抗原组（即在人群中发生率高和低的抗原，但尚未成为一个独立系统）及"血型集合"。总共至少有 200 种以上抗原。

2. Rh 血型系统可能是红细胞血型中最复杂的一个血型系统，其临床重要性仅次于 ABO 血型系统。简单地说 Rh 是以恒河猴的红细胞抗原而取名的。Rh 系统有 40 多种抗原，最常见且用一般实验室方法可以鉴定的有 D、E、e、C、c 5 种抗原。这 5 种抗原也是与临床关系最密切的，其中又以 D 抗原性最强，能引起溶血性输血反应和新生儿溶血病。

3. 血型是人体血液的一种遗传性状，自发现红细胞 ABO 血型系统以来，不仅连续发现 29 个血型系统、200 多个血型抗原，还发现白细胞、血小板均有其各自的血型系统。血清中的免疫球蛋白和酶等也有型的差异。故血型不只是指红细胞血型，更不能局限于 ABO 血型，它是人体各种血液成分的遗传多态性标记。

4. 红细胞上有 A 抗原，血清中有抗 B 抗体，为 A 型；红细胞上有 B 抗原，血清中有抗 A 抗体，为 B 型；红细胞上有 A 和 B 抗原，血清中无抗 A 和抗 B 抗体，为 AB 型；红细胞上无 A 和 B 抗原，血清中有抗 A 和抗 B 抗体，为 O 型。

5. 经妊娠或异型输血等免疫而产生的抗体，称为免疫性抗体，实质上为 IgG 抗体。免疫性抗体在盐水介质中不能与相应的血型抗原红细胞凝集（但可使之致敏），必须用血清白蛋白、酶介质或用抗球蛋白试验等才能使之凝集。IgG 抗 A（抗 B）可通过胎盘。免疫性抗体又称为温抗体或不完全抗体。

6. ABO 血型正定型是用抗 A、抗 B 和抗 A＋、B（O 型）标准血清鉴定受检者红细胞上的血型抗原。反定型是用 A 型、B 型和 O 型试剂红细胞鉴定受检者血清中的血型抗体。两者结果符合，才能发出报告。

7. 新生儿溶血病（HDN）是发生在新生儿时期的一种疾病，主要原因是母婴血型不合。孕母体内 IgG 类血型抗体通过胎盘进入胎儿体内，胎儿红细胞被母亲的同种抗体包被，被包被的红细胞在分娩前后加速破坏，使胎儿发生以溶血为主要损害。这是一种被动免疫性疾病。这种抗体是针对胎儿红细胞上父源性的血型抗原的。

免疫性抗 A、抗 B 和抗 Rh（特别是抗 D）以及凡是以 IgG 性质出现的血型抗体，理论上都可引起新生儿溶血病。

8. 粒细胞抗原和抗体的临床意义为：粒细胞同种抗体可破坏粒细胞而导致粒细胞减少症。在输血时，受血者粒细胞抗体与供血者粒细胞相应抗原结合可引起输血性发热反应，有的可出现非心源性肺水肿，严重者可出现致死性的肺部反应。

9. ACD 保存液保存血液的保存期为 21 天，是指在 4 ℃±2 ℃，输注 24 小时体内红细胞存活率至少达到原来标准的 70%。其他成分保存期较短，如白细胞只能保存 5 天，其中粒细胞破坏最快，24 小时即丧失功能；血小板在 4 ℃保存 1 天即明显破坏，48 小时存活率为 40%，3 天后已无治疗价值；因子Ⅷ 24 小时活性下降 50%；因子Ⅴ保存 3～5 天可损失一半。

10. 说全血并"不全"是因为：血液保存液是针对红细胞而设计的，只对红细胞有保存作用。其他如粒细胞破坏最快，24 小时即丧失功能；血小板需在 22 ℃±2 ℃振荡条件下保存，4 ℃保存 1 天后即明显破坏；因子Ⅷ24 小时活性下降 50%，因子Ⅴ保存 3～5 天也损失一半。全血中除红细胞外，其他成分均不够一个治疗量。

11. 不提倡输全血的原因如下：

(1) 全血中除红细胞外，其余成分浓度低，有的在储存过程中已丧失功能或活性，起不到治疗作用。

(2) 全血中细胞碎片多，血浆中乳酸、钠、钾、氨等成分含量高，如全血输入越多，病人的代谢负担越重。

(3) 全血中血液成分复杂，更容易产生同种免疫，导致输血不良反应。

(4) 对血容量正常的贫血病人，特别是老人和小儿，输全血可加重心脏负荷，发生肺水肿和心力衰竭。

(5) 全血未去掉血浆，传播疾病和导致过敏比成分输血的危险更大。

12. 一般而言，血容量不足且有进行性出血的急性大量失血病人可以考虑输注部分全血。全血能同时提高血液携氧能力和补充血容量，但临床适用全血的情况并不多见。

13. 以下各类病人不宜输用全血：①血容量正常的慢性贫血病人；②低血容量已被纠正的急性贫血病人；③心功能不全或心力衰竭的贫血病人；④老年人、婴幼儿及慢性病体质弱者；⑤需要长期和反复输血的病人；⑥以往输血或多次妊娠已产生白细胞抗体的病人；⑦对于血浆蛋白过敏并产生相应抗体的病人；⑧可能施行造血干细胞移植的病人等。

14. 输注血浆可能存在以下不良反应：

(1) 传播病毒的危险：对供血者化验检测项目有一定局限性，即使已检测的项目亦不能完全排除假阴性。

(2) 同种抗原抗体反应：血浆中混入少量血细胞抗原和血浆蛋白中各种抗原表型，都能激发受血者产生同种抗体，进而发生各种免疫反应。

(3) 过敏反应：特别是荨麻疹和发热反应比较多见。

(4) 给血容量正常的人输注血浆，可使循环超负荷，重者引起肺水肿。给血浆蛋白浓度正常的人输注血浆，可破坏体液胶体渗透压平衡。血浆中含有抗凝剂，输注过多可使肝功能异常病人出现低钙。

15. 浓缩白细胞的应用日益减少，其原因如下：

(1) 所谓输注浓缩白细胞实际上是输注粒细胞。粒细胞抗原性强，异型粒细胞输注容易产生同种免疫反应。粒细胞输注后容易并发严重的肺部并发症，还能传播病毒如巨细胞病毒等。

(2) 浓缩白（粒）细胞常混有大量免疫活性的淋巴细胞，对免疫功能低下的病人，可导致危险的输血相关移植物抗宿主病（AT-GVHD）。

(3) 新型抗生素不断发展，无菌层流病房亦广泛应用，其抗菌和控制感染的效果并不比输注浓缩白细胞差。

16. 输注粒细胞的适应证为：一般认为病人最少需满足下列条件，医师在充分权衡基础上考虑输注。①中性粒细胞绝对值小于 0.5×10^9/L；②发热 24～48 小时，有明确的感染证据；③经强有力的抗生素治疗 48 小时无效；④骨髓造血功能短期内能够恢复。

17. 血小板输注的适应证如下：

(1) 治疗性血小板输注：①血小板生成障碍引起的血小板减少；②血小板功能异常引起的出血；③稀释性血小板减少。

(2) 预防性输注：作为预防性输注血小板，应慎重选择其适应证，因反复血小板输注可发生同种免疫，还有感染疾病的危险。

18. 自身输血有下面 3 种类型。在执行时应严格注意其适应证、禁忌证，并应严格无菌操作，选择最佳血液储存条件，确保自身输血者安全和有效输注。

(1) 储存式自身输血：术前一定时间采集病人自身的血液进行保存，以备择期手术、术后或将来需用时使用。

(2) 稀释式自身输血：一般在麻醉后、手术主要出血步骤开始前，抽取病人一定量自身血在室温下保存备用。应同时输入胶体液或等渗晶体液补充血容量，适度稀释血液，降低血细胞比容，使手术出血时血液的有形成分丢失减少。

(3) 回收式自身输血：血液回收是指用血液回收装置，将病人体腔积血、术中失血及术后引流血液进行回收、抗凝、过滤、洗涤等处理，然后回输给病人。

19. 除在血液采取和保存过程已被污染而致菌血症以外，目前已知与输血相关的感染有乙型病毒性肝炎、丙型病毒性肝炎、丁型病毒性肝炎、戊型病毒性肝炎、艾滋病、梅毒、革登热、回归热、鼠咬热、疟疾、人 T 细胞白血病以及淋巴瘤病毒、巨细胞病毒和弓形虫感染等。

20. 输血反应有：

(1) 即发反应：①免疫反应，如溶血反应、非溶血性发热反应、过敏性休克反应、荨麻疹、非心源性肺水肿；②非免疫反应，如高热（细菌污染）、充血性心力衰竭、物理因素引起的溶血反应（如血液本身因素）、空气栓塞。

(2) 迟发反应：①免疫反应，如溶血、移植物抗宿主病（GVHD）、紫癜等；②非免疫性反应，如各种经血传播病、铁超负荷等。

(3) 其他：如出血倾向、低钾血症、碱中毒、枸橼酸盐中毒、微血栓形成等。

§7.3　临床药学试卷

一、选择题（每题1分，共20分）

【A型题】

1. 普鲁卡因青霉素之所以能长效，是因为　　　　　　　　　　　（　　）
   A. 改变了青霉素的化学结构　　B. 抑制排泄　　C. 减慢了吸收　　D. 延缓分解　　E. 加进了增效剂

2. 治疗耐青霉素 G 的金黄色葡萄球菌败血症，可首选　　　　　　（　　）
   A. 苯唑西林　　B. 氨苄西林　　C. 羧苄西林　　D. 氯唑西林　　E. 红霉素

3. 下列哪种药物不属镇静催眠药　　　　　　　　　　　　　　　（　　）
   A. 氯胺酮　　B. 巴比妥类　　C. 苯二氮䓬类　　D. 水合氯醛　　E. 甲丙氨酯

4. 应用吸入麻醉前给予阿托品，其目的是　　　　　　　　　　　（　　）
   A. 协助松弛骨骼肌　　B. 防止休克　　C. 解除胃肠道痉挛　　D. 减少呼吸道腺体分泌　　E. 镇静作用

5. 具有"分离麻醉"作用的新型全身麻醉药是　　　　　　　　　　（　　）
   A. 甲氧氟烷　　B. 硫喷妥钠　　C. 氯胺酮　　D. γ-羟基丁酸　　E. 普鲁卡因

6. 下列哪一药物较适用于癫痫持续状态　　　　　　　　　　　　（　　）
   A. 司可巴比妥　　B. 异戊比妥　　C. 乙琥胺　　D. 阿普唑仑　　E. 地西泮

7. 儿童病人长期应用抗癫痫药苯妥英钠时，易发生的不良反应是　（　　）
   A. 嗜睡　　B. 软骨病　　C. 心动过速　　D. 过敏　　E. 记忆力减退

8. 硝酸酯类治疗心绞痛有决定意义的作用是　　　　　　　　　　（　　）
   A. 扩张冠状动脉　　B. 降压　　C. 消除恐惧感　　D. 降低心肌耗氧量　　E. 扩张支气管，改善呼吸

9. 下列降压药最易引起直立性低血压的是　　　　　　　　　　　（　　）
   A. 利舍平　　B. 甲基多巴　　C. 胍乙啶　　D. 氢氯噻嗪　　E. 可乐定

10. 用链霉素治疗结核病引起耳中毒症状，应采取下列哪一措施 （ ）

    A. 换用卡那霉素   B. 换用耳毒性小的核糖霉素   C. 换用阿米卡因

    D. 停用链霉素   E. 减低剂量

11. 下列哪种抗生素较适用于治疗支原体肺炎 （ ）

    A. 庆大霉素   B. 两性霉素 B   C. 氨苄西林   D. 头孢拉定   E. 多西环素

12. 下列止喘药中，哪一种对心脏影响最轻 （ ）

    A. 肾上腺素   B. 异丙肾上腺素   C. 麻黄碱   D. 沙丁胺醇（舒喘灵）   E. 氨茶碱

13. 胃溃疡病人宜选用下列哪种解热镇痛药 （ ）

    A. 水杨酸钠   B. 阿司匹林   C. 吲哚美辛   D. 吡罗昔康   E. 保泰松

14. 药物首过效应常发生于哪种给药方式之后 （ ）

    A. 口服   B. 舌下给药   C. 静脉注射   D. 透皮吸收   E. 吸入

【B 型题】

问题 15～16

    A. 卡那霉素

    B. 链霉素

    C. 吡嗪酰胺

    D. 异烟肼

    E. 利舍平

15. 以上哪种不是抗结核的第一线药物 （ ）

16. 以上哪种能引起耳毒性 （ ）

    问题 17～18

    A. 原发性高血压、心绞痛

    B. 糖尿病

    C. 房性心动过速

    D. 哮喘

    E. 过敏性休克

17. β 受体阻滞药的适应证是 （ ）

18. 氨茶碱的适应证是 （ ）

【X 型题】

19. 下列哪几种药材宜用于泌尿道结石症 （　　）

　　A. 金钱草　　B. 海金沙　　C. 萹蓄　　D. 泽泻　　E. 车前子

20. 控释制剂的特点是 （　　）

　　A. 药量小　　B. 给药次数少　　C. 安全性高　　D. 疗效差　　E. 血药峰值高

二、填空题（每空 1 分，共 20 分）

1. 给予糖皮质激素时，对于合并有慢性感染的病人，必须合用_____，其理由是防止_____。

2. 生物利用度是指_____。测定方法常有_____、_____两种。

3. 我国（也是世界上）最早的药典是_____，载药_____种。

4. 一般处方不超过_____日用量，急诊处方一般不超过_____日用量。

5. 急性缺血性脑血管病的溶栓治疗最好在发病后_____内进行。

6. 临床上在选用洋地黄类制剂时，对伴有肝功能严重不良的心功能不全病人宜选用_____，对伴有肾功能严重不良的心功能不全病人宜选用_____。

7. 1 型糖尿病病人有_____破坏，引起_____绝对缺乏，呈_____酸中毒倾向。

8. 接受清洁手术者，抗生素预防性用药应在术前_____小时内给药。或在_____时给药。如果手术时间超过_____小时，或失血量大（＞1500 mL），可手术中给予第 2 剂。

9. 各医疗机构应结合本机构实际，根据抗菌药物特点、临床疗效、细菌耐药、不良反应以及当地社会经济状况、药品价格等因素，将抗菌药物分非限制使用、_____使用与_____使用 3 类进行分级管理。

三、判断题（每题 1 分，共 10 分；正确的在括号内标"＋"，错误的标"－"）

1. 氨苄西林抗菌谱比青霉素 G 广，抗菌作用较青霉素强，故用于青霉素 G 耐药菌株所致感染。 （　　）

2. 帕金森病是因脑组织中多巴胺不足所引起，应使用左旋多巴治疗。 （　　）

3. 临床上选用洋地黄制剂时，对伴肝功能障碍的心功能不全病人宜选用地高辛，对伴肾功能严重不良的心功能不全病人宜选用洋地黄毒苷。 （　　）

4. 链激酶直接将纤维蛋白水解成多肽，而达到溶解血栓的效果。 （　　）

5. 冬虫夏草属动物类加工品中药。　　　　　　　　　　（　　）

6. 异丙肾上腺素可用于治疗哮喘，普萘洛尔则禁用于哮喘病人。（　　）

7. 医师开处方时，药品名称可以使用中文、英文和代码。　　（　　）

8. 医疗机构的执业医师有权开具麻醉药品和第一类精神药品。（　　）

9. 清洁手术在手术野无污染的情况下通常不需预防用抗菌药物。（　　）

10. 危重病人在未获知病原菌及药敏结果前，可根据病人的发病情况、发病场所、原发病灶、基础疾病等推断最可能的病原菌，并结合当地细菌耐药状况先给予抗菌药物经验治疗。　　　　　　　　　　（　　）

四、名词解释（每题 2 分，共 10 分）

1. 药物首关效应

2. 生药学

3. 毒性药品

4. 治疗药物监测

5. 药物不良反应

五、问答题（每题 2 分，共 40 分）

1. 试述外科手术预防用药的给药方法。

2. 试述抗菌药物联合应用的指征。

3. 儿童应用抗菌药物时应注意哪些事项？

4. 试述妊娠期病人抗菌药物应用时的注意事项。

5. 试述我国医院目前进行治疗药物监测的种类。

6. 简述治疗药物监测的范围。

7. 简述药物不良反应的监测方法。

8. 何谓系统误差、偶然误差？实际工作中如何减免这两种误差来提高测量的准确性？

9. 何谓量反应和质反应？

10. 何谓半数致死量和半数有效量？

11. 何谓药物使用的习惯性和依赖性？

12. 中枢神经兴奋药按其主要作用部位和效应分哪几类？

13. 抗高血压药根据作用部位不同，可将其分成哪些类？

14. 镇咳药根据其作用部位不同，可分哪几类？

15. 常用利尿药按它们的效能可分哪几类？

16. 简述急性药物或毒物中毒解救的一般原则。

17. 某些起全身作用的口服药，如果将其制成栓剂应用，在药物作用方面有什么优点？

18. 试述滴眼剂的质量要求。

19. 如何防止药物的自动氧化？

20. 常见的毒性中药有哪些？

参考答案

一、选择题

1. C	2. A	3. A	4. D	5. C	6. E
7. B	8. C	9. C	10. D	11. E	12. D
13. D	14. A	15. A	16. B	17. A	18. D
19. ABCE	20. ABC				

二、填空题

1. 抗菌药物　　感染扩散
2. 药物被吸收入血循环的速度及程度　　尿药浓度测定法　　血药浓度测定法
3. 《新修本草》(《唐本草》)　　844
4. 7　　3
5. 3 小时
6. 地高辛　　洋地黄
7. B 细胞　　胰岛素　　酮症
8. 0.5～2　　麻醉　　3
9. 限制　　特殊

三、判断题

1. −	2. +	3. +	4. −	5. −	6. +
7. −	8. −	9. +	10. +		

四、名词解释

1. 药物首关效应：又称第一关卡效应。口服药物在胃肠道吸收后经肝门静脉到肝脏，某些药物能在肝脏中被代谢灭活,即药物第一次通过肝脏时部分被破坏,使进入血液循环的有效药量减少,此即为首关效应。

2. 生药学:是一门以天然来源的、未加工或只经简单加工的具有医疗或保健作用的植物、动物或矿物为研究对象,研究其质量和变化规律,探讨其资源和可持续利用的科学。

3. 毒性药品:系指毒性剧烈,治疗量与中毒量相近,使用不当会致人中毒或死亡的药品。毒性中药有砒霜、生马钱子、生川乌、生草乌、生半夏、生南星等28种;常见的西药毒性药品有三氧化二砷、阿托品、士的宁等原料药。

发放毒性药品应使用医师签字的专用处方,颜色应明显有所区别,严禁估量取药。包装容器上必须印有毒药标志,专屉专柜加锁,并有专人保管。

4. 治疗药物监测(TDM):是通过测定血药浓度并利用药物代谢动力学的原理和公式使给药方案个体化以提高疗效,并避免或减少毒性反应,同时也可为药物过量中毒的诊断和处理提供有价值的实验室依据,还可以对某些特殊病例是否遵医嘱服药进行监测。实践证明血药浓度监测有助于医师合理选用药物,并针对个体差异及病情变化及时调整给药方案,在抢救及治疗中收到良好效果。

5. 药物不良反应:是指在预防、诊断、治疗疾病或调节生理功能过程中,给予正常用法、用量的药物时出现的与治疗目的无关的有害反应。

五、问答题

1. 外科手术预防用药的给药方法如下:接受清洁手术者,在术前 0.5~2 小时内给药或麻醉开始时给药,使手术切口暴露时局部组织中已达到足以杀灭手术过程中入侵切口细菌的药物浓度。如果手术时间超过 3 小时,或失血量大(>1500 mL),可在手术中给予第 2 剂。抗菌药物的有效覆盖时间应包括整个手术过程和手术结束后 4 小时,总的预防用药时间不超过 24 小时,个别情况可延长至 48 小时。手术时间较短(<2 h)的清洁手术,术前用药一次即可。接受清洁-污染手术者的手术时预防用药时间亦为 24 小时,必要时延长至 48 小时。污染手术可依据病人情况酌量延长用药时间。对手术前已形成感染者,抗菌药物使用时间应按治疗性应用而定。

2. 抗菌药物联合应用的指征如下:

(1) 病原菌尚未查明的严重感染,包括免疫缺陷者的严重感染。

(2) 单一抗菌药物不能控制的需氧菌及厌氧菌混合感染,或 2 种或 2 种以上病原菌感染。

(3) 单一抗菌药物不能有效控制的感染性心内膜炎或败血症等重症感染。

(4) 需长程治疗,但病原菌易对某些抗菌药物产生耐药性的感染,如结核病、深部真菌病。

3. 儿童应用抗菌药物的注意事项如下：

（1）氨基苷类抗生素：该类药物有明显耳、肾毒性，儿童应尽量避免应用。临床有明确应用指征且又无其他毒性低的抗菌药物可供选用时，方可选用该类药物，并在治疗过程中严密观察不良反应。有条件者应进行血药浓度监测，根据其结果个体化给药。

（2）万古霉素和去甲万古霉素：该类药也有一定肾、耳毒性，患儿仅在有明确指征时方可选用。在治疗过程中应严密观察不良反应，并应进行血药浓度监测，个体化给药。

（3）四环素类抗生素：可导致牙齿黄染及牙釉质发育不良，不可用于 8 岁以下儿童。

（4）喹诺酮类抗菌药物：由于对骨骼发育可能产生的不良影响，该类药物避免用于 18 岁以下未成年人。

4. 妊娠期抗菌药物的应用需考虑药物对母体和胎儿两方面的影响。

（1）对胎儿有致畸或明显毒性作用者，如四环素类、喹诺酮类等，妊娠期避免应用。

（2）对母体和胎儿均有毒性作用者，如氨基糖苷类、万古霉素、去甲万古霉素等，妊娠期避免应用。确有应用指征时，须在血药浓度监测下使用，以保证用药安全有效。

（3）药毒性低，对胎儿及母体均无明显影响，也无致畸作用者，妊娠期感染时可选用。青霉素类、头孢菌素类等 β-内酰胺类和磷霉素等均属此类情况。

5. 我国医院目前进行治疗药物监测的种类有：①抗生素类，如氨基苷类（庆大霉素、卡那霉素、妥布霉素、小诺米星）；②心血管类，如地高辛、奎尼丁、利多卡因、普鲁卡因胺等；③抗癫痫药，如苯妥英钠、丙戊酸、地西泮等；④抗哮喘药，如茶碱；⑤抗肿瘤药，如甲氨蝶呤；⑥免疫抑制药，如环孢素、他克莫司等。

6. 治疗药物监测的范围如下：

（1）治疗指数低、安全范围窄、毒副作用强的药物，如地高辛、碳酸锂等。

（2）具有非线性药动学特性且体内消除速率常数与剂量有依赖关系的药物，如阿司匹林、苯妥英钠、保泰松等半衰期都随剂量增加而延长，当剂量增加到一定程度时，再稍增加，即可引起血药浓度很大变化。

（3）患有肝、肾、心或胃肠道疾病时用药。

（4）一些药物在长期使用过程中，血药浓度可能因各种原因而发生变化，或血药浓度逐渐升高，引起人们不易觉察的毒性反应；或血药浓度逐渐降低，药效下降。

（5）合并用药时，由于药物的相互作用可引起药物的吸收、分布或代谢的改变。通过血药浓度测定，可以有效地作出校正。

（6）服药顺从性不好的病人，如精神病病人。

（7）药物过量或中毒时。

7. 药物不良反应的监测方法有多种，有自愿报告制度、重点医院监测、重点药物监测等，临床上多采用自愿报告制度，医师、护士发现药品不良反应信号及时报告给药剂科专职人员，并填写药物不良反应报告表，然后报给国家的不良反应监测中心，将大量分散的不良反应病例收集起来，经加工、整理、因果关系评定后储存，并将不良反应信息及时反馈给各监测报告单位，以保障用药安全。

8. (1) 系统误差：是由某种确定的原因引起，一般有固定的方向（正或负）和大小，重复测定时重复出现，可分为方法误差、仪器误差、试剂误差和操作误差。

(2) 偶然误差：是由偶然的原因（常是某些测定条件的变动）所引起，其大小和正负都不固定。偶然误差多采用增加平行测定的次数减免，也可以通过统计学方法估算出偶然误差值，系统误差可用加校正值的方法予以消除，并在测定结果中予以正确表达。

9. (1) 量反应：药理效应的高低或多少，可用数字或量的分级来表示其作用强度的反应，如心率、血压、血糖浓度等。

(2) 质反应：药理效应是阳性或阴性全或无的关系的反应，如生存、死亡、惊厥、睡眠等。

10. (1) 半数致死量：即 LD_{50}，系指使半数动物出现死亡的剂量。

(1) 半数有效量：即 ED_{50}，系指使半数动物产生某种特定反应的剂量。

11. (1) 药物使用的习惯性：是指长期连续用药后，在精神上对药物产生的依赖性，中断给药后会出现不适应的感觉。

(2) 药物使用的依赖性：是指长期连续用药后，中断给药时出现戒断症状。如使用吗啡、可卡因等成瘾后，突然停药出现烦躁不安、流泪、流涎等症状。

12. 中枢神经兴奋药的分类如下：

(1) 大脑兴奋复健药：能提高大脑皮质神经活动，如嘌呤类、哌甲酯，也包括促进脑细胞代谢、改善大脑功能的复健药，如吡拉西坦等。

(2) 脑干呼吸兴奋药：主要兴奋延脑呼吸中枢，用于急救呼吸衰竭。①直接兴奋呼吸中枢：如回苏林、戊四氮、大剂量的尼可刹米等；②作用于颈动脉体，反射性地间接兴奋呼吸中枢：如洛贝林和小剂量的尼可刹米等。

(3) 脊髓反射易化药：易化脊髓传导，提高反射功能，以减轻脊髓反射低落症状，如士的宁、一叶萩碱等。

13. 抗高血压药的分类如下：

(1) 作用于中枢神经系统药：如可乐定、甲基多巴。

(2) 神经节阻断药：如卡拉明。

(3) 影响肾上腺素能神经递质药：如利舍平、胍乙啶。

(4) 肾上腺素受体阻断药：①α 受体阻滞药，如哌唑嗪、特拉唑嗪、多沙唑嗪；②β

受体阻滞药，如阿替洛尔、美托洛尔、倍他洛尔、比索洛尔。

（5）周围血管扩张药：如肼屈嗪、地巴唑、半诺地尔、硝普钠。

（6）肾素-血管紧张素系统抑制药：如卡托普利（巯甲丙脯酸）、依拉普利、贝那普利。

（7）血管紧张素Ⅱ受体（AT）拮抗药：如氯沙坦、缬沙坦。

（8）利尿降压药：氢氯噻嗪，托拉塞米。

（9）钙拮抗药：如维拉帕米（异搏定）、硝苯地平、尼群地平、尼卡地平。

14. 镇咳药分类如下：

（1）中枢性镇咳药：直接抑制延髓咳嗽中枢而发挥镇咳作用。它又可分为两类。①依赖性或成瘾性镇咳药：如可待因。②非依赖性或非成瘾性镇咳药：右美沙芬、如喷托维林（咳必清）、氯哌斯汀（咳平）等。

（2）外周性镇咳药：通过抑制咳嗽反射弧中的感受器、传入神经、传出神经或效应器中任何一环节而发挥镇咳作用，如那可丁、苯佐那酯（退嗽露）。

15. 常用利尿药按它们的效能大致分以下3类：

（1）高效能利尿药：如呋塞米（速尿）、依他尼酸（利尿酸）、布美他尼等。

（2）中效能利尿药：如氢氯噻嗪（双氢克尿噻）、吲哒帕胺。

（3）低效能利尿药：如螺内酯、氨苯蝶啶、阿米洛利。

16. 急性药物或毒物中毒解救的原则如下：

（1）未吸收的毒物处理：采取清洗、催吐、洗胃、导泻等措施排出毒物，防止吸收。

（2）已吸收的毒物处理：静脉输液以降低血中毒物浓度，使用利尿药促进毒物排泄。

（3）对症治疗：如抗休克、抗惊厥等。

（4）应用解毒剂：如已确证毒物性质，应选择适当的特异性解毒剂。

17. 栓剂药物的优点如下：

（1）可避免首关效应。

（2）避免药物口服对胃、十二指肠的刺激。

（3）减少消化酶、胃酸对药物的破坏。

（4）不能口服给药的病人可用此方式给药。

18. 滴眼药的质量要求如下：

（1）浓度准确。

（2）溶液应澄明，乳浊液、混悬液、胶体溶液除外。

（3）所选用的附加剂应无刺激性，对主药无配伍禁忌。

（4）pH值、渗透压应适宜。pH一般为4～9。

(5) 在无菌条件下制备, 不被微生物污染。

19. 防止药物自动氧化的方法如下:

(1) 注意密闭保存, 保持药物处于干燥状态, 必要时做成水溶液。

(2) 避免或减少与氧接触, 如充入惰性气体或药物充满容器并密闭。

(3) 有些药物在光照催化下易自动氧化, 故应避光储存。

(4) 调节适当的酸碱性。

(5) 避免引入金属离子或添加络合剂。

(6) 添加适当的抗氧剂。

(7) 受热易氧化的药物宜置阴凉处存放; 选择适当的消毒灭菌温度, 控制加热时间。

(8) 改变化学结构, 制成稳定的衍生物。

20. 根据原卫生部卫药字 (89) 第 27 号文件规定, 常见毒性中药有砒石 (红砒、白砒)、砒霜、水银、生马钱子、生川乌、生草乌、生白附子、生附子、生半夏、生南星、生巴豆、斑蝥、青娘虫、红娘虫、生甘遂、生狼毒、生藤黄、生千金子、生天仙子、闹洋花、雪上一枝蒿、红升丹、白降丹、蟾酥、洋金花、轻粉、雄黄。

§7.4　医学影像学试卷

一、选择题（每题1分，共20分）

【A 型题】

1. 临床拟诊为肝管结石，下述哪种成像技术为首选 （　　）

　A. CT　　B. MRI　　C. CIA　　D. DSA　　E. MRA

2. 以下哪项是左心室扩大的 X 线征象 （　　）

　A. 正位上右心缘双边或双房影　　B. 正位上左心缘第三弓突出　　C. 右前斜位食管压迹加深　　D. 右前斜位胸骨后间隙缩小　　E. 左前斜位心后下缘膨隆突出

3. 诊断十二指肠溃疡的可靠 X 线征象是 （　　）

　A. 十二指肠球部变形　　B. 十二指肠球部激惹　　C. 十二指肠球部压痛　　D. 十二指肠球部浓钡影　　E. 十二指肠球部狭窄梗阻

4. 患儿急起发热、咳嗽、气促，胸片示双下肺斑片影沿支气管播散，应考虑

（　　）

　A. 大叶性肺炎　　B. 支气管肺炎　　C. 支原体肺炎　　D. 过敏性肺炎　E. 干酪性肺炎

5. 男，60岁，主诉黏液血便，大便变细，钡灌肠显示直肠和乙状结肠充盈缺损，管腔不规则变窄。该病人的诊断应考虑 （　　）

　A. 溃疡性结肠炎　　B. 阿米巴结肠炎　　C. Crohn 病　　D. 结肠癌　E. 肠结核

6. 青年病人，反复发作左小腿红肿流脓，X 线显示左胫骨增生硬化，并有死腔和死骨形成，应考虑

　A. 急性骨髓炎　　B. 慢性骨髓炎　　C. 骨结核　　D. 骨梅毒　　E. 骨肉瘤

7. CT 扫描与体层摄影相比较，其最大的优点是 （　　）

　A. 密度分辨率高　　B. 空间分辨率高　　C. 对比度增高　　D. 操作方法简单　　E. 病人无痛苦

8. 正常静脉肾盂造影时肾盂肾盏显影最浓的时间是静脉内注射对比剂后（　　）

A. 1~2 分钟　　B. 3~5 分钟　　C. 6~10 分钟　　D. 15~30 分钟
E. 60~120 分钟

9. 成人颅内压增高最常见的 X 线征象是　　　　　　　　　　　（　　）
A. 头颅扩大　　B. 囟门增宽　　C. 颅缝分离　　D. 脑回压迹增多
E. 鞍背疏松脱钙

10. 下面哪种组织对超声传播阻碍最小　　　　　　　　　　　　（　　）
A. 肌肉　　B. 脂肪　　C. 肝　　D. 血液　　E. 脾

11. 最早在妊娠多少周时用超声检查能够测量双顶径　　　　　　（　　）
A. 14 周　　B. 12 周　　C. 8 周　　D. 6 周　　E. 10 周

12. 彩色多普勒血流显像的特点，哪项是错误的　　　　　　　　（　　）
A. 血流方向朝向探头，显示红色　　B. 血流方向背离探头，显示蓝色
C. 动脉血流显示为红色　　D. 出现湍流为混合色　　E. 血流速度高显示亮度大

13. 下列哪一种方法是腹部目前最常用的，首选的引导穿刺方法　（　　）
A. X 线透视　　B. 超声检查　　C. CT 检查　　D. MRI 检查　　E. 放射性核素显像

【X 型题】

14. 金属异物严禁进入 MRI 扫描区是为了避免　　　　　　　　（　　）
A. 磁场对人体的损伤　　B. 磁场强度减低　　C. 磁场均匀度破坏
D. 磁共振信号过于增强　　E. 幽闭恐怖症

15. 以下哪些是良性胃溃疡的 X 线征象　　　　　　　　　　　（　　）
A. 半月形巨大溃疡　　B. 溃疡周围环堤　　C. 项圈征、狭颈征　　D. 黏膜放射性集中　　E. 溃疡突出于胃轮廓外

16. 胆囊内结石常见假阳性有　　　　　　　　　　　　　　　　（　　）
A. 十二指肠内气体回声　　B. 多重反射　　C. 胆囊内积气　　D. 胆囊内沉渣　　E. 胆囊癌

17. 相对 CT 而言，MRI 优点包括下列哪几项　　　　　　　　（　　）
A. 直接多轴面成像　　B. 化学成像，信息量大　　C. 密度分辨率高
D. 空间分辨率高　　E. 无碘过敏危险

18. 骨、关节结核的主要 X 线表现是　　　　　　　　　　　　（　　）
A. 骨质增生　　B. 骨质破坏　　C. 骨质软化　　D. 骨质疏松　　E. 骨骼增粗变形

19. 气胸的 X 线征象是 （　　）

A. 气胸部位高度透亮，其中无肺纹理　　B. 纵隔向健侧移位，膈肌位置下降　　C. 肺组织被压缩向肺门，透亮度减低　　D. 纵隔向患侧移位，膈肌位置上升　　E. 被压缩的肺表面的脏层胸膜，显示为一层纤细的边缘

20. 胆道系统超声检查，正确的是 （　　）

A. 检查前须禁食 8～12 小时　　B. USG 是首选的诊断方法　　C. 正常时，普通超声可观察到肝内三级以上的胆管　　D. 胆总管位于门静脉的后方　　E. 胆总管下段位于腔静脉前方

二、填空题（每空 1 分，共 20 分）

1. 介入放射学是将_____与_____有机地结合，采用非手术治疗方式，为病人解除疾苦。

2. 普大心型的常见病因是_____、_____和_____。

3. 心脏声学造影时，一般连续注射不得超过_____次，且两次注射时间应相隔_____分钟以上。

4. 对于法洛四联症病人，B 超检查从心底短轴面可显示出_____、_____、_____。

5. 超声在传播过程中，如声源与接受体存在_____，即可产生_____，此即多普勒效应。

6. 非血管性介入治疗包括_____、_____、_____、髓核切吸和立体定位及 γ 刀治疗。

7. 超声成像基本原理主要依据超声波传播的_____、_____、多普勒特性 3 种物理特性。

8. 超声是指振动频率每秒在_____Hz 以上，超过人耳听觉值上限的声波。

9. 急腹症首选的影像学检查是_____。

10. 女性生殖系统疾病的首选影像学检查为_____。

三、判断题（每题 1 分，共 10 分；正确的在括号内标"＋"，错误的标"－"）

1. 急性化脓性骨髓炎发病后 3～5 天，X 线照片上可见到骨质改变。 （　　）

2. 正常乳突气房的发育是从 1 岁开始，6～7 岁时发育完全。 （　　）

3. 关节结核好发于四肢小关节，双侧对称性受累。 （　　）

4. 对右肝后叶的占位性病变，应注意与腹膜后肿瘤和右肾上腺肿瘤相鉴别。

（　　）

5. 在左腹 B 超探出有"假肾征"声像图可以判定为结肠癌。（　　）

6. 超声导向穿刺用乙醇注射治疗肝癌，如果病人有重度黄疸或有中等量的腹
   水，则不能进行。（　　）

7. 自然对比缺乏的部位，人为地将对比剂引入器官内或其周围，造成人工对
   比影像，称为造影检查。（　　）

8. 碘过敏试验阴性者，在造影检查过程中仍有出现严重反应的可能。（　　）

9. 关节结核好发于四肢小关节，双侧对称性受累。（　　）

10. 腹部脏器疾病以 CT 扫描为首选检查方法，胃肠道疾病则以钡剂造影为主。

（　　）

四、名词解释（每题 2 分，共 10 分）

1. DSA
2. MRCP
3. CTA
4. 超级影像
5. 多普勒效应

五、问答题（每题 2 分，共 40 分）

1. 何谓医学影像学？
2. 常用的特殊摄影有哪些？各有何主要用途？
3. 造影检查的常用对比剂有哪些类型？主要适用于何种造影检查？
4. 如何做好 X 线检查时的防护？
5. 何谓选择性血管造影？何谓数字减影血管造影（DSA）？
6. 试述何谓电子计算机体层摄影（CT）及其适应范围。
7. 简述磁共振成像（MRI）及其临床应用价值。
8. 何谓介入放射学？包含哪些内容？
9. MRI 检查的禁忌证有哪些？
10. 何谓骨龄？有何临床意义？
11. 试述骨骼常见的几种基本病变。
12. 何谓颈椎病？X 线表现如何？

13. 类风湿关节炎 X 线表现如何？

14. 早期肺癌在影像学上有何表现？

15. 何谓法洛三联症、四联症、五联症？法洛四联症的典型 X 线表现如何？

16. 试述食管癌的 X 线表现。

17. 简述鼻咽癌的影像学表现。

18. 颅脑病变如何选择影像检查方法？

19. 简述脑梗死的 CT 表现。

20. 试述肝肿块介入超声的适应证。

参考答案

一、选择题

1. A	2. E	3. D	4. B	5. D	6. B
7. A	8. D	9. E	10. D	11. B	12. C
13. B	14. AC	15. CDE	16. ABCDE	17. ABCE	18. BD
19. ABCE	20. ABE				

二、填空题

1. 影像诊断　　介入治疗

2. 心包疾病　　心肌疾病　　心力衰竭

3. 5　　5

4. 主动脉增粗　　右心室壁厚　　肺动脉狭窄

5. 相对运动　　频率变化

6. 穿刺活检　　抽吸引流　　结石处理

7. 声阻抗特性　　声衰减特性

8. 2 万

9. 腹部平片

10. 超声

三、判断题

1. －	2. ＋	3. －	4. ＋	5. －	6. ＋
7. ＋	8. ＋	9. －	10. ＋		

四、名词解释

1. DSA（digital subtraction angiography）：即数字减影血管造影，是应用计算机处理数字化影像信息技术，以消除骨骼和软组织影像，突出显示血管影像。它分为动脉法和静脉法两种。前者血管显影较清晰，对比剂用量减少，但需行动脉内导管术，病人有一定的痛苦。

2. MRCP：是磁共振胆胰管造影的简称，它是采用重 T_2WI 水成像原理，不需注射对比剂，无创性地显示胆道和胰管的成像技术，用以诊断梗阻性黄疸的部位和病因。

3. CTA：即 CT 血管造影，是经静脉内注射对比剂，当含对比剂的血流通过靶器官时，行螺旋 CT 容积扫描并三维重建该器官的血管图像，是一种微创性血管成像方法。

4. 超级影像：又称过度显像，是指全身骨骼影像浓而清晰，软组织放射性很低，双肾及膀胱显影不明显，是弥漫性骨转移的一种表现，亦可见于甲状旁腺功能亢进。

5. 多普勒效应：由于声源和接收体之间的相对运动，引起超声波回声频率发生改变，这种频移现象称为多普勒效应。

五、问答题

1. 医学影像学是在放射诊断学基础上发展起来的，除传统 X 线检查法外，尚包括 CT、MRI、DSA、ECT、B 超和热像图等成像技术。这些成像的应用原理和方法虽不相同，但以影像诊断疾病是共同的，这些成像技术的关系非常密切，结合在一起，可以取长补短，互相补充，进一步扩大了检查范围，提高了诊断质量，并且逐步形成了现代医学影像学体系。在医学影像学的推动下，还促进了介入性放射学的发展，使医学影像学和治疗学更加紧密地结合，扩大了影像学科的临床应用领域。

2. 除用的特殊摄影如下：

（1）体层摄影：通过体层摄影装置摄取指定层面的体层像，主要用于以下情况。①明确平片上难以显示和重叠较多的病变；②观察病变内空洞、钙化及肿块边缘情况；③检查支气管狭窄、闭塞或扩张。

（2）软线摄影：利用发射软射线的钼靶 X 线管进行软组织摄影，如乳腺摄影。

3. 造影检查的对比剂分为两大类：高密度对比剂有钡剂和碘剂，低密度对比剂为气体。

（1）钡剂：为医用纯硫酸钡粉末，配制成不同浓度的混悬液，可口服或灌肠，主要应用于食管和胃肠道造影检查。

（2）碘剂：①无机碘剂，刺激性较大，现基本不用。②有机碘剂，品种繁多，分为离子型（如泛影葡胺等）和非离子型（如碘海醇、碘普胺、碘帕醇等）。泛影葡胺常用作心血管和静脉、尿路造影。离子型对比剂具有高渗性，可引起毒副作用。非离子型对比剂具有相对低渗性、低黏度、低毒性等优点，减少了毒副作用，适用于血管造影和 CT 增强扫描。③碘油，用于子宫输卵管造影和肝癌介入治疗。

（3）气体：为空气、氧气和二氧化碳，由于影像新技术的出现，这种对比剂现已少用。

4. X 线检查时的防护要点如下：

（1）工作人员的防护：①充分利用各种防护器材，例如铅围裙、手套和防护眼镜等；②控制原发射线，例如选择适当的曝光条件，缩小照射野，透视前暗适应，间断透视缩短曝光时间等；③减少散射线，例如加强 X 线管的消散措施，按标准设计机房，扩大散射线的分散面并削弱其强度；④定期健康检查。

（2）受检病人的防护：①皮肤至焦点距离不得少于 35 cm；②非投照野用铅橡皮遮盖，尤其是生殖腺和胎儿，避免对怀孕妇女进行腹部照射；③缩小检查野，减少照射次数，避免短期内多部位重复检查。

5.（1）选择性血管造影：是指经皮穿刺动脉或静脉置入导管，在电视屏监护下，将导管选择性送入靶血管内，注射造影剂进行血管造影的方法。由于是向靶血管内直接注射，造影剂用量较小，血管显影清晰，诊断质量提高，并可进行血管介入性治疗操作。

（2）数字减影血管造影（DSA）：是利用电子计算机处理数字化的影像信息，以消除重叠的骨骼和软组织影，突出血管影像。数字减影是 DSA 的基础。DSA 检查方法有两种：静脉法（IADSA）和动脉法（IADSA）。

IVDSA 又分为中心静脉法和周围静脉法，前者是将导管置入腔静脉或右心房注射造影剂；后者是直接穿刺周围静脉，注射造影剂。IADSA 也分为选择性或非选择性血管造影法。非选择性血管造影置导管于主动脉内；选择性血管造影置导管于靶动脉内。IADSA 因为减少了血管的重叠，能显示较小的血管，造影剂用量减少，毒副作用降低，影像质量进一步提高。

6. 计算抗体层摄影（CT）是利用 X 线对人体扫描所获取的信息，经电子计算机进行数字化处理并重建图像，比传统 X 线检查方法的密度分辨率显著提高，能够分辨各种软组织结构间的微小密度差异，因而扩大了 X 线的检查范围，提高了图像质量，并促进了现代医学影像学的发展。CT 扫描的适应范围主要是：

（1）检查颅内疾病：如脑外伤、出血、梗死、肿瘤、感染、变性和先天性畸形等的诊断，同时也可诊断某些脊椎、椎间盘和椎管内疾病。

（2）检查眼耳鼻咽喉疾病：如对眼眶、鼻窦、鼻咽、喉部、中内耳等疾病诊断很有帮助。

（3）检查胸部疾病：可早期发现肺癌及肺、胸膜和纵隔的原发和转移瘤，但需在胸部平片基础上有目的地进行。

（4）检查腹部和盆腔疾病：常需与 B 超检查结合进行检查。

7. 磁共振线像（MRI）是利用原子核在磁场内所产生的信号经计算机重建图像的新一代成像技术，可使某些 CT 扫描不能显示的病变成像显影，当前 MRI 检查的临床应用日益广泛，其主要用途如下。

(1) 颅内疾病特别是鞍区、后颅窝和脊髓病变的显像明显优于 CT 检查。

(2) 直接显示心脏大血管内腔，观察其形态学变化，可在无创伤条件下进行。

(3) 骨关节和肌肉系统疾病的显像比 CT 检查清楚。

(4) 对纵隔、腹部和盆腔疾病有一定的诊断价值，但对肺部和胃肠道疾病的诊断作用有限。

(5) 增强 MRI 检查能进一步提高其敏感性，造影剂可采用 Gd-DTPA。

8. 介入放射学是在医学影像学基础上发展起来的新学科，由 Wallace 在 1976 年所倡导，其核心是将影像诊断和治疗有机地结合起来，应用非手术方式为病人解除疾苦。介入放射学分为血管介入法和非血管介入法两大类。

(1) 血管介入法：①经导管栓塞术，用以控制大出血、动静脉瘘、动脉瘤、血管畸形的治疗以及内科性脾、肾切除等；②经皮血管形成术（PTA），用以治疗动脉硬化、纤维肌发育不良、大动脉炎和肾移植术后动脉吻合口狭窄等；③血管内药物灌注，如灌注血管收缩剂控制食管静脉曲张、胃十二指肠溃疡以及结肠憩室炎的出血，灌注抗肿瘤药治疗恶性肿瘤；④心脏介入性治疗，如球囊导管扩张二尖瓣狭窄和肺动脉瓣狭窄，经导管栓塞动脉导管未闭和修补房间隔缺损等；⑤其他，如经颈静脉行肝内门-体静脉分流术（TIPS），就是治疗门静脉高压的一种新方法，即在肝静脉与门静脉之间，放置支撑器，分流门静脉血流入体静脉。

(2) 非血管性介入法：①穿刺活检，用于胸腔、腹腔、骨骼、眼眶、甲状腺和乳腺等的活检；②抽吸引流，用于胆道和尿路阻塞、囊肿、脓肿和血肿引流，并可经引流管或造瘘口灌注药物治疗；③结石处理，胆道和尿路结石的溶石、碎石和取石；④椎间盘突出症，经皮髓核切吸术；⑤立体定位 γ 刀治疗等。

9. MRI 检查的禁忌证如下：

(1) 带有心脏起搏器、神经刺激器、胰岛素泵、人工心脏瓣膜等的病人。

(2) 带有动脉瘤夹者（非顺磁性如钛合金除外）。

(3) 有眼内金属异物、内耳植入金属假体、金属假肢、金属关节、铁磁性异物（弹片等）者。

(4) 妊娠 3 个月内的早期妊娠者。

10. 骨骼在生长发育过程中，骺软骨出现二次骨化中心和骨骺线消失的时间称为骨龄。测量骨龄可了解骨骼的生长发育状况。与正常标准骨龄相比较，可提示骨骼生长发育过程的过速或迟缓。骨龄迟缓常见于克汀病、侏儒症、佝偻病、慢性营养不良等。骨龄提前见于肾上腺皮质增生或肿瘤、生殖细胞瘤和血友病等。正常骨龄因种族、地区和性别而有所差异，故正常标准有一定的范围，应用时应充分考虑这些因素。

11. 骨骼常见的基本病变有：①骨质疏松；②骨质软化；③骨质破坏；④骨质增生硬化；⑤骨膜反应；⑥软骨钙化；⑦骨质坏死；⑧骨骼变形；⑨骨内矿物质沉积。

12. 颈椎病系指颈椎退行性变。由于椎间盘、小关节软骨退行性变，引起骨质增生和韧带钙化，压迫和刺激脊神经根、脊髓和椎动脉，产生相应的临床症候群。

颈椎病的 X 线表现：以颈 5 和颈 6 为明显，椎体缘及小关节突骨质增生，椎间孔变小、变形，椎间隙变窄，椎管狭窄，颈韧带钙化，颈椎生理曲度变直或后突。

13. 类风湿关节炎常累及四肢小关节，一般为双侧对称性多关节受累，主要 X 线表现如下。

（1）关节周围软组织梭形肿胀。

（2）关节间隙早期稍增宽（积液），关节软骨破坏后变窄。

（3）关节面骨质侵蚀变模糊，且不规整。

（4）关节软骨下骨质吸收、囊变。

（5）关节邻近骨质疏松，可有层状骨膜增生。

（6）晚期四肢肌肉萎缩，纤维性关节强直、半脱位或全脱位。

14. 早期肺癌的影像学表现为：早期肺癌的中央型在影像学表现为肺段、肺叶阴影，可逐渐发展，也可在同一部位反复出现，在病理上为肺不张或阻塞性肺炎，CT 检查可见肺段或肺叶支气管狭窄或梗阻。部分隐性肺癌胸片或 CT 检查可正常，仅在痰中找到癌细胞。周围型病灶直径小于或等于 2 cm，影像表现为孤立结节或片状影，有分叶征、毛刺征、小泡征、胸膜凹陷征等，无肺门及纵隔淋巴结增大。

15. 法洛三联症是指肺动脉狭窄合并房间隔缺损或者卵圆孔心未闭以及右室肥厚。法洛四联症包括肺动脉狭窄、室间隔缺损，主动脉骑跨和右心室肥厚。法洛五联症是在法洛四联症的基础上，加上卵圆孔未闭或房间隔缺损的一组畸形。

法洛四联症的典型 X 线表现是：①肺血减少，肺纹纤细、稀少，可出现侧支循环的网织状纹理，双肺门细小；②心脏呈靴形，主动脉弓增宽右移或右位，心腰凹陷，心尖圆隆上翘；③心脏轻度增大，以右心室增大为主，右心房可轻度增大，左心房和左心室不大。

16. 食管癌的 X 线表现如下：

（1）早期：①食管黏膜增粗、迂曲或中断；②增粗黏膜面上出现小溃疡，大小 2～4 mm；③边缘不齐整的小充盈缺损；④局部管壁僵硬，扩张度减弱；⑤病变区钡剂流动缓慢。

（2）中晚期：①局限性管腔不规则狭窄，管腔内充填缺损；②黏膜增粗、中断或破坏；③管壁僵硬，扩张度差，蠕动减弱或消失；④钡剂通过受阻，阻塞上端食管扩张；⑤食管外软组织块影。

17. 鼻咽癌的影像学表现如下：

(1) 鼻咽腔形态异常：常见于鼻咽顶后壁，其次为侧壁，咽隐窝变浅、消失。

(2) 鼻咽部软组织改变：鼻咽部黏膜增厚或形成软组织肿块，CT 检查呈软组织密度，MRI 检查呈长 T_1 长 T_2 信号，增强后有强化。

(3) 其他改变：黏膜下和咽旁间隙软组织浸润，邻近受侵犯部位骨质破坏，颈淋巴结转移。

18. 颅脑病变选择影像学检查方法如下：

(1) X 线照片：主要观察颅骨病变如骨折、肿瘤，也可显示颅内钙化。

(2) CT 检查：用于颅内病变和颅骨病变，与 MRI 检查相比，它对出血、钙化、骨质改变敏感。

(3) MRI 检查：显示颅内病变优于 CT 检查，还可进行脑功能定位和显示脑组织代谢改变，但对急性出血、钙化、密质骨不敏感。

(4) DSA：显示颅内血管性病变和肿瘤的富血管程度，其准确度优于 CTA 和 MRA。

(5) 正电子发射计算机断层显像（PET）或磁共振波谱（MRS）：观察脑组织代谢改变。

19. 脑梗死 CT 表现与梗死类型及病期有关。

(1) 缺血性脑梗死：脑血管闭塞后 24 小时内，CT 检查可无阳性发现。24 小时后呈低或混杂密度区，常并发脑水肿和占位表现。1～2 周后边缘变清楚，2～3 周后病灶变成等密度，4～6 周则变为低密度软化灶。病侧脑室扩大。脑梗死 3 天至 6 周时低密度区中可出现脑回状、斑状或环状增强。

(2) 出血性脑梗死：好发于皮质和基底核，为大片低度区中出现不规则的高密度出血斑。

(3) 腔隙性脑梗死：多位于基底核与脑干，表现为直径<1.0 cm 边缘清楚的低密度灶。

20. 肝肿块介入超声的适应证有：①肝内局灶病变或弥漫性实质占位病变性质不明者；②肝肿瘤放射治疗或化学治疗前的确诊；③临床疑为肝癌而声像图不典型者；④肝内转移病灶原发部位不明者。

§7.5 核医学试卷

一、选择题（每题 1 分，共 20 分）

【A 型题】

1. 肾脏指数是反映肾功能的较好指标，一般认为肾功能中度受损的肾脏指数参考值是 （ ）

    A. 10%～20%　　B. 20%～30%　　C. 30%～40%　　D. 40%～50%

    E. 50%～60%

2. 放射性工作人员剂量限制，全身均匀照射年剂量当量不应超过 （ ）

    A. 100 mSV　　B. 50 mSV　　C. 20 mSV　　D. 10 mSV　　E. 5 mSV

3. 脑梗死、短暂性脑缺血发作（TIA）的早期诊断，应首选以下哪种诊断手段

    （ ）

    A. 局部脑血流断层核素显像　　B. X-CT 脑扫描　　C. 磁共振脑部检查

    D. B 超检查　　E. X 线脑血管造影

4. 核素治疗原理主要是利用哪种射线对病变进行局部照射而达到治疗目的

    （ ）

    A. γ 射线　　B. β 射线　　C. X 射线　　D. 中子　　E. 质子

5. 甲状腺显像诊断最有独特价值的适应证是 （ ）

    A. 甲状腺功能亢进症的诊断　　B. 甲状腺炎的鉴别　　C. 甲状腺癌的判定　　D. 甲状腺腺瘤的判别　　E. 异位甲状腺的定位判断

6. 核医学诊断的原理是 （ ）

    A. 放射性核素标记原理　　B. 放射化学原理　　C. 放射性示踪原理

    D. 摄像原理　　E. 生理生化原理

7. 核素显像技术的优势是 （ ）

    A. 影像分辨率高　　B. 价格便宜　　C. 可显示脏器功能　　D. 无辐射损害　　E. 可断层显像

8. 肝胶体显像的适应证主要为 （ ）

    A. 黄疸鉴别　　B. 胆系结石时，肝胆各部分功能状况判定　　C. 先天性胆道闭锁　　D. 急性胆囊炎　　E. 肝占位性病变

9. 在泌尿系统梗阻情况下，判断肾功能有无恢复可能主要依据肾图的哪项分析指标 （　　）

    A. 肾脏指数　　B. 半排时间　　C. 分浓缩率　　D. 15 分钟残留率

    E. 峰值差

10. 核素肺灌注显像主要诊断的疾病是 （　　）

    A. 急性肺栓塞　　B. 慢性支气管炎　　C. 肺结核　　D. 肺内占位性病变　　E. 呼吸道阻塞

11. 判定心肌是否存活最可靠的无创性心脏检查方法是 （　　）

    A. 超声心电图　　B. PET 心肌显像　　C. X-CT　　D. 数字减影血管造影（DSA）　　E. 冠状动脉造影

    【B 型题】

    问题 12～13

    A. 热结节

    B. 温结节

    C. 冷结节

    D. 凉结节

    E. 甲状腺不显影

    以下病例可能出现的甲状腺显像为上述哪项

12. 亚急性甲状腺炎 （　　）

13. 功能自主性甲状腺腺瘤 （　　）

    问题 14～15

    A. 放射性核素心血管动态显像检查

    B. 心血池静态显像检查

    C. 心血池动态显像检查

    D. 心肌灌注显像检查

    E. 心肌梗死灶"热区"显像检查

14. 冠心病心肌缺血的诊断常用的方法是 （　　）

15. 先天性心脏病分流性质的判断应使用的检查方法是 （　　）

    【X 型题】

16. 放射免疫分析的必备条件是 （　　）

    A. 放射性核素标记的抗原　　B. 标准品　　C. 特异抗体　　D. B 与 F 分离技术　　E. 放射性测量仪器

17. ^{131}I治疗甲状腺功能亢进症的依据是 （　　）

A. 甲状腺能选择性摄取^{131}I　　B. ^{131}I放射出 γ 射线，在组织内射程短，进行局部照射达到治疗目的　　C. ^{131}I治疗时甲状旁腺和周围组织受累不大　　D. ^{131}I在甲状腺组织内停留时间较长　　E. ^{131}I治疗甲状腺功能亢进症安全且无并发症

18. 核医学检查的特点包括 （　　）

A. 一种功能性显像，对疾病可进行早期诊断　　B. 一种特异性显像方法　　C. 既可显示解剖结构改变，又能进行动态功能的观察　　D. 安全非创伤性检查　　E. 主要缺点是价格昂贵

19. 骨骼核素显像的适应证有 （　　）

A. 寻找恶性肿瘤的早期转移病灶　　B. 诊断外伤性骨折　　C. 判断骨肿瘤的部位、范围　　D. 早期骨髓炎与蜂窝织炎鉴别诊断　　E. 对关节疾病、代谢性骨病等早期判断

20. 外照射的防护方法包括 （　　）

A. 屏蔽防护　　B. 增大照射距离　　C. 大量服用维生素 E　　D. 使用免疫调节药物　　E. 适当缩短照射时间

二、填空题（每空 1 分，共 20 分）

1. 利用放射性核素实现脏器和病变显像的方法称为_____。

2. 静态显像临床多用作观察脏器和病变的_____、_____、_____和_____。

3. 放射性核素显像根据显示方法不同分为：_____、_____、_____和_____。

4. 放射性药物用于显像者称为_____，用于非显像者称为_____。

5. SPECT 具有_____、_____、_____、_____四大显像功能。

6. 放射性核素治疗，是将开放型放射性核素或其标记物引入体内，利用其发射出的_____粒子的_____生物效应。

7. 骨骼三相显像检查包括_____、_____和_____。

三、判断题（每题 1 分，共 10 分；正确的在括号内标"＋"，错误的标"－"）

1. 放射性核素显像有别于单纯形态结构的显像，是一种独特的功能显像。

（　　）

2. 放射免疫分析的基础是放射性标记的抗原和非标记抗原同时与限量的特异性抗体进行的结合反应。   （   ）

3. 局部脑血流断层显像可用于脑梗死的诊断。一旦脑梗死发生，在影像上即可显示病变部位放射性明显增加，阳性率近100%。   （   ）

4. 临床大动脉瘤的诊断最好的方法是心血池动态显像。   （   ）

5. 心血池动态显像和心室功能测定对冠心病心肌缺血的诊断有较高的临床价值。   （   ）

6. 放射性核素显像不是单纯形态结构的显像，而是一种独特的功能性显像。
                                                             （   ）

7. 放射性核素显像诊断的优越性在于图像清晰，显示组织结构比 X-CT 和 MRI 的图像要好。   （   ）

8. 放射性核素显像和放射免疫分析检测，是核医学的两项重要内容，它们都是利用核射线在体外进行检查的诊断方法。   （   ）

9. 心血池动态、心肌灌注平面和断层显像对心肌缺血、心肌梗死均有较好的临床价值。   （   ）

10. 凡进行核医学检查的病人，无须做任何准备，这是核医学检测的最大优点。   （   ）

四、名词解释（每题2分，共10分）

1. 核医学
2. 核素
3. 放射性核素
4. 外照射
5. 放射性核素显像

五、问答题（每题2分，共40分）

1. 何谓放射性和放射性核素？
2. 何谓物理半衰期、生物半衰期和有效半衰期？
3. 何谓 SPECT？它有哪些优点？
4. 何谓 PET？PET 比 SPECT 有何优越之处？
5. 试述对体内诊断用放射性药物的特殊要求。
6. 神经系统显像主要包括哪些内容？

7. 试述甲状腺吸^{131}I率测定的基本原理。

8. 试述血清甲状腺素（T_3、T_4）测定的主要临床意义。

9. 简述 4 类甲状腺结节的影像特征。

10. 试述心肌"热区"显像及其临床意义。

11. 简述心肌灌注显像的临床意义。

12. 癌胚抗原（CEA）的浓度与癌肿的分期、组织类型、大小和转移之间有何关系？

13. 简述肾图检查的基本原理。

14. 试述骨髓显像的适应证。

15. 简述骨显像的临床价值。

16. 试述^{131}I治疗甲状腺功能亢进症的适应证和禁忌证。

17. 试述放射性核素体外检查法的诊断原理和应用概况。

18. 试述放射性核素治疗原理和应用概况。

19. 试述β射线敷贴治疗皮肤病的原理和适应证。

20. 简述核医学临床应用的注意事项。

参考答案

一、选择题

1. B	2. B	3. A	4. B	5. E	6. C
7. C	8. E	9. C	10. A	11. B	12. E
13. A	14. D	15. A	16. ABCDE	17. ACD	18. ABCD
19. ABCDE	20. ABE				

二、填空题

1. 放射性核素显像

2. 位置　　形态　　大小　　放射性分布

3. 静态和动态显像　　局部和全身显像　　平面与断层显像　　阳性和阴性显像

4. 显像剂　　示踪剂

5. 静态显像　　动态显像　　全身显像　　断层显像

6. β　　电离辐射

7. 血流相　　血池相　　延迟相

三、判断题

1. +	2. +	3. −	4. −	5. −	6. +
7. −	8. −	9. +	10. −		

四、名词解释

1. 核医学：是研究核技术在医学中的应用及其理论的科学。

2. 核素：是具有相同质量数、原子序数和核能态的一类原子的总称。

3. 同位素：具有相同原子序数，但质量数不同的核素称为同位素。

4. 外照射：辐射源处于体外对人体产生的辐射作用，如天然辐射源中的宇宙射线、地壳中放射性核素的 γ 光子、人工电离辐射源中各种辐射装置、封闭的放射性核素源、放射性污染、体内存在放射性核素的病人等，均可起到外照射的作用。

5. 放射性核素显像：是以脏器内、外或脏器与病变之间的放射性浓度差异为基础的脏器或病变显像方法，用于显像的放射性核素或标记物称为显像剂。

五、问答题

1.（1）放射性：不稳定性核素的核内结构或能级的调整称为核衰变。核衰变的同时，将释放出一种或一种以上的射线，这种性质称为放射性。

（2）放射性核素：不稳定核素（即具有放射性的核素）又称放射性核素。它能自发地进行放射性核衰变，放出射线并衰变成另一种核素。

2.（1）物理半衰期：即在单一的放射性衰变过程中，放射性活度降至其原有值一半所需要的时间，简称半衰期（$t_{1/2}$）。

（2）生物半衰期（t_b）：指当某生物系统中，某种指定的化学元素的排速率近似地按指数规律减少时，由于生物过程致使该元素在此系统中的量减少一半所需时间。

（3）有效半衰期（t_e）：指当某种生物系统中，某种指定的放射性核素的量，由于放射性衰变和生物排出的综合作用，而近似地按指数规律减少时，该核素的数量减少一半所需的时间。

物理半衰期、生物半衰期和有效半衰期三者的关系为：

$$t_e = \frac{t_{1/2} \times t_b}{t_{1/2} + t_b}$$

3. 单光子发射型计算机断层成像（SPECT）：它能从不同的方向摄取体内放射性核素的分布图，经计算机综合处理，绘出核素在体内各截面的分布及立体重建图。其主要优点如下：①其图像不仅是解剖的，而且是生理、生化及病理过程的图像，是从体外测定器官或组织生理、病理变化的定量仪器；②其为断层图像，每张图像代表一层组织内的放射性分布，故将图像连起来，即可得到一个立体图像；③灵敏度高，统计涨落相对小；④成像快；⑤断层不受深度、脏器大小和厚度的影响，一些深层部位的病变也能探测到；⑥可进行静态和动态的全身平面显像。

4. 正电子发射型计算机断层显像（PET）：是专门为探测体内湮没辐射并进行断层显像的设备。

   PET 与 SPECT 相比，具有灵敏度高和能用于较精确定量分析的优点，而且所用放射性核素多为人体组织天然元素的同位素，能进行真正的示踪研究，故 PET 已成为当前最为理想的定量代谢显像技术。

5. 用于体内诊断的放射性药物应具备的性能如下：

   （1）理想的物理性能：①γ 射线的特点，γ 射线具有较强的穿透力，能在体表探测到，电离密度低，在体内引起的电离损伤较小。②γ 射线的能量，SPECT 要求能量为 $100\sim300\ keV$，如 ^{99m}Tc。湮没辐射产生的 γ 光子能量为 $511\ keV$，适用于 PET 显像或带有超高能准直器和符合电路的高档 SPECT 显像。③物理半衰期，以几小时为宜，如 ^{99m}Tc。当别无选择时，^{131}I 也可使用。发射正电子的核素半衰期非常短，要求回旋加速器装置。

   （2）理想的生物学性能：①定位性能，进入靶器官快，靶器官/非靶器官的放射性比值高，从靶器官中清除的速度适当。②生物半衰期，除血池显像剂等少数例外，一般要求放射性药物在体内滞留时间越短越好，但要保证检查的顺利完成。非靶器官为肝、胆、肾时，应尽快排出体外，以减少对靶器官（或组织）影像的干扰。

6. 神经系统显像主要包括局部脑血流断层显像、脑池显像、脑代谢显像及神经受体显像等。随着断层显像技术的不断发展，不仅增进了对脑形态学观察水平，更重要的是使得诸如脑的葡萄糖代谢、蛋白质代谢、局部血流量、受体密度等与中枢神经系统功能密切相关的重要课题都可以用放射性核素显像进行研究，并应用于很多神经系统疾病的早期诊断。

7. 甲状腺吸 ^{131}I 率测定的原理如下：碘是甲状腺合成甲状腺激素的主要原料，故 ^{131}I 能被甲状腺摄取和浓聚。甲状腺摄取 ^{131}I 的量和速率与甲状腺的功能有关。

   ^{131}I 能发出 γ 射线，用甲状腺功能测定仪可于甲状腺部位测量服 ^{131}I 后不同时间甲状腺的摄 ^{131}I 率，即可得知甲状腺的功能状态。

8. 血清甲状腺素（T_3、T_4）测定的意义如下：甲状腺功能亢进者，血清总 T_3、T_4 浓度明显升高，均值较正常值高 $2\sim3$ 倍，诊断符合率可高达 95%，对早期及治愈后复发的甲状腺功能亢进症也是较灵敏的诊断指标。此外，T_3、T_4 还可用于甲状腺功能亢进症治疗期间判断其功能状态，观察疗效及调整用药量等。

   甲状腺功能减退者，血清 T_3、T_4 浓度大多低于正常值的下限，少数与正常有交叉，对指导甲状腺功能减退病人替代疗法的调节用药量很有价值。T_3、T_4 与促甲状腺激素（TSH）检测联合应用诊断新生儿甲状腺功能减退症是国内外优生学的主要手段。

9. 4 类甲状腺结节的影响特征为：根据甲状腺内放射性分布与邻近正常甲状腺组织比较，放射性浓度增高为"热结节"，放射性水平相近为"温结节"，放射性密度减低为"凉结节"，放射性分布缺损为"冷结节"。

10. 在心肌显像图上梗死灶呈"热区"，这类显像称心肌"热区"显像，其临床意义如下：

（1）急性心肌梗死发病后 10～12 小时内，病灶即可显示为明显的局灶性"热区"，据此可以直观心肌梗死的大小、部位和范围，对病情和预后估计极有帮助。

（2）本法能鉴别急性和陈旧性心肌梗死，对发现在陈旧性心肌梗死基础上的再梗死极有价值。

11. 心肌灌注显像用于缺血性心脏病的鉴别诊断：

（1）冠心病的诊断：心肌灌注显像可以提供心肌局部血流分布的资料，特别是通过介入试验和静息（再分布）两种显像资料的对比分析，对于判断心肌缺血、缺血程度与心肌梗死有较大的价值。

（2）心肌梗死的定位诊断及范围大小判断。

（3）评价心肌细胞的活力：鉴别心肌梗死与虽有严重缺血但仍然存活的心肌，对指导临床治疗及判断预后有意义。心肌代谢显像在这方面有更大的优势。

（4）评价冠心病治疗效果。

（5）心室壁瘤和心肌病的辅助诊断。

12. 癌胚抗原（CEA）浓度与肿瘤的关系如下：

（1）CEA 浓度与癌症早、中、晚期有关，越到晚期 CEA 越升高。

（2）CEA 浓度与肿瘤体积的大小有关，随其体积增大而升高。

（3）CEA 浓度与肿瘤转移有关，癌转移后其浓度也升高。

（4）CEA 浓度与癌组织类型有关，腺癌的 CEA 测定最灵敏，其次是鳞癌和低分化癌。

13. 肾图检查的原理如下：马尿酸是机体内由肝脏合成后经肾小管上皮细胞迅速分泌随尿排出的代谢产物。用 ^{131}I 标记的马尿酸钠静脉注射后，随血流进入肾脏，由肾小管上皮细胞吸收后分泌到肾小管腔内，再随尿液汇集到肾盂，经输尿管排入膀胱。肾图以时间-放射性曲线形式记录这一过程，可用以了解两侧肾脏功能状态和上尿路的通畅情况。

14. 骨髓显像的适应证如下：

（1）帮助选择骨髓穿刺及活组织检查的位置。

（2）评价白血病病人全身骨髓的分布和活性，观察化学治疗后骨髓缓解过程和外周骨髓有无残余病灶。

（3）骨髓梗死、多发性骨髓瘤和骨髓肿瘤转移灶的定位诊断。

（4）各种慢性溶血性疾病的鉴别诊断。

（5）其他造血功能障碍疾病的诊断。

（6）提供淋巴瘤病人分期的参考。

（7）有助于对放射治疗及化学治疗反应提出警告。

（8）真红细胞增多症的辅助诊断和疗效观察。

15. 骨显像的临床价值如下：

（1）早期发现骨转移癌：常在仅有功能代谢改变的早期，即可发现骨质的异常，一般早于 X 线检查 3～6 个月发现。

（2）诊断原发性骨肿瘤：用骨动态和静态显像，病变区出现放射性异常浓聚的、边界不规则的影像，其诊断亦早于 X 线检查。

（3）移植骨存活的监测：一般于骨移植后 1～2 个月即可做骨显像，以判断其成活情况。

（4）外伤性骨折的早期诊断：无论是趾骨等细小骨或股骨头、股骨颈等长骨骨折，骨显像比 X 线检查灵敏。

（5）早期诊断骨骼炎症：X 线检查一般在急性炎症 2 周后才出现异常，而骨显像可于发病后 2 天即显示阳性改变。

（6）早期诊断骨关节病：骨显像比 X 线检查能更早期发现异常。

16. （1）^{131}I 治疗甲状腺功能亢进症的适应证：①成年 Graves 病病人首选 ^{131}I 治疗；②对抗甲状腺药疗效不佳或药物过敏，以及甲状腺功能亢进症术后复发的青少年病人；③Graves 病伴心房颤动的病人；④拒绝手术或有手术禁忌证的 Graves 病；⑤Graves 病合并慢性淋巴细胞性甲状腺炎摄 ^{131}I 率增高的病人；⑥伴白细胞或血小板减少的病人。

（2）禁忌证：①妊娠或哺乳者；②甲状腺功能亢进症伴有急性心肌梗死者；③严重肾功能障碍的病人。

17. 放射性核素体外检查法主要是体外放射配体结合分析，利用放射性标记的配体为示踪剂，以竞争结合反应为基础，核素不引入体内而是在试管内完成的微量生物活性物质检测技术。最有代表性且应用最广泛的是放射免疫分析，此法有较高的灵敏度和特异性，已广泛用于临床诊断和医学研究。这一原理近年来已被应用于建立许多非放射性配体结合分析技术，如酶标技术、发光免疫分析技术等，发展迅速。

18. 放射性核素内照射治疗的原理是有些病变能高度选择性浓聚某些放射性核素或其标记物，这些核素或标记物能发射出短射程的 β 粒子或 α 粒子，对病变进行集中照射，在病变局部产生足够的电离辐射生物效应，达到抑制或破坏病变组织的治疗目的，而对邻近正常组织和全身辐射吸收剂量很小，如核素 ^{131}碘（^{131}I）治疗甲亢、^{89}锶

(^{89}Sr）或^{153}钐（^{153}Sm）治疗骨转移癌等均有很好疗效，且方法简便、不良反应小，有较高的实用价值。

放射性药物介入治疗可对胸腹腔恶性肿瘤病变和癌性积液、颅咽管囊肿、颌骨囊肿进行介入治疗。对实体瘤可行放射性粒子植入治疗。

19.（1）β射线敷贴治疗皮肤病的原理：利用能发射β射线的^{32}磷（^{32}P）或^{90}锶（^{90}Sr）核素，对皮肤表浅病变照射，可导致局部微血管萎缩、闭塞等退行性改变，增生病变细胞分裂速度减慢抑制，或局部血管通透性改变，白细胞增加、吞噬作用加强，而使病变得以治愈或好转。

（2）β射线贴敷治疗皮肤病的适应证：局限性慢性神经性皮炎、毛细血管瘤、瘢痕疙瘩、慢性湿疹等。对口腔黏膜和女阴白斑、角膜和结膜非特异性炎症、溃疡、翼状胬肉、角膜新生血管等均有肯定的疗效。

20.核医学临床应用的注意事项包括：进行核医学检查或治疗时，病人须做好某些准备，以期获得满意的检查结果。例如，甲状腺疾病做核医学诊治前均须停服含碘类和抗甲状腺药若干时日。心血管病者检查前2天停服扩冠状动脉药、β受体阻滞药及维拉帕米等钙拮抗药，检查当日应空腹。泌尿系检查前一天须停服利尿药和磺胺类药。有些项目有时间要求，如急性心肌梗死病人发病后12～72小时内进行检查，阳性检出率最高，1周后下降；肌红蛋白检测在2～12小时、肌钙蛋白在6～24小时内采血测定，诊断意义最好。监测地高辛血药浓度时，要待服药6～8小时药物浓度达到平衡后取血检测，结果才有诊断意义。

§7.6 临床病理学试卷

一、选择题（每题1分，共20分）

【A型题】

1. 判断组织或细胞是否坏死的主要标志是 （ ）

A. 胞质改变　　B. 胞核改变　　C. 细胞间质改变　　D. 细胞膜改变

E. 细胞器改变

2. 慢性消耗性疾病首先发生萎缩的组织是 （ ）

A. 上皮组织　　B. 结缔组织　　C. 脂肪组织　　D. 肌肉组织　　E. 神经组织

3. 骨折愈合的基础是 （ ）

A. 骨组织再生　　B. 骨膜细胞增生　　C. 血肿形成　　D. 肉芽组织增生

E. 改建

4. 弥散性血管内凝血（DIC）指的是 （ ）

A. 心、肝、肾等重要器官中有较多的血栓形成　　B. 全身小动脉内有广泛性的血栓形成　　C. 全身小静脉内有广泛性的血栓形成　　D. 小动脉和小静脉内均有广泛性的血栓形成　　E. 微循环内有广泛的微血栓形成

5. 血栓形成是指 （ ）

A. 血液成分凝固形成固体质块的过程　　B. 心血管内血液成分凝固形成固体质块的过程　　C. 在活体组织内血液成分凝固形成固体质块的过程

D. 活体组织内红细胞发生凝固形成固体质块的过程　　E. 在活体心血管内血液成分发生析出凝集或凝固形成固体质块的过程

6. 股静脉内血栓脱落引起栓塞，下列哪项叙述是不正确的 （ ）

A. 大多数栓塞于肺　　B. 都发生出血性梗死　　C. 如栓塞于肺动脉主干常引起猝死　　D. 伴左心衰时一定发生相应部位的梗死　　E. 如有心间隔缺损亦可栓塞于脑

7. 炎症的基本病变是 （ ）

A. 组织细胞的变性坏死　　B. 组织的炎性充血和水肿　　C. 红、肿、热、痛，功能障碍　　D. 变质、渗出、增生　　E. 周围血液中的细胞增多和白

细胞浸润

8. 肺转移性肝癌指的是 （ ）

    A. 肺癌转移至肝   B. 肝癌转移至肺   C. 肝癌和肺癌同时转移至其他处   D. 其他处的癌转移至肝和肺   E. 肝癌和肺癌互相转移

9. 冠心病心肌梗死最常发生的部位是 （ ）

    A. 左心室侧壁   B. 左心室后壁底部及室间隔后 1/3 部分   C. 左心室前壁及室间隔前 2/3 部分   D. 左心室后壁   E. 右心室前壁及室间隔前 2/3 部分

10. 肺癌最常见的形态学类型是 （ ）

    A. 腺样囊腺癌   B. 巨细胞癌   C. 鳞状细胞癌   D. 腺癌   E. 未分化癌

11. 大叶性肺炎咳铁锈色痰出现在 （ ）

    A. 充血水肿期   B. 红色肝变期   C. 灰色肝变期   D. 溶解消散期   E. 恢复期

12. 恶性淋巴瘤是 （ ）

    A. 发生于淋巴结的恶性肿瘤   B. 发生于骨髓原始造血细胞的恶性肿瘤   C. 主要是淋巴结反应性增生形成的肉芽肿   D. 主要是淋巴窦上皮反应性增生形成的恶性肉芽肿   E. 原发于淋巴结和结外淋巴组织的恶性肿瘤

13. 尖锐湿疣的病因是 （ ）

    A. HPV 感染   B. HSV 感染   C. CMV 感染   D. 衣原体感染   E. 细菌感染

【X 型题】

14. 慢性支气管炎可导致 （ ）

    A. 支气管扩张症   B. 肺气肿   C. 支气管狭窄   D. 肺癌   E. 肺出血性梗死

15. 慢性萎缩性胃炎的病变特点是 （ ）

    A. 腺体减少并有囊性扩张   B. 肠上皮化生   C. 黏膜固有层内淋巴、浆细胞浸润   D. 胃穿孔   E. 并发幽门瘢痕形成

16. 脑软化灶形成可见于 （ ）

    A. 脑栓塞   B. 流行性脑脊髓膜炎   C. 流行性乙型脑炎   D. 脑血吸虫病   E. 脑胶细胞质瘤

17. 鼻咽癌的特点是 （ ）

　　A. 早期鼻咽部就有明显肿块　　B. 以低分化鳞癌最多见　　C. 往往早期发生淋巴道转移　　D. 涕血　　E. 头痛、耳鸣

18. 阿米巴滋养体所引起的组织坏死为　　　　　　　　　　　　　（　　）

　　A. 凝固性坏死　　B. 干酪样坏死　　C. 纤维素样坏死　　D. 液化性坏死　　E. 果浆样坏死

19. 肺源性心脏病可由下列哪些疾病引起　　　　　　　　　　　　（　　）

　　A. 慢性支气管炎　　B. 慢性纤维空洞性肺结核　　C. 硅沉着病

　　D. 小叶性肺炎　　E. 肺癌

20. 临床上表现为肾病综合征的有　　　　　　　　　　　　　　　（　　）

　　A. 急性弥漫性增生性肾小球肾炎　　B. 膜性肾小球肾炎　　C. 快速进行性肾小球肾炎　　D. 慢性肾小球肾炎　　E. 轻微病变性肾小球肾炎

二、填空题（每空 1 分，共 20 分）

1. 根据肠道炎症特征、全身变化和临床经过的不同，细菌性痢疾可分为_____、_____和_____ 3 种类型。

2. 高血压常见的致死原因是_____、_____和_____。

3. 骨折愈合过程依次为_____、_____、_____和_____。

4. 甲状腺功能减退发生在婴幼儿期，表现为_____；发生在成人时，表现为_____。

5. 根据动脉粥样硬化斑块的形成和发展将其分为_____、_____、_____ 4 个时期。

6. 血栓的类型有_____、_____、_____和_____。

三、判断题（每题 1 分，共 10 分；正确的在括号内标"＋"，错误的标"－"）

1. 正常细胞与肿瘤细胞在超微结构上没有质的差别。　　　　　　（　　）

2. 坏死细胞核的改变可为核浓缩、核分裂、核溶解。　　　　　　（　　）

3. 急性肾小球肾炎是由溶血性链球菌引起的增生性炎症。　　　　（　　）

4. 乳腺癌是来源于乳腺导管上皮的恶性肿瘤。　　　　　　　　　（　　）

5. 判断胃癌的早晚期主要根据是否有转移。　　　　　　　　　　（　　）

6. 胶质瘤无论良、恶性，均呈浸润性生长。　　　　　　　　　　（　　）

7. 高血压病性肾萎缩称为原发性肾萎缩。　　　　　　　　　　　（　　）

8. 介于肿瘤性增生与非肿瘤性增生之间的肿瘤称为交界性肿瘤。　（　　）

9. 成人肺结核主要通过支气管扩散。 （　　）
10. 阿米巴肝脓肿是发生于肝脏的局限性化脓性炎症。 （　　）

四、名词解释（每题2分，共10分）

1. 原位癌
2. 癌肉瘤
3. 冷脓肿
4. 结核球
5. 猝死

五、问答题（每题2分，共40分）

1. 何谓坏死？坏死分为哪几种？
2. 何谓凋亡？凋亡细胞的形态和生化特征有哪些？
3. 何谓肉芽组织？它有哪些功能？
4. 何谓淤血？引起淤血的原因有哪几种？举例说明。
5. 何谓栓子？常见的栓子有哪些？
6. 何谓炎症？炎症的主要临床表现是什么？
7. 炎症的局部基本病理变化是什么？
8. 何谓肉芽肿性炎症？常见的病因有哪些？
9. 何谓化脓性炎症？化脓性炎症有哪些类型？
10. 何谓肿瘤的异型性？它与分化程度有什么关系？
11. 举例说明肿瘤的命名原则。
12. 何谓癌前病变？常见的癌前病变有哪些？
13. 风湿性心内膜炎的主要病理改变如何？
14. 高血压最常累及哪些脏器和组织？其主要病理特点如何？
15. 冠状动脉粥样硬化常累及哪些动脉段？冠状动脉粥样硬化对心脏的影响如何？
16. 肺癌早期诊断方法有哪些？
17. 肺癌的肉眼类型有哪些？
18. 病毒性肝炎常见临床病理类型有哪些？
19. 乳腺癌有哪些类型？
20. 何谓宫颈上皮非典型增生？如何分级？

参考答案

一、选择题

1. B　　2. C　　3. B　　4. E　　5. E　　6. B
7. D　　8. B　　9. C　　10. C　　11. B　　12. E
13. A　　14. ABC　　15. ABC　　16. ACE　　17. BCDE　　18. DE
19. ABC　　20. BE

二、填空题

1. 急性痢疾　　慢性痢疾　　中毒性痢疾
2. 脑出血　　心力衰竭　　肾衰竭
3. 血肿形成　　纤维性骨痂　　骨性骨痂形成　　骨痂改建或再塑
4. 克汀病　　黏液水肿
5. 脂纹　　纤维斑块　　粥样斑块　　粥样斑块的继发改变
6. 白色血栓　　红色血栓　　混合血栓　　纤维素性微血栓

三、判断题

1. －　　2. －　　3. －　　4. ＋　　5. －　　6. ＋
7. ＋　　8. －　　9. ＋　　10. －

四、名词解释

1. 原位癌：是指癌变仅见于黏膜上皮层内或皮肤表皮层内，常波及上皮的全层，但基底膜完整，无间质浸润的癌。原位癌是一种最早期癌，如能及时发现和治疗可防止其发展为浸润性癌。

2. 癌肉瘤：同一肿瘤中既有癌又有肉瘤成分者称为癌肉瘤。癌的成分可为鳞状细胞癌、移行细胞癌、腺癌、分化差的癌等；肉瘤成分可为纤维肉瘤、平滑肌肉瘤、骨肉瘤等。癌和肉瘤的成分可按不同比例混合。

3. 冷脓肿：骨关节结核累及周围软组织，形成大量的干酪坏死和结核性肉芽组织，坏死物液化后在骨旁形成结核性"脓肿"，由于局部无红、肿、热、痛，故又称"冷脓肿"。

4. 结核球：又称结核瘤，是一种孤立的有纤维包裹、境界分明的球形干酪样坏死灶，直径为 2～5 cm，多为 1 个，有时多个，常位于肺上叶。结核球可由浸润型肺结核转向痊愈时，干酪样坏死灶发生纤维包裹而形成；亦可由于结核空洞的引流支气管被阻塞后，空洞由干酪样坏死物质填满而成；或由多个结核病灶融合而成。

5. 猝死：又称急死，是指平素似乎健康的人，由于潜在性疾病或功能障碍而突然出现意外的非暴力死亡。引起猝死常见的疾病有冠心病、心肌病、心瓣膜病、动脉瘤、羊水栓塞、脑出血、脑血管畸形破裂出血、蛛网膜下腔出血、急性出血性胰腺炎、宫外孕内出血等。

五、问答题

1. 坏死是指机体（活体）局部组织或细胞死亡。常见坏死的类型有凝固性坏死、液化性坏死、纤维素样坏死和坏疽。

2. （1）凋亡：凋亡是由体内外某些因素触发细胞内预存的死亡程序而导致的细胞主动性死亡方式，在形态和生化特征上都有别于坏死。

   （2）凋亡的形态特征：其形态学特征是细胞皱缩，胞质致密，核染色质边集，而后胞核裂解，胞质出现芽突并脱落，形成含核碎片和（或）细胞器成分的膜包小体，称为凋亡小体，由吞噬细胞吞噬、降解。

   （3）凋亡的生化特征：其生化特征是内切核酸酶和需钙蛋白酶活化，早期出现 $180 \sim 200$ bp 的 DNA 降解片段，在电泳中呈特征性的梯带状以及半胱氨酸-天冬氨酸蛋白酶和凋亡蛋白酶活性增高。

3. 肉芽组织是由新生毛细血管、成纤维细胞、多少不等的炎性细胞所构成的新生结缔组织，鲜红色，质软似鲜嫩肉芽，故称肉芽组织。肉芽组织的主要功能包括：

   （1）抗感染及保护创面。

   （2）机化血凝块、坏死组织及其他异物。

   （3）填补伤口及其他缺损。

4. 淤血是由于静脉血液回流受阻，血液淤积于小静脉和毛细血管内，使受影响的局部器官或组织内血液含量异常增多的现象。常见淤血的原因有：

   （1）静脉血管受压：如肠套叠、妊娠子宫压迫髂静脉。

   （2）静脉血管阻塞：如静脉内血栓形成，栓子栓塞。

   （3）心力衰竭：如左心衰致肺淤血，右心衰致肝淤血。

5. 引起血管栓塞的异常物质称为栓子，常见栓子有血栓栓子、脂肪栓子、空气栓子、细胞栓子、细菌栓子和羊水栓子等。

6. 炎症是具有血管系统的活体组织对损伤因子所发生的防御反应。炎症局部主要临床表现为红、肿、热、痛和局部功能障碍。在损伤因子刺激较为强烈、组织损伤较为严重的情况下，常出现不同程度的全身反应，如发热和白细胞增多等。

7. 炎症的局部基本病理变化通常包括局部组织的变质、渗出和增生。

(1) 变质：炎症局部组织发生变性和坏死。

(2) 渗出：炎症局部组织血管内的液体、蛋白质和白细胞通过血管壁进入间质或浆膜腔或体表、黏膜表面的过程。

(3) 增生：包括实质细胞和间质细胞增生。

8. 肉芽肿是指由渗出的单核细胞和局部增生的巨噬细胞增生构成的、境界清楚的结节状病灶，直径一般在 0.5～2 mm。以肉芽肿形成为特点的特殊性慢性炎症称为肉芽肿性炎症。常见的病因有：①某些细菌感染，如结核、麻风和伤寒等；②螺旋体感染，如梅毒；③真菌和寄生虫感染，包括组织胞浆菌病和血吸虫病等；④异物，如手术缝线、石棉和滑石粉等；⑤原因不明，如结节病等。

9. 化脓性炎症是以中性粒细胞大量渗出为特征的炎症，常伴有不同程度的组织坏死和脓液形成，多由化脓菌引起。根据化脓性炎症发生的原因和部位的不同，可将其分为以下 3 类。

(1) 表面化脓和积脓：表面化脓是指浆膜或黏膜组织的化脓性炎症，当发生在浆膜或胆囊、输卵管的黏膜时，脓液则在腔内蓄积，称为积脓。

(2) 蜂窝织炎：疏松组织中大量中性粒细胞弥漫性浸润称为蜂窝织炎。主要由溶血性链球菌引起。

(3) 脓肿：为局限性化脓性炎症，主要特征为组织发生坏死溶解，形成充满脓液的腔，称为脓肿。

10. 肿瘤组织无论在细胞形态和组织结构上，都与其发源的正常组织有不同程度的差异，这种差异称为异型性。肿瘤组织的异型性反映肿瘤组织的成熟程度，即分化程度。异型性小者，说明它和正常组织相似，肿瘤组织成熟，肿瘤组织分化程度高。相反，异型性越明显，表示肿瘤组织分化程度越低。区别这种异型性是区别肿瘤良、恶性的主要组织学依据。

11. 良性肿瘤的命名原则为：良性肿瘤在其来源组织名称后加一"瘤"字，如来源于纤维结缔组织的良性肿瘤称为纤维瘤，来源于腺上皮组织的良性肿瘤称为腺瘤。
恶性肿瘤一般是在其来源组织的名称后面加上"癌"或"肉瘤"。来源于上皮组织的恶性肿瘤统称为"癌"，如鳞状细胞癌。从间叶组织发生的恶性肿瘤称为肉瘤，如纤维肉瘤、横纹肌肉瘤等。

12. 癌前病变是指某些本身不是恶性肿瘤，但具有发展成为恶性肿瘤潜在可能性的病变。常见的癌前病变有以下几种：大肠腺瘤、黏膜白斑、宫颈糜烂、纤维囊性乳腺病、慢性萎缩性胃炎伴肠上皮化生、溃疡性结肠炎、皮肤慢性溃疡等。

13. 风湿性心内膜炎的主要病理改变为：风湿性心内膜炎主要累及心瓣膜，其中以二尖瓣最常受累（约 50%），二尖瓣和主动脉瓣共同受累次之，三尖瓣受累者少，肺动脉瓣病变则极罕见。典型者在内膜闭锁缘上形成单行排列的细小赘生物。赘生物直径为 1~2 mm, 灰白色, 半透明状, 附着比较牢, 一般不易脱落。赘生物系由血小板和纤维素形成的小血栓, 由于小血栓呈疣状突起, 故又有疣状心内膜炎之称。

14. 高血压最常累及的是心脏、肾脏、脑和视网膜。心脏主要病理表现为向心性肥大、心室腔不扩张、心肌肥厚。肾脏表现为原发性颗粒性固缩肾, 为双侧对称性、弥漫性病变。脑表现为脑内细小动脉硬化或破裂, 出现脑萎缩、脑软化、脑出血等。视网膜细动脉硬化, 血管迂曲, 严重者视盘水肿、视网膜出血、视力减退。

15. 冠状动脉粥样硬化以左冠状动脉前降支发病最多, 其余依次为右冠状动脉主干、左冠状动脉主干或左旋支、后降支等。冠状动脉粥样硬化对心脏的影响取决于动脉管腔狭窄的程度、管腔阻塞的速度和侧支循环建立等状况, 可出现心绞痛、心肌梗死等。

16. (1) 肺癌的临床早期表现: 肺癌早期可出现咳嗽、痰中带血等症状, 但也有少数病例可全无症状。

(2) 肺癌的 X 线表现: 对 40 岁以上居民进行 X 线胸片普查, 是早期发现肺癌的最有效的方法。

(3) 肺癌的痰细胞学检查: 可查出在 X 线下尚未形成肿块阴影的隐性肺癌, 并可检出癌细胞, 判断肺癌的类型。

(4) 肺癌的支气管镜检查: 除可观察支气管情况外, 还可在可疑部位采取组织做病理学检查或吸其分泌物作涂片, 检查癌细胞, 以进一步确定诊断。

17. 肺癌的肉眼形态多种多样, 根据其位置和形态可分为 3 种主要类型:

(1) 中央型: 癌块位于肺门部, 主要发生于主支气管和肺段、肺叶支气管。

(2) 周边型: 癌块位于肺叶的周边部, 呈境界不清的结节状或球形, 直径多在 2~8 cm, 多发生于肺段及亚肺段支气管。

(3) 弥漫型: 此型罕见, 癌组织沿肺泡呈弥漫性浸润生长, 外观呈肺炎样或呈无数小结节状密布于两肺。

18. 根据病变的轻重, 病毒性肝炎可分为普通型及重型两大类。在普通型中又分为急性及慢性两类。急性有急性无黄疸型及黄疸型; 慢性又分为轻度、中度和重度 3 型。重型中又可分为急性及亚急性两种。

19. 乳腺癌形态结构十分复杂, 类型很多。一般根据组织发生和形态结构将乳腺癌分为三大类型:

(1) 导管癌: 来源于乳腺导管系统, 特别是末梢导管, 包括导管内癌和浸润性导管癌。

(2) 小叶癌: 发生于小叶, 包括小叶原位癌和浸润性小叶癌。

(3) 特殊类型癌: 如典型髓样癌、小管癌、黏液癌、鳞癌、顶泌汗腺癌等。

20. 宫颈上皮非典型增生表现为在上皮层内出现分化较低的细胞,细胞核大深染,染色质增粗,大小不一,形态不规则,巨核、多核,核浆比例增大,核分裂象增多,病理性核分裂,细胞极性紊乱以致消失。一般根据非典型增生范围将其分为 3 级。①Ⅰ级(轻度):上述非典型增生细胞局限于上皮层下部 1/3。②Ⅱ级(中度):非典型增生占上皮层下部 1/3 至 2/3 范围。③Ⅲ级(重度):非典型增生超过全层 2/3 范围。当非典型增生累及黏膜上皮全层时,即为宫颈原位癌。

§7.7　营养学试卷

一、选择题（每题 1 分，共 40 分）

【A 型题】

1. 蛋白质的生理功能不包括　　　　　　　　　　　　　　（　　）
   A. 构成和修复组织　　B. 供给热能　　C. 调节代谢　　D. 阻止癌细胞分裂　　E. 维持胶体渗透压

2. 膳食纤维的作用不包括　　　　　　　　　　　　　　　（　　）
   A. 促进肠蠕动　　B. 有利肠道益生菌生长　　C. 增加粪量　　D. 有利于钙吸收　　E. 治疗便秘

3. 功能性便秘应避免　　　　　　　　　　　　　　　　　（　　）
   A. 食物过于精细　　B. 高纤维膳食　　C. 增加饮水量　　D. 有充分体力活动　　E. 依赖泻药

4. 完全胃肠外营养是　　　　　　　　　　　　　　　　　（　　）
   A. 通过静脉输入全部营养　　B. 从胃管内补其不足　　C. 少量口服　　D. 补充要素膳　　E. 添加匀浆液

5. 空肠造瘘管饲流质最佳温度是　　　　　　　　　　　　（　　）
   A. 37 ℃　　B. 35 ℃　　C. 41 ℃　　D. 39 ℃　　E. 38 ℃

6. 代谢膳食制备要点是　　　　　　　　　　　　　　　　（　　）
   A. 温度适中　　B. 消毒严格　　C. 先洗后切　　D. 称量准确　　E. 食品新鲜

7. 要素膳是　　　　　　　　　　　　　　　　　　　　　（　　）
   A. 低蛋白膳食　　B. 化学配制膳　　C. 需经胃肠道消化　　D. 低脂肪膳食　　E. 低盐膳食

8. 少渣膳食要点是　　　　　　　　　　　　　　　　　　（　　）
   A. 蔬菜、水果不限制　　B. 少用调味品　　C. 选用含纤维少的食物　　D. 少用动物油　　E. 注意烹调方法

9. 乳糖不耐症病人不宜吃　　　　　　　　　　　　　　　（　　）
   A. 鸡蛋　　B. 牛奶　　C. 牛肉　　D. 鱼　　E. 兔肉

10. 药膳的组成是 （　　）

A. 中药与食物　　B. 西药与食物　　C. 中药、食物与调料　　D. 食物与调料　　E. 中药与西药

11. 无机盐的生理功能不包括 （　　）

A. 构成人体组织　　B. 维持渗透压　　C. 维持肌肉兴奋性　　D. 构成生物活性物质　　E. 提供必需氨基酸

12. 维生素的生理功能不包括 （　　）

A. 保护视力　　B. 影响生殖功能　　C. 提供热能　　D. 参与骨代谢　　E. 维持正常免疫功能

13. 含嘌呤最少的食物是 （　　）

A. 猪肝　　B. 牛奶　　C. 豆腐　　D. 猪肉　　E. 鱼子

14. 关于匀浆膳的叙述，下列哪项是正确的 （　　）

A. 化学配制膳　　B. 需要胃肠道消化　　C. 无渣膳食　　D. 只能管饲　　E. 仅用于昏迷病人

15. 动脉硬化病人宜食用 （　　）

A. 低蛋白饮食　　B. 低纤维膳食　　C. 低胆固醇饮食　　D. 低盐膳食　　E. 高钾低钠膳食

16. 肝性脑病早期膳食应 （　　）

A. 禁食豆类　　B. 禁食鱼类　　C. 低蛋白膳食　　D. 低钾膳食　　E. 低钠膳食

17. 婴儿增添辅食应避免 （　　）

A. 根据月龄增食　　B. 由少量开始　　C. 几种食物同时增添　　D. 喂乳以前添加　　E. 上午增添

18. 要素膳的特点不包括 （　　）

A. 营养全面　　B. 易于消化　　C. 无残渣　　D. 使用方便　　E. 由肉类、蔬菜加工而成

19. 属脂溶性维生素的是 （　　）

A. 维生素 B_1　　B. 维生素 C　　C. 维生素 D　　D. 维生素 B_6　　E. 维生素 PP

【B 型题】

问题 20~22

A. 肠梗阻

B. 溃疡病

C. 甲状腺功能亢进症

D. 高血压

E. 急性肾衰竭

下列治疗膳食适合哪种疾病

20. 膳食中限制蛋白质及钠盐 （　）

21. 低脂、低盐 （　）

22. 高热能、高蛋白质、丰富维生素 （　）

问题 23～24

A. 低盐膳食

B. 低蛋白膳食

C. 高蛋白膳食

D. 高纤维膳食

E. 钾、钠定量膳食

23. 肝性脑病的膳食选择 （　）

24. 诊断原发性醛固酮增多症的膳食选择 （　）

问题 25～27

A. 急性胰腺炎

B. 急性肾炎

C. 胃溃疡

D. 急性蜂窝织炎

E. 急性肝炎

下列治疗措施适合哪种疾病

25. 禁食 （　）

26. 少量多餐 （　）

27. 低盐 （　）

问题 28～30

A. 心力衰竭

B. 脑栓塞

C. 扁桃体炎

D. 糖尿病

E. 肠炎

下列膳食适合哪种疾病

28. 低盐膳食 　　　　　　　　　　　　　　　　　　（　　）

29. 低渣膳食 　　　　　　　　　　　　　　　　　　（　　）

30. 定量膳食 　　　　　　　　　　　　　　　　　　（　　）

【C 型题】

问题 31～32

A. 高蛋白膳食

B. 少渣膳食

C. 两者均是

D. 两者均否

31. 肠伤寒病人宜用 　　　　　　　　　　　　　　　（　　）

32. 烧伤病人宜用 　　　　　　　　　　　　　　　　（　　）

问题 33～35

A. 膳食纤维

B. 无机盐

C. 两者均是

D. 两者均否

33. 属人体必需营养素的是 　　　　　　　　　　　　（　　）

34. 属产热营养素的是 　　　　　　　　　　　　　　（　　）

35. 能促进排便的是 　　　　　　　　　　　　　　　（　　）

【X 型题】

36. 蛋白质按必需氨基酸的含量可分为 　　　　　　　（　　）
    A. 完全蛋白质　　B. 半完全蛋白质　　C. 不完全蛋白质　　D. 球蛋白质　　E. 胶质蛋白质

37. 糖尿病饮食治疗需 　　　　　　　　　　　　　　（　　）
    A. 少量多餐　　B. 终身控制饮食　　C. 膳食要平衡　　D. 合理控制总热量　　E. 维持理想体重

38. 结核病膳食应选择 　　　　　　　　　　　　　　（　　）
    A. 高热能　　B. 高蛋白质　　C. 低盐　　D. 低渣　　E. 丰富维生素

39. 平衡膳食的优点有 　　　　　　　　　　　　　　（　　）
    A. 供给充足热能　　B. 食物品种多样　　C. 生长发育所需　　D. 所含营养素全面合理　　E. 预防肿瘤

40. 颅脑损伤昏迷病人的膳食应　　　　　　　　　　　　（　　）

  A. 鼻胃管饲　　B. 胃造瘘口管饲　　C. 供给高热能高蛋白质流质

  D. 半流质管饲　　E. 含有丰富的维生素

二、填空题（每空 1 分，共 15 分）

1. 人体每天脂肪供应量一般以不超过总热量的_____为宜，低脂膳食每天脂肪限于_____ g 以下。

2. 低盐膳食每天食盐_____ g。无盐膳食是指_____。

3. 低蛋白饮食是指每天蛋白质摄入量_____。

4. 营养治疗方式有经口营养、_____、_____。

5. 痛风病人应选用_____膳食。

6. 我国常用的食品添加剂有_____多个品种。

7. 计算标准体重的简单方法是_____。

8. 脂溶性维生素主要来源于_____和_____。

9. 医院基本膳食为普食、_____、_____及流质 4 种。

10. 我国食品安全法于_____年公布实施。

三、判断题（每题 1 分，共 10 分；正确的在括号内标"＋"，错误的标"－"）

1. 非必需氨基酸是指人体代谢中可有可无的氨基酸。　　　　（　　）

2. 匀浆膳是一种有渣饮食，可用匀浆机捣碎配制。　　　　（　　）

3. 低脂低胆固醇膳食适用于 40 岁以上的病人。　　　　（　　）

4. 引起医源性营养不良的原因是没有及时给予静脉输液。　　（　　）

5. 有些食品添加剂是以增加食品营养价值为目的。　　　　（　　）

6. 膳食营养方案必须根据病人的疾病特点与护理、药物以及外科手术等情况相结合来制定。　　　　（　　）

7. 痛风病人应限制蛋白质食用量，并应禁酒。　　　　　　（　　）

8. 使用要素膳应从低浓度、小剂量、慢速度开始。　　　　（　　）

9. 制备代谢膳食时要严格控制食盐，但味精量可不受限制。　（　　）

10. 动物蛋白质中肉类产氨最多，蛋类次之，奶类最少。　　（　　）

四、名词解释（每题 2 分，共 10 分）

1. 必需脂肪酸

2. 必需氨基酸

3. 食品添加剂

4. 维生素

5. 营养素

五、问答题（每题 5 分，共 25 分）

1. 何谓优质蛋白质？

2. 何谓绿色食品？

3. 简述食品添加剂的含义。

4. 何谓食品等值交换份？

5. 试述合理食谱的要求。

参考答案

一、选择题

1. D	2. D	3. E	4. A	5. C	6. D
7. B	8. C	9. B	10. C	11. E	12. C
13. B	14. B	15. C	16. C	17. C	18. E
19. C	20. E	21. D	22. C	23. B	24. E
25. A	26. C	27. B	28. A	29. E	30. D
31. B	32. A	33. C	34. D	35. A	36. ABC
37. BCDE	38. ABE	39. ABCD	40. ACE		

二、填空题

1. 30％   40

2. 2～3   禁用食盐及含盐食物

3. 20～40 g

4. 管饲营养   完全胃肠外营养

5. 低嘌呤

6. 2000

7. 标准体重（kg）＝身高（cm）－105（常数）

8. 动物性食物   食用油

9. 软饭　半流质

10. 2009

三、判断题

1. －　　　2. ＋　　　3. －　　　4. －　　　5. －　　　6. ＋

7. ＋　　　8. ＋　　　9. －　　　10. ＋

四、名词解释

1. 必需脂肪酸：有几种不饱和脂肪酸是维持机体不可缺少的，但在体内不能合成，必须每天从膳食中摄取，这些不饱和脂肪酸称为必需脂肪酸，它们是亚油酸、亚麻酸、花生四烯酸。

2. 必需氨基酸：是指人体自身不能合成，或合成速率不能满足需要而必须从食物中摄取的氨基酸。共有 8 种，即亮氨酸、异亮氨酸、赖氨酸、甲硫氨酸（又称蛋氨酸）、苯丙氨酸、苏氨酸、色氨酸、缬氨酸。另外，组氨酸是婴幼儿必需氨基酸。

3. 食品添加剂：是有意识地一般以少量添加于食品，以改善食品的外观、风味和组织结构或储存性质的非营养物质。

4. 维生素：是维持人体正常生理功能所必需的一类小分子有机化合物，广泛存在于天然食物中。人体需要维生素量很小，但几乎不能合成，各有其特殊生理功能。其常分为脂溶性及水溶性两大类。

5. 营养素：食物中能被人体所吸收、利用、代谢并在人体内有其特殊功能的有效成分称为营养素。营养素总共有 40 多种，可分为蛋白质、脂类、糖类、无机盐、维生素、水和膳食纤维七大类。

五、问答题

1. 优质蛋白质又称完全蛋白质，其蛋白质中的必需氨基酸构成比例与人体组织蛋白质中的氨基酸构成比较相似，易被人体利用。动物性食物中如蛋、乳、肉、鱼中蛋白质以及植物中豆类蛋白质均为优质蛋白质。

2. 绿色食品是遵循可持续发展原则，按照特定生产方式生产，经专门机构认定，使用绿色食品标志商标的无污染的安全、优质、营养类食品。

3. 食品添加剂是指用于改善食品品质、延长食品保存期、便于食品加工和增加食品营养成分的一类化学合成或天然物质。食品添加剂是为改善食品色、香、味等品质，以及为防腐和加工工艺的需要而加入食品中的化合物质或者天然物质。目前我国食品添加剂有 23 个类别，2000 多个品种，包括酸度调节剂、抗结剂、消泡剂、抗氧化剂、漂白剂、膨松剂、着色剂、护色剂、酶制剂、增味剂、营养强化剂、防腐剂、甜味剂、增稠剂、香料等。

4. 食品等值交换份是用来进行食物交换的单位。凡食物所含蛋白质、脂肪、糖类及热能相似的食物归纳为一类，每类食物营养价值基本相等，在同一类中的不同食物彼此可以互相交换而不影响营养素的摄入量，用这种方法进行食物交换就称为等值交换份。可用于等值交换份的食物常分为六大类：①粮谷类；②蔬菜类；③水果类；④瘦肉类；⑤乳、豆类；⑥油脂类。

5. 合理食谱的要求为：①膳食内容需保证营养平衡；②具有吸引力；③能促进消化；④有合理的膳食制度。

§8 医院感染学试卷

§8.1 医院感染学试卷（一）

一、选择题（每题 1 分，共 40 分）

【A 型题】

1. 传染病房医院内感染控制措施中错误的是 （　　）

A. 严格执行消毒隔离制度　　B. 不同传染病可安排在同一房间　　C. 病房内污染区、半污染区、相对清洁区分区明确　　D. 病人的排泄物、分泌物、病房污水必须经过消毒处理后方可排放，固体污物应进行无害化处理或焚烧　　E. 严格探视、陪住制度

2. 发生医院内尿路感染最常见的诱因是 （　　）

A. 长期卧床　　B. 留置导尿管　　C. 膀胱冲洗　　D. 膀胱内注药

E. 膀胱镜检查

3. 关于医院内感染的概念，错误的是 （　　）

A. 医院内感染是指在医院内获得的感染　　B. 与上次住院有关的感染是医院内感染　　C. 出院之后发生的感染可能不是医院内感染　　D. 入院时处于潜伏期的感染一定不是医院内感染　　E. 婴幼儿经胎盘获得的感染是医院内感染

4. 下列消毒剂中属中效消毒剂的是 （　　）

A. 戊二醛　　B. 过氧乙酸　　C. 氯己定　　D. 臭氧　　E. 碘伏

5. 以 15％过氧乙酸原液配制 0.3％过氧乙酸 100 mL，下列方法中正确的是

（　　）

A. 原液稀释 200 倍　　B. 原液 30 mL 加水 70 mL　　C. 原液 20 mL 加水 80 mL　　D. 原液 15 mL 加水 85 mL　　E. 原液 2 mL 加水 98 mL

6. 医院污物的处理原则，下述哪项是错误的 （　　）

A. 防止污染扩散　　B. 分类收集　　C. 分别处理　　D. 少量医疗垃圾可与生活垃圾一同处理　　E. 尽可能采用焚烧处理

7. 关于洗手指征，下述哪项是错误的 （　　）

A. 接触病人前后　　B. 进行无菌技术操作前后　　C. 戴口罩和穿、脱隔离衣前后　　D. 接触血液、体液和被污染的物品前后　　E. 脱手套后无须洗手

8. 关于血液净化室的医院内感染管理，下列哪项不正确 （　）

A. 应对病人常规进行血液净化前肝功能、肝炎病原体等检查　　B. 工作人员定期体格检查，加强个人防护　　C. 透析器、管路应一次性使用　　D. 传染病病人在隔离净化室进行血液净化，专机透析　　E. 急诊病人不需固定透析机

9. 病房的医院内感染管理措施中错误的是 （　）

A. 感染病人与非感染病人分开　　B. 同类感染病人相对集中　　C. 特殊感染病人单独安置　　D. 室内应定时通风换气，必要时进行空气消毒　　E. 地面应常规使用含氯消毒剂消毒

10. 下列细菌是目前医院内感染常见的细菌，但除外 （　）

A. 葡萄球菌特别是金黄色葡萄球菌和凝固酶阴性葡萄球菌　　B. 大肠埃希菌　　C. 沙门菌属　　D. 铜绿假单胞菌　　E. 肺炎杆菌

11. 输液反应中属于医院内感染的是 （　）

A. 由液体或输液通路中的毒素引起的发热　　B. 由于液体被细菌污染引起的发热　　C. 由于输注液体中的药物引起的发热　　D. 由于输液管中的内毒素引起的发热　　E. 由于输注的液体中含有热源物质引起的发热

12. 下列内镜需灭菌，但除外 （　）

A. 纤维支气管镜　　B. 腹腔镜　　C. 脑室镜　　D. 关节镜　　E. 胸腔镜

13. 关于锐器伤的预防，错误的是 （　）

A. 如不慎发生锐器伤，应立即采取相应的保护措施，清创，对创面进行严格消毒处理　　B. 对发生锐器伤者进行血源性疾病的检查和随访　　C. 被 HBV 阳性病人血液、体液污染了的锐器刺伤，应在 1 周内注射乙型肝炎高效价免疫球蛋白　　D. 被 HBV 阳性病人血液、体液污染的锐器刺伤，应进行血液乙型肝炎标志物检查　　E. 被 HBV 阳性病人血液、体液污染了的锐器刺伤，血液乙型肝炎标志物阴性者按规定接种乙型肝炎疫苗

14. 传染性非典型肺炎的最主要传播途径是 （　）

A. 经呼吸道飞沫传播　　B. 经消化道传播　　C. 经粪-口途径传播　　D. 接触传播　　E. 虫媒传播

15. 关于消毒因子对人体的危害，错误的是 （　）

A. 微波对人体无害　　B. 液体消毒剂可以造成人体过敏　　C. 紫外线直接照射可伤害人体皮肤和角膜　　D. 环氧乙烷泄漏不仅对人体直接有毒，还可以发生爆炸　　E. 吸入戊二醛气体对人体有害

16. 经血液、体液传播的病原体不包括 （　）
   A. 乙型肝炎病毒　　B. 丙型肝炎病毒　　C. 人类免疫缺陷病毒
   D. 麻疹病毒　　E. 疟原虫

17. 有关医院内感染预防与控制的概念，错误的是 （　）
   A. 部分医院内感染是可以预防的　　B. 洗手是预防医院内感染的重要措施　　C. 医院内感染一定是由于消毒隔离缺陷所致　　D. 内源性医院内感染是医院内感染的重要原因　　E. 滥用抗菌药物可致二重感染

18. 除灭菌速度快、灭菌效果好、经济、环境污染小的压力蒸气灭菌法外，目前最常用的低温灭菌方法是 （　）
   A. 环氧乙烷灭菌法　　B. 戊二醛浸泡灭菌法　　C. 辐射灭菌法
   D. 过氧乙酸浸泡灭菌法　　E. 微波灭菌法

19. 关于消毒灭菌方法的选择，错误的是 （　）
   A. 耐热耐湿的物品首选压力蒸气灭菌法灭菌　　B. 手术器具与物品首选压力蒸气灭菌法灭菌　　C. 消毒首选物理方法，不能用物理方法消毒时选择化学消毒方法消毒　　D. 不耐热的物品如各种导管、精密仪器、人工移植物可以选择化学灭菌方法，如环氧乙烷灭菌　　E. 化学灭菌剂浸泡灭菌方便实用，应加以推广

20. 下列有关护理工作的描述，不正确的是 （　）
   A. 各种治疗、护理、换药操作应按清洁伤口、感染伤口、隔离伤口依次进行　　B. 起封抽吸的各种溶媒超过 36 小时不得使用，最好采用大包装
   C. 无菌物品必须一人一用一灭菌　　D. 灭菌物品提倡使用小包装，无菌棉球或纱布罐一经打开，使用时间不得超过 24 小时　　E. 治疗室、处置室布局合理，清洁区、污染区分区明确

【B 型题】

问题 21～26

根据空气、物体表面和医护人员手上的菌落总数检测结果回答问题

	空气（cfu/m^3）	物体表面（cfu/cm^2）	医护人员手（cfu/cm^2）
A.	≤10	≤5	≤5
B.	≤200	≤5	≤5
C.	≤500	≤10	≤10
D.	—	≤15	≤15
E.	≤200	≤25	≤25

下述医疗部门应符合的细菌学标准为

21. 层流洁净病房 （　　）

22. 烧伤病房 （　　）

23. 重症监护病房 （　　）

24. 儿科病房 （　　）

25. 传染病门诊 （　　）

26. 婴儿室 （　　）

问题 27～30

根据我国卫生标准回答以下问题：

A. 必须无菌

B. 细菌菌落总数应≤20 cfu/g 或≤20 cfu/100 cm^2，致病性微生物不得检出

C. 细菌菌落总数应≤200 cfu/g 或≤200 cfu/100 cm^2，致病性微生物不得检出

D. 细菌菌落总数应≤100 cfu/mL，致病性微生物不得检出

E. 细菌菌落总数应≤300 cfu/mL，致病性微生物不得检出

27. 进入组织、器官或接触破损皮肤、黏膜的医疗用品 （　　）

28. 接触黏膜的医疗用品 （　　）

29. 接触皮肤的医疗用品 （　　）

30. 使用中的消毒剂 （　　）

【C 型题】

问题 31～32

A. 醋酸氯己定

B. 苯扎溴铵

C. 两者均是

D. 两者均否

31. 低效消毒剂是 （　　）

32. 高效消毒剂是 （　　）

问题 33～35

A. 留置导尿管

B. 气管切开

C. 两者均是

D. 两者均否

33. 医院内尿路感染的常见诱因是 （　　）

34. 医院内下呼吸道感染的常见诱因是 （　　）

35. 手术部位感染的常见诱因 （　　）

【X 型题】

36. 输血可以引起哪些感染 （　　）

A. 梅毒　　B. 丙型病毒性肝炎　　　C. 弓形虫病　　　D. 艾滋病　　　E. 巨细胞病毒感染

37. 属于医院内感染高度危险物品的有 （　　）

A. 手术器械　　　B. 心导管　　　C. 听诊器　　　D. 体温表　　　E. 压舌板

38. 医院应每月对下列哪些科室进行环境卫生学监测 （　　）

A. 手术室、供应室无菌区、治疗室、换药室　　　B. 重症监护室（ICU）
C. 产房、母婴室、新生儿病房　　　D. 骨髓移植病房、血液病房、血液透析室　　　E. 传染病房

39. 医院的医院感染管理委员会的主要职责包括 （　　）

A. 依据国家有关政策、法规，制定全院控制医院内感染规划、管理制度，并组织实施　　　B. 定期总结、分析细菌学检测监测资料，向有关部门反馈，并向全院公布　　　C. 根据《综合医院建筑标准》有关卫生学标准及预防医院内感染的要求，对医院的改建、扩建和新建提出建设性意见　　　D. 对医院感染管理科拟定的全院医院内感染管理工作计划进行审定，对其工作进行考评　　　E. 建立会议制度，定期研究、协调和解决有关医院内感染管理方面的重大事项，遇有紧急问题随时召开

40. 有关外科手术切口感染的危险因素的描述，下列哪些是正确的 （　　）

A. 术前住院时间长，感染危险性低　　　B. 术前使用抗生素时间长，感染危险性高　　　C. 侵入手术切口的细菌毒力强，感染危险性高　　　D. 手术部位剃毛比剪毛的感染危险性低　　　E. 术前使用抗生素时间短，感染危险性高

二、填空题（每空 1 分，共 15 分）

1. 纤维内镜消毒首选＿＿＿＿＿。

2. 普通手术室、产房、婴儿室、早产儿室、普通保护性隔离室、供应室无菌区、烧伤病房、重症监护病房环境类别属＿＿＿＿＿类，其空气、物表、手的卫生学标准分别为＿＿＿＿＿、＿＿＿＿＿、＿＿＿＿＿。

3. 医院内感染发生的主要部位为＿＿＿＿＿、＿＿＿＿＿、＿＿＿＿＿、＿＿＿＿＿、＿＿＿＿＿、＿＿＿＿＿。

4. 医院内泌尿道感染最常见的诱因为_____。

5. 医院内感染的病原体的来源分为_____和_____两类。

6.《医院感染管理规范》对消毒、灭菌效果监测规定：必须对消毒、灭菌效果定期进行监测，灭菌合格率必须达到_____。

三、判断题（每题 1 分，共 10 分）

1. 少量的医疗废物可以丢弃在生活垃圾中与生活垃圾一起处理。　　（　　）

2. 传染性非典型肺炎是我国法定管理的传染病，属乙类传染病。　　（　　）

3. 医院环境监测中的致病性微生物的检测是指乙型溶血性链球菌、金黄色葡萄球菌及其他致病性微生物，并在可疑污染情况下进行相应指标的检测。母婴室、早产儿室、婴儿室、新生儿及儿科病房的物体表面和医护人员的手还不得检出沙门菌。　　（　　）

4. 病人咳嗽、咳痰，痰培养阳性，应诊断为医院内感染。　　（　　）

5. 医院内感染就是交叉感染。　　（　　）

6. 在条件不够如时间紧时，高度危险物品可以只高水平消毒即可使用。（　　）

7. 抽出的药液、开启的静脉输入用无菌液体须注明时间，超过 2 小时后不得使用；启封抽吸的各种溶媒超过 24 小时不得使用，最好采用小包装。　　（　　）

8. 血液净化室工作人员应定期体格检查，操作时必须注意消毒隔离，加强个人防护，必要时注射乙型肝炎疫苗。应对病人常规进行血液净化前肝功能、肝炎病原学等实验室检查。　　（　　）

9. 口腔科修复技工室的印模、蜡块、石膏模型及各种修复体应使用中效以上消毒方法进行消毒。　　（　　）

10. 内镜的消毒须使用高效消毒剂，如 2% 戊二醛消毒浸泡 30 分钟，消毒后用无菌蒸馏水充分冲洗。内镜、活检钳的灭菌首选压力蒸气灭菌，也可用环氧乙烷灭菌或 2% 戊二醛浸泡 10 小时。　　（　　）

四、名词解释（每题 2 分，共 10 分）

1. 医院内感染

2. 标准预防

3. 医院内感染监测

4. 高度危险性物品

5. 灭菌

五、问答题（每题 5 分，共 25 分）

1. 试述控制医院内感染的措施。
2. 何谓保护性隔离？
3. 简述六步洗手法的六步是指哪六步。
4. 试述医院内感染的感染链包括哪些部分。
5. 试述医疗垃圾对公众健康可能造成哪些危害。

参考答案

一、选择题

1. B	2. B	3. E	4. E	5. E	6. D
7. E	8. E	9. E	10. C	11. B	12. A
13. C	14. A	15. A	16. D	17. C	18. A
19. E	20. B	21. A	22. B	23. B	24. C
25. D	26. B	27. A	28. B	29. C	30. D
31. C	32. D	33. A	34. B	35. D	36. ABCDE
37. AB	38. ABCD	39. ACDE	40. BC		

二、填空题

1. 2%戊二醛

2. 二（或Ⅱ）类 $\leqslant 200$ cfu/m³ $\leqslant 5$ cfu/cm² $\leqslant 5$ cfu/cm²

3. 呼吸道 泌尿道 胃肠道 手术部位 皮肤软组织 血液

4. 留置导尿管

5. 内源性 外源性

6. 100%

三、判断题

1. —	2. +	3. +	4. —	5. —	6. —
7. +	8. +	9. +	10. +		

四、名词解释

1. 医院内感染：是指住院病人在医院内获得的感染，包括在住院期间发生的感染和在医院内获得、出院后发病的感染；但不包括入院前已存在或入院时已处于潜伏期的感染。医院工作人员在医院内获得的感染也属医院内感染。

2. **标准预防**：认定病人的血液、体液、分泌物、排泄物均具有传染性，须进行隔离，不论是否有明显的血迹污染或是否接触非完整的皮肤与黏膜，接触上述物质者，必须采取防护措施。其基本特点为：①既要防止血源性疾病的传播，也要防止非血源性疾病的传播；②强调双向防护，既防止疾病从病人传至医务人员，又防止疾病从医务人员传至病人；③根据疾病的主要传播途径，采取相应的隔离措施，包括接触隔离、空气隔离和微粒隔离。

3. **医院内感染监测**：是指长期、系统、连续地观察、收集和分析医院内感染在一定人群中的发生、分布及其影响因素，并将监测结果报送和反馈给有关部门和科室，为医院内感染的预防控制和管理提供科学依据。其监测内容包括：①综合性监测，是指对全院住院病人进行综合性医院内感染及其相关因素的监测；②目标性监测，是指根据医院内感染管理的重点，对选定目标开展的医院内感染监测，如 ICU 病人的监测、外科术后病人的监测、新生儿的监测、抗感染药耐药性的监测等。

4. **高度危险性物品**：这类物品是穿过皮肤或黏膜而进入无菌的组织或器官内部的器材，或与破损的组织、皮肤黏膜密切接触的器材和用品，或血液流经其中的器材和用品，如手术器械和用品、穿刺针、输血器材、输液器材、注射的药物和液体、透析器、血液和血液制品、导尿管、膀胱镜、腹腔镜、组织器官移植物和活体组织检查钳等。

5. **灭菌**：是指杀灭或去除外环境中媒介物携带的一切微生物的过程。

五、问答题

1. 控制医院内感染的措施包括医院内感染监测，即医院内感染病例监测和医院消毒灭菌效果监测，医院内感染散发和医院内感染流行、暴发流行的报告与控制，消毒灭菌与隔离，消毒药械的管理，一次性使用无菌医疗用品的管理，抗感染药应用的管理，医院重点部门的医院内感染管理（如门、急诊，病房，治疗室、注射室、换药室和处置室，产房、母婴室、新生儿室，ICU，血液净化室，手术室，消毒供应室，口腔科，输血科，内镜室，导管室，检验科和营养室及洗衣房的医院内感染管理），医院污物的管理等。

2. 保护性隔离是指为避免医院内高度易感病人受到来自其他病人、医护人员、探视者及环境中各种致病性微生物和条件致病微生物的感染而采取的隔离措施。

3. 六步洗手法的六步分别是掌心对掌心搓擦、手指交叉掌心对手背搓擦、手指交叉掌心对掌心搓擦、两手互握互搓指背、拇指在掌中转动搓擦、指尖在掌心搓擦。

4. 医院内感染的感染链由 3 部分组成，即感染源、感染传播途径和易感者。

5. 医疗垃圾是指医疗卫生机构在医疗、预防、保健以及其他相关活动中产生的具有直接或者间接感染性、毒性以及其他危害性的废物，对公众健康可能造成危害，如传播艾滋病，传播乙型病毒性肝炎和丙型病毒性肝炎，传播胃肠道、呼吸道感染，造成血流感染、皮肤感染，甚至造成放射性损害或中毒。

§8.2 医院感染学试卷（二）

一、选择题（每题 1 分，共 40 分）

【A 型题】

1. 医院内感染常规监测中下列哪项是错误的 （ ）
A. 医院内感染高危科室高危人群监测　　B. 漏报率监测　　C. 医院内感染高危因素监测　　D. 医院内感染暴发流行监测　　E. 传染病报告卡监测

2. 治疗室的管理中，下列哪项是错误的 （ ）
A. 注射治疗时要铺无菌盘，抽出的药液存放不能超过 2 小时　　B. 治疗室中开启的各种溶酶超过 24 个小时不能使用，最好采用小包装　　C. 治疗室中开启的无菌溶液需在 2 小时内使用　　D. 碘酊、乙醇瓶应保持密闭，每周更换并对容器灭菌 1～2 次　　E. 经灭菌后的棉球、纱布包一经打开，使用时间不能超过 48 小时

3. 关于无菌器械保存液和消毒剂的描述，下列哪项是正确的 （ ）
A. 无菌器械保存液应该是无菌的，最多允许检出少量微球菌　　B. 使用中消毒剂细菌总数应≤200 cfu/mL，致病性微生物不得检出　　C. 无菌器械保存液细菌总数应≤5 cfu/mL，致病性微生物不得检出　　D. 使用中消毒剂细菌总数应≤10 cfu/mL，允许检出金黄色葡萄球菌　　E. 使用中消毒剂细菌总数应≤100 cfu/mL，致病性微生物不得检出

4. 医院内感染主要发生在 （ ）
A. 门诊、急诊病人　　B. 探视者　　C. 医务人员　　D. 住院病人
E. 陪护人员

5. 关于使用中的消毒剂、灭菌剂的监测，下列哪项是错误的 （ ）
A. 应进行生物和化学监测　　B. 生物监测：消毒剂每季度 1 次，其细菌含量必须<100 cfu/mL，不得检出致病性微生物　　C. 灭菌剂每月生物测 1 次，不得检出任何微生物　　D. 含氯消毒剂、过氧乙酸等的浓度应每天监测　　E. 对戊二醛浓度的监测应每月不少于 1 次

6. 下列消毒剂中属高水平消毒剂的有 （ ）
A. 戊二醛　　B. 络合碘　　C. 苯扎溴胺　　D. 乙醇　　E. 碘酊

7. 关于医院内感染知识培训，错误的叙述是 （　　）

A. 培训内容包括管理知识和专业知识　　B. 培训对象包括管理、医务、工勤人员　　C. 非专职人员每年不少于 2 小时培训　　D. 进修医师必须培训　　E. 实习医师必须培训

8. 关于地面和拖洗工具的消毒，下列哪项是正确的 （　　）

A. 地面应经常用含氯消毒剂拖洗，既能消毒，又能增白　　B. 因为 2% 戊二醛是高水平消毒剂，有条件时最好用戊二醛拖地，消毒效果好　　C. 地面应湿式清扫，保持清洁，局部有血迹等污染时，应局部用消毒剂处理　　D. 拖洗工具使用后先洗净，再消毒，然后晾干　　E. 检验科的地面每天均需用消毒剂拖洗

9. 关于输血科预防医院内感染的措施，下列哪项是错误的 （　　）

A. 保持环境清洁，每天清洁桌面　　B. 被血液污染的台面可用苯扎溴铵消毒处理　　C. 工作人员上岗前应注射乙型肝炎疫苗，并定期检查抗体水平　　D. 血浆置换术应在 Ⅱ 类环境中进行并注意消毒隔离　　E. 每月对储血冰箱的内壁进行生物学监测，不得检出致病性微生物和真菌

10. 灭菌速度快、灭菌效果好、经济、环境污染小的是 （　　）

A. 环氧乙烷灭菌法　　B. 戊二醛浸泡灭菌法　　C. 辐射灭菌法　　D. 过氧乙酸浸泡灭菌法　　E. 压力蒸气灭菌法

11. 细菌耐药最常见的机制是 （　　）

A. 产生抗生素灭活酶　　B. 抗菌药物作用靶位改变　　C. 细菌改变代谢途径　　D. 细菌细胞膜渗透性改变，使抗菌药物不易进入细菌细胞　　E. 细菌细胞将抗菌药物排除细菌

12. 调查医院内感染的最佳方法是 （　　）

A. 从医院微生物室获得病例来源　　B. 临床医院填报病例　　C. 专职护士到病案室前瞻性发现病例　　D. 病室监控护士报告病例　　E. 专职护士到病案室从出院病历中找查病例

13. 下列概念中不正确的是 （　　）

A. 医院内感染发病率是指一定时间内住院病人中发生医院内感染新发病例的频率　　B. 医院内感染暴发是指在某医院、某科室的住院病人中短时间内、突然发生许多医院内感染病例的现象　　C. 医院内感染流行是指某医院、某科室医院内感染发病率显著超过历年散发发病率水平　　D. 医院内感染散发是指医院内感染在某医院或某地区住院病人中历年的一般发

病率水平 　E. 医院内感染的流行趋势是指医院内感染持续流行

14. 免疫功能低下病人的医院内感染预防，下列哪项错误 　　　　（　　）

A. 保护皮肤黏膜的完整性 　B. 广谱抗生素肠道预防感染 　C. 保护性隔离 　D. 治疗局部感染病灶 　E. 疫苗注射

15. 对传染性非典型肺炎无效的公众预防措施是 　　　　　　　（　　）

A. 讲究个人卫生 　B. 注射丙种球蛋白 　C. 在通风不好或人群密集的场所戴口鼻罩 　D. 勤洗手 　E. 不接触传染性非典型病人或临床诊断病人

16. 在我国医院内感染中，病人最常发生感染的部位是 　　　　（　　）

A. 泌尿道 　B. 外科切口 　C. 血液 　D. 呼吸道 　E. 胃肠道

17. 属于低水平消毒剂的是 　　　　　　　　　　　　　　　（　　）

A. 戊二醛 　B. 过氧乙酸 　C. 碘伏 　D. 氯己定 　E. 异丙醇

18. 预防免疫功能低下病人发生医院内感染，下述哪项是不正确的 （　　）

A. 注射相关疫苗 　B. 全身使用广谱抗生素预防感染 　C. 治疗局部感染病灶 　D. 保护性隔离 　E. 保护皮肤黏膜的完整性

19. 目前引起输血后肝炎的主要肝炎病毒为 　　　　　　　　（　　）

A. 甲型肝炎病毒 　B. 乙型肝炎病毒 　C. 丙型肝炎病毒 　D. 戊型肝炎病毒 　E. 庚型肝炎病毒

20. 对怀疑医院内感染的病例取标本进行病原体检查，下述描述中错误的是

（　　）

A. 在使用抗菌药物前送标本 　B. 为节约经费，应该在抗感染治疗效果不佳时取标本做病原体检查 　C. 采集标本后及时送检 　D. 采集标本时防止污染 　E. 接到临床标本后及时正确接种

【B型题】

问题 21～25

A. 国家医院感染管理咨询专家委员会

B. 省医院感染管理专家咨询委员会

C. 各级医院的医院感染管理委员会

D. 医院感染管理科

E. 临床科室医院感染管理小组

21. 根据《综合医院建筑标准》有关的卫生学标准及预防医院内感染的要求，对医院的改建、扩建和新建提出建设性意见的应是 　　　　（　　）

22. 对医院发生的医院内感染流行、暴发流行进行调查分析，提出控制措施，并组织实施的应是 （　　）

23. 监督、指导医师和医技人员严格执行无菌技术操作规程，合理应用抗感染药，实施对一次性医疗用品的管理等有关医院内感染管理的制度的应是 （　　）

24. 对本地区的医院内感染管理进行技术指导的应是 （　　）

25. 进行医院内感染管理的策略研究，为国家提供咨询意见的应是 （　　）

问题 26～30

针对下列血清 HBV 标志物检测结果回答问题

	HBsAg	HBeAg	抗-HBc	抗-HBc IgM	抗-HBe	抗-HBs
A.	＋	＋	－	－	－	－
B.	＋	＋	＋	＋	－	－
C.	＋	－	＋	－	＋	－
D.	＋	－	＋	－	＋	＋
E.	－	－	－	－	－	＋

26. 急性 HBV 感染早期，HBV 复制活跃 （　　）

27. 急性或慢性乙型病毒性肝炎，HBV 复制活跃 （　　）

28. HBV 复制停止 （　　）

29. 接种乙型肝炎疫苗后 （　　）

30. HBsAg、HBeAg 变异 （　　）

【C 型题】

问题 31～32

A. 0.5% 碘伏

B. 2% 戊二醛

C. 两者均是

D. 两者均否

31. 低效消毒剂是 （　　）

32. 高效消毒剂是 （　　）

问题 33～35

A. 使用过的注射针头

B. 带血的敷料

C. 两者均是

D. 两者均否

33. 医疗废物为　　　　　　　　　　　　　　　　　　　（　　）

34. 损伤性废物为　　　　　　　　　　　　　　　　　　（　　）

35. 生活垃圾为　　　　　　　　　　　　　　　　　　　（　　）

【X型题】

36. 医院内感染，下列叙述中可以发生在　　　　　　　　（　　）

A. 门诊病人　　B. 住院病人　　C. 医务人员　　D. 探视者　　E. 陪护人员

37. 预防免疫功能低下病人发生医院内感染，下列叙述中正确的是　（　　）

A. 注射相关疫苗　　B. 广谱抗生素肠道去污染　　C. 治疗潜在性感染病灶　　D. 保护性隔离　　E. 保护皮肤黏膜的完整性

38. 有关医院内医疗废物的处置正确的是　　　　　　　　（　　）

A. 在废物产生护理单元进行分类收集　　B. 由专人定期在各分类收集点收集、转运医疗废物　　C. 放射性废物按放射防护条例的规定处置　　D. 医院应设置医疗废物暂存点　　E. 混有医疗废物的生活垃圾按医疗废物处置

39. 在医院环境卫生学监测中，对致病性微生物监测的规定正确的是　（　　）

A. 空气、医务人员手、物表不得检出乙型溶血性链球菌　　B. 空气、医务人员手、物表不得检出金黄色葡萄球菌及其他致病性微生物　　C. 空气、医务人员手、物表在可疑污染情况下进行相应指标的检测　　D. 空气、物表、医务人员手不得检出铜绿假单胞菌　　E. 母婴室、早产儿室、婴儿室、新生儿及儿科病房的物体表面和医护人员手上不得检出沙门菌属

40. 关于医疗用品的卫生标准，下列哪些是正确的　　　　（　　）

A. 进入人体无菌组织、器官或接触破损皮肤、黏膜的医疗用品必须无菌　　B. 接触黏膜的医疗用品细菌菌落总数应≤20 cfu/g 或 100 cm^2，不得检出致病性微生物　　C. 接触皮肤的医疗用品细菌菌落总数应≤200 cfu/g 或 100 cm^2，不得检出致病性微生物　　D. 使用中消毒剂细菌菌落总数应≤100 cfu/mL，不得检出致病性微生物　　E. 无菌器械保存液必须无菌

二、填空题（每题3分，共15分）

1. 医院内感染监测方法包括_____和_____。

2. 内镜灭菌效果监测标准中，内镜消毒标准为_____，灭菌内镜的标准

为_____。

3. 压力蒸气灭菌效果监测方法有_____、_____、_____3种。压力蒸气生物监测指示菌为_____。

4. 各病室医务人员手指菌数，不能超过_____个/cm²。

5. 常用的低温灭菌方法有（写出3类）_____、_____、_____；临床应用最广泛的灭菌方法为_____。

三、判断题（每题1分，共10分）

1. 碘酊、乙醇应密闭保存，每周更换2次，容器每周灭菌2次。无菌敷料罐应每天更换并灭菌；置于无菌储槽中的灭菌物品（棉球、纱布等）一经打开，使用时间不得超过24小时，提倡使用小包装。　　　　　　（　　）

2. 在口腔科凡接触病人伤口和血液的器械（如手机、车针、扩大针、拔牙钳、挺子、凿子、手术刀、牙周刮治器、洁牙器等）和敷料每人用后均应消毒；常用的口腔科检查器、充填器、托盘等每人用后均应消毒。　　（　　）

3. 输血科的储血冰箱应专用于储存血液及血液成分，不定期清洁和消毒，防止污染。每季度对冰箱的内壁进行生物学监测，不得检出致病性微生物和真菌。
　　　　　　　　　　　　　　　　　　　　　　　　　　　　（　　）

4. 导管介入治疗室的一次性使用导管可以重复使用，传染病病人用过的导管不得重复使用。　　　　　　　　　　　　　　　　　　　　　　（　　）

5. 传染病房应严格执行各病种消毒隔离制度。医务人员在诊查不同病种的病人时，应严格洗手与手消毒。教育病人食品、物品不混用，不互串病房。病人用过的医疗器械、用品等均应先消毒、后清洗，然后根据要求消毒或灭菌，病人出院后严格执行终末消毒。　　　　　　　　　　　　　　（　　）

6. 出院后1个月内的手术切口感染属医院内感染。　　　　　　　　（　　）

7. 没有明确潜伏期的感染，发生在入院48小时以后的就是医院内感染。（　　）

8. 住院病人只要尿培养出细菌，就可诊断为医院内尿路感染。　　　（　　）

9. 治疗室、配餐室、病室、厕所等应分别设置专用拖布，标记明确，分开清洗，悬挂晾干，定期消毒。　　　　　　　　　　　　　　　　　　　（　　）

10. 医院使用的锐器（针头、穿刺针等）用后应放入防渗漏、耐刺的容器内，无害化处理。　　　　　　　　　　　　　　　　　　　　　　　　（　　）

四、名词解释（每题 2 分，共 10 分）

1. 热力灭菌
2. 层流洁净手术室
3. 内源性感染
4. 消毒
5. 严格隔离

五、问答题（每题 5 分，共 25 分）

1. 试述医院内感染的危险因素。
2. 试述抗生素的使用原则。
3. 试述酒精的消毒作用。
4. 试述碘伏的使用方法。
5. 试述医疗废物可能对哪些人群造成危害。

参考答案

一、选择题

1. E	2. E	3. E	4. D	5. E	6. A
7. C	8. C	9. B	10. E	11. A	12. C
13. E	14. B	15. B	16. D	17. D	18. B
19. C	20. B	21. C	22. D	23. E	24. B
25. A	26. A	27. B	28. C	29. E	30. D
31. D	32. B	33. C	34. A	35. D	
36. ABCDE	37. ABCDE	38. ABCDE	39. ABCE	40. ABCDE	

二、填空题

1. 全面综合性监测　　目标性监测
2. <20 cfu/条　　无菌生长
3. 工艺监测　　化学监测　　生物监测　　嗜热脂肪杆菌芽胞
4. 10
5. 环氧乙烷　　等离子体灭菌　　化学浸泡法灭菌　　压力蒸气灭菌

三、判断题

1. ＋　　2. －　　3. －　　4. －　　5. ＋　　6. －
7. ＋　　8. －　　9. ＋　　10. ＋

四、名词解释

1. 热力灭菌：可以灭活一切微生物，包括细菌繁殖体、真菌、病毒及细菌芽胞。热力灭菌法分为干热法和湿热法两种。
2. 层流洁净手术室：采用层流空气净化方式的手术室。即空气通过高效过滤器，呈流线状流入室内，以等速流过房间后流出。室内产生的尘粒或微生物不会向四周扩散，随气流方向被排出房间。
3. 内源性感染：又称自身感染。病原体来自病人自身贮菌库（皮肤、口咽、泌尿生殖道、肠道）的正常菌丛或外来的已定植菌。在医院中当人体免疫功能下降、体内生态环境失衡或发生细菌易位时即可感染。这类感染呈散发性，感染发生机制复杂，从目前而言，内源性感染是难以预防的，控制内源性感染是一项艰巨的课题。
4. 消毒：是指杀灭或消除医院环境中和媒介物上污染的病原微生物的过程。
5. 严格隔离：使用黄色标志，适用于预防高度传染性与致命性感染经空气和接触传播，如咽白喉、艾滋病、传染性非典型肺炎等。严格隔离要求单人隔离室，入室人员戴口罩、帽子和穿隔离衣；室内一切物品专用，不能随意拿出；接触病人前后必须洗手；用过的物品要彻底消毒处理。

五、问答题

1. 医院内感染的危险因素如下：①介入性诊疗操作，破坏皮肤黏膜屏障，如外科手术、各种穿刺、各种插（留置）导管、气管切开等；②现代医疗新技术如器官移植、人工装置（人工瓣膜、人工关节、人工晶体等）；③损伤免疫功能的各种细胞毒药物、免疫抑制药、放射治疗等的广泛使用，如抗肿瘤药、肾上腺皮质激素、环孢素、^{60}Co 治疗等；④基础疾病致宿主免疫功能低下，如糖尿病、肝硬化、慢性肾炎、艾滋病、恶性肿瘤等；⑤使用能引起正常微生态失衡的抗菌药物，破坏机体正常微生态屏障；⑥其他原因，如医院消毒、灭菌工作存在缺陷，医疗场所过于简陋等。
2. 抗生素使用原则如下：
   (1) 有效控制感染，争取最佳疗效。
   (2) 预防和减少抗生素的毒副作用。
   (3) 注意剂量、疗程和给药方法，避免产生耐药菌株。
   (4) 密切注意病人体内正常菌群失调。

（5）根据药敏结果严格选药和给药途径。

3. 乙醇的杀菌作用是使菌体细胞的蛋白质凝固、变性，干扰细菌的新陈代谢，从而杀灭之。乙醇浓度为75%（按容量计）或70%（按重量计）时杀菌力最强。乙醇属中效消毒剂。

4. 碘伏是碘与表面活性剂的不定型结合物，为中效广谱杀菌剂，通常采用浸泡、擦拭、冲洗等使用方法。

（1）浸泡法：对细菌繁殖体污染的物品消毒，用有效碘 250 ppm 的消毒液浸泡 30 分钟；对卫生洗手消毒用含有效碘 500 ppm 的消毒液浸泡 2 分钟；外科洗手用含有效碘 500 ppm 的消毒液浸泡 3 分钟。

（2）擦拭法：对手术部位或注射部位皮肤消毒用含有效碘 5000 ppm 的消毒液擦拭 2 遍，作用 2 分钟；对黏膜表面用含有效碘 500 ppm 消毒液，作用 3～5 分钟。

（3）冲洗法：对阴道及伤口消毒可用含有效碘 500 ppm 消毒液冲洗，作用 3～5 分钟。

5. 医疗废弃物可能对医师、护士、病人、医院后勤支持人员、废弃物收集处置人员以及一般公众造成危害。

§9 医师临床"三基"训练综合试卷

§9.1　医师临床"三基"训练综合试卷（一）

一、**选择题**（每题 1 分，共 40 分）

【A 型题】

1. 胸骨角两侧平对　　　　　　　　　　　　　　　　　　　（　　）

　A. 第 5 肋　　B. 第 4 肋　　C. 第 3 肋　　D. 第 2 肋　　E. 第 1 肋

2. 促使液体回流至毛细血管内的有效胶体渗透压是　　　　　　（　　）

　A. 毛细血管血压减去组织间液胶体渗透压　　B. 血浆胶体渗透压减去组织间液胶体渗透压　　C. 毛细血管血压减去组织间液流体静压　　D. 血浆胶体渗透压减去组织间液流体静压　　E. 毛细血管血压减去血浆胶体渗透压

3. 某肾盂肾炎病人的血气分析结果为 pH 7.32，$PaCO_2$ 30 mmHg，HCO_3^- 15 mmol/L。该病人应诊断为　　　　　　　　　　　　（　　）

　A. 代谢性酸中毒　　B. 代谢性碱中毒　　C. 呼吸性酸中毒　　D. 呼吸性碱中毒　　E. 混合性酸中毒

4. 下述哪项叙述不符合"2000 年人人享有卫生保健"的目标　　（　　）

　A. 人们懂得自己有力量摆脱疾病的桎梏　　B. 不同国家地区或人群均匀地分配卫生资源　　C. 人们所患的疾病都能治愈　　D. 从婴幼儿直到老年都能健康地度过一生　　E. 人们从小到老都能方便地享受到各种卫生保健服务

5. 休克时正确的补液原则是　　　　　　　　　　　　　　　（　　）

　A. 补液"宁多勿少"　　B. "需多少，补多少"　　C. 补充丧失的部分液体和当天继续丧失的液体　　D. "失多少，补多少"　　E. 如血压正常不必补液

6. 属非细胞型微生物的是　　　　　　　　　　　　　　　　（　　）

　A. 立克次体　　B. 衣原体　　C. 真菌　　D. 支原体　　E. 病毒

7. 危害行为发生率最高的精神疾病是　　　　　　　　　　　（　　）

　A. 精神分裂症　　B. 躁狂症　　C. 抑郁症　　D. 反应性精神病　　E. 偏执性精神病

8. 下列哪种属甲类传染病　　　　　　　　　　　　　　　　（　　）

    A. 霍乱   B. 艾滋病   C. 梅毒   D. 炭疽   E. 麻疹

9. 下列哪项不属糖尿病的慢性并发症   （   ）

    A. 动脉粥样硬化   B. 肾脏病变   C. 视网膜病   D. 角膜溃疡

    E. 心肌病

10. 洋地黄的主要适应证不包括哪项   （   ）

    A. 急、慢性充血性心力衰竭   B. 阵发性室上性心动过速   C. 房室阻

滞   D. 心房扑动   E. 快速性心房颤动

11. 周围血管征应除外   （   ）

    A. 水冲脉   B. 点头运动   C. 毛细血管搏动   D. 脉搏短绌

    E. 射枪音

12. 下列哪项不是糖皮质激素使用的绝对禁忌证   （   ）

    A. 青光眼   B. 重度高血压   C. 怀孕   D. 活动性肺结核   E. 骨

质疏松

13. 高压灭菌后物品，超过下列多长时间后就不能使用   （   ）

    A. 3 天   B. 5 天   C. 10 天   D. 7 天   E. 14 天

14. 张力性气胸的主要诊断依据是   （   ）

    A. 呼吸困难   B. 皮下气肿   C. 纵隔向健侧移位   D. 肺萎缩

    E. 胸膜腔内压超过大气压

15. 目前临床上诊断药物性皮炎的主要根据是   （   ）

    A. 皮内试验   B. 激发试验   C. 淋巴细胞转化试验   D. 用药史、

潜伏期、临床症状和发展过程等综合分析   E. 嗜碱性细胞脱颗粒试验

16. 大型帽状腱膜下血肿首选的治疗措施是   （   ）

    A. 静脉或肌内注射止血药物，待其自行吸收   B. 加压包扎，静脉注射

止血药物   C. 穿刺抽出积血，静脉滴注止血药物   D. 穿刺抽出积血

和加压包扎   E. 切开引流和加压包扎

17. 上唇痈可并发   （   ）

    A. 面部蜂窝织炎   B. 眼睑炎   C. 口炎   D. 牙龈炎   E. 化脓性

海绵状静脉窦炎

18. 新生儿败血症最常见的并发症是   （   ）

    A. 肺炎   B. 胸膜炎   C. 化脓性脑膜炎   D. 骨髓炎   E. 肝脓肿

19. 目前妇科恶性肿瘤中对妇女威胁最大的是   （   ）

    A. 宫颈癌   B. 子宫内膜癌   C. 外阴癌   D. 输卵管癌   E. 卵巢癌

20. 临床死亡的概念应除外 （ ）

    A. 呼吸停止   B. 瞳孔缩小   C. 脑电图静止   D. 面色发绀

    E. 脉搏消失

【B型题】

问题 21～25

    A. 过清音

    B. 鼓音

    C. 实音

    D. 水泡音

    E. 哮鸣音

21. 急性肺水肿时可闻及 （ ）

22. 大叶性肺炎叩诊可呈 （ ）

23. 气胸时叩诊可呈 （ ）

24. 肺气肿时叩诊可呈 （ ）

25. 哮喘时可闻及 （ ）

问题 26～27

    A. 脓液稠厚、黄色、不臭

    B. 脓液稀薄、淡红色、量多

    C. 脓液稠厚、有恶臭或粪臭

    D. 脓液呈淡绿色、有特殊甜腥臭

    E. 脓液有特殊的恶臭

26. 大肠杆菌感染 （ ）

27. 变形杆菌感染 （ ）

问题 28～3

    A. 胸骨左缘第 2 肋间处

    B. 心尖区

    C. 胸骨右缘第 2 肋间处

    D. 胸骨左缘第 3～第 4 肋间处

    E. 胸骨体下端近剑突稍偏右或稍偏左处

28. 主动脉瓣区听诊区位于 （ ）

29. 三尖瓣区听诊区位于 （ ）

30. 二尖瓣区听诊区位于 （ ）

【C 型题】

问题 31～33

A. 氨苄西林

B. 羧苄西林

C. 两者均是

D. 两者均否

31. 主要用于铜绿假单胞菌感染的是 （ ）

32. 对伤寒、副伤寒有效的是 （ ）

33. 主要用于耐药金黄色葡萄球菌感染的是 （ ）

问题 34～35

A. 失血性休克

B. 诊断性腹腔穿刺抽出不凝固血液

C. 两者均有

D. 两者均无

34. 外伤性脾破裂大出血可有 （ ）

35. 食管下端、胃底静脉曲张破裂大出血可有 （ ）

【X 型题】

36. 降低血清钾浓度的措施包括

A. 静脉滴注葡萄糖注射液　　B. 应用胰岛素　　C. 胰岛素、葡萄糖注射液同时应用　　D. 口服阳离子交换树脂　　E. 腹膜透析

37. 放射性^{131}I 治疗甲状腺功能亢进症的机制包括 （ ）

A. β射线破坏甲状腺组织　　B. 破坏甲状腺血管使血流下降，使甲状腺缩小　　C. 破坏淋巴细胞减少 TRAb 的生成　　D. 拮抗甲状腺素　　E. 经垂体抑制 T_3、T_4 分泌

38. 使用抗组胺药时的注意事项包括 （ ）

A. 司机、高空作业者、精细工作者需禁用或慎用　　B. 青光眼和前列腺肥大者慎用　　C. 对组胺药过敏者禁用　　D. 第二代 H_1 受体拮抗药不易通过血-脑屏障，不产生嗜睡或仅有轻度嗜睡作用，临床上应用较广　　E. 几种抗组胺药交替或合并使用，可增强抗过敏效果

39. 烧伤病人的治疗原则包括 （ ）

A. 镇静止痛等对症治疗　　B. 预防和治疗低血容量性休克　　C. 尽早手术治疗促进创面愈合　　D. 预防和治疗 MSOF　　E. 治疗局部和全身的感染

40. 呼吸三凹征是指吸气时下列部位内陷 （　　）

    A. 胸骨上窝　　B. 锁骨上窝　　C. 肋间肌　　D. 腹上角　　E. 肋间隙

二、填空题（每空 1 分，共 15 分）

1. 调节红细胞生成的主要体液因素是_____和_____。

2. 按组织学特征，支气管肺癌可分为_____、_____、_____、_____。

3. 消毒是指杀灭物体上_____。

4. 心肺复苏的主要目的是尽快地建立人工_____和进行有效的人工_____。

5. 1～2 岁小儿体重计算公式为_____。

6. 眼的屈光系统包括_____、_____、_____和_____。

7. 高血压危象病人，需迅速有效地控制血压，首选药物为_____。

三、判断题（每题 1 分，共 10 分；正确的在括号内标"＋"，错误的标"－"）

1. 平静呼吸时，每分钟进入肺泡参与气体交换的气体量称为每分肺通气量。

    （　　）

2. 急性肾衰竭少尿期病人最常见的死因是高钾血症。 （　　）

3. 白细胞管型对肾盂肾炎的诊断有重要价值。 （　　）

4. 口服糖耐量试验异常加上尿糖阳性即可诊断为原发性糖尿病。 （　　）

5. 大量出汗引起的缺水应属等渗性缺水。 （　　）

6. 脊椎损伤病人不宜使用木板或门板等硬物搬运。 （　　）

7. 为预防乙型病毒性肝炎在围生期的传播，患有乙型病毒性肝炎的妇女应加强营养，必须避孕；在肝炎痊愈后至少半年最好 1 年后再怀孕。 （　　）

8. 变应性鼻炎属Ⅱ型超敏反应。 （　　）

9. 原发性肝癌仅指肝组织肝细胞发生的恶性肿瘤。 （　　）

10. 脑震荡是指头部外伤后引起短暂的脑功能障碍而无确定的脑器质改变。

    （　　）

四、名词解释（每题 2 分，共 10 分）

1. 牵涉痛

2. 无症状型冠心病

3. 混合痔

4. 前置胎盘

5. 免疫放射分析法（IRMA）

五、问答题（每题2.5分，共25分）

1. 试述血液的生理功能。

2. 试述急性心肌梗死的临床症状。

3. 试述全身麻醉时呼吸系统有哪些并发症。

4. 试述预防早产的要点。

5. 简述传染性非典型肺炎的症状和体征。

6. 简述如何确诊艾滋病。

7. 试述诊断疾病的步骤。

8. 试述病历书写的基本要求。

9. 简述阴虚证与阳虚证的临床表现。

10. 试述周围性面神经麻痹和中枢性面神经麻痹的区别要点。

参考答案

一、选择题

1. D	2. B	3. A	4. C	5. B	6. E
7. A	8. A	9. D	10. C	11. D	12. D
13. E	14. E	15. D	16. D	17. E	18. C
19. E	20. E	21. D	22. C	23. B	24. A
25. E	26. C	27. E	28. C	29. E	30. B
31. B	32. A	33. D	34. C	35. A	36. ABCDE
37. AC	38. ABDE	39. BDE	40. ABE		

二、填空题

1. 促红细胞生成素　　雄激素

2. 鳞状细胞癌　　未分化细胞癌　　腺癌　　支气管肺泡癌

3. 病原微生物

4. 循环　　呼吸

5. 9+(月龄－12)×0.25

6. 角膜　　房水　　晶状体　　玻璃体

7. 硝普钠

三、判断题

1. －　　　　2. ＋　　　　3. ＋　　　　4. －　　　　5. －　　　　6. －

7. －　　　　8. －　　　　9. －　　　　10. ＋

四、名词解释

1. 牵涉痛：内脏疾病引起同一神经节段支配的体表皮肤疼痛或痛觉过敏称为牵涉痛。

2. 无症状型冠心病：是指病人无症状，但静息或负荷试验后有 ST 段下降、T 波低平等心肌缺血样改变。

3. 混合痔：直肠上、下静脉丛相互吻合，静脉曲张时相互影响，使上下静脉丛均发生曲张，称为混合痔。

4. 前置胎盘：妊娠 28 周后胎盘附着于子宫下段甚至胎盘下缘，达到或覆盖子宫颈内口，其位置低于胎先露部，称为前置胎盘。

5. 免疫放射分析法（IRMA）：属非竞争性放射性配体结合分析技术。它与以 RIA 为代表的竞争性放射配体分析技术的主要区别有两点：其一是放射性核素标记的是抗体，而不是抗原；其二是采用过量抗体，而不是限量抗体。IRMA 与 RIA 比较，提高了检测的灵敏度并使检测范围增宽，特异性和精确度进一步提高。

五、问答题

1. 血液的生理功能有：①运输物质，营养物质、氧、代谢产物、激素等都要通过血液运送；②缓冲作用，血液中有 5 对缓冲系统，可对进入血液的酸性或碱性物质进行缓冲，使血液 pH 值不发生较大波动；③防御功能，血液中的白细胞和各种免疫物质对机体有保护作用；④生理止血功能，血液中有血小板、凝血因子等，当毛细血管损伤后，血液流出自行凝固而起止血作用；⑤体液调节功能，通过运输激素，实现体液性调节；⑥血浆构成机体内环境的一部分，借此进行物质交换。

2. 急性心肌梗死的临床症状为：①心前区绞痛；②全身症状，包括发热、心动过速、白细胞增高；③胃肠道症状，如恶心、呕吐、腹胀；④心律失常，如室性早搏或阵发性心动过速；⑤低血压或休克；⑥心力衰竭。

3. 全身麻醉时呼吸系统的并发症有反流误吸、呼吸道梗阻、通气不足及肺部并发症。

4. 预防早产的要点有：①妊娠期增加营养，禁止性交，防止感染；②注意身心健康，避免精神创伤；③高危孕妇应多卧床休息，特别是多向左侧卧；④子宫颈内口松弛者，应于妊娠14～16周作子宫颈内口环扎术；⑤积极治疗合并症。

5. 传染性非典型肺炎的症状和体征如下：起病急，以发热为首发症状，体温一般＞38℃，偶有畏寒；可伴有头痛，关节、肌肉酸痛，乏力，腹泻；常无上呼吸道卡他症状；可有咳嗽，多为干咳、少痰，偶有血丝痰；可有胸闷，严重者出现呼吸加速、气促，或明显呼吸窘迫。肺部体征不明显，部分病人可闻少许湿啰音，或有肺实变体征。

6. 确诊艾滋病的方法如下：凡属高危人群、伴严重机会感染或机会性肿瘤以及CD4/CD8比例倒置等，应考虑本病可能，并进一步做HIV抗体检查。主要检查P^{24}抗体和P^{120}抗体。一般ELISA连续2次阳性，再做蛋白质印迹法（WB）和固相放射免疫深沉试验（SRIP）等来确证。

7. 诊断疾病的步骤如下：

（1）搜集资料：包括详尽、完整、真实可靠的病史，全面系统而又重点深入的体格检查，以及含三大常规在内的各项实验室和特殊检查。

（2）分析综合资料，形成印象：对上述资料进行综合归纳，分析比较，去粗取精，去伪存真，由表及里地总结病人的主要问题，将可能性较大的问题罗列出来，形成假设、印象，也就是初步诊断。

（3）验证或修正诊断：初步诊断经过临床实践的验证，并进一步研究、分析病情，对初步诊断进行验证或修正，以明确诊断。一时难于确诊的病例，进行实验性治疗也是一项公认可行的准则，但需十分慎重。

8. 病历书写的基本要求如下：

（1）病历书写必须具备三性：①真实性，如实反映病情，询问病史时，不能有暗示性及想当然的看法；②系统性，主要症状必须按正规要求收集并注意描述有意义的阴性病史及体征；③完整性，各项资料均需按序收集。

（2）必须按时按质完成各项病历书写：住院病历和完全病历应在入院后24小时内完成；危重及抢救病人应及时记录首次病志，并随时记录抢救治疗情况。

（3）符合统一规格。

（4）文笔精练，术语准确，字迹整洁；简化字及外文缩写字母一律按国家规定或国际惯例格式书写，不得自行滥造。

（5）病历需经上级医师用红笔审阅修改并签名，以明确责任。修改过多，应重新抄写，切忌剪贴或涂擦。

9. 阴虚证与阳虚证的临床表现如下：

（1）阴虚证：两颧红赤，形体消瘦，潮热盗汗，五心烦热，咽干口燥，舌红少苔，脉细数。

（2）阳虚证：畏寒肢冷，神疲乏力，气短，口淡不渴，或喜热饮，尿清便溏，或尿少浮肿，面白，舌质淡胖，脉沉迟无力。

10. 周围性面神经麻痹的症状常比中枢性面神经麻痹重，前者面部表情肌瘫痪使表情动作完全丧失（患侧鼻唇沟变浅、口角下垂、额部皱纹变浅或消失、眼裂变大、口角偏向健侧，不能做露齿、吹口哨、鼓颊、皱额、闭眼等动作）；后者为病灶对侧下面部的瘫痪（鼻唇沟平坦和口角下垂），额支无损（系由两侧中枢支配），故皱额、皱眉和闭眼动作皆无障碍，对侧面部随意动作虽消失而哭笑等动作仍保存。中枢性面神经麻痹常合并同侧偏瘫及中枢性舌下神经麻痹，多见于脑卒中或脑瘤。

§9.2　医师临床"三基"训练综合试卷（二）

一、选择题（每题1分，共40分）

【A型题】

1. 膀胱三角的标志为　　　　　　　　　　　　　　　　　　　　　　（　　）
   A. 尿道内口与膀胱底之间　　B. 输尿管间壁与膀胱尖之间　　C. 尿道内口与膀胱尖之间　　D. 两输尿管口与膀胱尖之间　　E. 尿道内口与两输尿管口之间

2. 下述哪类水、电解质代谢失调早期就易发生循环衰竭　　　　　　　（　　）
   A. 高渗性脱水　　B. 等渗性脱水　　C. 低渗性脱水　　D. 水中毒　　E. 低钾血症

3. 最能反映组织性缺氧的血氧指标是　　　　　　　　　　　　　　　（　　）
   A. 血氧容量降低　　B. 静脉血氧含量增加　　C. 动脉血氧分压降低　　D. 动脉血氧含量降低　　E. 动-静脉血氧含量差增大

4. 有关脑脊液循环的描述，正确的是　　　　　　　　　　　　　　　（　　）
   A. 经第四脑室侧孔入静脉　　B. 经中脑水管入大脑大静脉　　C. 经侧脑室脉络丛入静脉　　D. 经蛛网膜粒入静脉　　E. 经室间孔入第四脑室

5. Rh 阴性母亲，若其胎儿是 Rh 阳性，可引起胎儿出现　　　　　　（　　）
   A. 血友病　　B. 白血病　　C. 新生儿溶血病　　D. 红细胞增多症　　E. 巨幼细胞贫血

6. DIC 产生的贫血属　　　　　　　　　　　　　　　　　　　　　　（　　）
   A. 溶血性贫血　　B. 缺铁性贫血　　C. 中毒性贫血　　D. 失血性贫血　　E. 再生障碍性贫血

7. 慢性肺源性心脏病肺动脉高压形成的最主要原因是　　　　　　　　（　　）
   A. 肺毛细胞血管床减少　　B. 肺小动脉炎　　C. 血液黏度增加　　D. 缺氧引起肺小动脉痉挛　　E. 血容量增加

8. 抬举性心尖搏动最常见于　　　　　　　　　　　　　　　　　　　（　　）
   A. 肺源性心脏病　　B. 心肌炎　　C. 右心室肥大　　D. 高原性心脏病　　E. 心包积液

9. 原发性高血压分型不包括下述哪项　　　　　　　　　　　　（　　）

    A. 缓进型高血压　　B. 急进型高血压　　C. 亚急进型高血压　　D. 高血压危象　　E. 高血压脑病

10. 第二性征的区别，下列叙述不正确的是　　　　　　　　　　　（　　）

    A. 体毛和阴毛分布的特征　　B. 乳房发育与皮下脂肪　　C. 皮肤色素发布　　D. 肌肉发达程度　　E. 声音的强弱与音调

11. 一般在服毒后几小时内洗胃抢救最有效　　　　　　　　　　　（　　）

    A. 48 小时内　　B. 24 小时内　　C. 12 小时内　　D. 8 小时内

    E. 4～6 小时内

12. 开放性气胸的现场急救为　　　　　　　　　　　　　　　　　（　　）

    A. 立即给氧、输液　　B. 胸膜腔穿刺抽气　　C. 清创术　　D. 立即用清洁物品填塞伤口　　E. 镇静、注射止痛剂

13. 高渗性缺水的治疗常用　　　　　　　　　　　　　　　　　　（　　）

    A. 常用等渗盐水　　B. 等渗盐水和氯化钾　　C. 5% 葡萄糖注射液

    D. 5% 葡萄糖盐水　　E. 复方氯化钠溶液

14. 硫喷妥钠静脉麻醉适用于以下何种病人　　　　　　　　　　　（　　）

    A. 婴幼儿　　B. 孕妇　　C. 休克病人　　D. 肝肾功能不全者　　E. 颅脑手术病人

15. 急性血源性骨髓炎最早发生的部位是　　　　　　　　　　　　（　　）

    A. 短管骨干骺端　　B. 扁平骨　　C. 关节骨骺　　D. 长管骨干骺端

    E. 长管骨骨干

16. 男，30 岁，自 7 m 高处坠下，腹痛，半小时后送来急诊室就医。体格检查：面色苍白，脉搏 120 次/min 且弱，血压 60/40 mmHg。为明确有无内脏损伤，首先应进行哪项检查　　　　　　　　　　　　　　（　　）

    A. 胸、腹部 X 线摄片　　B. 腹部 B 超　　C. 腹部 CT　　D. 诊断性腹腔穿刺　　E. 血常规

17. 维生素 D 缺乏性佝偻病的主要病因是　　　　　　　　　　　（　　）

    A. 日光照射不足　　B. 单纯母乳喂养　　C. 生长过快　　D. 疾病影响

    E. 药物影响

18. 习惯性晚期流产最常见的原因是　　　　　　　　　　　　　　（　　）

    A. 孕卵发育异常　　B. 黄体功能不全　　C. 甲状腺功能不全　　D. 染色体异常　　E. 子宫颈内口松弛

19. 毒蛇咬伤早期局部最佳用药为 （　　）

    A. 中草药局部外敷　　B. 胰蛋白酶局部注射　　C. 高锰酸钾溶液冲洗

    D. 0.5%普鲁卡因局部及套式封闭　　E. 季德胜蛇药片局部外敷

20. 钩体病最常见的临床类型是 （　　）

    A. 流感伤寒型（感染中毒型）　　B. 黄疸出血型　　C. 肺出血型

    D. 肾衰竭型　　E. 脑膜脑炎型

【B型题】

问题 21~24

    A. 胰岛素

    B. 磺脲类

    C. 硫脲类

    D. 放射性^{131}I

    E. 甲状腺次全切除术

21. 1型糖尿病选用 （　　）

22. 2型糖尿病无并发症选用 （　　）

23. 糖尿病酮症酸中毒选用 （　　）

24. 15岁 Graves 病选用 （　　）

问题 25~28

    A. 活动后伴疼痛性血尿

    B. 无痛性血尿

    C. 脓性血尿

    D. 乳糜尿

    E. 乳糜尿伴血尿

25. 泌尿系结石尿液是 （　　）

26. 泌尿系结核尿液是 （　　）

27. 泌尿系丝虫病尿液是 （　　）

28. 泌尿系肿瘤尿液是 （　　）

问题 29~30

    A. 葡萄球菌

    B. β溶血性链球菌

    C. 大肠杆菌

    D. 厌氧性链球菌

E. 淋球菌

29. 致病性最强，可产生多种毒性物质，导致严重败血症的是 （　　）

30. 产生内毒素，易发生菌血症而致感染性休克的是 （　　）

【C 型题】

问题 31～32

A. 气管

B. 食管

C. 两者均是

D. 两者均否

31. 通过胸廓上口的是 （　　）

32. 相当于第 10 胸椎水平通过膈的是 （　　）

问题 33～35

A. 心尖区隆隆性杂音

B. 主动脉瓣区舒张期吹风样杂音

C. 两者均有

D. 两者均无

33. 梅毒性心脏病致主动脉瓣关闭不全有 （　　）

34. 左心房黏液瘤有 （　　）

35. 风湿性心脏病单纯二尖瓣狭窄有 （　　）

【X 型题】

36. 艾滋病的传播方式包括 （　　）

A. 性接触传播　　B. 注射途径　　C. 母婴传播　　D. 器官移植

E. 人工授精

37. 代谢性酸中毒常见的临床表现有 （　　）

A. 呼吸浅慢　　B. 心肌收缩力减弱　　C. 中枢神经系统处于抑制状态

D. 心律失常　　E. 血管对儿茶酚胺反应性增强

38. 预防局部麻醉药毒性反应的方法有 （　　）

A. 防止误入血管内　　B. 局部麻醉药控制在安全剂量范围内　　C. 用浓度低的局部麻醉药　　D. 局部麻醉药中加少量肾上腺素　　E. 用高浓度减少局部麻醉药的用量

39. 肿瘤病人行化学治疗后常见的不良反应有 （　　）

A. 便血　　B. 血尿　　C. 毛发脱落　　D. 免疫能力降低　　E. 皮肤黏

膜改变

40. 下列哪些项目属于脑膜刺激征　　　　　　　　　　　　　　　（　　）
    A. Kernig 征　　　B. Lasègue 征　　　C. Brudzinski 征　　　D. Babinski 征
    E. Gordon 征

二、填空题（每空 1 分，共 15 分）

1. 由 B 淋巴细胞介导的免疫应答称为_____，发挥免疫效应的物质主要是_____。

2. 酮体主要包括_____、_____和_____，引起酸中毒的主要是_____。

3. 血钾浓度低于_____ mmol/L 称为低钾血症，其产生原因有_____、_____、_____。

4. 头皮裂伤活动性出血的急救措施是_____。

5. 耻骨上膀胱穿刺引流术穿刺部位应选择在_____。

6. 判断心搏骤停的依据如下：①_____；②_____；③_____。

三、判断题（每题 1 分，共 10 分；正确的在括号内标"＋"，错误的标"－"）

1. 卡介苗是人工培养的牛分枝杆菌的变异菌株，用于预防结核病。（　　）

2. 平均动脉压接近舒张压，等于舒张压加 1/4 脉压，低于收缩压。（　　）

3. 厌氧菌所致败血症首选头孢类抗生素。（　　）

4. 日本血吸虫病是一种人畜共患病。（　　）

5. 休克病人的最佳体位是头低脚高位。（　　）

6. 骨关节脱位的特征是畸形、弹性固定、关节空虚、功能障碍。（　　）

7. 佝偻病的早期预防措施是及早肌内注射维生素 D_3 30 万 U，每周 1 次，共 3 次。（　　）

8. 临床常见右侧喉返神经损伤，因右侧喉返神经自迷走神经发出后，行走的途径较长。（　　）

9. 胃为水谷之海，主纳谷，以升为顺。（　　）

10. 多发性硬化是一种中枢神经系统脱髓鞘疾病。（　　）

四、名词解释（每题 2 分，共 10 分）

1. 超敏反应

2. DIC

3. 骨折

4. 稽留流产

5. 休克指数

五、问答题（每题 2.5 分，共 25 分）

1. 何谓抗原？简述医学上重要的抗原物质有哪些。

2. 简述胰岛素的生理功能。

3. 简述破伤风的治疗原则。

4. 试述母乳喂养的优点。

5. 简述医院消毒预防措施。

6. 简述我国主要致盲眼病有哪些。

7. 试述心内注射操作方法。

8. 试述寒证、热证的鉴别要点。

9. 简述颅内压增高的三主征。

10. 试述我国现用烧伤面积计算和深度判断的方法。

参考答案

一、选择题

1. E	2. C	3. B	4. D	5. C	6. A
7. D	8. D	9. C	10. C	11. E	12. D
13. C	14. E	15. D	16. D	17. A	18. E
19. B	20. A	21. A	22. B	23. A	24. C
25. A	26. C	27. D	28. B	29. B	30. C
31. C	32. B	33. C	34. A	35. A	36. ABCDE
37. BCD	38. ABD	39. BCD	40. AC		

二、填空题

1. 体液免疫　　抗体

2. 乙酰乙酸　　β羟丁酸　　丙酮　　乙酰乙酸和β羟丁酸

3. 3.5　　钾摄入减少　　排钾增多　　细胞外钾向细胞内转移

4. 加压包扎止血

5. 耻骨联合上 2 横指中线处

6. 心音消失　　　大动脉搏动消失　　　意识障碍

三、判断题

1. ＋　　　　2. －　　　　3. －　　　　4. ＋　　　　5. －　　　　6. ＋

7. －　　　　8. －　　　　9. －　　　　10. ＋

四、名词解释

1. 超敏反应：是指某些抗原或半抗原物质再次进入致敏的机体，在体内引起特异性体液或细胞免疫反应，由此导致组织损伤或生理功能紊乱。过去曾称为变态反应或过敏反应。

2. DIC：即弥散性血管内凝血，是指一种由多种病因引起的全身性微小血管内血栓形成综合征。在血栓形成的过程中血小板和凝血因子被消耗并激活了纤维蛋白溶解（纤溶）系统。临床上有广泛性出血、循环衰竭、多器官功能障碍和溶血性贫血等表现。

3. 骨折：骨的完整性和连续性中断称为骨折。

4. 稽留流产：是指胚胎或胎儿已死亡，但仍滞留在子宫腔内尚未自然排出者，往往表现为早孕反应消失；子宫不再增大反而缩小，小于停经月份；听不到胎心。

5. 休克指数：是指脉搏与收缩血压的比值。

五、问答题

1. 抗原是一种能与相应克隆的淋巴细胞上独特的抗原受体特异性结合，诱导淋巴细胞产生免疫应答，产生抗体或致敏淋巴细胞，并能与相应抗体或致敏淋巴细胞在体内或体外发生特异性结合的物质。医学上重要的抗原物质有：①微生物及其代谢产物；②动物血清；③异嗜性抗原；④同种异型抗原；⑤自身抗原；⑥肿瘤抗原。

2. 胰岛素的生理功能有：①降低血糖；②促进蛋白质合成，抑制其分解；③促进葡萄糖转变成中性脂肪，抑制脂肪水解，血中游离脂肪酸降低，故胰岛素分泌不足除使血糖升高外尚伴有高脂血症和酮血症；④由于前两种作用伴有血钾向细胞内转移，使血钾降低，故使用胰岛素时应注意补钾。

3. 破伤风的治疗原则是：①中和毒素，应用 TAT 2 万～5 万 U 加入 5% 葡萄糖注射液 500～1000 mL 内静脉滴注，每天 1 次，共 3～5 天；②彻底清创，敞开伤口引流；③控制痉挛，应用镇静药或冬眠药；④防治并发症，使用青霉素。

4. 母乳喂养的优点如下：对婴儿来讲，它具有丰富营养，各种营养物质最适宜婴儿消化吸收；母奶中含丰富的抗体，具有免疫力；利于牙齿的发育与保护，能预防龋齿；

增加母婴感情；促进婴儿早期智力开发；减少坏死性结肠炎的危险；减少婴儿猝死综合征的发生；可望降低婴儿糖尿病及儿童淋巴瘤的发生。对母亲来讲，可促进子宫收缩，减少产后流血，促进子宫复旧；延长生育间隔；减少乳腺癌和卵巢癌的发生；经济方便。

5. 医院消毒预防措施为：①病房、门诊、急诊、实验室、教室和医院所有办公区、学生宿舍、食堂、幼儿园要保持通风，强调自然风的对流，保持室内空气与室外空气的交换。自然通风不良则必须安装足够通风量的通风设备。②病房、门诊、急诊、实验室、教室每天用 0.5% 的过氧乙酸喷雾消毒 1～2 次，医院所有办公区、学生宿舍、食堂、幼儿园每天用 0.5% 过氧乙酸喷雾消毒 1 次，0.5% 过氧乙酸用量为 20～30 mL/m²。③病房、门诊、急诊、实验室、教室和医院所有办公区、食堂、幼儿园的物体表面（包括电话、门把手、触摸屏、桌面、病床、电梯等）及地面每天用 1:50 "84" 消毒液消毒 1 次。④医院汽车、班车运行时最好开窗通气，车内每天用 0.5% 的过氧乙酸喷雾消毒 1 次，用 1:100 "84" 消毒液擦拭消毒 1 次，同时做好卫生工作。

6. 我国主要致盲眼病有白内障、角膜病、青光眼、眼外伤、职业病、沙眼及遗传性眼病等。

7. 心内注射操作方法如下：①病人取卧位；②用碘酊、乙醇在穿刺部位自内向外进行常规皮肤消毒；③用空针抽取心内注射所用的药物；④用 9 号穿刺针在第 4 肋间胸骨左缘 1～2 cm 处垂直刺入 4～5 cm，抽得回血后将药液快速注入；⑤注射完毕后，拔出穿刺针，以乙醇棉签按压针孔。

8. 寒、热证鉴别点主要在寒热、口渴、面色、四肢、二便、舌脉 6 个方面。①寒证：恶寒喜热，口不渴，面色白，四肢冷，大便溏稀，小便清长，舌淡苔白腻，脉迟；②热证：恶热喜冷，渴喜冷饮，面红赤，四肢热，大便干结，小便短赤，舌红苔黄，脉数。

9. 颅内压增高的三主征如下。①头痛：是最常见的症状，常呈持续性伴阵发性加剧，一般以清晨及晚间明显，随颅内压的增高而进行性加重，用力、咳嗽、大便或低头活动头痛明显，头痛部位可能与病变部位一致。②呕吐：常出现于头痛剧烈时。典型喷射性呕吐并不多见，较易发生于食后。小儿常以呕吐为首发症状，可伴强迫头位（Bruns 征）。③视盘水肿：是颅内压增高的重要客观体征。早期常不影响视力，晚期可导致视神经继发性萎缩而有视力减退甚至失明。视野呈向心性缩小和盲点扩大。重者可见眼底静脉怒张、出血和大量渗血。

10. 烧伤面积的计算方法有手掌法和中国新九分法两种。深度判断以三度四分法为主。①手掌法：以伤员自己的一侧 5 指并拢的手掌面积为 1%。②中国新九分法：将人体各部别定为若干个 9% 的体表总面积。头颈 1×9%，双上肢 2×9%，躯干 3×9%，

双下肢 $5\times9+1\%$。小儿因解剖特点头颈 $9+（12-年龄）\%$，双下肢 $5\times9+1-（12-年龄）\%$。③三度四分法：该法按临床表现、组织病理损害层次及程度分为一度、浅二度、深二度和三度烧伤。

§9.3 医师临床"三基"训练综合试卷（三）

一、选择题（每题 1 分，共 40 分）

【A 型题】

1. 血细胞比容是指血细胞　　　　　　　　　　　　　　　　　　（　　）
   A. 占全血容积的百分比　　B. 占全血质量的百分比　　C. 与血清容积之比　　D. 与血管容积之比　　E. 与血浆容积之比

2. 免疫具有　　　　　　　　　　　　　　　　　　　　　　　　（　　）
   A. 对病原微生物的防御功能　　B. 抗病原微生物感染的功能　　C. 识别和排除抗原性异物的功能　　D. 清除损伤或衰老细胞的功能　　E. 清除突变细胞的功能

3. 肉瘤是由　　　　　　　　　　　　　　　　　　　　　　　　（　　）
   A. 神经组织来源的恶性肿瘤　　B. 间叶组织来源的良性肿瘤　　C. 间叶组织来源的恶性肿瘤　　D. 上皮组织来源的良性肿瘤　　E. 上皮组织来源的恶性肿瘤

4. 影响中心静脉压高低的因素是　　　　　　　　　　　　　　　（　　）
   A. 外周静脉压和静脉血流阻力　　B. 心脏射血能力和外周阻力　　C. 动脉压和静脉压　　D. 心脏射血能力和静脉回心血量　　E. 血管容量和循环血量

5. 病毒生长增殖的方式是　　　　　　　　　　　　　　　　　　（　　）
   A. 有性繁殖　　B. 有丝分裂　　C. 出芽生长　　D. 自我复制　　E. 二分裂

6. 下列哪项不属心脏压塞征象　　　　　　　　　　　　　　　　（　　）
   A. 颈静脉怒张　　B. 血压下降，脉压变小　　C. 奇脉　　D. 第一心音亢进　　E. 心音遥远

7. 慢性弥漫性阻塞性肺气肿最主要的症状是　　　　　　　　　　（　　）
   A. 咳嗽　　B. 咳痰　　C. 逐渐加重的呼吸困难　　D. 心悸　　E. 咯血

8. 对人工呼吸的要求下列哪项错误　　　　　　　　　　　　　　（　　）
   A. 人工呼吸时病人胸廓扩张　　B. 人工呼吸时可闻及肺泡呼吸音

C. 吹气时间占呼吸周期 1/3　　　D. 吹气频率快于心脏按压频率　　　E. 吹气时在病人上腹适当加压，防止过多气体吹入胃中

9. 区别中枢性瘫痪和周围性瘫痪的主要根据是　　　　　　　　（　　）

A. 肌力的大小　　　B. 有无感觉障碍　　　C. 有无病理反射　　　D. 有无大小便失禁　　　E. 有无恶心、呕吐

10. 结缔组织疾病中，最易引起肾损害的是　　　　　　　　　（　　）

A. 干燥综合征　　　B. 结节性多动脉炎　　　C. 硬皮病　　　D. 系统性红斑狼疮　　　E. 皮肌炎

11. 心搏骤停时最迅速有效的处理是　　　　　　　　　　　（　　）

A. 口对口人工呼吸　　　B. 纯氧人工呼吸　　　C. 胸外心脏按压　　　D. 胸内心脏按压　　　E. 口对口人工呼吸同时行胸外心脏按压

12. 胃十二指肠溃疡穿孔后 16 小时入院，腹膜炎严重，治疗应选择　　（　　）

A. 胃肠减压、输液　　　B. 抗感染治疗　　　C. 手术行溃疡穿孔修补，腹腔引流　　　D. 剖腹探查，行胃大部切除术　　　E. 腹腔穿刺抽液

13. 代谢性酸中毒最突出的症状是　　　　　　　　　　　（　　）

A. 呼吸深快，呼气时带酮味　　　B. 唇干舌燥，眼窝凹陷　　　C. 呼吸慢而浅，呼气时有烂苹果气味　　　D. 心率加速，血压降低　　　E. 疲乏，眩晕

14. 全身麻醉后呼吸道可因舌后坠而堵塞，防止舌后坠的方法中，下述哪项不正确　　　　　　　　　　　　　　　　　　　　　　（　　）

A. 托起下颌　　　B. 头后仰　　　C. 放入口咽通气道　　　D. 行气管内插管　　　E. 头向侧偏

15. 开放性骨折清创术中哪项处理是错误的　　　　　　　　　（　　）

A. 对仍有血液供应的皮肤，只切除 1～2 mm 的污染区　　　B. 若皮肤剥离面广，应将表面皮肤切开，显露皮下创腔或隧道　　　C. 彻底切除失去活力的筋膜、肌肉和肌腱　　　D. 彻底清除大小游离碎骨片　　　E. 保留与骨膜和软组织有联系的小骨片

16. 佝偻病活动及其临床表现主要是　　　　　　　　　　　（　　）

A. 生长中的骨骼改变、肌肉松弛和神经兴奋性改变　　　B. 神经症状、骨骼改变　　　C. 易激惹、烦躁、多汗、枕部秃发　　　D. 颅骨软化、鸡胸、X 形腿　　　E. 骨缝、前囟、后囟闭合及出牙延迟

17. 下列哪种方法不能用来诊断早孕　　　　　　　　　　　（　　）

A. 基础体温为双相，且高温曲线连续 3 周不下降　　　B. 妊娠免疫试验

C. 超声多普勒检查　　D. 尿雌三醇测定　　E. 肌内注射黄体酮后停药 7 天无阴道流血

18. 人耳能感觉到的声波频率范围为　　　　　　　　　　　　　　（　　）
A. 20～1000 Hz　　B. 20～2000 Hz　　C. 20～4000 Hz　　D. 20～8000 Hz　　E. 20～20000 Hz

19. 人体内有效循环血量的丧失达下列哪项时，机体将无法代偿，出现休克的临床症状　　　　　　　　　　　　　　　　　　　　　　　（　　）
A. ＞5%　　B. ＞8%　　C. ＞10%　　D. ＞20%　　E. ＞40%

20. 纠正呼吸性酸中毒最主要的措施是　　　　　　　　　　　　（　　）
A. 输碱性溶液　　B. 纠正电解质紊乱　　C. 改善通气　　D. 用脱水剂　　E. 输注生理盐水

【B 型题】

问题 21～22

A. 奇脉

B. 水冲脉

C. 脉搏短绌

D. 交替脉

E. 重脉

21. 原发性高血压心功能不全的脉搏是　　　　　　　　　　　　（　　）
22. 动静脉瘘的脉搏是　　　　　　　　　　　　　　　　　　　（　　）

问题 23～25

A. 子宫广泛切除术及盆腔淋巴清扫术

B. 子宫全切术

C. 全子宫、双附件切除术

D. 全子宫、双附件及大网膜切除术

E. 全子宫及阴道部分切除术

23. 宫颈癌Ⅱa 应行　　　　　　　　　　　　　　　　　　　　（　　）
24. 子宫内膜癌Ⅰ应行　　　　　　　　　　　　　　　　　　　（　　）
25. 卵巢癌应行　　　　　　　　　　　　　　　　　　　　　　（　　）

问题 26～27

A. 肺炎链球菌

B. 金黄色葡萄球菌

  C. 腺病毒

  D. 呼吸道合胞病毒

  E. 肺炎支原体

26. 细菌性肺炎最常见的病原菌是 （　）

27. 毛细支气管炎的主要病原体是 （　）

【C 型题】

问题 28～29

  A. 低浓度给氧

  B. 高浓度给氧

  C. 两者均可

  D. 两者均否

28. 慢性支气管炎、阻塞性肺气肿、肺源性心脏病、严重呼吸衰竭宜采用

（　）

29. 急性呼吸窘迫综合征宜采用 （　）

问题 30～32

  A. 氨苄西林

  B. 羧苄西林

  C. 两者均是

  D. 两者均否

30. 主要用于铜绿假单胞菌感染的是 （　）

31. 对伤寒、副伤寒有效的是 （　）

32. 主要用于耐药金黄色葡萄球菌感染 （　）

问题 33～35

  A. 依地酸二钠钙

  B. 二巯基丁二酸钠

  C. 两者均可

  D. 两者均否

33. 治疗苯中毒常用的解毒药是 （　）

34. 治疗铅中毒常用的解毒药是 （　）

35. 治疗杀虫脒的解毒药是 （　）

【X 型题】

36. 能使动脉血压升高的因素有 （　）

　　A. 心率加快　　B. 呼吸变浅　　C. 外周阻力增加　　D. 每搏量减少
　　E. 血管容量增加

37. 对"主诉"写作的要求包括 （　　）
　　A. 指出疾病主要属何系统　　B. 指出疾病的急性或慢性　　C. 指出疾病并发症的可能　　D. 指出疾病的发展和预后　　E. 指出疾病的持续时间

38. 关于糖皮质激素，下列叙述哪些正确 （　　）
　　A. 有抗炎、抗过敏、免疫抑制、抗毒及抗休克等作用　　B. 可用于重症药疹、急性荨麻疹及系统性红斑狼疮等　　C. 长期使用可有许多不良反应　　D. 皮损内注射可治疗某些皮肤病　　E. 外用制剂长期使用亦不会发生不良反应

39. 奇脉常见于下列哪些疾病 （　　）
　　A. 冠心病　　B. 心肌炎　　C. 心肌病　　D. 心包腔积液　　E. 缩窄性心包炎

40. 导尿术的禁忌证包括 （　　）
　　A. 膀胱破裂　　B. 急性附睾炎　　C. 急性前列腺炎　　D. 产科手术前
　　E. 尿道狭窄

二、填空题（每空1分，共15分）

1. 有效胶体渗透压等于＿＿＿＿减去＿＿＿＿的差值。

2. 血小板的功能有＿＿＿＿、＿＿＿＿、＿＿＿＿、＿＿＿＿、＿＿＿＿。

3. 中央型肺癌是指生长在＿＿＿＿的肺癌。

4. 诊断脑震荡的主要临床依据是＿＿＿＿。

5. 宫颈癌早期症状是＿＿＿＿。

6. 目前认为鼻咽癌的发生与＿＿＿＿、＿＿＿＿、＿＿＿＿等因素有关。

7. 支气管哮喘可引起＿＿＿＿性呼吸困难；气管内肿瘤或异物可引起＿＿＿＿性呼吸困难。

三、判断题（每题1分，共10分；正确的在括号内标"+"，错误的标"—"）

1. 低钾血症时心电图最特征的改变是 T 波低平并出现 U 波，其次 QRS 波群变窄，PR 间期缩短。 （　　）

2. 食物中毒可分为细菌性食物中毒、自然毒食物中毒和化学性食物中毒。
（　　）

3. 缺氧不一定有发绀，发绀不一定有缺氧。 （　　）

4. 皮肤瘀斑是确诊流行性脑脊髓膜炎败血症型的唯一标准。 （　　）

5. 骨折的治疗原则是早期复位、良好固定和功能锻炼。 （　　）

6. 破伤风的治疗原则是应用破伤风类毒素。 （　　）

7. B 超检查能最早最准确诊断妊娠。 （　　）

8. 梅尼埃病发作期，病人除有眩晕、耳鸣、耳闷胀感等症状外，常伴有短暂性意识障碍。 （　　）

9. 经络系统是由动脉、静脉组成的。 （　　）

10. 脑出血多在活动中发病，逐渐出现肢体无力等神经系统定位症状和体征，多在 1 周后达高峰。 （　　）

四、名词解释（每题 2 分，共 10 分）

1. 脑死亡

2. 院内感染性肺炎

3. 轻度烧伤

4. 过期妊娠

5. 多发伤

五、问答题（每题 2.5 分，共 25 分）

1. 何谓血沉？简述血沉加快的机制。

2. 试述恶性高血压的临床特点。

3. 试述开放性气胸的治疗方法。

4. 何谓小儿肥胖症？

5. 试述 SARS 传染源包括哪些具体内容。

6. 试述 ARDS 的治疗原则。

7. 试述临床思维的两大要素。

8. 简述十二经脉是哪些经脉。

9. 何谓脑震荡？主要临床表现有哪些？

10. 试述三度烧伤创面的处理原则。

参考答案

一、选择题

1. A	2. C	3. C	4. D	5. D	6. D
7. C	8. D	9. C	10. D	11. E	12. C
13. A	14. E	15. D	16. A	17. D	18. E
19. C	20. C	21. D	22. B	23. A	24. C
25. D	26. A	27. D	28. A	29. B	30. B
31. A	32. D	33. D	34. C	35. D	36. AC
37. ABCE	38. ABCD	39. DE	40. BC		

二、填空题

1. 血浆胶体渗透压　　组织间液胶体渗透压

2. 黏附　　聚集　　分泌　　促凝　　血块收缩

3. 叶段以上支气管

4. 头部外伤后有短暂的意识障碍和逆行性健忘

5. 接触性阴道出血

6. 遗传　　病毒　　环境

7. 呼气　　吸气

三、判断题

1. −	2. +	3. +	4. −	5. +	6. −
7. −	8. −	9. −	10. −		

四、名词解释

1. 脑死亡：是整体死亡的标志，即全脑功能的永久性消失，也是医学上对死亡的一个新概念。

2. 院内感染性肺炎：是指病人入院时不存在，也不处于感染潜伏期，而是于入院 48 小时后在医院内发生的肺炎。最常见的病原菌是革兰染色阴性菌。

3. 轻度烧伤：二度烧伤面积在 9% 以下称为轻度烧伤。

4. 过期妊娠：妊娠预产期超过 2 周或 2 周以上称为过期妊娠。

5. 多发伤：是指在同一伤因打击下，人体同时或相继有两个以上的解剖部位或脏器受到严重损伤，且其中至少一处危及生命。

五、问答题

1. 抗凝血液在血沉管内垂直静置 1 小时末红细胞下沉的速率称为红细胞沉降率，简称血沉。血沉加快的根本原因在血浆而不是红细胞本身。使血沉加快的具体因素有：①血浆纤维蛋白原显著增加，它是带正电荷的颗粒，能中和红细胞表面的负电荷，且该物质又是亲水胶质，可破坏红细胞的水化膜，使红细胞叠连加速，血沉加快；②A/G 比值减小时，血液胶体状态不稳定，加速红细胞的叠连作用而使血沉加快；③某些传染病时红细胞吸附血液中的抗体，与抗原发生免疫反应使红细胞凝集而加速血沉；④胆囊炎或胆道阻塞时，因胆固醇降低红细胞表面电荷而使血沉加快。

2. 恶性高血压的临床特点包括：①发病急骤，多见于中、青年；②血压显著升高，舒张压持续≥130 mmHg；③头痛，视物模糊，眼底出血、渗出和视盘水肿；④肾脏损害突出，出现持续蛋白尿、血尿、管型尿，并可伴肾功能不全；⑤进展迅速，如不给予治疗，预后不佳。

3. 开放性气胸的治疗方法包括：①急救时首先应用无菌敷料封闭伤口，然后穿刺抽气；②纠正休克、输液、输血、给氧；③清创缝合伤口，行胸膜腔闭式引流；④如有胸腔内脏器损伤则需剖胸探查；⑤抗生素治疗，预防感染。

4. 小儿肥胖症是指小儿体重超过同性别、同身高正常儿均值 20% 以上者。超过均值 20%～29% 者为轻度肥胖，超过 30%～39% 者为中度肥胖，超过 40%～59% 者为重度肥胖，超过 60% 以上者为极度肥胖。

5. SARS 即传染性非典型肺炎，其传染源包括下列 4 个方面。①SARS 病人：急性病人借其症状（咳嗽、吐、泻）而促进病原体的播散；慢性病人可长期污染环境；轻型病人数量多而不易被发现；在不同传染病中其流行病学意义各异。②SARS 隐性感染者：在某些传染病（如脊髓灰质炎）中，隐性感染者是重要传染源。③SARS 病原携带者：慢性病原携带者不显出症状而长期排出病原体，在某些传染病（如伤寒、细菌性痢疾）中有重要的流行病学意义。④受感染的动物：某些动物间的传染病，如狂犬病、鼠疫等也可传给人类，引起严重疾病。还有一些传染病如血吸虫病，动物储存宿主是传染源中的一部分。

6. ARDS 即急性呼吸窘迫综合征，其治疗首先是原发病的治疗，其主要措施有：①迅速纠正缺氧，鼻导管给氧往往不能解除缺氧，机械通气是治疗 ARDS 的重要环节。常用呼气终末正压呼吸（PEEP），高频通气（HFV）亦有一定效果。②积极治疗肺水肿，限制输入液量，尽量维持每天出量多于入量 500 mL 或每天体重减轻 0.2 kg 左右。③早期应用大剂量糖皮质激素并没有任何好处。有人认为在 ARDS 纤维化期

（起病后 5～10 天）或病人血液或肺泡灌洗液嗜酸性粒细胞增高是激素治疗的适应证。④改善微循环，酚苄明或酚妥拉明 20～40 mg 静脉注射，2～4 小时重复 1 次；肝素 50～100 mg/d，右旋糖酐 40500～1000 mL/d。

7. 临床思维的两大要素如下。①临床实践：即床旁接触病人，观察病情变化，实施诊疗操作，分析问题，解决问题；②科学思维：这是将疾病的一般规律运用于判断特定个体所患疾病的思维过程，是对疾病资料整理、分析的过程，是对临床问题综合比较、分析推理的过程，并在此基础上建立疾病的诊断。

8. 十二经脉即是手三阴经（手太阴肺、手厥阴心包、手少阴心），手三阳经（手阳明在肠、手少阳三焦、手太阳小肠），足三阴经（足太阴脾、足厥阴肝、足少阴肾），足三阳经（足阳明胃、足少阳胆、足太阳膀胱）的总称，是经络系统的主体，故又称"十二正经"。

9. 脑震荡是指头部外伤后立即出现短暂的脑功能障碍，病理解剖无确定脑器质改变的一种轻型脑损伤。主要临床表现有：①轻度意识障碍，伤后立即出现，大多在半小时内，能迅速自行恢复，清醒后常嗜睡；②逆行性遗忘，醒后不能回忆受伤经过或伤前的情况；③常有头痛、头昏、恶心、呕吐、面色苍白、心悸等自主神经功能紊乱表现，一般 3～5 天逐渐恢复；④神经系统检查无异常；⑤腰椎穿刺脑脊液压力及化验正常。

10. 较大的三度烧伤创面不能自然愈合，小面积虽可形成瘢痕愈合，但瘢痕增殖可造成畸形和功能障碍。为此，对三度烧伤创面应采取积极态度，使创面早日愈合，原则上宜用保痂的暴露疗法，在伤后 48～72 小时即可行手术切痂和植皮。对大面积三度烧伤应采取积极分期分批有计划地去痂植皮。

§9.4 医师临床"三基"训练综合试卷（四）

一、选择题（每题1分，共40分）

【A 型题】

1. Rh 阳性是指红细胞膜上有 （ ）
   A. D 抗原　　B. A 抗原　　C. E 抗原　　D. C 抗原　　E. B 抗原

2. 下列对单克隆抗体的描述哪项是错误的 （ ）
   A. 某种抗原进入机体也可产生单克隆抗体　　B. 具有高度的均一性
   C. 具有高度的专一性　　D. 只针对某一特定抗原决定簇的抗体　　E. 是由一株 B 淋巴细胞增殖产生的抗体

3. 全身麻醉前给予病人阿托品，其目的是 （ ）
   A. 减少呼吸道腺体分泌　　B. 预防胃肠痉挛　　C. 增强麻醉效果
   D. 预防心血管并发症　　E. 镇静

4. 心交感神经末梢释放 （ ）
   A. 去甲肾上腺素　　B. 血管紧张素　　C. 肾上腺素　　D. 乙酰胆碱
   E. 组胺

5. 高钾血症时心电图的特点是 （ ）
   A. T 波高尖，QRS 波群增宽　　B. T 波低平，QT 间期缩短　　C. T 波低平，QT 间期延长　　D. T 波正常，QT 间期延长　　E. T 波低平，出现 U 波

6. 诊断消化性溃疡最可靠的方法是 （ ）
   A. 根据临床症状　　B. 测胃酸　　C. 钡餐　　D. 胃镜　　E. 大便隐血试验

7. 严重的 II 型呼吸衰竭病人，不给予高浓度氧是因为 （ ）
   A. 缺氧不是主要原因　　B. 可引起氧中毒　　C. 诱发呼碱　　D. 诱发代碱　　E. 降低 CO_2 兴奋呼吸中枢的作用

8. 胸外心脏按压是否有效，最简便可靠的方法是 （ ）
   A. 触及颈动脉　　B. 触及桡动脉　　C. 观察尿量变化　　D. 观察瞳孔
   E. 观察神志

9. 鉴别右心衰与肝硬化的主要点是 （　）

　　A. 有无腹水　　B. 有无下肢水肿　　C. 肝脏是否肿大　　D. 有无脾脏肿

　　大　　E. 颈静脉是否充盈

10. 肺梗死最常见的病因是 （　）

　　A. 空气　　B. 脂肪　　C. 血栓　　D. 羊水　　E. 瘤栓

11. 腰麻后头痛的主要原因是 （　）

　　A. 脑脊液向硬膜外腔溢出　　B. 穿刺点太低　　C. 局部麻醉药太少

　　D. 病人的体位不当　　E. 术中输液过快

12. 麻醉中发生呼吸道梗阻的原因中下列哪项不正确 （　）

　　A. 舌后坠　　B. 呼吸道异物　　C. 气管受压　　D. 喉痉挛　　E. 麻醉

　　药产生的呼吸抑制

13. 病人双输尿管结石，无尿，右肾区胀痛，并有肾脏增大，应先考虑的手

　　术是 （　）

　　A. 左输尿管切开取石　　B. 右输尿管切开取石　　C. 右肾盂切开取石

　　D. 右肾造瘘术　　E. 左肾造瘘术

14. 高位肠梗阻病人除腹痛外，另一主要症状为 （　）

　　A. 肛门停止排便、排气　　B. 腹胀明显　　C. 便血　　D. 阵发性绞痛

　　E. 呕吐频繁

15. 上肢出血应用止血带时不应缚在 （　）

　　A. 上臂上 1/3　　B. 上臂中上 1/3　　C. 上臂中 1/3　　D. 上臂中下

　　1/3　　E. 上臂下 1/3

16. 营养不良的早期临床表现是 （　）

　　A. 面色苍白　　B. 精神委靡　　C. 发育迟缓　　D. 食欲减退　　E. 体

　　重不增或减轻

17. 子宫脱垂的主要病因是 （　）

　　A. 先天性发育异常　　B. 分娩损伤　　C. 缺乏雌激素　　D. 营养不良

　　E. 慢性腹压增加

18. 食管异物最危险的并发症是 （　）

　　A. 颈部皮下气肿　　B. 食管周围炎　　C. 食管周围脓肿　　D. 纵隔气

　　肿　　E. 刺破大血管

19. 徒手心肺复苏时，心脏按压与人工呼吸的频率比例宜为 （　）

　　A. 5∶1　　B. 5∶2　　C. 10∶1　　D. 15∶1　　E. 15∶2

20. 下列哪项不是急性肾盂肾炎的并发症 （ ）

　　A. 肾积水　　B. 肾衰竭　　C. 尿源性败血症　　D. 肾乳头坏死

　　E. 肾周围脓肿

【B型题】

问题 21～23

　　A. 夜盲症

　　B. 脚气病

　　C. 佝偻病

　　D. 口角炎

　　E. 癞皮病

21. 维生素 B_1 严重缺乏可出现 （ ）

22. 维生素 PP 严重缺乏可出现 （ ）

23. 维生素 A 严重缺乏可出现 （ ）

问题 24～25

　　A. 毒血症

　　B. 菌血症

　　C. 败血症

　　D. 脓毒血症

　　E. 变应性亚败血症

24. 细菌在血液中短暂出现，无明显毒性症状，称为 （ ）

25. 人体对微生物感染所引起的全身炎症反应，称为 （ ）

问题 26～27

　　A. 反流误吸

　　B. 呼吸道梗阻

　　C. 喉痉挛

　　D. 二氧化碳蓄积

　　E. 肺部并发症

26. 饱食后的急症病人，全身麻醉时可能发生 （ ）

27. 全身麻醉中若通气不足可导致 （ ）

问题 28～30

　　A. 宫颈癌

　　B. 子宫内膜癌

　　C. 外阴癌

　　D. 绒毛膜癌

　　E. 卵巢癌

28. 发病率最高的是　　　　　　　　　　　　　　　　　　（　　）

29. 最难早期发现的是　　　　　　　　　　　　　　　　　　（　　）

30. 化学治疗效果最好的是　　　　　　　　　　　　　　　　（　　）

　　【C 型题】

　　问题 31～33

　　A. 心前区疼痛

　　B. 发热、白细胞增高

　　C. 两者均有

　　D. 两者均无

31. 变异型心绞痛表现为　　　　　　　　　　　　　　　　　（　　）

32. 急性心肌梗死表现为　　　　　　　　　　　　　　　　　（　　）

33. 室性心动过速表现为　　　　　　　　　　　　　　　　　（　　）

　　问题 34～35

　　A. 肺动脉高压和中毒性心肌炎

　　B. 水钠潴留及循环充血

　　C. 两者均有

　　D. 两者均无

34. 支气管肺炎诱发心力衰竭的主要原因是　　　　　　　　　（　　）

35. 急性肾炎诱发心力衰竭的主要原因是　　　　　　　　　　（　　）

　　【X 型题】

36. 下呼吸道包括　　　　　　　　　　　　　　　　　　　　（　　）

　　A. 咽　　B. 喉　　C. 气管　　D. 支气管　　E. 支气管肺内分支

37. 引起脑膜炎的病原体有　　　　　　　　　　　　　　　　（　　）

　　A. 脑膜炎奈瑟菌　　B. 结核分枝杆菌　　C. 新生隐球菌　　D. 钩端螺旋体　　E. 白喉棒状杆菌

38. 局部麻醉药的主要不良反应有　　　　　　　　　　　　　（　　）

　　A. 毒性反应　　B. 消化道反应　　C. 循环系统抑制　　D. 呼吸抑制　　E. 过敏反应

39. 下列哪些情况不能洗胃　　　　　　　　　　　　　　　　（　　）

A. 幽门梗阻　　　B. 腐蚀性胃炎　　　C. 胃扩张　　　D. 严重食管胃底静脉曲张　　　E. 胃溃疡

40. 下列哪些是类风湿关节炎的特点　　　　　　　　　　　　　（　　　）

A. 小关节受累为主　　　B. 可致关节畸形　　　C. 类风湿因子阳性

D. 心脏易受累　　　E. 抗"O"常呈阳性

二、填空题（每空1分，共15分）

1. 疾病是机体在内外环境中一定的致病因素作用下，因机体_____紊乱而发生的_____活动过程。

2. 窦性心动过速宜选用的药物是_____，心房颤动首选药物是_____。

3. 心肌梗死的心电图特征性改变为_____、_____、_____。

4. 晶体渗透压影响_____内外水的移动，胶体渗透压主要影响_____内外水的移动。

5. 难产的原因有_____、_____、_____。

6. 证实胃管在胃内的方法包括：①_____；②_____；③_____。

三、判断题（每题1分，共10分；正确的在括号内标"＋"，错误的标"－"）

1. 氨茶碱有直接兴奋心肌，增加心肌收缩力和心排血量的作用，还有扩张冠状动脉，松弛支气管和利尿作用。　　　　　　　　　　　（　　　）

2. 防止微生物进入机体或物体的方法称为无菌技术或无菌操作。　（　　　）

3. 呆小病是幼年时生长激素分泌不足。　　　　　　　　　　　（　　　）

4. 交替脉、颈静脉充盈、颈静脉回流征的临床意义相同，三者均提示病人有右心功能不全。　　　　　　　　　　　　　　　　　　　（　　　）

5. 休克不属于骨折的早期并发症。　　　　　　　　　　　　　（　　　）

6. 排尿中断是膀胱结石的典型症状。　　　　　　　　　　　　（　　　）

7. 小儿第1年身长的增长最主要是躯干的增长。　　　　　　　（　　　）

8. 鼻咽癌好发于鼻咽顶前壁及咽隐窝。　　　　　　　　　　　（　　　）

9. 藏象学说的"藏"是藏于人体内的气血，"象"是指人体的形象。（　　　）

10. 脑血栓形成最常见的病因为脑动脉粥样硬化。　　　　　　　（　　　）

四、名词解释（每题2分，共10分）

1. 内环境

2. 心肌病

3. 重度烧伤

4. 早产

5. 高血压危象

五、问答题（每题 2.5 分，共 25 分）

1. 试述肝硬化产生腹水的机制。

2. 简述肾病综合征的常见并发症。

3. 简述局部麻醉药超敏反应的临床表现。

4. 试述小儿辅食添加原则。

5. 试述世界卫生组织就 SARS 撤销旅游限制建议的条件。

6. 何谓上消化道出血？简述其常见病因。

7. 试述精神分裂症的临床诊断标准。

8. 何谓六气、六淫？

9. 试述脑出血的手术适应证。

10. 何谓癌症的一级、二级和三级预防？

参考答案

一、选择题

1. A	2. A	3. A	4. A	5. A	6. D
7. E	8. A	9. E	10. C	11. A	12. E
13. B	14. E	15. C	16. E	17. B	18. E
19. E	20. B	21. D	22. E	23. A	24. B
25. D	26. A	27. D	28. A	29. E	30. D
31. A	32. C	33. D	34. A	35. B	36. CDE
37. ABCD	38. AE	39. BD	40. ABC		

二、填空题

1. 自稳调节　　异常生命

2. 普萘洛尔　　强心苷类药物

3. 病理性 Q 波　　ST 段弓背向上　　T 波倒置

4. 细胞　　毛细血管

5. 产力异常　　产道异常　　胎儿异常

6. 抽吸有胃液流出　　向管内注入空气，胃部可听到气过水声　　将胃管末端置于盛水碗内，无气体逸出

三、判断题

1. +　　　　2. +　　　　3. —　　　　4. —　　　　5. —　　　　6. +

7. —　　　　8. +　　　　9. —　　　　10. +

四、名词解释

1. 内环境：即细胞生活的细胞外液。

2. 心肌病：是指除风湿性、冠状动脉性、高血压性、肺源性和先天性心脏病以外的，以心肌病变为主的一组疾病，包括原发性和继发性心肌病。

3. 重度烧伤：即烧伤总面积 30%～49%；或三度烧伤面积 10%～19%；或二度、三度烧伤面积虽不到上述百分比，但已发生休克等并发症、呼吸道烧伤或有较重的复合伤。

4. 早产：妊娠在满 28 周至不足 37 周结束者，称为早产。

5. 高血压危象：系指在原发性或继发性高血压疾病过程中，周围小动脉发生暂时性强烈痉挛，引起以收缩压升高为主的血压急骤升高，出现一系列临床表现的危急状态。

五、问答题

1. 肝硬化产生腹水的机制包括：①肝静脉回流受阻，以致肝淋巴生成增多，从肝表面和肝门溢至腹腔；②门静脉高压造成肠壁及肠系膜毛细血管血压升高，大量液体漏入腹腔；③大量腹水形成后，循环血量减少导致继发性水、钠潴留，加重腹水形成；④肝功能障碍导致白蛋白合成减少，导致低蛋白血症和血浆胶体渗透压下降，促进腹水形成。

2. 肾病综合征易并发感染、血栓形成、急性肾衰竭、脂质代谢紊乱等并发症。

3. 局部麻醉药超敏反应的临床表现为：轻者不适或荨麻疹，重者可发生咽喉水肿、支气管痉挛、低血压及血管神经性水肿、过敏性休克甚至死亡。

4. 小儿辅食添加应遵循下列原则：①由少到多；②由稀到稠；③由细到粗；④由一种到多种；⑤应于婴儿健康、消化功能正常时逐步添加。

5. 世界卫生组织就传染性非典型肺炎（SARS）撤销旅游限制建议的条件如下：①目前医院 SARS 病人少于 60 人；②连续 5 天平均每天新增病例保持 5 人以下；③本地区的病人均在控制之中；④没有向外地输出病例。

6. 上消化道出血为 Treitz 韧带以上的消化道出血。常见病因为：①溃疡病出血，约占

上消化道出血的半数以上；②急性胃黏膜病变，包括应激性溃疡、糜烂出血性胃炎等；③食管胃底静脉曲张破裂出血；④肿瘤，其中以胃癌出血较多见，平滑肌瘤、息肉亦可引起出血；⑤其他病变，如血液系统疾病、尿毒症、局部血管畸形等；⑥胆道出血。

7. 精神分裂症的诊断标准如下：

(1) 症状标准：在排除了器质性和情感性精神障碍外，还需具有下述症状中至少2项。①联想障碍：明显的思想松弛或思维破裂，逻辑倒错，病理性象征性思维；②妄想：原发性妄想或妄想内容自相矛盾，荒谬离奇，2个或2个以上妄想同时存在；③情感障碍：情感淡漠，情感倒错，或情感不协调；④常以评论性、争论性、命令性幻听的存在，或思维低声，或持续1个月以上的真性或假性幻听；⑤行为障碍：紧张症候群或怪异、愚蠢；⑥意志消沉、孤僻、离群、懒散、思想贫乏、情感淡漠；⑦有被控制感、被洞悉感或思维被破散；⑧有思维被插入、被撤走、思维中断或强制性思维。

(2) 严重程度标准：自知力丧失，至少有下述情况之一。①社会功能明显受损；②现实检验能力受损；③无法与病人进行有效交谈。

(3) 病程标准：精神症状至少要持续3个月以上。

(4) 排除标准：①上述症状并非由器质性精神障碍，也不是躯体疾患、精神活性物质和非依赖性物质所引起的精神障碍；②若症状同时符合情感性精神障碍的诊断标准，则分裂性症状的病程至少要长于情感性疾病的病程2周以上，方可诊断为精神分裂症。

8. 六气系指风、寒、暑、湿、燥、火。由于六气的不断运动变化，造成一年四季气候的不同，即春风、夏暑（火）、秋燥、冬寒、长夏湿。人体在正常情况下具有适应外界气候变化的调节功能，所以正常的六气并不使人致病。只有四时气候急剧变化，或出现反常气候，即所谓太过或不及，超过人体适应能力，或人体抵抗力下降，不能适应气候变化，这时六气才成为致病因素，侵犯人体而发生疾病。这种不正常的六气，就成为"六淫"。淫，有太过或不正之意。故"六淫"又称"六邪"，乃一切外感疾病的主要致病因素。

9. 脑出血的手术适应证如下：①无心、肝、肾等重要脏器的明显功能障碍；②逐渐出现颅内压增高伴脑干受压的体征，如心率变慢、血压升高、呼吸变慢、意识障碍加深、一侧瞳孔散大；③小脑半球出血形成的血肿＞15 mL；④脑叶或壳核出血的血肿＞30 mL。

10. 癌症的一级预防是指消除或减少可能致癌的因素，以防止癌症的发生；二级预防是指早期发现、早期诊断和早期治疗，以降低癌症的死亡率和提高治愈率；三级预防是指诊断和治疗后的康复治疗，以提高生存质量，减少痛苦和延长生命。

§9.5 医师临床"三基"训练综合试卷（五）

一、选择题（每题1分，共40分）

【A型题】

1. 肾小球滤过率是指每分钟 （ ）

A. 两肾生成的终尿量　　B. 两肾生成的原尿量　　C. 1个肾脏生成的终尿量　　D. 1个肾单位生成的原尿量　　E. 1个肾生成的原尿量

2. 杀灭物体上所有微生物的方法称为 （ ）

A. 无菌操作　　B. 无菌　　C. 防腐　　D. 灭菌　　E. 消毒

3. 药物产生不良反应的剂量是 （ ）

A. 中毒量　　B. TD_{50}　　C. 无效剂量　　D. 极量　　E. 治疗剂量

4. 现代免疫的概念为 （ ）

A. 机体清除损伤细胞的过程　　B. 机体抗感染的过程　　C. 机体识别和排除抗原性异物的过程　　D. 机体抵抗疾病的过程　　E. 机体抗肿瘤的过程

5. 心尖在胸前壁的体表投影位于 （ ）

A. 位于左侧第4肋间隙，距前正中线7～9 cm处　　B. 位于左侧第5肋间隙，距前正中线7～9 cm处　　C. 位于左侧第6肋间隙，距前正中线7～9 cm处　　D. 位于左侧第5肋间隙，距前正中线5～7 cm处　　E. 位于左侧第6肋间隙，距前正中线5～7 cm处

6. 原发性肝癌早期诊断最有价值的是 （ ）

A. AKP增高　　D. GGT增高　　C. AFP增高　　D. LDH增高　　E. NAG升高

7. 幽门螺杆菌（Hp）与慢性胃炎的关系下列哪项不正确 （ ）

A. 胃黏膜活检Hp阳性率高　　B. 血中Hp抗体升高　　C. Hp感染与胃黏膜中性粒细胞浸润呈正比　　D. Hp与刺激性食物有关　　E. 清除Hp治疗后胃炎组织学改善

8. 预防乙型病毒性肝炎最有效的措施是 （ ）

A. 隔离病人　　B. 管理带病毒者　　C. 管理血源　　D. 注射疫苗

E. 注射免疫球蛋白

9. 高压氧的绝对禁忌证之一是 （   ）

A. 急性鼻窦炎　　B. 活动性肺结核　　C. 未经处理的气胸　　D. 有颅骨缺损者　　E. 妇女月经期与妊娠期

10. 输入大量库存过久的血液可导致 （   ）

A. 高钠血症　　B. 低钠血症　　C. 高钾血症　　D. 低钾血症　　E. 低镁血症

11. 骨盆骨折最危险的并发症是 （   ）

A. 骨盆腔内出血　　B. 膀胱破裂　　C. 尿道断裂　　D. 骶丛神经损伤　　E. 直肠损伤

12. 抗组胺药的作用是 （   ）

A. 减少组胺的释放　　B. 破坏组胺　　C. 拮抗组胺　　D. 与组胺竞争某些受体　　E. 抑制肥大细胞生成

13. 下列哪种不属性传播疾病 （   ）

A. 疥疮　　B. 阴虱病　　C. 外阴湿疹　　D. 生殖器疱疹　　E. 尖锐湿疣

14. 判断腹内空腔脏器损伤最有价值的是 （   ）

A. 腹膜刺激征　　B. 脉率增快　　C. 呕血　　D. 气腹　　E. 腹胀

15. 男，25 岁，餐后劳动时突发上腹持续性剧痛，伴呕吐。体格检查：脉搏 120 次/min，血压 80/60 mmHg，脐上方扪及一局限性包块，压痛明显。实验室检查：血清淀粉酶 120 U（索氏）。腹部平片：可见扩大的孤立肠襻和大的液气平面。该病人的诊断可能是 （   ）

A. 急性胰腺炎　　B. 急性胆囊炎　　C. 急性小肠扭转　　D. 溃疡病穿孔　　E. 胆道蛔虫病

16. 有关过期妊娠的定义，准确的叙述是 （   ）

A. 妊娠达到 42 周　　B. 妊娠超过 42 周　　C. 妊娠达到或超过 40 周　　D. 妊娠达到或超过 43 周　　E. 妊娠达到或超过 42 周

17. 5 岁小儿，下列叙述哪项不正常 （   ）

A. 体重 20 kg　　B. 身长 105 cm　　C. 乳牙 20 颗　　D. 腕部骨化中心 6 个　　E. 上部量与下部量相等

18. 鼻咽癌最常见的病理分类为 （   ）

A. 高分化鳞状细胞癌　　B. 低分化鳞状细胞癌　　C. 未分化癌

D. 高分化腺癌　　E. 低分化腺癌

19. 对心肺复苏的下列描述，哪项是错误的　　　　　　　　　　（　　）

A. 目击病人发生心脏停搏即可先行胸外心脏按压　　B. 基础生命支持的常规操作程序是先行开放呼吸道，然后行人工呼吸　　C. 心搏骤停者均应予胸外心脏按压　　D. 心肺复苏术 30 分钟后无心肌活动者可终止抢救　　E. 有条件时对心脏停搏者应首先实施心脏电击除颤

20. 呼吸复苏的首选方法是　　　　　　　　　　　　　　　　　（　　）

A. 口对口呼吸　　B. 气囊面罩　　C. 经口气管插管　　D. 经鼻气管插管　　E. 气管切开

【B 型题】

问题 21～23

A. 不良反应

B. 毒性反应

C. 后遗效应

D. 停药反应

E. 特异质反应

21. 用药剂量过大或药物在体内蓄积过多发生的危害性反应称为　（　　）

22. 停药后血浆药物浓度降低至阈浓度以下时所残存的药理效应称为（　　）

23. 先天遗传异常引起对药物的反应称为　　　　　　　　　　　（　　）

问题 24～25

A. 原发型肺结核

B. 血行播散型肺结核

C. 继发性肺结核病

D. 结核性胸膜炎

E. 肺外结核

24. 儿童常见的结核为　　　　　　　　　　　　　　　　　　　（　　）

25. 成人常见的结核为　　　　　　　　　　　　　　　　　　　（　　）

问题 26～27

A. 呼吸性碱中毒

B. 代谢性酸中毒

C. 代谢性碱中毒

D. 呼吸性酸中毒

E. 呼吸性酸中毒和代谢性碱中毒

26. 绞窄性肠梗阻最易发生的酸碱失衡类型是 （　　）

27. 严重呕吐，长期胃肠减压可产生的酸碱失衡类型是 （　　）

问题 28～30

A. 经淋巴传播

B. 经血液循环传播

C. 经生殖器黏膜传播

D. 直接蔓延

E. 种植传播

28. 淋病奈瑟菌感染是 （　　）

29. 结核分枝杆菌感染是 （　　）

30. β溶血性链球菌感染是 （　　）

【C 型题】

问题 31～32

A. $PaO_2 < 60$ mmHg（7.89 kPa）

B. $PaO_2 > 50$ mmHg（6.65 kPa）

C. 两者均有

D. 两者均无

31. Ⅰ型呼吸衰竭可出现 （　　）

32. Ⅱ型呼吸衰竭可出现 （　　）

问题 33～35

A. 先天性甲状腺功能减退症

B. 苯丙酮尿症

C. 两者均有

D. 两者均无

33. 智力低下见于 （　　）

34. 惊厥见于 （　　）

35. 汗及尿液为鼠臭气味见于 （　　）

【X 型题】

36. 正常人血液在血管内不凝固的原因有 （　　）

A. 凝血酶原无活性　　B. 血液中有抗凝物质存在　　C. 纤维蛋白溶解系统起作用　　D. 血管内膜光滑完整　　E. 血流速度快

37. 慢性支气管炎可分为 （　　）

    A. 单纯型　　　B. 气肿型　　　C. 喘息型　　　D. 混合型　　　E. 慢性迁延型

38. 高钾血症的处理原则是 （　　）

    A. 积极防治心律失常　　　B. 立即停止钾盐摄入　　　C. 降低血钾浓度

    D. 原发病治疗　　　E. 改善肾功能

39. 下列哪些疾病常易发生晕厥并可能猝死 （　　）

    A. 预激综合征　　　B. 肥厚型心肌病　　　C. 室间隔缺损　　　D. 主动脉瓣

    狭窄　　　E. 房间隔缺损

40. 典型的肾病综合征有 （　　）

    A. 大量蛋白尿（尿蛋白＞3.5 g/d）　　　B. 低白蛋白血症（＜30 g/L）

    C. 高脂血症　　　D. 水肿　　　E. 光过敏

二、填空题（每空 1 分，共 15 分）

1. 免疫系统由_____、_____和_____组成。

2. 世界卫生组织（WHO）提出"健康"的定义为"健康不仅是没有_____，而且要有健全的_____及_____能力。

3. 心搏骤停最主要的特征是_____和_____。

4. 灭菌是指杀灭物体上_____。

5. 计划生育的具体内容包括_____、_____、_____及_____。

6. 正常脑脊液压力是_____，超过_____为颅内压增高。

三、判断题（每题 1 分，共 10 分；正确的在括号内标"＋"，错误的标"－"）

1. 维生素 B_2 缺乏可引起口角炎、唇炎、舌炎、脂溢性皮炎、角膜炎、阴囊炎。 （　　）

2. 在外环境不断变化的情况下，机体内环境各种理化因素的成分、数量和性质所达到的动态平衡状态称为稳态。 （　　）

3. 休克期又称可逆性失代偿期，微循环淤血，病人出现休克的临床症状。 （　　）

4. B 超检查是阿米巴肝脓肿的确诊方法。 （　　）

5. 腹部透视膈下无游离气体说明胃、肠道无损伤。 （　　）

6. 手外伤后一般应争取在 24～36 小时内进行早期清创。 （　　）

7. 早吸吮是指婴儿出生后 20 分钟以内开始吸吮母亲乳房。 （　　）

8. 由炎症引起的三度喉阻塞应立即行气管切开术。 （ ）

9. 阴阳是对相关事物或现象相对属性或同一事物内部对立双方属性的概括。
（ ）

10. 颅内压增高持续超过 2.0 kPa 时可诊断为颅内压增高。 （ ）

四、名词解释（每题 2 分，共 10 分）

1. 癌前病变
2. 肾病综合征
3. 尿少和尿闭
4. 围生期
5. 非典型肺炎

五、问答题（每题 2.5 分，共 25 分）

1. 试述Ⅲ型超敏反应特点及其常见疾病。
2. 试述肺结核化学治疗原则和常用化学治疗方法有哪些。
3. 试述过敏性休克的临床表现。
4. 试述早期妊娠的辅助诊断方法。
5. 试述高热惊厥的处理原则。
6. 何谓社区康复？
7. 试述医院内感染的危险因素。
8. 何谓氧中毒？简述其分型。
9. 简述中医治疗原则。
10. 试述意识障碍及其程度。

参考答案

一、选择题

1. B	2. D	3. E	4. C	5. B	6. C
7. D	8. D	9. C	10. C	11. A	12. D
13. C	14. D	15. C	16. E	17. E	18. B
19. C	20. A	21. B	22. C	23. E	24. A

25. C	26. B	27. B	28. C	29. B	30. A
31. A	32. C	33. C	34. D	35. A	36. ABCDE
37. AC	38. ABCDE	39. BD	40. ABCD		

二、填空题

1. 免疫器官　　免疫细胞　　免疫分子
2. 疾病　　身心状态　　社会适应
3. 意识丧失　　大动脉搏动消失（或心音消失）
4. 所有微生物
5. 晚婚　　晚育　　节育　　提高人口素质
6. 70～180 mmH$_2$O（0.69～1.76 kPa）　　200 mmH$_2$O（1.96 kPa）

三、判断题

| 1. ＋ | 2. ＋ | 3. ＋ | 4. － | 5. － | 6. － |
| 7. － | 8. － | 9. ＋ | 10. ＋ | | |

四、名词解释

1. 癌前病变：是指某些具有癌变潜在可能性的良性病变，如久治不愈的溃疡即有可能转变为癌。

2. 肾病综合征：是指一组包括高度水肿、大量蛋白尿（3.5 g/d）、高脂血症、低白蛋白血症（＜30 g/L），俗称三高一低的症候群。

3. 尿少和闭尿：24 小时尿量少于 400 mL 或每小时尿量少于 17 mL 为尿少。24 小时尿量少于 100 mL 或 12 小时完全无尿为尿闭。急性肾衰竭少尿期尿少或尿闭为其突出的临床表现。

4. 围生期：是指产前、产时和产后的一段时期。我国对围生期的规定是指从妊娠满 28 周（即胎儿体重≥1000 g 或身长≥35 cm）至产后 1 周。

5. 非典型肺炎：是指由支原体、衣原体、军团菌、立克次体、腺病毒以及其他不明微生物引起的肺炎。

五、问答题

1. Ⅲ型超敏反应特点包括：①抗原抗体复合物游离于血液循环中；②在特定的条件下复合物沉积于某一部位；③一定有补体参与；④造成严重的组织损伤。
   由Ⅲ型超敏反应引起的常见疾病有链球菌感染后的肾小球肾炎、红斑狼疮、类风湿关节炎、实验性的局部反应、变应性肺泡炎等。

2. 肺结核化学治疗原则是早期、联用、适量、规律、全程。常用化学治疗方法有：①常规化学治疗，联用化学治疗药，每天给药，疗程 12～18 个月；②短程化学治疗，联用 2 种以上杀菌剂，疗程缩短为 6～9 个月；③两阶段疗法，开始 1～3 个月每天给药为强化阶段，以后每周给药 1 次，为巩固阶段。

3. 过敏性休克是药物过敏的一种严重反应，以注射青霉素等抗生素发生者最多。休克发作快者可在注射过程中，或在做皮试时即出现症状，一般在给药数分钟至半小时内发作。病人先出现面红、胸闷、气憋、气促、头晕、心悸、四肢麻木，继之面色苍白或发绀、出冷汗、四肢厥冷、脉搏细弱、有濒危感、血压下降、神志不清乃至昏迷。有的同时伴有荨麻疹、血管性水肿等皮肤超敏反应。本病一旦发生，应立即进行抢救。

4. 早期妊娠的辅助诊断方法包括：①妊娠试验；②超声检查，最早在妊娠 5 周可见到妊娠环，超声多普勒法最早在妊娠 7 周时听到胎心音；③黄体酮试验，肌内注射黄体酮 20 mg，每天 1 次，连续 3～5 天，停药后超过 7 天仍无阴道流血，则早孕可能性大；④基础体温测定，高温相持续 3 周以上不下降，则早孕可能性大。

5. 高热惊厥的处理原则如下：①控制惊厥发作：首选地西泮 0.5 mg/(kg·次) 静脉缓慢注射（1 mg/min），苯巴比妥钠 5～8 mg/kg 肌内注射；②解除高热；③治疗原发病；④预防复发。

6. 社区康复是以社区为基地，依靠社区内自身的力量，包括残疾者本人、残疾者的家庭以及社会的力量和技术，在基层具体条件下，以简便实用的方式向残疾人提供必要的医疗、教育或职业康复等方面的服务。也就是说在社区因地制宜、因陋就简、土洋结合、因人而异地对残障问题进行预防和康复综合治理，它与专业康复是相辅相成的，强调残疾人参与，残疾人受益。

7. 医院内感染的危险因素如下：①侵入性诊疗操作，破坏皮肤黏膜屏障，如外科手术、各种穿刺、各种插（留置）导管、气管切开等；②现代医疗新技术，如器官移植、人工装置（人工瓣膜、人工关节、人工晶体等）；③损伤免疫功能的各种细胞毒药物、免疫抑制药、放射治疗等的广泛使用，如抗肿瘤药、肾上腺皮质激素、环孢素、^{60}Co 治疗等；④基础疾病致宿主免疫功能低下，如糖尿病、肝硬化、慢性肾炎、艾滋病、恶性肿瘤等；⑤使用能引起正常微生态失衡的抗菌药物，破坏机体正常微生态屏障；⑥其他原因，如医院消毒灭菌存在缺陷、医疗场所过于简陋等。

8. 氧中毒是指在高压氧环境下，长时间吸入高浓度的氧或纯氧，可以造成人体组织和功能的损害。氧中毒可累及机体任何细胞，根据临床主要损害可分为 3 型，即肺型氧中毒、神经型氧中毒、眼型氧中毒。

9. 中医治疗原则为：预防为主，治病求本，正治反治，标本缓急，调整阴阳，扶正祛邪，同病异治，异病同治，以及因时、因地、因人制宜等。

10. 意识障碍及其程度如下。①嗜睡：为意识障碍的早期表现。病人精神委靡，表情淡漠，常持续处于睡眠状态，但能被唤醒，勉强配合检查及简单回答问题，停止刺激即又入睡。②浅昏迷：即仍有无意识的自发动作，对疼痛刺激有躲避反应及痛苦表情，但不能回答问题或执行简单的命令。角膜反射、瞳孔对光反射、咳嗽反射、吞咽反射、腱反射均无明显改变。③中度昏迷：即自发动作很少，对强烈疼痛刺激有躲避反应，角膜反射、光反射、咳嗽反射、吞咽反射及腱反射减弱。④深昏迷：即自发动作完全消失，对任何刺激均无反应，各种反射均消失，Babinski征继续存在或消失。

图书在版编目（ＣＩＰ）数据

  医学临床"三基"训练试题集. 医师分册 / 吴钟琪主编. — 2 版.
— 长沙：湖南科学技术出版社，2015.12（2019.11重印）
  ISBN 978-7-5357-8757-6
  医院分级管理参考用书
  医学院校师生参考用书
  医学继续教育参考用书
  Ⅰ．①医… Ⅱ．①吴… Ⅲ．①临床医学－习题集
Ⅳ．①R4-44
  中国版本图书馆 CIP 数据核字(2015)第 176721 号

医院分级管理参考用书
医学院校师生参考用书
医学继续教育参考用书

医学临床"三基"训练试题集（医师分册）新二版

主　　编：吴钟琪
责任编辑：李　忠　黄一九　石　洪
出版发行：湖南科学技术出版社
社　　址：长沙市湘雅路 276 号
网　　址：http://www.hnstp.com
湖南科学技术出版社天猫旗舰店网址：
　　　　　http://hnkjcbs.tmall.com
邮购联系：本社直销科　0731-84375808
印　　刷：湖南天闻新华印务邵阳有限公司
　　　　　（印装质量问题请直接与本厂联系）
厂　　址：邵阳市东大路 776 号
邮　　编：422001
版　　次：2015 年 12 月第 1 版
印　　次：2019 年 11 月第 8 次印刷
开　　本：880mm×1230mm　1/32
印　　张：20
字　　数：648000
书　　号：ISBN 978-7-5357-8757-6
定　　价：45.00 元